临床输液配伍禁忌
速查手册

主编　王淑梅　张志清

中国健康传媒集团

中国医药科技出版社

内容提要

本书为"药物速查手册系列丛书"之一，共17章，收载注射剂401种，其中化学药注射剂377种，中药注射剂24种。所有药品以通用名列出，并标注医保类别，根据药品说明书、《中华人民共和国药典临床用药须知》等相关参考文献，对每种注射剂的其他名称、主要作用、适应症、用法用量分别进行了简单描述，在临床配伍中，以表格形式列出配伍禁忌、溶媒选择与用量、滴注时注意事项、注射剂溶液pH以及药物合用可能产生的药物相互作用。本书方便临床医生及护士快速、准确查阅注射剂的溶媒选择以及配伍禁忌，以保证患者使用注射剂的安全有效，适合各级医疗机构临床医生及护士阅读查询。

图书在版编目（CIP）数据

临床输液配伍禁忌速查手册 / 王淑梅，张志清主编 . — 北京：中国医药科技出版社，2020.6

ISBN 978-7-5214-1760-9

Ⅰ . ①临⋯　Ⅱ . ①王⋯②张⋯　Ⅲ . ①输液疗法 – 配伍禁忌 – 手册　Ⅳ . ① R942–62

中国版本图书馆 CIP 数据核字（2020）第 062839 号

美术编辑　陈君杞
版式设计　友全图文

出版　**中国健康传媒集团** | 中国医药科技出版社
地址　北京市海淀区文慧园北路甲 22 号
邮编　100082
电话　发行：010-62227427　邮购：010-62236938
网址　www.cmstp.com
规格　710 × 1000mm $^1/_{16}$
印张　20 $^1/_4$
字数　515 千字
版次　2020 年 6 月第 1 版
印次　2024 年 4 月第 3 次印刷
印刷　大厂回族自治县彩虹印刷有限公司
经销　全国各地新华书店
书号　ISBN 978-7-5214-1760-9
定价　**65.00 元**

获取新书信息、投稿、为图书纠错，请扫码联系我们。

编 委 会

前言
PREFACE

静脉用药因不受吸收等因素的影响，成为临床抢救和治疗的重要手段。临床药物使用的安全性与患者生命息息相关。注射剂溶媒选择不当以及2种或2种以上注射剂配伍应用，可能会发生物理或（和）化学性质变化，如微粒含量增加，颜色、澄明度变化，产生气泡、混浊、沉淀、结晶等。特别是有些配伍所发生的变化肉眼观察不到，但给患者带来的危害非常严重。为了使临床医生及护士能快速、准确查阅注射剂的溶媒选择以及配伍禁忌，保证患者使用注射剂的安全有效，我们组织编写了《临床输液配伍禁忌速查手册》。

本书共分17章，收载注射剂401种，其中化学药注射剂377种，中药注射剂24种。所有药品以通用名列出，并标注医保类别，根据药品说明书、《中华人民共和国药典临床用药须知》、学术期刊的个案报道等相关参考文献，对每种注射剂的其他名称、主要作用、适应症、用法用量分别进行了简单描述，在临床配伍中，以表格形式列出配伍禁忌、溶媒选择与用量、滴注时注意事项、注射剂溶液 pH 值以及药物合用可能产生的药物相互作用。适合各级医疗机构临床医生及护士阅读查询。

本书旨在为临床医生及护士在临床输液配伍方面提供参考，不作为医疗机构纠纷和医疗诉讼等的依据。由于编者水平所限，尽管已经反复修改，仍难免有疏漏之处，恳请广大读者不吝指正，多提宝贵意见。

编　者
2020 年 1 月

目录
CONTENTS

第一章　抗感染药物

第一节　青霉素类

青霉素[甲]
Penicillin

【其他名称】盘尼西林，苄青霉素，青霉素 G。

【主要作用】本品属于 β－内酰胺类抗生素，能破坏细菌的细胞壁并在细菌细胞的繁殖期起杀菌作用。对溶血性链球菌等链球菌属，肺炎链球菌和不产青霉素酶的葡萄球菌具有良好抗菌作用。

【适应症】用于敏感细菌所致各种感染。风湿性心脏病或先天性心脏病患者进行口腔、牙科、胃肠道或泌尿生殖道手术和操作前，预防感染性心内膜炎发生。

【用法用量】1.肌内注射。成人每日 80 万 ~200 万单位，分 3~4 次给药；小儿每日 2.5 万单位 /kg，每 12h 一次。2.静脉滴注。成人每日 200 万 ~1000 万单位，分 2~4 次给药；小儿每日 5 万 ~20 万单位 /kg，分 2~4 次给药。3.肌内注射或静脉滴注。足月新生儿：每次 5 万单位 /kg，出生第一周每 12h 一次，一周以上者每 8h 一次，严重感染每 6h 一次；早产儿：每次 3 万单位 /kg，出生第一周每 12h 一次，2~4 周者每 8h 一次；以后每 6h 一次。
肾功能减退患者：轻、中度肾功能损害者使用常规剂量不需减量，严重肾功能损害者应延长给药间隔或调整剂量。当内生肌酐清除率为 10~50ml/min 时，给药间期自 8h 延长至 8~12h 或给药间期不变、剂量减少 25%；内生肌酐清除率小于 10ml/min 时，给药间期延长至 12~18h 或每次剂量减至正常剂量的 25%~50% 而给药间期不变。

【临床配伍】见下配伍禁忌表。

配伍禁忌	1. 与重金属，特别是铜、锌和汞呈配伍禁忌，因后者可破坏其氧化噻唑环。 2. 呈酸性的葡萄糖注射液或四环素注射液皆可破坏其活性。 3. 本品静脉输液加入头孢噻吩、林可霉素、四环素、万古霉素、琥乙红霉素、两性霉素 B、去甲肾上腺素、间羟胺、苯妥英钠、盐酸羟嗪、丙氯拉嗪、异丙嗪、维生素 B 族、维生素 C 族等后将出现混浊。 4. 本品与氨基糖苷类抗生素混合滴注可导致两者的抗菌活性明显减弱，因此不能置同一容器内给药。 5. 硫酸镁、氨甲苯酸、氨甲环酸与青霉素有配伍禁忌。 6. 阿糖胞苷与青霉素类有配伍禁忌。 7. 茵栀黄、热毒宁与青霉素类等药物配伍使用时可产生混浊或沉淀。 8. 参麦、清开灵不能与抗生素类药物合用，尤其不能与青霉素类高敏类药物混合应用。 9. 五水头孢唑林、头孢呋辛偶可与青霉素发生配伍禁忌

续表

注意事项	1. 溶媒选择：0.9% 氯化钠注射液。 2. 肌内注射时，每 50 万单位青霉素钠溶解于 1ml 灭菌注射用水，超过 50 万单位则需加灭菌注射用水 2ml，不应以氯化钠注射液为溶剂。 3. 青霉素水溶液在室温不稳定，20 单位 /ml 青霉素溶液 30℃放置 24h 效价下降 56%，青霉烯酸含量增加 200 倍，因此应用本品须现用现配制。 4. 静脉滴注时，给药速度不能超过 50 万单位 /min，以免发生中枢神经系统毒性反应。 5. 用药前应做皮肤过敏试验。 6. 本品水溶液 pH 值 5.0~7.3（30mg/ml 水溶液）
合用提示	1. 氯霉素、红霉素、四环素类、磺胺类可干扰本品的杀菌活性，故本品不宜与这些药物合用。 2. 丙磺舒、阿司匹林、吲哚美辛、保泰松和磺胺药可减少青霉素的肾小管分泌而延长本品的血清半衰期，毒性也可能增加。 3. 本品可增强华法林的抗凝作用

氨苄西林[甲]
Ampicillin

【其他名称】氨苄青霉素，安比西林，安必欣。

【主要作用】本品为广谱半合成青霉素。对溶血性链球菌、肺炎链球菌和不产青霉素酶葡萄球菌具较强抗菌作用，与青霉素相仿或稍逊于青霉素；对草绿色链球菌亦有良好抗菌作用，对肠球菌属和李斯德菌属的作用优于青霉素；对白喉棒状杆菌、炭疽芽孢杆菌、放线菌属、流感嗜血杆菌、百日咳鲍特杆菌、奈瑟菌属以及除脆弱拟杆菌外的厌氧菌均具抗菌活性，部分奇异变形杆菌、大肠埃希菌、沙门菌属和志贺菌属细菌对本品敏感。

【适应症】本品适用于敏感菌所致的呼吸道感染、胃肠道感染、尿路感染、软组织感染、心内膜炎、脑膜炎、败血症等。

【用法用量】1. 肌内注射。成人一日 2~4g，分 4 次给药；儿童每日 50~100mg/kg，分 4 次给药。2. 静脉推注或静脉滴注。成人一日 4~8g，分 2~4 次给药；儿童一日 100~200mg/kg，分 2~4 次给药。成人重症感染患者一日剂量可以增加至 12g，一日最高剂量为 14g；儿童一日最高剂量为 300mg/kg。3. 静脉滴注。足月新生儿：每次 12.5~25mg/kg，出生第 1、2 日每 12h 一次，第 3 日 ~2 周每 8h 一次，以后每 6h 一次。早产儿：出生第 1 周、1~4 周和 4 周以上每次 12.5~50mg/kg，分别为每 12h、8h 和 6h 一次。肾功能不全者：肌酐清除率为 10~50ml/min 或小于 10ml/min 时，给药间期应分别延长至 6~12h 和 12~24h。

【临床配伍】见下配伍禁忌表。

配伍禁忌	1. 本品宜单独滴注，不可与下列药物同瓶滴注：氨基糖苷类药物、克林霉素、林可霉素、多黏菌素 B、琥珀氯霉素、红霉素、肾上腺素、间羟胺、多巴胺、阿糖胞苷、阿托品、葡萄糖酸钙、维生素 B 族、维生素 C、含有氨基酸的营养注射剂和琥珀酸氢化可的松等。 2. 利多卡因、聚明胶肽与本品不可配伍。 3. 米卡芬净与氨苄西林混合会立即降低前者的效价。 4. 参麦、清开灵不能与抗生素类药物合用，尤其不能与青霉素类高敏类药物混合应用。 5. 茵栀黄、热毒宁与青霉素类等药物配伍使用时可产生混浊或沉淀
注意事项	1. 溶媒选择：（1）5% 葡萄糖氯化钠注射液；（2）5% 葡萄糖注射液；（3）10% 葡萄糖注射液。 2. 静脉滴注时将本品每 1g 加 10ml 灭菌注射用水溶解，澄清液加入溶媒稀释使用，滴注液的浓度不宜超过 30mg/ml。 3. 肌内注射时，125mg、500mg 和 1g 氨苄西林钠分别溶解于 0.9~1.2ml、1.2~1.8ml 和 2.4~7.4ml 灭菌注射用水中使用。 4. 本品需现用现配制。氨苄西林钠溶液浓度愈高，稳定性愈差。在 5℃时 1% 氨苄西林钠溶

续表

注意事项	液能保持其生物效价 7 天，但 5% 的溶液则为 24h。浓度为 30mg/ml 的氨苄西林钠静脉滴注液在室温放置 2~8h 仍能至少保持其 90% 的效价，放置冰箱内则可保持其 90% 的效价至 72h。稳定性可因葡萄糖、果糖和乳酸的存在而降低，亦随温度升高而降低。 5. 用药前应做皮肤过敏试验。 6. 本品水溶液 pH 值 8.0~10.0（100mg/ml 水溶液）
合用提示	1. 与丙磺舒合用会延长本品的半衰期。 2. 本品与卡那霉素对大肠埃希菌、变形杆菌具有协同抗菌作用。 3. 别嘌呤可使氨苄西林皮疹反应发生率增加，尤其多见于高尿酸血症者。 4. 氨苄西林能刺激雌激素代谢或减少其肝肠循环，因而可降低口服避孕药的效果

氨苄西林－舒巴坦钠[乙]
Ampicillin–Sulbactam Sodium

【其他名称】优立新。

【主要作用】氨苄西林钠为青霉素类抗生素，舒巴坦钠为半合成 β－内酰胺酶抑制剂。两者联合后，不仅保护氨苄西林免受酶的水解破坏，而且还扩大其抗菌谱，对葡萄球菌产酶株、不动杆菌属和脆弱拟杆菌等细菌也具良好的抗菌活性。本品对包括产酶菌株在内的葡萄球菌、链球菌属、肺炎球菌、肠球菌属、流感嗜血杆菌、卡他莫拉菌、大肠埃希菌、克雷伯菌属、奇异变形杆菌、普通变形杆菌、淋病奈瑟菌、梭杆菌属、消化球菌属、消化链球菌属及包括脆弱拟杆菌在内的拟杆菌属均具抗菌活性。

【适应症】用于呼吸道、肝胆系统、泌尿系统、皮肤软组织感染，对需氧菌与厌氧菌混合感染，特别是腹腔感染和盆腔感染尤为适用。对于氨苄西林敏感菌所致的上述感染也同样有效。

【用法用量】肌内注射、静脉推注或静脉滴注。成人：每日常用剂量为 1.5~12g，分等量每 6h 或 8h 注射一次，每日舒巴坦的最大剂量为 4g。治疗轻、中度感染时，可每 12h 注射一次。轻度感染每日 1.5~3g（0.5g+1g~1g+2g）、中度感染每日最大剂量 6g（2g+4g）、重度感染每日最大剂量 12g（4g+8g）。儿童：按体重一日 100~200mg/kg，分次给药。严重肾功能受损的患者（肌酐清除率＜30ml/min），应减少给药次数。

【临床配伍】见下配伍禁忌表。

配伍禁忌	1. 本品与下列药物有配伍禁忌：硫酸阿米卡星、硫酸卡那霉素、硫酸庆大霉素、链霉素、环丙沙星、克林霉素磷酸酯、盐酸林可霉素、粘菌素甲磺酸钠、多粘菌素 B、琥珀氯霉素、琥乙红霉素和乳糖酸红霉素盐、四环素类注射剂、新生霉素、兰索拉唑、肾上腺素、间羟胺、多巴胺、阿托品、盐酸肼酞嗪、阿糖胞苷、水解蛋白、氯化钙、葡萄糖酸钙、维生素 B 族、维生素 C、含有氨基酸的营养注射剂、多糖（如右旋糖酐 40）和氢化可的松琥珀酸钠，这些药物可使氨苄西林的活性降低。 2. 本品与重金属，特别是铜、锌和汞呈配伍禁忌，因后者可破坏其氧化噻唑环。由锌化合物制造的橡皮管或瓶塞也可影响其活力。也可为氧化剂、还原剂或羟基化合物灭活。 3. 本品与氨基糖苷类药物混合时可导致相互失活，联合应用时必须分瓶滴注。 4. 参麦、清开灵不能与抗生素类药物合用，尤其不能与青霉素类高敏类药物混合应用。 5. 茵栀黄、热毒宁与青霉素类等药物配伍使用时可产生混浊或沉淀
注意事项	1. 溶媒选择：（1）灭菌注射用水，（2）0.9% 氯化钠注射液，（3）5% 葡萄糖注射液，（4）5% 葡萄糖和 0.45% 氯化钠注射液，（5）M/6 乳酸钠注射液，（6）10% 转化糖水溶液，（7）乳酸钠林格溶液。 2. 静脉注射时，本品应使用灭菌注射用水或其他相容溶液配制。为保证完全溶解，应等到泡沫消失后肉眼看不见药粉为止。此剂量可用于静脉推注，推注时间应超过 3min，或增加稀释液的容量；静脉滴注给药，滴注时间应超过 15~30min。

续表

注意事项	3. 氨苄西林溶液浓度愈高，稳定性愈差，其稳定性亦随温度升高而降低，且溶液放置后致敏物质可增加，故本品配成溶液后须及时使用，不宜久置。 4. 用药前应做皮肤过敏试验。 5. 本品水溶液 pH 值 8.0~10.0（15mg/ml 水溶液）
合用提示	1. 氨苄西林与氨基糖苷类抗生素混合后，可相互使两者的作用灭活；如需这两种抗菌药物合用时，应分别在患者的不同部位注射，并至少间隔 1h。 2. 别嘌醇与本品合用时，皮疹发生率显著增高，尤其多见于高尿酸血症者，故应避免与别嘌醇合用。 3. 氯霉素与本品合用于细菌性脑膜炎时，远期后遗症的发生率较两者单用时高。 4. 丙磺舒、阿司匹林、吲哚美辛、保泰松、磺胺药可减少本品自肾脏排泄，因此与本品合用使其血药浓度增高，排泄时间延长，毒性也可能增加。 5. 本品可增强华法林的作用。 6. 本品与双硫仑（乙醛脱氢酶抑制药）也不宜合用。 7. 本品能刺激雌激素代谢或减少其肝肠循环，因而可降低口服避孕药的效果

氨苄西林－氯唑西林
Ampicillin–Cloxacillin

【其他名称】巴伊奥，中诺克奇。

【主要作用】氨苄西林为广谱半合成青霉素，氯唑西林为耐酸、耐酶半合成青霉素。本品具有氨苄西林钠和氯唑西林钠两者的特点，既对革兰阳性菌和阴性菌有广谱杀灭作用，又对耐青霉素的金黄色葡萄球菌有效。

【适应症】适用于敏感菌所致的呼吸道感染、胃肠道感染、尿路感染、软组织感染、心内膜炎、脑膜炎、败血症等。也可用于化脓性链球菌或肺炎球菌与耐青霉素葡萄球菌所致的混合感染。

【用法用量】1. 肌内注射。成人轻度感染每日 2g，分 1~2 次肌内注射。2. 静脉滴注。成人中度感染每日 3~4g，分 2~3 次静脉滴注；重症感染每日 5~8g，分 2~4 次静脉滴注。儿童每日 20~40mg/kg，分次给药。

【临床配伍】见下配伍禁忌表。

配伍禁忌	1. 本品宜单独滴注，不可与下列药物同瓶滴注：氨基糖苷类药物、磷酸克林霉素、盐酸林可霉素、多黏菌素 B、琥珀氯霉素、红霉素、肾上腺素、间羟胺、多巴胺、阿托品、葡萄糖酸钙、维生素 B 族、维生素 C、含有氨基酸的营养注射剂和琥珀酸氢化可的松等。 2. 参麦、清开灵不能与抗生素类药物合用，尤其不能与青霉素类高敏类药物混合应用。 3. 茵栀黄、热毒宁与青霉素类等药物配伍使用时可产生混浊或沉淀。 4. 阿糖胞苷与青霉素类有配伍禁忌
注意事项	1. 溶媒选择：可与各种输液稀释配伍。 2. 与含葡萄糖的注射液稀释时，宜于较快速度滴注，于 0.5h 滴完，以免药效降低。 3. 用药前应做皮肤过敏试验。 4. 本品需现用现配制，临用前加灭菌注射用水适量溶解
合用提示	1. 与丙磺舒合用会延长本品的半衰期。 2. 阿司匹林、磺胺药抑制本品与血清蛋白结合，提高本品的游离血药浓度。 3. 氨苄西林与卡那霉素对大肠埃希菌、变形杆菌具有协同抗菌作用。 4. 别嘌醇可使氨苄西林皮疹反应发生率增加，尤其多见于高尿酸血症者。 5. 氨苄西林能刺激雌激素代谢或减少其肝肠循环，因而可降低口服避孕药的效果

阿洛西林[乙]
Azlocillin

【其他名称】阿乐欣。

【主要作用】本品为半合成青霉素，对革兰阳性菌和阴性菌及铜绿假单胞菌均有良好的抗菌作用。

【适应症】用于敏感的革兰阳性菌及阴性菌所致的各种感染以及铜绿假单胞菌感染，包括败血症、脑膜炎、心内膜炎、化脓性胸膜炎、腹膜炎及下呼吸道、胃肠道、胆道、泌尿道、骨及软组织和生殖器官等感染，妇科、产科感染，恶性外耳炎、烧伤、皮肤及手术感染等。

【用法用量】静脉滴注。成人：一日 6~10g，严重病例可增至 10~16g，一般分 2~4 次滴注；儿童：每次 75mg/kg，一日 2~4 次；婴儿及新生儿：每次 100mg/kg，一日 2~4 次。

【临床配伍】见下配伍禁忌表。

配伍禁忌	1. 与重金属，特别是铜、锌和汞呈配伍禁忌，因后者可破坏其氧化噻唑环。 2. 呈酸性的葡萄糖注射液或四环素注射液皆可破坏其活性。 3. 本品静脉输液加入头孢噻吩、林可霉素、四环素、万古霉素、琥乙红霉素、两性霉素 B、去甲肾上腺素、间羟胺、苯妥英钠、盐酸羟嗪、丙氯拉嗪、异丙嗪、维生素 B 族、维生素 C 等后将出现混浊。 4. 与氨基糖苷类抗生素混合后，两者的抗菌活性明显减弱，因此两药不能置同一容器内给药。 5. 参麦、清开灵不能与抗生素类药物合用，尤其不能与青霉素类高敏类药物混合应用。 6. 茵栀黄、热毒宁与青霉素类等药物配伍使用时可产生混浊或沉淀。 7. 阿糖胞苷与青霉素类有配伍禁忌。
注意事项	1. 溶媒选择：（1）5% 葡萄糖氯化钠注射液，（2）5% 葡萄糖注射液，（3）10% 葡萄糖注射液。 2. 静脉滴注时，每 1g 本品加灭菌注射用水 10ml 溶解，澄清液加溶媒稀释。静脉滴注时速度不宜太快。 3. 用药前应做皮肤过敏试验。 4. 本品水溶液 pH 值 6.0~8.0（100mg/ml 水溶液）
合用提示	1. 氯霉素、红霉素、四环素类等抗生素和磺胺类等抑菌剂可干扰本品的杀菌活性，不宜与本品合用，尤其是在治疗脑膜炎或急需杀菌剂的严重感染时。 2. 丙磺舒、阿司匹林、吲哚美辛、保泰松、磺胺药可减少本品自肾脏排泄，因此与本品合用时使其血药浓度增高，排泄时间延长，毒性也可能增加。 3. 可减慢头孢噻肟及环丙沙星自体内清除，故合用时应降低后两者的剂量。 4. 可增强华法林的作用

阿莫西林
Amoxicillin

【其他名称】益萨林，再林。

【主要作用】本品为青霉素类抗生素，对肺炎链球菌、溶血性链球菌等链球菌属、不产青霉素酶葡萄球菌、粪肠球菌等需氧革兰阳性球菌，大肠埃希菌、奇异变形杆菌、沙门菌属、流感嗜血杆菌、淋病奈瑟菌等需氧革兰阴性菌的不产 β–内酰胺酶菌株及幽门螺杆菌具有良好的抗菌活性。

【适应症】本品对敏感的革兰阳性球菌和杆菌及革兰阴性菌均有明显的抑制作用，适用于敏感菌所致呼吸道感染、尿路感染、胃肠道感染、败血症、皮肤及软组织感染等症。

【用法用量】肌内注射或静脉滴注。成人每次 0.5~1.0g，一日 3~4 次；小儿每日 50~100mg/kg，分 3~4 次给药。肾功能严重损害患者需调整给药剂量，其中内生肌酐清除率为 10~30ml/min 的患者每 12h 给予 0.25~0.5g；内生肌酐清除率小于 10ml/min 的患者每 24h 给予 0.25~0.5g。血液透析可清除本品，每次血液透析后应给予阿莫西林 1g。

【临床配伍】见下配伍禁忌表。

配伍禁忌	1. 重金属中的铜、锌、汞、酸性溶液，氧化剂或还原剂中的羟基化合物及锌化物制造的橡皮管及瓶塞均使本品活力下降。 2. 本品静脉滴注时若加入头孢噻吩、林可霉素、四环素、万古霉素、琥乙红霉素、两性霉素 B、去甲肾上腺素、间羟胺、苯妥英钠、盐酸羟嗪、丙氯拉嗪、异丙嗪、维生素 B、维生素 C 等类药物后将出现浑浊。 3. 与含有蛋白质的注射液有配伍禁忌。 4. 本品与氨基糖苷类混合时可导致相互失活，联合应用时必须分瓶滴注。 5. 参麦、清开灵不能与抗生素类药物合用，尤其不能与青霉素类高敏类药物混合应用。 6. 茵栀黄、热毒宁与青霉素类等药物配伍使用时可产生混浊或沉淀。 7. 阿糖胞苷与青霉素类有配伍禁忌
注意事项	1. 溶媒选择：（1）0.9% 氯化钠注射液，（2）5% 葡萄糖注射液。 2. 用药前应做皮肤过敏试验。 3. 本品的浓溶液不稳定，用药时需现配制
合用提示	1. 氯霉素、红霉素、四环素、磺胺药等抑菌剂可干扰阿莫西林的杀菌活性，不宜与本品合用，尤其在重症感染时。 2. 丙磺舒、阿司匹林、吲哚美辛、保泰松、磺胺可使青霉素在肾小管的排泄减少，血药浓度增高，半衰期延长，毒性增加

氯唑西林[甲]
Cloxacillin

【其他名称】棠诺，安美林，瑞普林。

【主要作用】本品为半合成青霉素，具有耐酸、耐青霉素酶的特点，对葡萄球菌属产酶株的抗菌活性较苯唑西林强，但对青霉素敏感葡萄球菌和各种链球菌的抗菌作用较青霉素为弱，对耐甲氧西林葡萄球菌无效。

【适应症】用于治疗产青霉素酶并对甲氧西林敏感的葡萄球菌所致轻、中度感染，如骨骼、呼吸道和皮肤、软组织感染等。也可用于化脓性链球菌或肺炎球菌与耐青霉素葡萄球菌所致的混合感染。

【用法用量】1. 肌内注射。成人每日 2g，分 4 次；儿童每日 25~50mg/kg，分 4 次。2. 静脉滴注。成人每日 4~6g，分 2~4 次；儿童每日 50~10mg/kg，分 2~4 次。新生儿：体重低于 2kg 者，日龄 1~14 天时每 12h 按体重予 25mg/kg；日龄 15~30 天时每 8h 按体重予 25mg/kg。体重超过 2kg 者，日龄 1~14 天时每 8h 按体重予 25mg/kg，日龄 15~30 天时每 6h 按体重予 25mg/kg。

【临床配伍】见下配伍禁忌表。

配伍禁忌	1. 本品与氨基糖苷类、去甲肾上腺素、间羟胺、苯巴比妥、阿糖胞苷、维生素 B 族、维生素 C 等药物存在配伍禁忌，不宜同瓶滴注。 2. 参麦、清开灵不能与抗生素类药物合用，尤其不能与青霉素类高敏类药物混合应用。 3. 茵栀黄、热毒宁与青霉素类等药物配伍使用时可产生混浊或沉淀。 4. 阿糖胞苷与青霉素类有配伍禁忌
注意事项	1. 溶媒选择：（1）0.9% 氯化钠注射液，（2）5% 葡萄糖注射液，（3）10% 葡萄糖注射液。 2. 肌内注射时可加 0.5% 利多卡因减少局部疼痛。 3. 用药前应做皮肤过敏试验。 4. 严重肾功能减退患者应避免应用大剂量，以防中枢神经系统毒性反应发生

续表

合用提示	1. 丙磺舒、阿司匹林、吲哚美辛、保泰松、磺胺药可减少本品在肾小管的排泄，使本品的血药浓度升高，$t_{1/2}$ 延长，毒性也可能增加。 2. 氯霉素、红霉素、四环素类、磺胺药等抑菌药可干扰青霉素的杀菌活性，故不宜与本品合用。 3. 阿司匹林、磺胺药抑制本品与血清蛋白结合，提高本品的游离血药浓度

阿莫西林氟氯西林
Amoxicillin Flucloxacillin

【其他名称】昆柏，弗威。

【主要作用】本品为复合抗生素。阿莫西林为半合成的广谱青霉素，属氨基青霉素类，对革兰阴性和阳性菌均有杀菌作用，其特点是广谱，不耐青霉素酶。氟氯西林为半合成的异唑类青霉素，其特点是不易被青霉素酶所破坏，对产青霉素酶的耐药金黄色葡萄球菌有杀菌作用。主要用于耐青霉素葡萄球菌感染，但革兰阴性菌对氟氯西林耐药。两者的抗菌作用机制与青霉素相同，均是通过与细菌青霉素结合蛋白（PBPS）结合，干扰细菌细胞壁的合成而起抗菌作用。两药联合后，可起到对葡萄球菌产酶菌株和某些革兰阴性菌敏感菌株的抗菌作用。

【适应症】适用于敏感菌所致的呼吸道感染、消化道感染、泌尿道感染、皮肤软组织感染、骨和关节感染、口腔及耳鼻喉感染等。

【用法用量】静脉滴注。成人每日 4~6g，分次静脉滴注，病情严重时可增加剂量，每日最大量为 12g；儿童每日 50~200mg/kg，分次静脉滴注。

【临床配伍】见下配伍禁忌表。

配伍禁忌	1. 本药与氨基糖苷类药（如庆大霉素、卡那霉素）、环丙沙星、培氟沙星等药呈配伍禁忌，联用时不可置于同一容器内。 2. 参麦、清开灵不能与抗生素类药物合用，尤其不能与青霉素类高敏类药物混合应用。 3. 茵栀黄、热毒宁与青霉素类等药物配伍使用时可产生混浊或沉淀。 4. 阿糖胞苷与青霉素类有配伍禁忌
注意事项	1. 溶媒选择：0.9% 氯化钠注射液。 2. 静脉滴注时以适量溶媒稀释，并在 4h 内滴完。 3. 溶解时会显示出一过性粉红色，但在 5min 内溶液会变成淡黄色，此种情况为正常现象。 4. 用药前应做皮肤过敏试验。 5. 本品水溶液 pH7.5~9.5（100mg/ml 水溶液）
合用提示	1. 丙磺舒可延缓本品自肾排泄而升高其血药浓度。 2. 本品与伤寒活疫苗同用可降低伤寒活疫苗的免疫效应，其可能的机制是本药对伤寒沙门菌具有抗菌活性。 3. 本品与甲氨蝶呤同用可使甲氨蝶呤肾清除率降低，从而增加甲氨蝶呤毒性。 4. 本品与避孕药同用时，能刺激雌性激素代谢或减少其肠肝循环，降低口服避孕药的药效。 5. 别嘌呤类尿酸合成抑制剂可增加本品发生皮肤不良反应的危险性。 6. 本品与庆大霉素或阿米卡星合用时，增强本药对肠球菌的抗菌作用

阿莫西林 - 克拉维酸钾[乙]
Amoxicillin–Potassium Clavulanate

【其他名称】安灭菌，莱得怡，力百汀。

【主要作用】阿莫西林为半合成的广谱青霉素，对革兰阴性和阳性菌均有杀菌作用，其特点是广谱，不耐青霉素酶；克拉维酸可以阻断 β-内酰胺酶的作用从而防止细菌耐药性出现，使细菌对阿莫西林更为敏感而被迅速杀灭。

【适应症】用于产 β-内酰胺酶而对阿莫西林耐药的革兰阴性和革兰阳性菌引起的各种感染，如：上呼吸道和下呼吸道感染、中耳炎、急性鼻窦炎、肾炎和下尿道炎、皮肤和软组织感染。

【用法用量】静脉推注或静脉滴注。1. 治疗用量：成人和 12 岁以上儿童，常规剂量每次 1.2g，每 8h 一次；严重感染者每次 1.2g，每 6h 一次。3 个月至 12 岁儿童，常规剂量每次 30mg/kg，每 8h 一次；严重感染者每次 30mg/kg，每 6h 一次。0 至 3 个月婴儿，围产期的早产儿及足月新生儿，每次 30mg/kg，每 12h 给药一次；随后增加至每次 30mg/kg，每 8h 给药一次。2. 预防用量：通常于诱导麻醉时静脉给予本品 1.2g。对于有高感染危险性的手术，如结肠手术患者，可在 24h 内给予 3~4 次本品，每次 1.2g，可于 0、8、16、24h 给药。如果手术中感染的危险性增加，可继续按此方案给药数日。3. 肾功能不全患者用量：轻度损害（肌酐清除率 >30ml/min）者用量不变；中度损害（肌酐清除率 10~30ml/min）者开始给予本品 1.2g，然后每 12h 给予本品 600mg；重度损害（肌酐清除率 <10ml/min）者开始给予本品 1.2g，以后每 24h 给予本品 600mg。采用透析法降低血中本品浓度，并在透析中或透析后补充给予本品 600mg。

【临床配伍】见下配伍禁忌表。

配伍禁忌	1. 本品注射液不应与血液制品及其他蛋白液（如：蛋白水解液或脂质乳液）相混合。 2. 本品不与氨基糖苷类药物在同一注射器或滴注容器中混合，以防氨基糖苷药物失活。 3. 参麦、清开灵不能与抗生素类药物合用，尤其不能与青霉素类高敏类药物混合应用。 4. 茵栀黄、热毒宁与青霉素类等药物配伍使用时可产生混浊或沉淀。 5. 阿糖胞苷与青霉素类有配伍禁忌
注意事项	1. 溶媒选择：（1）0.9% 氯化钠注射液，（2）乳酸钠注射液，（3）乳酸钠林格注射液，（4）林格注射液。 2. 配制好的滴注液应于 30~40min 内滴完。 3. 在下列溶媒中，25℃下稳定时间分别为：0.9% 氯化钠注射液 4h；乳酸钠注射液 4h；林格注射液 3h；乳酸钠林格注射液 3h。 4. 静脉推注时，每 0.6g 本品加灭菌注射用水 10ml 配制成注射液。在配制过程中可能会出现短暂的粉红色，配制成的注射液通常为类白色或淡黄色。配制好的注射液应在 20min 内使用，于 3~4min 内缓慢注射。 5. 本品不可肌内注射。 6. 本品在含有葡萄糖、葡聚糖或碳酸氢盐的滴注液中较不稳定，所以配制好的注射液不应加入此类注射用溶液中。 7. 用药前应做皮肤过敏试验。 8. 本品水溶液 pH 8.0~10.0（100mg/ml 水溶液）
合用提示	1. 丙磺舒可增加阿莫西林在血液及胆汁中的浓度。 2. 本品与某些抗凝剂（香豆素）同时应用会增加出血倾向。 3. 四环素、大环内酯类、磺胺类、氯霉素等可降低本品的疗效。 4. 利尿剂会加速阿莫西林的排泄，导致血中活性浓度的降低。 5. 本品会增加机体对地高辛的吸收。 6. 在罕见情况下，阿莫西林可使避孕药的可靠性降低

阿莫西林-舒巴坦钠
Amoxicillin–Sulbactam Sodium

【其他名称】特福猛。

【主要作用】在舒巴坦与阿莫西林的组合中，舒巴坦能不可逆地抑制由大部分革兰阳性和

革兰阴性菌产生的 β-内酰胺酶Ⅱ型至Ⅳ型。舒巴坦与其他 β-内酰胺酶抑制剂在药代动力学和稳定性上更为优胜，它能迅速贯穿细菌细胞壁并不可逆地破坏 β-内酰胺酶（自杀性抑制），因而使细菌对阿莫西林恢复敏感性，阿莫西林因此能有效杀死细菌。

【适应症】适用于产 β-内酰胺酶致病菌引起的轻、中度感染性疾病，包括：上呼吸道感染、下呼吸道感染、泌尿生殖系统感染、皮肤及软组织感染、口腔感染等。

【用法用量】深部肌内注射、静脉推注或静脉滴注。成人和 12 岁以上儿童：每次 750~1500mg，每 8h 给药一次；12 岁以下儿童：每日 60~70mg/kg，分 2~3 次，严重感染可增至每日 150mg/kg。

【临床配伍】见下配伍禁忌表。

配伍禁忌	1. 本品与重金属，特别是铜、锌和汞呈配伍禁忌。 2. 本品与氨基糖苷类混合时可导致相互失活，联合应用时必须分瓶滴注。 3. 参麦、清开灵不能与抗生素类药物合用，尤其不能与青霉素类高敏类药物混合应用。 4. 茵栀黄、热毒宁与青霉素类等药物配伍使用时可产生混浊或沉淀。 5. 阿糖胞苷与青霉素类有配伍禁忌
注意事项	1. 溶媒选择：（1）灭菌注射用水，（2）0.9% 氯化钠注射液。 2. 静脉滴注前用适量灭菌注射用水或 0.9% 氯化钠注射液溶解后，再加入 0.9% 氯化钠注射液 100ml 稀释，每次滴注时间不少于 30~40min。 3. 在深部肌内注射和静脉推注时，推荐用至少 3.5ml 灭菌注射用水溶解稀释。 4. 溶液需在配制后 60 min 内使用。一旦超过该期限，需将安瓿内配制的药液丢弃。 5. 用药前应做皮肤过敏试验。 6. 本品水溶液 pH 8.0~10.0（25mg/ml 水溶液）
合用提示	1. 丙磺舒、阿司匹林、吲哚美辛、磺胺药等可降低本品肾小管分泌，升高阿莫西林的血药浓度。 2. 氯霉素、红霉素、四环素磺胺类抗生素可影响青霉素的杀菌效果，不宜与本品合用。 3. 本品与甲氨蝶呤合用，可能引起甲氨蝶呤清除率降低，从而增加其毒性

美洛西林[乙]
Mezlocillin

【其他名称】硫苯咪唑青霉素，力扬，拜朋。

【主要作用】本品为半合成青霉素，对铜绿假单胞菌、大肠埃希菌、肺炎杆菌、变形杆菌、肠杆菌属、枸橼酸杆菌、沙雷菌属、不动杆菌属以及对青霉素敏感的革兰阳性球菌均有抑菌作用，大剂量有杀菌作用。

【适应症】用于敏感菌株所致的呼吸系统、泌尿系统、消化系统、妇科和生殖器官等感染，如败血症、化脓性脑膜炎、腹膜炎、骨髓炎、皮肤及软组织感染及眼、耳、鼻、喉科感染。

【用法用量】肌内注射、静脉推注或静脉滴注。成人：每日 2~6g，严重感染者可增至 8~12g，最大可增至 15g；儿童：每日 0.1~0.2g/kg，严重感染者可增至 0.3g/kg。肌内注射每日 2~4 次，静脉滴注按需要每 6~8h 一次，其剂量根据病情而定，严重者每 4~6h 一次。

【临床配伍】见下配伍禁忌表。

配伍禁忌	1. 本品与头孢噻吩、林可霉素、四环素、万古霉素、琥乙红霉素、两性霉素B、去甲肾上腺素、间羟胺、苯妥英钠、盐酸羟嗪、丙氯拉嗪、异丙嗪、维生素B族、维生素C族等配伍将出现混浊。 2. 与氨基糖苷类抗生素合用有协同作用，但混合后，两者的抗菌活性明显减弱，因此两药不能置同一容器内给药。 3. 铜、锌、汞等重金属，呈酸性的葡萄糖注射液或四环素注射液，氧化剂，还原剂或羟基化合物均可使本品活性减弱或灭活。

续表

配伍禁忌	4. 避免与酸性和碱性较强的药物配伍，pH4.5 以下会有沉淀发生，pH4.0 以下及 pH8.0 以上效价下降较快。 5. 参麦、清开灵不能与抗生素类药物合用，尤其不能与青霉素类高敏类药物混合应用。 6. 茵栀黄、热毒宁与青霉素类等药物配伍使用时可产生混浊或沉淀。 7. 阿糖胞苷与青霉素类有配伍禁忌
注意事项	1. 溶媒选择：（1）0.9% 氯化钠注射液，（2）5% 葡萄糖注射液，（3）10% 葡萄糖注射液，（4）5% 葡萄糖氯化钠注射液。 2. 肌内注射前用灭菌注射用水溶解；静脉给药通常加入适量溶媒稀释后使用。 3. 用药前应做皮肤过敏试验。 4. 本品水溶液 pH4.5~7.5（100mg/ml 水溶液）
合用提示	1. 丙磺舒、阿司匹林、吲哚美辛、保泰松、磺胺药可减少本品自肾脏排泄，合用时使其血药浓度增高，排泄时间延长，毒性也可能增加。 2. 氯霉素、红霉素、四环素类等抑菌剂可干扰本品的杀菌活性，不宜合用。 3. 本品可加强华法林的作用。 4. 本品可减慢头孢噻肟及环丙沙星的排泄，合用时应降低后两者的剂量

美洛西林－舒巴坦钠
Mezlocillin–Sulbactam Sodium

【其他名称】开林，佳洛坦，凯韦可。

【主要作用】本品为美洛西林钠和舒巴坦钠按 4：1 的比例组成的复方制剂。美洛西林属青霉素类广谱抗生素，主要通过干扰细菌细胞壁的合成而起杀菌作用；舒巴坦对奈瑟菌科和不动杆菌外，对其他细菌无抗菌活性，但是舒巴坦对由 β－内酰胺类抗生素耐药菌株产生的多数重要的 β－内酰胺酶具有不可逆性的抑制作用。两药合用，可增强对多种产酶菌株和金黄色葡萄球菌、大肠埃希菌的抗菌作用等。

【适应症】用于产酶耐药菌引起的中重度下列感染性疾病，包括：呼吸系统感染，泌尿生殖系统感染，腹腔感染，皮肤及软组织感染，性病，淋病，盆腔感染，严重系统感染：如脑膜炎、细菌性心内膜炎、腹膜炎、败血症、脓毒症等。

【用法用量】静脉滴注。成人每次 3.75g，每 8h 或 12h 给药一次，疗程 7~14 天；1~14 岁儿童及体重超过 3kg 的婴儿，每次 75mg/kg，一日 2~3 次；体重不足 3kg 者，每次 75mg/kg，一日 2 次。

【临床配伍】见下配伍禁忌表。

配伍禁忌	1. 本品需避免与酸、碱性较强（pH4.0 以下或 pH8.0 以上）的药物配伍使用。 2. 本品与氨基糖苷类混合时可导致相互失活，联合应用时必须分瓶滴注。 3. 参麦、清开灵不能与抗生素类药物合用，尤其不能与青霉素类高敏药物混合应用。 4. 茵栀黄、热毒宁与青霉素类等药物配伍使用时可产生混浊或沉淀。 5. 阿糖胞苷与青霉素类有配伍禁忌
注意事项	1. 溶媒选择：（1）0.9% 氯化钠注射液，（2）5% 葡萄糖氯化钠注射液，（3）5% 葡萄糖注射液，（4）10% 葡萄糖注射液。 2. 静脉滴注前适量灭菌注射用水或 0.9% 氯化钠注射液溶解后，再加入 100ml 溶媒稀释，每次滴注时间为 30~50min。 3. 用药前应做皮肤过敏试验。 4. 本品水溶液 pH 8.0~10.0（美洛西林 100mg/ml 水溶液）
合用提示	丙磺舒可抑制本品的肾排泄

氟氯西林
Flucloxacillin

【其他名称】伊芬。

【主要作用】本品为半合成的耐青霉素酶青霉素。其作用机制与青霉素 G 相似，系与细菌细胞膜上青霉素结合蛋白（PBPs）结合，抑制细菌壁的生物合成，导致菌体肿胀破裂死亡，从而发挥杀菌作用。对产青霉素酶的金黄色葡萄球菌、表皮葡萄球菌、化脓性链球菌、肺炎链球菌、淋球菌、脑膜炎双球菌有较好抗菌活性。

【适应症】适用于治疗敏感的革兰阳性菌引起的下述感染，包括产 β–内酰胺酶的葡萄球菌和链球菌：皮肤及软组织感染、呼吸道感染，其他如骨髓炎、尿道感染、肠炎、脑膜炎、心内膜炎、败血病等，也被推荐用于较大外科手术（例如心胸和矫形外科手术）的预防剂。

【用法用量】1. 肌内注射。成人每次 0.25g，一日 4 次。2. 静脉滴注。成人每次 0.25g~1g，一日 4 次。3. 儿童：2 岁以下按成人剂量的 1/4 给药；2~10 岁按成人剂量的 1/2 给药。

【临床配伍】见下配伍禁忌表。

配伍禁忌	1. 本品与氨基糖苷类混合时可导致相互失活，联合应用时必须分瓶滴注。 2. 参麦、清开灵不能与抗生素类药物合用，尤其不能与青霉素类高敏类药物混合应用。 3. 茵栀黄、热毒宁与青霉素类等药物配伍使用时可产生混浊或沉淀。 4. 阿糖胞苷与青霉素类有配伍禁忌
注意事项	1. 溶媒选择：（1）0.9% 氯化钠注射液，（2）5% 葡萄糖注射液，（3）10% 葡萄糖注射液。 2. 静脉滴注时，加入 100~250ml 溶媒中溶解，缓慢静脉滴注（每次滴注持续时间 30~60min），在 4h 内使用完。 3. 用药前应做皮肤过敏试验。 4. 本品水溶液 pH5.0~7.0（100mg/ml 水溶液）
合用提示	1. 本品与阿米卡星联用可增强对金黄色葡萄球菌的抗菌作用。 2. 丙磺舒类药物会抑制氟氯西林排泄，使用药浓度升高且维持时间延长。 3. 本品与伤寒活疫苗同用可降低伤寒活疫苗的免疫效应，其可能的机制是本药对伤寒沙门菌具有抗菌活性

哌拉西林 [甲]
Piperacillin

【其他名称】氧哌嗪青霉素。

【主要作用】本品是半合成青霉素类抗生素，具广谱抗菌作用。对大肠埃希菌、变形杆菌属、沙雷菌属、克雷伯菌属、肠杆菌属、枸橼酸菌属、沙门菌属和志贺菌属等肠杆菌科细菌，以及铜绿假单胞菌、不动杆菌属、流感嗜血杆菌、奈瑟菌属等其他革兰阴性菌均具有良好抗菌作用。

【适应症】适用于敏感菌所致的败血症、上尿路及复杂性尿路感染、呼吸道感染、胆道感染、腹腔感染、盆腔感染以及皮肤软组织感染等。本品与氨基糖苷类联合应用亦可用于有粒细胞减少症免疫缺陷病人的感染。

【用法用量】静脉推注或静脉滴注。成人，中度感染每日 8g，分 2 次静脉滴注；严重感染每次 3~4g，每 4~6h 静脉滴注或推注。每日总剂量不超过 24g。婴幼儿和 12 岁以下儿童每日 100~200mg/kg。新生儿体重低于 2kg 者，出生后第 1 周，每次 50mg/kg，每 12h 一次，静脉滴注；第 2 周起，每次 50mg/kg，每 8h 给药一次。新生儿体重 2kg 以上者，出生后第

1 周，每次 50mg/kg，每 8h 一次，静脉滴注；1 周以上者，每次 50mg/kg，每 6h 一次。

【临床配伍】见下配伍禁忌表。

配伍禁忌	1. 本品与氨基糖苷类抗生素不能同瓶滴注，否则两者的抗菌活性均减弱。 2. 本品不可加入碳酸氢钠溶液中静脉滴注。 3. 参麦、清开灵、茵栀黄、热毒宁不能与抗生素类药物合用，尤其不能与青霉素类高敏类药物混合应用。 4. 本品与阿糖胞苷、胺碘酮、非格司亭、沙格司亭、盐酸吉西他滨、盐酸昂丹司琼存在配伍禁忌
注意事项	1. 溶媒选择：（1）0.9% 氯化钠注射液；（2）5% 葡萄糖注射液；（3）乳酸钠林格注射液。 2. 用于静脉推注时，每 1g 本品用 5ml 灭菌注射用水、0.9% 氯化钠溶液或 5% 葡萄糖溶液稀释溶解。 3. 用药前应做皮肤过敏试验。 4. 本品水溶液 pH4.5~6.5（100mg/ml 水溶液）
合用提示	1. 本品与头孢西丁合用，因后者可诱导细菌产生 β–内酰胺酶而对铜绿假单胞菌、沙雷菌属、变形杆菌属和肠杆菌属出现拮抗作用。 2. 与肝素、香豆素、茚满二酮等抗凝血药及非甾体抗炎药合用时可增加出血危险，与栓溶剂合用可发生严重出血

哌拉西林－舒巴坦钠[乙]
Piperacillin–Sulbactam Sodium

【主要作用】哌拉西林属青霉素类广谱抗生素，但易被细菌产生的 β–内酰胺酶水解而产生耐药性；舒巴坦可防止耐药菌对哌拉西林的破坏，具有明显的协同作用。主要用于铜绿假单胞菌和各种革兰阴性杆菌所致的感染。

【适应症】用于对哌拉西林耐药而对本品敏感的产 β–内酰胺酶致病菌引起的呼吸系统感染和泌尿系统感染。

【用法用量】静脉滴注。成人每次 0.5g（舒巴坦量）或 1g（舒巴坦量），每 12h 给药一次，严重或难治性感染每 8h 给药一次。肾功能不全者酌情调整剂量。

【临床配伍】见下配伍禁忌表。

配伍禁忌	1. 不宜与其他药物混合滴注。 2. 本品不可加入碳酸氢钠溶液中静脉滴注。 3. 本品与氨基糖苷类混合时可导致相互失活，联合应用时必须分瓶滴注。 4. 参麦、清开灵不能与抗生素类药物合用，尤其不能与青霉素类高敏类药物混合应用。 5. 茵栀黄、热毒宁与青霉素类等药物配伍使用时可产生混浊或沉淀。 6. 阿糖胞苷与青霉素类有配伍禁忌
注意事项	1. 溶媒选择：（1）0.9% 氯化钠注射液；（2）5% 葡萄糖注射液。 2. 临用前先将本品用适量（一般至少 5ml）溶媒溶解后，再用同一溶媒稀释至 500ml 供静脉滴注，滴注时间为 60~120min。 3. 用药前应做皮肤过敏试验。 4. 本品水溶液 pH 4.5~6.5（哌拉西林 100mg/ml 水溶液）
合用提示	1. 丙磺舒可降低本品的肾清除率，使 $t_{1/2}$ 延长。 2. 本品可使氨基糖苷类抗生素活性降低。 3. 本品与肝素、口服抗凝剂和可能影响凝血系统、血小板功能的药物合用时，应定期监测凝血指标。 4. 非甾体抗炎止痛药、血小板聚集抑制剂或磺吡酮与本品合用也可增加出血的危险性。 5. 本品与溶栓剂合用时可发生严重出血，因此不宜同时使用。 6. 与非极性肌松剂维库溴铵同时应用时，可延长维库溴铵的神经肌肉阻滞作用

哌拉西林 – 他唑巴坦钠 [乙]
Piperacillin–Tazobactam Sodium

【其他名称】 特治星。

【主要作用】 哌拉西林是一种广谱半合成青霉素，对于许多革兰阳性和革兰阴性的需氧菌及厌氧菌具有抗菌活性，它通过抑制细菌的隔膜和细胞壁的合成发挥杀菌作用。他唑巴坦是一种结构与青霉素相关的 β–内酰胺类药物，是很多 β–内酰胺酶（β–内酰胺酶通常导致青霉素和头孢菌素耐药性）的抑制剂。他唑巴坦扩大了哌拉西林的抗菌谱，包含很多产生 β–内酰胺酶而对哌拉西林耐药的细菌。

【适应症】 用于敏感细菌所致的下呼吸道感染、泌尿道感染、腹腔内感染、皮肤及软组织感染、细菌性败血症、妇科感染、骨与关节感染等。

【用法用量】 静脉滴注。成人和 12 岁及以上青少年：每 8h 给药 4.5g。每日的用药总剂量根据感染的严重程度和部位增减，剂量范围从每次 2.25g 至 4.5g，可每 6h，8h 或 12h 给药一次。9 月龄以上、体重不超过 40kg、肾功能正常的患阑尾炎和／或腹膜炎儿童：推荐剂量为哌拉西林 100mg/kg、他唑巴坦 12.5mg/kg，每 8h 给药一次。2~9 个月的儿童：本品推荐剂量为哌拉西林 80mg/kg、他唑巴坦 10mg/kg，每 8h 给药一次。肌酐清除率 ≤ 40ml/min 或者血液透析患者，应当根据实际的肾功能损害程度调整本品静脉用药的剂量和间隔时间。本品的常规疗程为 7~10 天，治疗医院获得性肺炎的推荐疗程为 7~14 天。具体情况根据感染的严重程度和患者的临床病情及细菌学进展情况，决定治疗的疗程。

【临床配伍】 见下配伍禁忌表。

配伍禁忌	1. 本品不能与其他药物在注射器或输液瓶中混合输注。 2. 本品与其他抗生素同用时，必须分开给药。 3. 本品不得与只含碳酸氢钠的溶液混合，不得加入血液制品及水解蛋白液。 4. 应避免与强力高浓度氨基酸制剂、谷氨酸、赖氨酸烟酰胺、氟尿嘧啶、木糖醇制剂配伍。 5. 避免与含有维生素 B_1、B_2、B_6 等以及维生素 C 等多种成分的复合营养剂配伍。 6. 本品与氟尿嘧啶、双嘧达莫、头孢拉宗、头孢磺啶、米诺环素配伍后在 6~24h 出现结晶现象。 7. 本品与氨基糖苷类混合时可导致相互失活，联合应用时必须分瓶滴注。 8. 参麦、清开灵不能与抗生素类药物合用，尤其不能与青霉素类高敏类药物混合应用。 9. 茵栀黄、热毒宁与青霉素类等药物配伍使用时可产生混浊或沉淀。 10. 本品与阿糖胞苷、胺碘酮、阿昔洛韦、两性霉素 B、顺铂、盐酸多巴酚丁胺、盐酸多柔比星、盐酸柔红霉素、盐酸多西环素、法莫替丁、更昔洛韦、盐酸格拉司琼、丝裂霉素、盐酸米托蒽醌、泮托拉唑、氟哌啶醇有配伍禁忌
注意事项	1. 溶媒选择：（1）0.9% 氯化钠注射液，（2）5% 葡萄糖注射液。 2. 静脉滴注时，将适量本品用 20ml 稀释液（0.9% 氯化钠注射液或灭菌注射用水）充分溶解后，立即加入 0.9% 氯化钠注射液或 5% 葡萄糖注射液 250ml，每次滴注至少 30min。 3. 用药前应做皮肤过敏试验。 4. 哌拉西林他唑巴坦（8：1）水溶液 pH 5.5~6.8（200mg/ml 水溶液）
合用提示	1. 丙磺舒可使哌拉西林和他唑巴坦的 $t_{1/2}$ 延长，肾脏清除率降低，然而两药的血浆 C_{max} 均未受影响。 2. 本品与肝素、口服抗凝药物或其他可能会影响凝血系统包括血小板功能的药物合用期间，应当更频繁地进行适当的凝血检验并定期监测。 3. 本品与维库溴铵合用可延长维库溴铵对神经肌肉的阻滞作用。 4. 文献报道哌拉西林可降低甲氨蝶呤的排泄，本品与甲氨蝶呤合用时，应当监测甲氨蝶呤的血清浓度，以避免药物中毒

磺苄西林
Sulbenicillin

【其他名称】磺苄青霉素、磺西林。

【主要作用】本品为广谱半合成青霉素类抗生素，对大肠埃希菌、变形杆菌属、肠杆菌属、枸橼酸菌属、沙门菌属和志贺菌属等肠杆菌科细菌，以及铜绿假单胞菌、流感嗜血杆菌、奈瑟菌属等其他革兰阴性菌等具有抗菌作用。

【适应症】用于敏感菌所致肺炎、尿路感染、复杂性皮肤软组织感染和败血症等。对本品敏感菌所致腹腔感染、盆腔感染宜与抗厌氧菌药物联合应用。

【用法用量】静脉推注或静脉滴注。成人：中度感染每日 8g；重症感染或铜绿假单胞菌感染时剂量需增至每日 20g，分 4 次静脉给药。儿童：每日 80~300mg/kg，分 4 次给药。

【临床配伍】见下配伍禁忌表。

配伍禁忌	1. 本品与氨基糖苷类混合时可导致相互失活，联合应用时必须分瓶滴注。 2. 参麦、清开灵不能与抗生素类药物合用，尤其不能与青霉素类药物高敏类药物混合应用。 3. 茵栀黄、热毒宁与青霉素类等药物配伍使用时可产生混浊或沉淀。 4. 阿糖胞苷与青霉素类有配伍禁忌
注意事项	1. 溶媒选择：（1）0.9% 氯化钠注射液；（2）5% 葡萄糖注射液；（3）10% 葡萄糖注射液。 2. 用药前应做皮肤过敏试验。 3. 本品水溶液 pH4.5~7.0（20mg/ml 水溶液）
合用提示	1. 庆大霉素与磺苄西林钠联合后可互相增强对肠球菌的作用。但本品与其他 β–内酰胺类抗生素一样，与氨基糖苷类混合后，两者的抗菌活性明显减弱。 2. 丙磺舒可阻滞磺苄西林钠的排泄，从而升高本品的血药浓度

苯唑西林 [甲]
Oxacillin

【其他名称】苯唑青霉素，新青霉素。

【主要作用】本品是耐酸和耐青霉素酶的青霉素类抗生素。对产青霉素酶葡萄球菌具有良好抗菌活性，对各种链球菌及不产青霉素酶的葡萄球菌抗菌活性则逊于青霉素 G。

【适应症】仅适用于治疗产青霉素酶葡萄球菌感染，包括败血症、心内膜炎、肺炎和皮肤软组织感染等。也可用于化脓性链球菌或肺炎球菌与耐青霉素葡萄球菌所致的混合感染。

【用法用量】1. 肌内注射。成人一日 4~6g，分 4 次给药。2. 静脉滴注。成人一日 4~8g，分 2~4 次给药，严重感染每日可增加至 12g。小儿体重 40kg 以下者，每 6h 给予 12.5~25mg/kg，体重超过 40kg 者予以成人剂量。新生儿体重低于 2kg 者，日龄 1~14 天者每 12h 给予 25mg/kg，日龄 15~30 天者每 8h 给予 25mg/kg；体重超过 2kg 者，日龄 1~14 天者每 8h 给予 25mg/kg，日龄 15~30 天者每 6h 给予 25mg/kg。严重肾功能减退患者应避免应用大剂量，以防中枢神经系统毒性反应发生。

【临床配伍】见下配伍禁忌表。

配伍禁忌	1. 本品与氨基糖苷类、去甲肾上腺素、间羟胺、苯巴比妥、维生素 B 族、维生素 C 等药物存在配伍禁忌，不宜同瓶滴注。 2. 参麦、清开灵不能与抗生素类药物合用，尤其不能与青霉素类药物高敏类药物混合应用。 3. 茵栀黄、热毒宁与青霉素类等药物配伍使用时可产生混浊或沉淀

续表

注意事项	1. 溶媒选择：（1）0.9% 氯化钠注射液，（2）5% 葡萄糖注射液，（3）10% 葡萄糖注射液。 2. 本品供肌内注射时，每 0.5g 加灭菌注射用水 2.8ml。 3. 用药前应做皮肤过敏试验。 4. 本品水溶液 pH5.0~7.0（20mg/ml 水溶液）
合用提示	1. 丙磺舒可减少本品的肾小管分泌，延长本品 $t_{1/2}$。 2. 阿司匹林、磺胺药可抑制本品与血清蛋白的结合，提高本品的游离血药浓度

羧苄西林
Carbenicillin

【其他名称】羧苄青霉素。

【主要作用】本品为广谱青霉素类抗生素，通过抑制细菌细胞壁合成发挥杀菌作用。对大肠埃希菌、变形杆菌属、肠杆菌属、枸橼酸菌属、沙门菌属和志贺菌属等肠杆菌科细菌，以及铜绿假单胞菌、流感嗜血杆菌、奈瑟菌属等其他革兰阴性菌具有抗菌作用。对溶血性链球菌、肺炎链球菌以及不产青霉素酶的葡萄球菌亦具抗菌活性。脆弱拟杆菌、梭状芽孢杆菌等许多厌氧菌也对本品敏感。

【适应症】主要适用于系统性铜绿假单胞菌感染，如败血症、尿路感染、呼吸道感染、腹腔、盆腔感染以及皮肤软组织感染等，也可用于其他敏感肠杆菌科细菌引起的系统性感染。

【用法用量】静脉推注或静脉滴注。中度感染：成人每日 8g，分 2~3 次静脉滴注或推注，儿童每 6h 按体重 12.5~50mg/kg 注射；严重感染：成人每日 10~30g，分 2~4 次静脉滴注或推注，儿童每日按体重 100~300mg/kg，分 4~6 次注射。新生儿体重低于 2kg 者，首剂按体重 100mg/kg，出生第 1 周每 12h 给予 75mg/kg，静脉滴注；出生第 2 周起 100mg/kg，每 6h 一次。新生儿体重 2kg 以上者，出生后第 1 周每 8h 给予 75mg/kg，静脉滴注，以后每 6h 给予 75mg/kg。严重肾功能不全者，每 8~12h 静脉给药 2g 即可维持血药浓度在 100mg/L 水平；如同时伴肝功能损害，一日 2g。

【临床配伍】见下配伍禁忌表。

配伍禁忌	1. 本品与琥珀氯霉素、琥乙红霉素、盐酸土霉素、盐酸四环素、两性霉素 B、维生素 B 族、维生素 C、苯妥英钠、拟交感类药物、异丙嗪等有配伍禁忌。 2. 本品与氨基糖苷类药物同瓶滴注，可导致两者的抗菌活性明显减弱；与卡那霉素、链霉素、庆大霉素、妥布霉素有配伍禁忌。 3. 参麦、清开灵不能与抗生素类药物合用，尤其不能与青霉素类高敏类药物混合应用。 4. 茵栀黄、热毒宁与青霉素类等药物配伍使用时可产生混浊或沉淀。 5. 阿糖胞苷与青霉素类有配伍禁忌
注意事项	1. 溶媒选择：（1）0.9% 氯化钠注射液，（2）5% 葡萄糖注射液，（3）10% 葡萄糖注射液。 2. 用药前应做皮肤过敏试验。 3. 由于浓度较高的羧苄西林钠溶液可形成多聚体（为致敏区），因此注射液皆须现用现配制
合用提示	1. 本品在体外与氨基糖苷类药物（阿米卡星、庆大霉素或妥布霉素）对铜绿假单胞菌、部分肠杆菌科细菌具有协同抗菌作用。 2. 大剂量本品与肝素等抗凝药、血栓溶解药、水杨酸制剂、苯磺唑酮或血小板聚集抑制药合用可增加出血危险。 3. 与磺胺类合用可使本品的血药浓度增高，故须适当减少本品的剂量

<h1 style="text-align:center">替卡西林 – 克拉维酸钾 [乙]</h1>
Ticarcillin–Potassium Clavulanate

【**其他名称**】特美汀。

【**主要作用**】替卡西林是青霉素类广谱杀菌剂，克拉维酸是 β–内酰胺酶抑制剂，通过阻断 β–内酰胺酶破坏细菌的防御屏障，恢复替卡西林敏感性，具有广谱杀菌作用。

【**适应症**】用于各种细菌感染。严重感染：败血症、菌血症、腹膜炎、腹内脓毒症、特殊人群的感染、术后感染、骨及关节感染、皮肤及软组织感染、呼吸道感染、严重或复杂的泌尿道感染、耳鼻喉感染。

【**用法用量**】静脉滴注。成人：每次 1.6~3.2g，每 6~8h 给药一次，最大剂量每次 3.2g，每 4h 给药一次；儿童：每次 80mg/kg，每 6~8h 给药一次；新生儿：每次 80mg/kg，每 12h 给药一次，继而可增至每 8h 给药一次。

【**临床配伍**】见下配伍禁忌表。

配伍禁忌	1. 本品不可与血制品或蛋白质水溶液混合使用。 2. 与氨基糖苷类抗生素合用时，不可将二者同时混合于注射容器或静脉滴注液中，以防氨基糖苷类抗生素作用降低。 3. 参麦、清开灵不能与抗生素类药物合用，尤其不能与青霉素类高敏类药物混合应用。 4. 茵栀黄、热毒宁与青霉素类等药物配伍使用时可产生混浊或沉淀。 5. 本品与阿糖胞苷、阿奇霉素、兰索拉唑有配伍禁忌
注意事项	1. 溶媒选择：（1）灭菌注射用水，（2）0.9% 氯化钠注射液，（3）5% 葡萄糖注射液，（4）乳酸钠林格注射液。 2. 用药前应做皮肤过敏试验。 3. 静脉滴注液应现用现配，滴注须在 30~40 min 内完成
合用提示	丙磺舒能减少肾小管对替卡西林的分泌，故可延缓替卡西林在肾脏的排泄，但不影响克拉维酸的肾脏排泄

<h1 style="text-align:center">第二节　头孢菌素类</h1>

<h1 style="text-align:center">头孢拉定 [乙]</h1>
Cefradine

【**其他名称**】泛捷复，先陆，泰迪定。

【**主要作用**】本品为第一代头孢菌素，通过抑制敏感菌的细胞壁合成，而产生杀菌作用。对不产青霉素酶和产青霉素酶的金葡菌、凝固酶阴性葡萄球菌、A 组溶血性链球菌、肺炎链球菌和草绿色链球菌等革兰阳性球菌的部分菌株具良好抗菌作用。

【**适应症**】适用于敏感菌所致的急性咽炎、扁桃体炎、中耳炎、支气管炎和肺炎等呼吸感染、泌尿生殖道感染及皮肤软组织感染等。

【用法用量】肌内注射、静脉推注或静脉滴注。成人：每次 0.5~1.0g，每 6h 一次，每日最高剂量为 8g。儿童（1 周岁以上）：每次 12.5~25mg/kg，每 6h 一次。肌酐清除率大于 20ml/min、等于 5~20ml/min 和小于 5ml/min 时，剂量宜分别调整为每 6h 给予 0.5g、0.25g 和每 12h 给予 0.25g。

【临床配伍】见下配伍禁忌表。

配伍禁忌	1. 本品与氨基糖苷类抗生素可相互灭活，不能混入同一容器内，当两药必须同时给予时，应在不同部位给药。 2. 本品与氨曲南有配伍禁忌。 3. 本品不能与其他抗生素相混合药。 4. 本品中含有碳酸钠，因此与含钙溶液如复方氯化钠注射液有配伍禁忌。 5. 奥硝唑与头孢类药合用时应单独给药，两者不能使用同一稀释液稀释，应分别溶解稀释，分别滴注。 6. 氨溴索应特别注意避免与头孢类抗生素配伍应用。 7. 参麦、清开灵应特别避免与抗生素类药物混合使用
注意事项	1. 溶媒选择：（1）0.9% 氯化钠注射液，（2）5% 葡萄糖注射液。 2. 肌内注射时，将 4ml 灭菌注射用水加入 1.0g 装瓶内。须作深部肌内注射，不宜固定在同一部位给药。 3. 静脉推注时，将至少 20ml 灭菌注射用水或 5% 葡萄糖注射液注入 1.0g 装瓶内。于 5min 内注射完毕。 4. 静脉滴注时，将适量的稀释液 20ml 分别注入 1.0g 装瓶内，然后再用溶媒作进一步稀释
合用提示	1. 呋塞米、依他尼酸、布美他尼等强利尿药，卡氮芥、链佐星等抗肿瘤药，保泰松以及糖肽类抗生素和氨基糖苷类抗生素等与本品合用有增加肾毒性的可能。 2. 本品可延缓苯妥英钠在肾小管的排泄。 3. 丙磺舒可延迟本品肾排泄。 4. 本品与美西林联合应用，对大肠埃希菌、沙门菌属等革兰阴性杆菌具协同作用

头孢尼西
Cefonicid

【其他名称】悦康那西。

【主要作用】本品为第二代广谱、长效的头孢类抗生素，通过抑制细菌细胞壁合成产生抗菌活性。对革兰阳性和阴性菌以及一些厌氧菌均有抗菌作用。对大多数 β–内酰胺酶稳定。

【适应症】适用于下列敏感菌引起的感染：下呼吸道感染、尿路感染、败血症、皮肤软组织感染、骨和关节感染。也可用于手术预防感染。在外科手术前单剂量注射 1g 本品，可以减少由于手术过程中污染或潜在的污染而导致的术后感染发生率。在剖腹产手术中使用本品（剪断脐带后）可以减少某些术后感染发生率。

【用法用量】肌内注射、静脉推注或静脉滴注。一般轻度至中度感染，成人每日剂量为 1g，每 24h 一次；在严重感染或危及生命的感染中，可每日 2g，每 24h 一次。对于肾功能损害患者使用本品必须严格依据患者的肾功能损害程度调整剂量。

【临床配伍】见下配伍禁忌表。

配伍禁忌	1. 不能与氨基糖苷类药物于同一注射容器中混合。 2. 奥硝唑与头孢类药合用时应单独给药，两者不能使用同一稀释液稀释，应分别溶解稀释，分别滴注。 3. 氨溴索应特别注意避免与头孢类抗生素配伍应用。 4. 参麦、清开灵应特别避免与抗生素类药物混合使用

注意事项	1. 溶媒选择：（1）0.9% 氯化钠注射液，（2）5% 葡萄糖注射液。 2. 静脉滴注时，将本品充分溶解于 50~100ml 溶媒中使用。滴注速度不宜太快，滴注时间应大于 1h。 3. 肌内注射或静脉推注时，用灭菌注射用水配制溶液，应充分摇匀。 4. 肌内注射时，为防止疼痛，可将本品充分溶解于 1% 盐酸利多卡因溶液中，在较大肌肉部位注射，应防止误入血管。如肌量需要达 2g，则应分两个部位注射。 5. 本品在溶液中不稳定，配制后应立即使用，并在使用前检查其澄明度，如果配制后溶液颗粒物比较明显，应弃去勿用。 6. 本品影响乙醇代谢，使血中乙醛浓度升高，出现双硫仑样反应。 7. 本品水溶液 pH3.5~6.5（50mg/ml 水溶液）
合用提示	1. 与其他头孢菌素及氨基糖苷类抗生素联用时曾报道有中毒性肾脏损害出现。 2. 与丙磺舒联用时，可减慢肾排泄，提高血药浓度水平，并导致毒性。 3. 与强效利尿药联用时，可能导致肾毒性增加。 4. 四环素、红霉素及氯霉素可降低本品的作用。 5. 与酒精同时使用时，本品可能引发代谢紊乱反应。 6. 本品可降低口服避孕药的作用，应采用其他有效避孕方法

头孢西酮
Cefazedone

【其他名称】舒美社复。

【主要作用】本品为第一代头孢菌素类抗生素，通过干扰和阻止细菌细胞壁的合成发挥抑菌和杀菌作用。对革兰阳性菌如金黄色葡萄球菌、肺炎球菌、链球菌等有效。对一些革兰阴性菌有效，其作用与头孢唑林相似。但变形杆菌、沙雷氏菌属、铜绿假单胞菌等对本品不敏感。对厌氧菌中流感嗜血杆菌、卡他莫拉菌、不产 ESBLs 的大肠埃希菌、肺炎克雷伯菌等有抗菌活性。

【适应症】用于敏感菌所致的呼吸系统、消化系统（胆道感染、腹膜炎）、泌尿系统、生殖系统、皮肤与软组织、骨与关节感染；也可作为外科手术前的预防用药。

【用法用量】静脉推注或静脉滴注。成人：每日 1~4g，分 2~3 次。可随年龄和症状的不同适当增减用量，严重感染时可增加至每日 6g。4 周岁以上儿童每日 50mg/kg，分 2~3 次。肾功能异常者，根据肾功能程度适当调整用药量及用药间隔。如同时伴有肝功能损伤者更应加以注意，适当调整剂量。

【临床配伍】见下配伍禁忌表。

配伍禁忌	1. 本品与氨基糖苷类抗生素有配伍禁忌，两者不能混合于同一注射器中给药或同瓶滴注。 2. 奥硝唑与头孢类药合用时应单独给药，两者不能使用同一稀释液稀释，应分别溶解稀释，分别滴注。 3. 氨溴索应特别注意避免与头孢类抗生素配伍应用。 4. 参麦、清开灵应特别避免与抗生素类药物混合使用
注意事项	1. 溶媒选择：（1）灭菌注射用水，（2）0.9% 氯化钠注射液，（3）5% 葡萄糖注射液。 2. 静脉推注：将 1g 本品溶解于 5ml 灭菌注射用水中，在 2~3min 内缓慢注射。 3. 静脉滴注：用适量溶媒溶解本品后静脉滴注，滴注时间最少持续 30min。因本品对光不稳定，溶解后的药液宜立即使用，并注意在使用前观察溶液外观
合用提示	1. 与氨基糖苷类抗生素合用有增加肾毒性的可能，故应慎用。 2. 与多黏菌素 B、多黏菌素 E、大剂量利尿药合用有增加肾毒性的可能，故应慎用。 3. 与大剂量抗凝血药合用，可干扰凝血功能，应注意观察

头孢替唑
Ceftezole

【**其他名称**】特子社复，怡乐欣，益替欣。

【**主要作用**】本品为具有抗菌活性的头孢菌素类衍生物，作用机制为抑制细菌细胞壁的合成而发挥其抗菌活性。对革兰阳性菌，尤其是球菌，包括产青霉素酶和不产生青霉素酶的金黄色葡萄球菌、化脓性链球菌、肺炎球菌、B组溶血性链球菌、草绿色链球菌、表皮葡萄球菌，以及白喉杆菌、炭疽杆菌皆比较敏感。对某些革兰阴性菌呈中度敏感，如大肠杆菌、克雷白菌属、沙门菌属、志贺菌属、奇异变形杆菌等。

【**适应症**】用于败血症、肺炎、支气管炎、支气管扩张症（感染时）、慢性呼吸系统疾病的继发性感染、肺脓肿、腹膜炎、肾盂肾炎、膀胱炎、尿道炎。

【**用法用量**】肌内注射、静脉推注或静脉滴注。成人：日用量 0.5~4g，分 1~2 次。儿童：日用量 20~80mg/kg，分 1~2 次给药。

【**临床配伍**】见下配伍禁忌表。

配伍禁忌	1. 本品与下列药物有配伍禁忌：盐酸金霉素、氨茶碱、氯化钙、葡萄糖酸钙、盐酸苯海拉明等抗组胺药、去甲肾上腺素、间羟胺、苯妥英钠、维生素 B 族、维生素 C 等。 2. 本品与氨基糖苷类混合时可导致相互失活，联合应用时必须分瓶滴注。 3. 奥硝唑与头孢类药合用时应单独给药，两者不能使用同一稀释液稀释，应分别溶解稀释，分别滴注。 4. 氨溴索应特别注意避免与头孢类抗生素配伍应用。 5. 参麦、清开灵应特别避免与抗生素类药物混合使用
注意事项	1. 溶媒选择：（1）0.9% 氯化钠注射液，（2）5% 葡萄糖注射液。 2. 静脉推注时，溶于灭菌注射用水、0.9% 氯化钠注射液或 5% 葡萄糖注射液，缓慢注射。 3. 肌内注射时，溶于 0.5% 盐酸利多卡因注射液。 4. 注射液溶解时如因温度原因出现混浊，可加温使其澄清后使用。溶解后最好立即使用，如需保存，应置于避光阴凉处，存放时间不应超过 24h。 5. 肌内注射时使用的溶剂不能用于静脉推注和静脉滴注。 6. 本品水溶液 pH 值 4.5~6.5（100mg/ml 水溶液）
合用提示	勿与肾毒药物并用，包括强效利尿药呋塞米、依他尼酸、布美他尼以及氨基糖苷类抗生素等

头孢硫脒 [乙]
Cefathiamidine

【**其他名称**】仙力素，君庆，阿威欣。

【**主要作用**】本品为第一代头孢菌素类抗生素，通过抑制敏感菌的细胞壁合成而产生杀菌作用。对革兰阳性菌及部分阴性菌有抗菌活性，对革兰阳性球菌的作用尤强。

【**适应症**】用于敏感菌所引起呼吸系统、肝胆系统、五官、尿路感染及心内膜炎、败血症。

【**用法用量**】1. 肌内注射。每次 0.5~1.0g，一日 4 次；小儿一日 50~100mg/kg，分 3~4 次给药。
2. 静脉滴注。每次 2g，一日 2~4 次；小儿一日 50~100mg/kg，分 2~4 次给药。

【**临床配伍**】见下配伍禁忌表。

配伍禁忌	1. 本品与氨基糖苷类混合时可导致相互失活，联合应用时必须分瓶滴注。 2. 奥硝唑与头孢类药合用时应单独给药，两者不能使用同一稀释液稀释，应分别溶解稀释，分别滴注。 3. 氨溴索应特别注意避免与头孢类抗生素配伍应用。 4. 参麦、清开灵应特别避免与抗生素类药物混合使用

续表

注意事项	1. 溶媒选择：（1）0.9%氯化钠注射液，（2）5%葡萄糖注射液。 2. 临用前加灭菌注射用水或0.9%氯化钠注射液适量溶解，再用250ml溶媒稀释。 3. 药液宜现用现配，配制后不宜久置。 4. 本品水溶液pH值4.0~6.0（100mg/ml水溶液）
合用提示	本品肌内注射合用丙磺舒1g后，12h尿排泄量降为给药量的65.7%

头孢噻吩
Cefalotin

【其他名称】锋赛星，中诺嘉林。

【主要作用】本品为第一代头孢菌素，主要抑制细菌细胞壁的合成，抗菌谱广，对革兰阳性菌的活性较强，产青霉素酶金葡菌、凝固酶阴性葡萄球菌、化脓性链球菌、肺炎链球菌、B组溶血性链球菌、草绿色链球菌、表皮葡萄球菌、白喉杆菌、炭疽杆菌对本品皆相当敏感。

【适应症】用于耐青霉素金葡菌（甲氧西林耐药者除外）和敏感革兰阴性杆菌所致的呼吸道感染、软组织感染、尿路感染、败血症等，病情严重者可与氨基糖苷类抗生素联合应用，但应警惕可能加重肾毒性。本品不宜用于细菌性脑膜炎病人。

【用法用量】肌内注射、静脉推注或静脉滴注。成人每次0.5~1g，每6h一次。严重感染者每日剂量可加大至6~8g。预防手术后感染可于术前0.5~1h用1~2g，手术时间超过3h者可于手术期间给予1~2g，根据病情可于术后每6h一次，术后24h内停药。如为心脏手术、人工关节成形术等，预防性应用可于术后维持2天。成人每日最高剂量不超过12g。小儿每日50~100mg/kg，分4次给药。1周内的新生儿为每12h给予20mg/kg；1周以上者每8h给予20mg/kg。肾功能减退病人应用本品须适当减量。肌酐清除率小于10ml/min、25ml/min、50ml/min和80ml/min时，每6h给予的剂量分别为0.5g、1g、1.5g和2g。无尿病人每日的维持剂量为1.5g，分3次给药。血液透析和腹膜透析能有效地清除本品，透析期间为维持有效血药浓度，应每6~12h给予1g。

【临床配伍】见下配伍禁忌表。

配伍禁忌	1. 与下列药物有配伍禁忌：硫酸阿米卡星、庆大霉素、卡那霉素、妥布霉素、新霉素、盐酸金霉素、盐酸四环素、盐酸土霉素、黏菌素甲磺酸钠、硫酸多黏菌素B、葡萄糖酸红霉素、乳糖酸红霉素、林可霉素、磺胺异噁唑、氨茶碱、可溶性巴比妥类、氯化钙、葡萄糖酸钙、盐酸苯海拉明和其他抗组胺药、利多卡因、去甲肾上腺素、间羟胺、哌甲酯、琥珀胆碱、肝素等。 2. 偶尔也可能与下列药物发生配伍禁忌：青霉素、甲氧西林、氢化可的松琥珀酸钠、苯妥英钠、丙氯拉嗪、维生素B族和维生素C、水解蛋白。 3. 本品与阿洛西林钠、美洛西林、青霉素钠配伍出现混浊。 4. 本品与氨基糖苷类混合时可导致相互失活，联合应用时必须分瓶滴注。 5. 奥硝唑与头孢类药合用时应单独给药，两者不能使用同一稀释液稀释，应分别溶解稀释，分别滴注。 6. 氨溴索应特别注意避免与头孢类抗生素配伍应用。 7. 参麦、清开灵应特别避免与抗生素类药物混合使用
注意事项	1. 溶媒选择：（1）灭菌注射用水，（2）0.9%氯化钠注射液，（3）5%葡萄糖注射液。 2. 肌内注射时，1g本品加4ml灭菌注射用水溶解。 3. 静脉推注时，可将本品溶于10ml灭菌注射用水、5%葡萄糖注射液或0.9%氯化钠注射液中，配制成的溶液于3~5 min内停缓注入。 4. 静脉滴注时，先将4g本品溶于20ml灭菌注射用水中，然后再用适量溶媒稀释。

续表

注意事项	5. 腹腔内给药时，一般每 1000ml 透析液中含头孢噻吩钠 60mg，治疗腹膜炎或腹腔污染后应用头孢噻吩钠的浓度可达 0.1%~4%。 6. 本品水溶液 pH 值 4.5~7.0（100mg/ml 水溶液）
合用提示	1. 与呋塞米、依他尼酸、布美他尼等强利尿药，氨基糖苷类和其他具肾毒性药物联合应用可增加肾毒性。 2. 克拉维酸可增强本品对某些因产生 β-内酰胺酶而对之耐药的革兰阴性杆菌的抗菌活性

头孢唑林^[甲]

Cefazolin

【其他名称】 先锋霉素 V，头孢菌素 V，先锋唑林。

【主要作用】 本品为第一代头孢菌素，抗菌谱广，通过抑制敏感菌的细胞壁合成而产生杀菌作用。除肠球菌属、耐甲氧西林葡萄球菌属外，本品对其他革兰阳性球菌均有良好抗菌活性，肺炎链球菌和溶血性链球菌对本品高度敏感。白喉杆菌、炭疽杆菌、李斯特菌和梭状芽孢杆菌对本品也甚敏感。

【适应症】 用于治疗敏感细菌所致的中耳炎、支气管炎、肺炎等呼吸道感染、尿路感染、皮肤软组织感染、骨和关节感染、败血症、感染性心内膜炎、肝胆系统感染及眼、耳、鼻、喉科等感染。也可作为外科手术前的预防用药。

【用法用量】 缓慢静脉推注、静脉滴注或肌内注射。成人：每次 0.5~1g，一日 2~4 次，严重感染可增加至一日 6g，分 2~4 次静脉给予。儿童：一日 50~100mg/kg，分 2~3 次静脉缓慢推注，静脉滴注或肌内注射。预防外科手术后感染：一般为术前 0.5~1h 静脉给药 1g，手术时间超过 6h 者术中加用 0.5~1g，术后每 6~8h 给药 0.5~1g，至手术后 24h 止。

【临床配伍】 见下配伍禁忌表。

配伍禁忌	1. 本品与下列药物有配伍禁忌，不可同瓶滴注：硫酸阿米卡星、硫酸卡那霉素、盐酸金霉素、盐酸土霉素、盐酸四环素、葡萄糖酸红霉素、硫酸多黏菌素 B、黏菌素甲磺酸钠、戊巴比妥、葡庚糖酸钙、葡萄糖酸钙、氨曲南。 2. 本品与氨基糖苷类混合时可导致相互失活，联合应用时必须分瓶滴注。 3. 奥硝唑与头孢类药合用时应单独给药，两者不能使用同一稀释液稀释，应分别溶解稀释，分别滴注。 4. 氨溴索应特别注意避免与头孢类抗生素配伍应用。 5. 参麦、清开灵应特别避免与抗生素类药物混合使用
注意事项	1. 溶媒选择：（1）灭菌注射用水，（2）0.9% 氯化钠注射液，（3）5% 葡萄糖注射液，（4）10% 葡萄糖注射液。 2. 静脉滴注时用适量溶媒溶解稀释后使用，当静脉滴注体积超过 100ml 时不要用灭菌注射用水。 3. 本品配制后避光保存，室温保存不得超过 48h。 4. 本品常温不溶时，可置 37℃ 加热使其溶解。 5. 本品影响乙醇代谢，使血中乙醛浓度升高，出现双硫仑样反应。 6. 本品水溶液 pH 值 4.5~6.5（100mg/ml 水溶液）
合用提示	1. 本品与强利尿药、氨基糖苷抗生素合用可能增加肾毒性。 2. 本品与庆大霉素或阿米卡星联合应用，在体外能增强抗菌作用。 3. 丙磺舒可使本品血药浓度提高，$t_{1/2}$ 延长

头孢呋辛[甲]
Cefuroxime

【其他名称】西力欣，达力新，信立欣。

【主要作用】本品是一种杀菌性头孢菌素类抗生素，可抵抗大多数的 β – 内酰胺酶，并对各种革兰阳性菌和革兰阴性菌有效。

【适应症】用于敏感菌所致的下列感染：呼吸系统感染、泌尿生殖系统感染、皮肤和软组织感染、骨和关节感染、女性生殖系统感染、淋病、新生儿感染、败血症、细菌性心内膜炎、脑膜炎、腹膜炎及外科与产科疾病预防等。

【用法用量】肌内注射、静脉推注或静脉滴注。成人：每次 0.75g，一日 3 次。较严重的感染，应将剂量增至 1.5g，一日 3 次，静脉给药。每日总剂量 3~6g，每 6h 给药一次，肌内注射或静脉给药。婴儿及儿童：每日 30~100mg，分 3~4 次给药。新生儿：每日 30~100mg，分 2~3 次给药。淋病：单剂量给予本品 1.5g，也可分为 2×750mg 剂量，于不同部位肌内注射给药。脑膜炎：婴儿和儿童：每日 200~240mg/kg，分 3~4 次静脉给药。3 天后有改善时，可减至每日 100mg/kg，分 3~4 次静脉给药。新生儿：每日 100mg/kg，分 2~3 次静脉注射。成人：每次 3g，每 8h 静脉注射一次。预防感染：在麻醉诱导期静脉注射 1.5g。

【临床配伍】见下配伍禁忌表。

配伍禁忌	1. 本品不与氨基糖苷类抗生素同瓶输注。 2. 本品禁与碳酸氢钠注射液（2.74% /W/V）配伍。 3. 与下列药物有配伍禁忌：阿奇霉素、硫酸阿米卡星、庆大霉素、卡那霉素、妥布霉素、新霉素、盐酸金霉素、盐酸四环素、盐酸土霉素、黏菌素甲磺酸钠、硫酸多黏菌素 B、葡萄糖酸红霉素、乳糖酸红霉素、林可霉素、环丙沙星、磺胺异噁唑、泮托拉唑、氨茶碱、氯化钙、葡萄糖酸钙、盐酸苯海拉明和其他抗组胺药、利多卡因、去甲肾上腺素、间羟胺、哌甲酯、琥珀胆碱等。 4. 偶亦可能与下列药物发生配伍禁忌：青霉素、甲氧西林、琥珀酸氢化可的松钠、苯妥英钠、丙氯拉嗪、维生素 B 族和维生素 C、水解蛋白。 5. 奥硝唑与头孢类药合用时应单独给药，两者不能使用同一稀释液稀释，应分别溶解稀释，分别滴注。 6. 氨溴索应特别注意避免与头孢类抗生素配伍应用。 7. 参麦、清开灵应特别避免与抗生素类药物混合使用
注意事项	1. 溶媒选择：（1）0.9% 氯化钠注射液；（2）5% 葡萄糖注射液；（3）0.45% 氯化钠注射液；（4）灭菌注射用水。 2. 肌内注射时，每 0.25g 本品加入 1ml 灭菌注射用水，缓慢摇匀形成不透明的混悬液，深部肌内注射。 3. 静脉给药时，将本品溶于灭菌注射用水中，0.25g 最少需用 2ml 灭菌注射用水，0.75g 最少需用 6ml 灭菌注射用水，1.5g 最少需用 15ml 灭菌注射用水，2.0g 至少用 16.0ml 灭菌注射用水溶解，配成的溶液可直接用于静脉注射；若患者正在接受输液治疗时，可将本品配成的溶液加入到输注管内。快速静脉滴注（如 30min 内）时，则可将本品 1.5g 溶于 50ml 灭菌注射用水中。 4. 本品以下溶液具有相容性：肝素，氯化钾，碳酸氢钠，5% 葡萄糖注射液，0.9% 氯化钠注射液，0.45% 氯化钠注射液稀释，可以在室温存放 24h，冰箱存放 7 天。 5. 本品影响乙醇代谢，使血中乙醛浓度升高，出现双硫仑样反应。 6 本品水溶液 pH 6.0~8.5（100mg/ml 水溶液）
合用提示	1. 与丙磺舒合用，会使本品 AUC 增加 50%。 2. 与羟苯磺胺合用，可延长本品排泄时间，使本品药物 C_{max} 提高

头孢孟多
Cefamandole

【其他名称】孟得新，卡安泰，艾可达。

【主要作用】本品为第二代头孢菌素类抗生素。作用机制为与细菌细胞膜上的青霉素结合蛋白（PBPs）结合，使转肽酶酰化，抑制细菌中隔和细胞壁的合成，影响细胞壁粘肽成分的交叉连结，使细胞分裂和生长受到抑制，细菌形态变长，最后溶解和死亡。对革兰阳性菌和阴性菌及厌氧菌均有良好的抗菌作用。

【适应症】用于敏感细菌所致的肺部感染、尿路感染、胆道感染、皮肤软组织感染、骨和关节感染以及败血症、腹腔感染等。

【用法用量】肌内注射、静脉推注或静脉滴注。成人剂量：通常剂量范围是 0.5~1.0g/4~8h；皮肤及其软组织和无并发症肺炎，适当剂量为 0.5g/6h；无并发症泌尿道感染，必要剂量为 0.5g/8h；严重的泌尿道感染，静滴 1.0g/4~6h；重症感染性疾病用量为 1.0g/4~6h；危及生命的感染或由非敏感性细菌所引起的感染，剂量为 2.0g/4h（或 12g/d）。婴幼儿剂量：治疗常规感染每日用药剂量为 50~100mg/kg，每隔 4~8h 给药一次；重症感染给药剂量可增至 150mg/kg（但不能超过成人最大用药剂量）。手术前应用头孢孟多，应参考以下的剂量用药：成人，外科手术前 1/2~1h，静脉或肌内注射 1.0~2.0g，术后每 6h 给药 1.0~2.0g，持续 24~48h。儿童（三个月以上）每日 50~100mg/kg，按上述指定的剂量常规给药。肾功能损害的患者：应减少剂量且密切监控血药浓度。

【临床配伍】见下配伍禁忌表。

配伍禁忌	1. 本品制剂中含有碳酸钠，因而与含有钙或镁的溶液（包括林格注射液或乳酸钠林格注射液）有配伍禁忌。两者不能混合在同一容器中；如必须合用时，应分开在不同容器中给药。 2. 如果需要与氨基糖苷类抗生素联合使用时，必须分别注射于不同部位。不可将本品和氨基糖苷类混于同一注射器。 3. 本品与肝素钠、胺碘酮有配伍禁忌。 4. 奥硝唑与头孢类药合用时应单独给药，两者不能使用同一稀释液稀释，应分别溶解稀释，分别滴注。 5. 氨溴索应特别注意避免与头孢类抗生素配伍应用。 6. 参麦、清开灵应特别避免与抗生素类药物混合使用
注意事项	1. 溶媒选择：（1）0.9% 氯化钠注射液，（2）5% 葡萄糖注射液，（3）10% 葡萄糖注射液，（4）5% 葡萄糖和 0.9% 氯化钠混合注射液，（5）5% 的葡萄糖和 0.45% 的氯化钠混合注射液，（6）5% 的葡萄糖和 0.2% 的氯化钠混合注射液，（7）乳酸钠注射液（M/6）。 2. 肌内注射时，每 1.0g 头孢孟多用 3ml 灭菌注射用水或 0.9% 氯化钠注射液稀释，振摇至完全溶解。 3. 静脉注射时，每 1.0g 头孢孟多溶于灭菌注射用水、5% 葡萄糖注射液或 0.9% 氯化钠注射液内，在 3~5min 内缓慢静脉推注。 4. 静脉滴注时，每 1.0g 头孢孟多应稀释至 10ml 灭菌注射用水中，再用适量溶媒稀释。 5. 配制好的溶液，于常温下（25℃）可维持 24h 保持稳定，如冷藏（5℃）可达 96h。 6. 本品影响乙醇代谢，使血中乙醛浓度升高，出现双硫仑样反应。 7. 本品水溶液 pH 值 4.0~6.5（100mg/ml 水溶液）
合用提示	1. 本品与产生低凝血酶原血症、血小板减少症或胃肠道溃疡的药物同用，将干扰凝血功能和增加出血危险。 2. 本品与氨基糖苷类、多黏菌素类、呋塞米、依他尼酸合用，有增加肾毒性的可能。 3. 丙磺舒可抑制头孢菌素类的肾小管分泌，两者同时应用将增加头孢菌素类的血药浓度和延长其半衰期。 4. 红霉素可增加本品对脆弱拟杆菌的体外抗菌活性 100 倍以上。与庆大霉素或阿米卡星合用，在体外对某些革兰阴性杆菌有协同作用

头孢甲肟
Cofmenoxime

【其他名称】 倍司特克，立肖均，雷特迈星。

【主要作用】 本品为半合成的头孢菌素类广谱抗生素，通过抑制细菌细胞壁的生物合成而达到杀菌作用。对革兰阴性和革兰阳性的需氧菌及厌氧菌具有广泛的抗菌作用。

【适应症】 用于头孢甲肟敏感的链球菌属（肠球菌除外）、肺炎链球菌、消化球菌属、消化链球菌属、大肠杆菌、柠檬酸杆菌属、克雷伯菌属、肠杆菌属、沙雷菌属、变形菌属、流感嗜血杆菌、拟杆菌属等引起的下述感染症：败血症；灼伤、手术创伤的继发感染；肺炎、支气管炎、支气管扩张合并感染、慢性呼吸系统疾病的继发感染；肺化脓症、脓胸；胆管炎、胆囊炎、肝脓肿；腹膜炎；肾盂肾炎、膀胱炎、前庭大腺炎、子宫内膜炎、子宫附件炎、盆腔炎、子宫旁组织炎；脑脊膜炎。

【用法用量】 静脉滴注。成人：通常按盐酸头孢甲肟 1~2g（效价）/d，分 2 次静脉滴注；对难治性或严重感染，可根据症状增量至 4g（效价）/d，分 2~4 次静脉滴注。小儿：通常按盐酸头孢甲肟每日 40~80mg（效价）/kg，分 3~4 次静脉滴注；但视年龄及症状可适当增减用量，对难治性或严重感染，可增量至每日 160mg（效价）/kg，分 3~4 次静脉滴注，对脑脊膜炎可增量至每日 200mg（效价）/kg。有严重的肾功能障碍患者，要适当调节用量，用药间隔慎重用药。

【临床配伍】 见下配伍禁忌表。

配伍禁忌	1. 本品与氨基糖苷类混合时可导致相互失活，联合应用时必须分瓶滴注。 2. 奥硝唑与头孢类药合用时应单独给药，两者不能使用同一稀释液稀释，应分别溶解稀释，分别滴注。 3. 氨溴索应特别注意避免与头孢类抗生素配伍应用。 4. 参麦、清开灵应特别避免与抗生素类药物混合使用
注意事项	1. 溶媒选择：（1）灭菌注射用水；（2）0.9% 氯化钠注射液；（3）5% 葡萄糖注射液；（4）10% 葡萄糖注射液 2. 静脉注射时，用灭菌注射用水等溶媒溶解后使用。 3. 静脉滴注时，不可使用灭菌注射用水溶解，因溶解后的溶液不等渗。 4. 本品只限于静脉内注射用。 5. 为防止大剂量静脉给药时偶发的血管痛，血栓性静脉炎，请充分注意注射液的配制方法、注射部位、注射方法等，并请尽量减慢注射速度。 6. 溶解后要尽快使用，若必须保存时也要在 12h 内使用。 7. 本品影响乙醇代谢，使血中乙醛浓度升高，出现双硫仑样反应。 8. 本品水溶液 pH 值 6.4~7.9
合用提示	1. 有报道本品与呋喃苯胺酸利尿剂合并使用可使肾功能障碍加重，故并用时应注意肾功能。 2. 由饮酒而摄取乙醇，有时出现潮红、恶心、心动过速、多汗、头痛等，故在用药期间及用药后至少一周内应避免饮酒而摄取乙醇

头孢替安 [乙]
Cefotiam

【其他名称】 复仙安，海替舒。

【主要作用】 本品为第二代头孢菌素类抗生素，作用机制是阻碍细菌细胞壁的合成。对革兰阴性菌和阳性菌都有广泛的抗菌作用。尤其对大肠杆菌、克雷白杆菌属、奇异变形杆菌、流感杆菌等、显示了更强的抗菌活性。对肠道菌属、枸橼酸杆菌属、吲哚阳性的普通变形杆菌、雷特格氏变形杆菌、摩根氏变形杆菌也显示了良好的抗菌活性。

【适应症】用于敏感菌属所致下列感染：败血症，术后感染，烧伤感染，皮下脓肿、臃、疖、疖肿，骨髓炎，化脓性关节炎，扁桃体炎，支气管炎，支气管扩张合并感染，肺炎，肺化脓症，脓胸，胆管炎，胆囊炎，腹膜炎，肾盂肾炎，膀胱炎，尿路炎，前列腺炎，髓膜炎，子宫内膜炎，盆腔炎，子宫旁组织炎，附件炎，前庭大腺炎，中耳炎，鼻窦炎。

【用法用量】静脉推注或静脉滴注。成人一日 0.5~2g，分 2~4 次；小儿一日 40~80mg/kg，分 3~4 次。成人败血症一日量可增至 4g，对小儿败血症、脑脊膜炎等重症和难治性感染，一日量可增至 160mg/kg。

【临床配伍】见下配伍禁忌表。

配伍禁忌	1. 与氨基糖苷类抗生素同置于一个容器中给药可影响药物效价。 2. 尼卡地平与二盐酸头孢替安存在配伍禁忌。 3. 奥硝唑与头孢类药合用时应单独给药，两者不能使用同一稀释液稀释，应分别溶解稀释，分别滴注。 4. 氨溴索应特别注意避免与头孢类抗生素配伍应用。 5. 参麦、清开灵应特别避免与抗生素类药物混合使用
注意事项	1. 溶媒选择：（1）0.9% 氯化钠注射液，（2）5% 葡萄糖注射液，（3）10% 葡萄糖注射液。 2. 静脉注射时，用灭菌注射用水等溶媒溶解后使用。 3. 静脉滴注时，不可使用灭菌注射用水溶解，因溶解后的溶液不等渗。 4. 本品只限于静脉内注射用。 5. 溶解后的药液应迅速使用，若必须贮存亦应在 8h 内用完。微黄色的药液可能随着时间的延长而加深。 6. 应尽量减慢注射速度
合用提示	1. 与氨基糖苷类抗生素具有协同作用，但可能加重肾损害。 2. 与呋塞米等强利尿药合用可造成肾损害

头孢哌酮
Cefoperazon

【其他名称】先锋必。麦道必。

【主要作用】头孢哌酮为第三代头孢菌素，通过抑制细菌细胞壁的合成达到杀菌作用。本品对许多临床常见的细菌有抗菌作用，不易被多种 β–内酰胺酶降解。对多数革兰阳性菌、革兰阴性菌及厌氧菌有抗菌活性。

【适应症】用于敏感菌所致的呼吸道感染、尿路感染、胆道感染、皮肤软组织感染、败血症、腹膜炎、盆腔感染等。

【用法用量】肌内注射、静脉推注或静脉滴注。成人，一日 2~4g，分等量每 12h 一次；严重或难治性感染者可增至一日 6~12g，分 2~4 次给药，用药 7~14 日；儿童，一日 50~200mg/kg，等分 2~4 次给药，一日最大剂量不超过 12g；出生不足 8 日的新生儿，应每 12h 给药一次。肝肾功能障碍者必要时调整剂量。

【临床配伍】见下配伍禁忌表。

配伍禁忌	1. 与下列药物注射剂有配伍禁忌：阿米卡星、庆大霉素、卡那霉素 B、多西环素、甲氯芬酯、阿马林（缓脉灵）、苯海拉明、门冬酸钾镁、盐酸羟嗪（安太乐）、普鲁卡因胺、氨茶碱、丙氯拉嗪、细胞色素 C、喷他佐辛（镇痛新）、抑肽酶等。 2. 本品与氨基糖苷类抗生素之间存在物理性配伍禁忌，不能直接混合。 3. 奥硝唑与头孢类药合用时应单独给药，两者不能使用同一稀释液稀释，应分别溶解稀释，分别滴注。

配伍禁忌	4. 氨溴索应特别注意避免与头孢类抗生素配伍应用。 5. 参麦、清开灵应特别避免与抗生素类药物混合使用
注意事项	1. 溶媒选择：（1）0.9% 氯化钠注射液，（2）5% 葡萄糖注射液，（3）10% 葡萄糖注射液，（4）5% 葡萄糖和 0.9% 氯化钠注射液，（5）5% 葡萄糖和 0.2% 氯化钠注射液，（6）乳酸钠林格注射液。 2. 采用间歇静脉滴注时，本品每瓶用适量溶媒溶解，然后再用上述相同溶液稀释，静脉滴注时间应至少为 15~60min; 采用连续静脉输注时，1g 本品应溶于 5ml 灭菌注射用水中，然后将其加入到适量的溶媒中使用。 3. 肌内注射时，本品可用灭菌注射用水配制成肌内注射用溶液。如果注射用溶液浓度 ≥ 250mg/ml，应选用利多卡因溶液进行配制。配制时，可先将灭菌注射用水和 2% 的盐酸利多卡因溶液混合，使注射液中盐酸利多卡因浓度为 0.5% 左右。建议使用下面的两步稀释法：首先加入所需量的灭菌注射用水后振摇使本品粉末完全溶解，然后加入所需量的 2% 利多卡因溶液并混匀。应在臀大肌或大腿前侧的大肌肉群进行深部注射。 4. 静脉推注时，本品每次给药的最大剂量成人为 2g，儿童为 50mg/kg 体重。应将本品溶于适宜的稀释液中，配制成最终浓度为 100mg/ml 的注射液，注射时间不得少于 3~5min。 5. 适宜浓度的本品溶液在特定保存条件和规定时间内保持稳定，超过规定时间而未使用的溶液应弃用。 6. 本品影响乙醇代谢，使血中乙醛浓度升高，出现双硫仑样反应。 7. 本品 25% 水溶液的 pH 值为 4.5~6.5
合用提示	1. 与抗凝药肝素、香豆素或茚满二酮衍生物、溶栓药、非甾体抗炎镇痛药及磺吡酮等合用时，可能引起出血。 2. 使用头孢哌酮期间及停药后 5 天内饮酒可引起面部潮红、出汗、头痛和心动过速等特征性反应，因此应用本品时应避免饮用含有酒精的饮料。 3. 本品与氨基糖苷类抗生素（庆大霉素和妥布霉素）联合应用时对肠杆菌科细菌和铜绿假单胞菌的某些敏感菌株有协同作用

头孢哌酮 – 舒巴坦钠^[乙]
Cefoperazon–SulbactamSodium

【其他名称】 舒普深。

【主要作用】 头孢哌酮为第三代头孢菌素，舒巴坦是 β – 内酰胺酶抑制剂，与头孢哌酮联合应用后，可增加其抵抗多种 β – 内酰胺酶降解的能力，产生明显的增效作用。对多数革兰阳性菌、革兰阴性菌及厌氧菌有抗菌活性。

【适应症】 用于敏感菌所致的呼吸道感染、泌尿道感染、腹膜炎、胆囊炎、胆管炎和其他腹腔内感染、败血症、脑膜炎、皮肤软组织感染、骨骼及关节感染、盆腔炎、子宫内膜炎、淋病及其他生殖系统感染。

【用法用量】 肌内注射、静脉推注或静脉滴注。成人，一日 2~4g，分等量每 12h 一次滴注；儿童，一日 40~80mg/kg，等分 2~4 次滴注。严重或难治性感染：成人可增至一日 8g，12h 给药一次（舒巴坦每日最高剂量不超过 4g）；儿童可增至一日 160mg/kg，等分 2~4 次滴注；新生儿出生第一周内，应每隔 12h 给药一次（舒巴坦每日最高剂量不超过 80mg/kg）。

【临床配伍】 见下配伍禁忌表。

| 配伍禁忌 | 1. 与下列药物注射剂存在配伍禁忌：多西环素、甲氯芬酯、阿马林、盐酸羟嗪、普鲁卡因胺、氨茶碱、丙氯拉嗪、细胞色素 C、喷他佐辛、抑肽酶等。
2. 本品与氨基糖苷类抗生素之间存在物理性配伍禁忌，不能直接混合。如确需与氨基糖苷类抗生素合用时，可采用序贯间歇静脉滴注给药，但必须使用不同的静脉输液管。 |

续表

配伍禁忌	3. 本品与乳酸钠林格注射液或盐酸利多卡因注射液混合后出现配伍禁忌；但可采用两步稀释法，即用灭菌注射用水进行最初的溶解，再用乳酸钠林格注射液或盐酸利多卡因作进一步稀释，从而得到能够相互配伍的混合药液。 4. 奥硝唑与头孢类药合用时应单独给药，两者不能使用同一稀释液稀释，应分别溶解稀释，分别滴注。 5. 氨溴索应特别注意避免与头孢类抗生素配伍应用。 6. 参麦、清开灵应特别避免与抗生素类药物混合使用
注意事项	1. 溶媒选择：（1）灭菌注射用水，（2）0.9% 氯化钠注射液，（3）5% 葡萄糖注射液。 2. 采用间歇静脉滴注时，本品每瓶用适量溶媒溶解，然后再用上述相同溶液进一步稀释至 20ml，静脉滴注时间应至少为 15~60min。 3. 静脉推注时间至少应超过 3min。 4. 本品影响乙醇代谢，使血中乙醛浓度升高，出现双硫仑样反应。 5. 本品水溶液 pH 值 3.5~6.5（250mg/ml）
合用提示	1. 与抗凝药肝素、香豆素或茚满二酮衍生物、溶栓药、非甾体抗炎镇痛药及磺吡酮等合用时，可能引起出血。 2. 使用头孢哌酮期间及停药后 5 天内饮酒可引起面部潮红、出汗、头痛和心动过速等特征性反应，因此应用本品时应避免饮用含有酒精的饮料

头孢哌酮 – 他唑巴坦钠
Cefoperazone–TazobactamSodium

【主要作用】头孢哌酮为第三代头孢菌素，他唑巴坦是 β – 内酰胺酶抑制剂，与头孢哌酮联合应用后，可增加其抵抗多种 β – 内酰胺酶降解的能力，产生明显的增效作用。对多数革兰阳性菌、革兰阴性菌及厌氧菌有抗菌活性。

【适应症】用于治疗由对头孢哌酮单药耐药、对本品敏感的产 β – 内酰胺酶细菌引起的中、重度感染。包括：下呼吸道感染；泌尿生殖系统感染；腹腔、盆腔感染；以及对产 β – 内酰胺酶的革兰阳性菌和革兰阴性菌所致的败血症；脑膜炎双球菌和流感嗜血杆菌所致的脑膜炎、重症皮肤和软组织感染。

【用法用量】静脉滴注。成人：常用量一日 2~4g，严重或难治性感染可增至一日 8g，分等量每 8 或 12h 静脉滴注一次；严重肾功能不全的患者（肌酐清除率＜ 30ml/min），每 12h 他唑巴坦的剂量应不超过 0.5g。儿童：常用量一日 40~80mg/kg，等分 2~4 次滴注；严重或难治性感染可增至一日 160mg/kg，等分 2~4 次滴注。12 岁以上儿童常用量同成人。

【临床配伍】见下配伍禁忌表。

配伍禁忌	1. 本品与氨基糖苷类抗生素之间存在物理性配伍禁忌，因此两种药液不能直接混合。如需联合使用，可按顺序分别静脉注射这两种药物。 2. 本品与乳酸钠林格注射液或盐酸利多卡因注射液混合后出现配伍禁忌。 3. 与下列药物注射剂也有配伍禁忌：多西环素、甲氯菲酯、阿马林、盐酸羟嗪、普鲁卡因胺、氨茶碱、丙氯拉嗪、细胞色素 C、喷他佐辛、抑肽酶等。 4. 奥硝唑与头孢类药合用时应单独给药，两者不能使用同一稀释液稀释，应分别溶解稀释，分别滴注。 5. 氨溴索应特别注意避免与头孢类抗生素配伍应用。 6. 参麦、清开灵应特别避免与抗生素类药物混合使用
注意事项	1. 溶媒选择：（1）0.9% 氯化钠注射液，（2）5% 葡萄糖注射液。 2. 本品影响乙醇代谢，使血中乙醛浓度升高，出现双硫仑样反应。 3. 静脉滴注时，先用 0.9% 氯化钠注射液或灭菌注射用水适量（5~10ml）溶解，然后再加 150~250ml 溶媒稀释，滴注时间为 30~60min，每次滴注时间不得少于 30min

续表

合用提示	1. 与下列药物同时应用时，可能引起出血：抗凝药肝素、香豆素或茚满二酮衍生物、溶栓药、非甾体抗炎镇痛药（尤其是阿司匹林、二氟尼柳或其他水杨酸制剂）及磺吡酮等。 2. 与氨基糖苷类抗生素（庆大霉素和妥布霉素）联合应用对肠杆菌科细菌和铜绿假单胞菌的某些敏感菌株有协同作用。 3. 使用头孢哌酮期间及停药后 5 天内饮酒可引起面部潮红、出汗、头痛和心动过速等特征性反应，因此应用本品时应避免饮用含有酒精的饮料

头孢曲松[甲]
Ceftriaxone

【其他名称】罗氏芬，泛生舒复，丽珠芬。

【主要作用】本品为第三代头孢菌素，对革兰阳性菌及革兰阴性菌发挥杀菌作用，并对大多数 β - 内酰胺酶具有很高的稳定性。

【适应症】用于敏感菌所致的下呼吸道感染，尿路感染，胆道感染，腹腔、盆腔感染，皮肤软组织感染，骨和关节感染，败血症，脑膜炎等及手术期感染预防。

【用法用量】肌内注射、静脉推注或静脉滴注。成人每次 0.5~1.0g，一日 1~2 次，严重感染一日 4g；12 岁及以下儿童：一日 20~80mg/kg。淋病：单剂肌内注射 0.25g。

【临床配伍】见下配伍禁忌表。

配伍禁忌	1. 本品与含钙的溶液如林格注射液或哈特曼氏液有配伍禁忌。 2. 头孢菌素类静脉输液中加入红霉素、四环素、两性霉素 B、血管活性药（间羟胺、去甲肾上腺素等）、苯妥英钠、氯丙嗪、异丙嗪、维生素 B 族、维生素 C、氨茶碱等将出现混浊。 3. 不可将本品混合或加入含有其他抗菌药物（如万古霉素、氟康唑以及氨基糖苷类抗生素）的溶液中，可能会产生药物间的不相容性。 4. 由于本品的配伍禁忌药物甚多，所以应单独给药。 5. 本品与氨苯蝶啶具有不相容性。 6. 本品与利奈唑胺、聚明胶肽不可配伍。 7. 奥硝唑与头孢类药合用时应单独给药，两者不能使用同一稀释液稀释，应分别溶解稀释，分别滴注。 8. 氨溴索应特别注意避免与头孢类抗生素配伍应用。 9. 参麦、清开灵应特别避免与抗生素类药物混合使用
注意事项	1. 溶媒选择：（1）0.9% 氯化钠注射液，（2）5% 葡萄糖注射液，（3）10% 葡萄糖注射液，（4）0.45% 氯化钠 +2.5% 葡萄糖注射液，（5）5% 葡萄糖中 +6% 葡聚糖注射液，（6）6%~10% 羟乙基淀粉静脉注射液，（7）灭菌注射用水。 2. 肌内注射时，本品 0.25g 或 0.5g 溶于 1% 盐酸利多卡因 2ml 中，1g 溶于 3.5ml 中用于肌内注射。以注射于相对大些的肌肉为好，不主张在一处的肌内注射 1g 以上剂量。利多卡因溶液绝对不能用于静脉注射。 3. 静脉推注时，本品 0.25g 或 0.5g 溶于 5ml 灭菌注射用水中，1g 溶于 10ml 中用于静脉推注，推注时间不能少于 2~4min。 4. 静脉滴注时，本品 2g 溶于 40ml 溶媒中，滴注时间至少要 30min。不能将其稀释于以上列出的溶媒之外的其他液体中。 5. 与含钙的静脉输液序贯给药时，在两次输液之间必须用相容液体充分冲洗输液管。 6. 本品影响乙醇代谢，使血中乙醛浓度升高，出现双硫仑样反应。 7. 本品水溶液 pH 值 6.0~8.0（100mg/ml 水溶液）
合用提示	1. 应用本品期间饮酒或服含酒精药物时在个别患者可出现双硫仑样反应，故应用本品期间和以后数天内，应避免饮酒和服用酒精的药物。 2. 本品与氯霉素合用会产生拮抗作用

头孢曲松－他唑巴坦钠
CeftriaxoneSodium–TazobactamSodium

【其他名称】新君必治。

【主要作用】头孢曲松为第三代头孢菌素类抗生素，他唑巴坦是一种 β－内酰胺酶抑制剂，由于他唑巴坦有效抑制 β－内酰胺酶的活性，保护了头孢曲松在人体内不被酶水解和破坏，两者联合使因产酶而对头孢曲松耐药的感染菌的 MIC 降到敏感范围之内。

【适应症】用于治疗由对头孢曲松单方耐药、对本复方敏感的产 β－内酰胺酶细菌引起的中、重度感染。包括：下呼吸道感染、急性细菌性中耳炎、皮肤和皮肤软组织感染、尿路感染、单纯性淋病、盆腔炎、细菌性败血症、骨和／或关节感染、腹腔内感染以及外科手术预防感染等。

【用法用量】静脉滴注。成人及 12 岁以上儿童，体重 50kg 以上儿童均使用成人剂量，通常剂量每日 2.0~4.0g，分 1~2 次给药。12 岁以下儿童，每日 40mg/kg，分 1~2 次给药。肝肾功能不全患者一般不需调整剂量，但严重的肝、肾功能障碍者（如透析患者），应进行血药浓度监测，以决定是否需要调整剂量。

【临床配伍】见下配伍禁忌表。

配伍禁忌	1. 本品与含钙的溶液如林格注射液或哈特曼氏液有配伍禁忌。 2. 头孢菌素类静脉输液中加入红霉素、四环素、两性霉素 B、血管活性药（间羟胺、去甲肾上腺素等）、苯妥英钠、氯丙嗪、异丙嗪、维生素 B 族、维生素 C 等时将出现混浊。 3. 由于本品的配伍禁忌药物甚多，所以应单独给药。 4. 本品与氨基糖苷类混合时可导致相互失活，联合应用时必须分瓶滴注。 5. 奥硝唑与头孢类药合用时应单独给药，两者不能使用同一稀释液稀释，应分别溶解稀释，分别滴注。 6. 氨溴索应特别注意避免与头孢类抗生素配伍应用。 7. 参麦、清开灵应特别避免与抗生素类药物混合使用
注意事项	1. 溶媒选择：（1）0.9% 氯化钠注射液，（2）5% 葡萄糖注射液，（3）5% 葡萄糖氯化钠注射液。 2. 静脉滴注给药，用灭菌注射用水或 0.9% 氯化钠注射液溶解本品后，加到 250ml 溶媒中静脉滴注。滴注时间为 1h 以上。 3. 本品影响乙醇代谢，使血中乙醛浓度升高，出现双硫仑样反应。 4. 与含钙的静脉输液序贯给药时，在两次输液之间必须用相容液体充分冲洗输液管
合用提示	应用本品期间饮酒或服含酒精药物时在个别病人可出现双硫仑样反应，故在应用本品期间和以后数天内，应避免饮酒和服含酒精的药物

头孢唑肟[乙]
Ceftizoxime

【其他名称】益保世灵。

【主要作用】本品为第三代头孢菌素，具广谱抗菌作用，通过抑制细菌细胞壁粘肽的生物合成而达到杀菌作用。对多种革兰阳性菌和革兰阴性菌产生的广谱 β－内酰胺酶（包括青霉素酶和头孢菌素酶）稳定。

【适应症】用于敏感菌所致的下呼吸道感染、尿路感染、腹腔感染、盆腔感染、败血症、皮肤软组织感染、骨和关节感染、肺炎链球菌或流感嗜血杆菌所致脑膜炎和单纯性淋病。

【用法用量】静脉推注或静脉滴注。成人：每次 1~2g，每 8~12h 一次；严重感染者的剂量可增至每次 3~4g，每 8h 一次；治疗非复杂性尿路感染时，每次 0.5g，每 12h 一次。6个月及 6 个月以上的婴儿和儿童：每次 50mg/kg，每 6~8h 一次。肾功能损害者：肾功能损害的患者需根据其损害程度调整剂量。

【临床配伍】见下配伍禁忌表。

配伍禁忌	1. 本品与氨基糖苷类混合时可导致相互失活，联合应用时必须分瓶滴注。 2. 奥硝唑与头孢类药合用时应单独给药，两者不能使用同一稀释液稀释，应分别溶解稀释，分别滴注。 3. 氨溴索应特别注意避免与头孢类抗生素配伍应用。 4. 参麦、清开灵应特别避免与抗生素类药物混合使用。 5. 本品与兰索拉唑、非格司亭有配伍禁忌
注意事项	1. 溶媒选择：（1）灭菌注射用水，（2）0.9% 氯化钠注射液，（3）5% 葡萄糖注射液，（4）10% 葡萄糖注射液，（5）电解质注射液，（6）氨基酸注射液。 2. 本品可用灭菌注射用水、0.9% 氯化钠注射液、5% 葡萄糖注射液溶解后缓慢静脉注射，亦可加在 10% 葡萄糖注射液、电解质注射液或氨基酸注射液中静脉滴注 30min~2h。 3. 本品溶解后在室温下放置不宜超过 7h，冰箱中放置不宜超过 48h。 4. 本品水溶液 pH 6.0~8.0（280mg/ml 水溶液）
合用提示	1. 丙磺舒可使本品的肾清除减少，血药浓度增高。 2. 本品与呋喃苯氨酸等利尿药、氨基糖苷类抗生素合用时可能出现肾毒性。 3. 与香豆素类药合用时，有增强香豆素类药作用的可能

头孢吡肟[乙]
Cefepime

【其他名称】马斯平，立斯平，达力能，卡洛欣。

【主要作用】本品为广谱第四代头孢菌素，通过抑制细菌细胞壁的生物合成而达到杀菌作用，高度耐受多数 β－内酰胺酶的水解，并可迅速渗入革兰阴性菌细胞内。对革兰阳性菌和阴性菌均有作用。

【适应症】用于成人和 2 月龄至 16 岁儿童敏感细菌引起的中至重度感染，包括下呼吸道感染，单纯性下尿路感染和复杂性尿路感染、非复杂性皮肤和皮肤软组织感染、复杂性腹腔内感染、妇产科感染、败血症、以及中性粒细胞减少伴发热患者的经验治疗。也可用于儿童细菌性脑脊髓膜炎。

【用法用量】深部肌内注射或静脉滴注。成人和 16 岁以上或体重 ≥ 40kg 的儿童：每次 1~2g，每 12h 一次，疗程 7~10 天；重度尿路感染：每次 2g，每 12h 一次，疗程 10 天；严重感染并危及生命：每次 2g，每 8h 一次；中性粒细胞减少伴发热：每次 2g，每 8h 一次，疗程 7~10 天或至中性粒细胞减少缓解。2 月~12 岁儿童：40mg/kg，每 12h 一次，疗程 7~14 天；细菌性脑脊髓膜炎，50mg/kg，每 8h 一次；中性粒细胞减少伴发热经验治疗，50mg/kg，每 12h 一次，疗程与成人相同。对肾功能不全（肌酐消除率 ≤ 60ml/min）的患者，应根据肾功能调整本品剂量或给药间歇时间。

【临床配伍】见下配伍禁忌表。

配伍禁忌	1. 不可与甲硝唑、万古霉素、庆大霉素、妥布霉素或硫酸奈替米星、氨茶碱、环丙沙星、兰索拉唑、阿昔洛韦、顺铂、柔红霉素、地西泮、苯海拉明、多柔比星、非格司亭、更昔洛韦、米托蒽醌、丝裂霉素、硫酸长春新碱、昂丹司琼混合。 2. 本品与氨基糖苷类混合时可导致相互失活，联合应用时必须分瓶滴注。 3. 奥硝唑与头孢类药合用时应单独给药，两者不能使用同一稀释液稀释，应分别溶解稀释，分别滴注。 4. 氨溴索应特别注意避免与头孢类抗生素配伍应用。 5. 参麦、清开灵应特别避免与抗生素类药物混合使用

续表

注意事项	1. 溶媒选择：（1）0.9%氯化钠注射液，（2）5%葡萄糖注射液，（3）10%葡萄糖注射液，（4）5%葡萄糖和0.9%氯化钠混合注射液，（5）M/6乳酸钠注射液，（6）乳酸钠林格和5%葡萄糖混合注射液。 2. 静脉滴注时，可将本品1~2g溶于50~100ml溶媒中，药物浓度不应超过40mg/ml。约30min滴完。 3. 肌内注射时，本品0.5g应加1.5ml灭菌注射用水，或1g加3.0ml溶解后，经深部肌群（如臀肌群或外侧骨四头肌）注射。 4. 本品水溶液 pH 6.0~8.0（100mg/ml 水溶液）
合用提示	本品与氨基糖苷类药物或强效利尿剂合用时，可能引发肾毒性或耳毒性作用

<h1 align="center">头孢他啶[乙]</h1>
Ceftazidime

【其他名称】 复达欣，凯复定，泰得欣。

【主要作用】 本品为第三代头孢菌素类抗生素，对大肠埃希菌、肺炎克雷伯杆菌等肠杆菌科细菌和流感嗜血杆菌、铜绿假单胞菌等有高度抗菌活性。

【适应症】 用于敏感革兰阴性杆菌所致的败血症、下呼吸道感染、腹腔和胆道感染、复杂性尿路感染和严重皮肤软组织感染等。对于由多种耐药革兰阴性杆菌引起的免疫缺陷者感染、医院内感染以及革兰阴性杆菌或铜绿假单胞菌所致中枢神经系统感染尤为适用。

【用法用量】 肌内注射、静脉推注或静脉滴注。败血症、下呼吸道感染、胆道感染：一日4~6g，分2~3次，疗程10~14日。泌尿系统感染和重度皮肤软组织感染：一日2~4g，分2次，疗程7~14日。危及生命的感染、严重铜绿假单胞菌感染和中枢神经系统感染：可增量至一日0.15~0.2g/kg，分3次。婴幼儿：常用剂量为一日30~100mg/kg，分2~3次静脉滴注。肾功能损害的病人，应降低剂量以代偿其减慢的排泄功能。

【临床配伍】 见下配伍禁忌表。

配伍禁忌	1. 本品在碳酸氢钠注射液中的稳定性差，不推荐用此注射液作稀释液。 2. 本品与下列药物有配伍禁忌：胺碘酮、硫酸阿米卡星、庆大霉素、卡那霉素、妥布霉素、新霉素、盐酸金霉素、盐酸四环素、盐酸土霉素、黏菌素甲磺酸钠、硫酸多黏菌素B、葡萄糖酸红霉素、乳糖酸红霉素、林可霉素、磺胺异噁唑、兰索拉唑、氨茶碱、氯化钙、葡萄糖酸钙、盐酸苯海拉明和其他抗组胺药、利多卡因、去甲肾上腺素、间羟胺、哌甲酯、琥珀胆碱等。 3. 本品不可与氨基糖苷类抗生素在同一容器中给药。 4. 本品与万古霉素混合可发生沉淀。 5. 奥硝唑与头孢类药合用时应单独给药，两者不能使用同一稀释液稀释，应分别溶解稀释，分别滴注。 6. 氨溴索应特别注意避免与头孢类抗生素配伍应用。 7. 参麦、清开灵应特别避免与抗生素类药物混合使用
注意事项	1. 溶媒选择：（1）0.9%氯化钠注射液，（2）5%葡萄糖注射液，（3）乳酸钠注射液。 2. 肌内给药：需用下述的一种稀释液配制：灭菌注射用水、0.5%或1.0%盐酸利多卡因注射液。 3. 先后给予万古霉素与头孢他啶时，必须用溶媒冲洗给药管路。 4. 最好使用新配制的注射液。如果不能实现，存放在2~8℃冰箱中保存24h可保持药效。 5. 钠钾镁钙葡萄糖注射液和头孢他啶配合应用时，会使本品效价降低，故配制后3h内用完。 6. 本品影响乙醇代谢，使血中乙醛浓度升高，出现双硫仑样反应。 7. 本品水溶液 pH 5.7~7.5（100mg/ml 水溶液）

合用提示	1. 头孢菌素与氨基糖苷类抗生素或强力利尿药（如呋塞米）同用后曾报道有肾毒性。 2. 氯霉素与头孢菌素（包括头孢他啶）合用，体外有拮抗作用。由于在体内也可能存在拮抗作用，应避免两者合用。 3. 本品可能影响肠道菌群，导致雌激素重吸收降低并降低合并使用口服避孕药的疗效

头孢噻肟[甲]
Cefotaxime

【其他名称】凯福隆，迪莫隆。

【主要作用】本品为第三代头孢菌素，抗菌谱广，对大肠埃希菌、奇异变形杆菌、克雷伯菌属和沙门菌属等肠杆菌科细菌等革兰阴性菌有强大活性。对普通变形杆菌和枸橼酸杆菌亦有良好作用。

【适应症】用于敏感细菌所致的肺炎及其他下呼吸道感染、尿路感染、脑膜炎、败血症、腹腔感染、盆腔感染、皮肤软组织感染、生殖道感染、骨和关节感染等。

【用法用量】肌内注射、静脉推注或静脉滴注。成人：一日 2~6g，分 2~3 次静脉注射或静脉滴注。严重感染者：每 6~8h 给药 2~3g，一日最高剂量不超过 12g。无并发症的肺炎链球菌肺炎或急性尿路感染：每 12h 给药 1g。新生儿：日龄 ≤ 7 日者，每 12h 给予 50mg/kg；出生大于 7 日者，每 8h 给予 50mg/kg；治疗脑膜炎患者剂量可增至每 6h 给予 75mg/kg，均以静脉给药。严重肾功能减退病人应用本品须适当减量。

【临床配伍】见下配伍禁忌表。

配伍禁忌	1. 本品与氨基糖苷类不可同瓶滴注。 2. 本品与碳酸氢钠、氨茶碱、阿奇霉素、非格司亭、氟康唑、吉西他滨、泮托拉唑有配伍禁忌。 3. 奥硝唑与头孢类药合用时应单独给药，两者不能使用同一稀释液稀释，应分别溶解稀释，分别滴注。 4. 氨溴索应特别注意避免与头孢类抗生素配伍应用。 5. 参麦、清开灵应特别避免与抗生素类药物混合使用
注意事项	1. 溶媒选择：（1）0.9% 氯化钠注射液；（2）5% 葡萄糖注射液；（3）10% 葡萄糖注射液。 2. 配制肌内注射液时，0.5g、1.0g 或 2.0g 的头孢噻肟分别加入 2ml、3ml 或 5ml 灭菌注射用水溶解，并摇匀。 3. 静脉推注的溶液，加至少 10~20ml 灭菌注射用水于上述不同量的头孢噻肟内，于 5~10min 内缓缓注入。静脉滴注时，将静脉注射液再用适当溶剂稀释至 100~500ml。 4. 肌内注射剂量超过 2g 时，应分不同部位注射。 5. 本品水溶液 pH 4.5~6.5（100mg/ml 水溶液）
合用提示	1. 大剂量本品与强利尿药联合应用时，应注意肾功能变化。 2. 与氨基糖苷类抗生素联合应用时，用药期间应随访肾功能。 3. 与阿洛西林或美洛西林等合用，可使本品的总清除率降低，如两者合用需适当减低剂量。 4. 丙磺舒可使本品的肾清除减少，$t_{1/2}$ 延长。 5. 与庆大霉素或妥布霉素合用对铜绿假单胞菌均有协同作用。 6. 与阿米卡星合用对大肠杆菌、肺炎克雷伯菌和铜绿假单胞菌有协同作用

头孢噻利
Cefoselis

【其他名称】丰迪。

【主要作用】本品是新型第四代注射用头孢菌素，其作用机理为阻碍细菌细胞壁的合成，其作用点随菌种而变化。抗菌谱广，包括革兰阳性菌和革兰阴性菌。对葡萄球菌属、链球菌、肺炎球菌、消化链球菌属、大肠菌、克雷伯氏菌属、肠杆菌属、沙雷氏菌属、变形杆菌属、摩根氏菌属、昔罗威登斯菌属、假单胞菌属、流感菌、类杆菌属等敏感。

【适应症】用于敏感菌引起的中度以上症状的下列感染症：败血症，丹毒，蜂巢炎、淋巴管（节）炎，肛门周围脓肿、外伤、烫伤、手术创伤等外在性二次感染，骨髓炎、关节炎，扁桃体周围脓肿、慢性支气管炎、支气管扩张（感染时）、慢性呼吸道疾病的二次感染、肺炎、肺化脓症，肾盂肾炎、复杂性膀胱炎、前列腺炎，胆囊炎、胆管炎，腹膜炎，骨盆腹膜炎，子宫附件炎、子宫内感染、子宫旁结合组织炎、前庭大腺炎，角膜溃疡，中耳炎、副鼻腔炎，腭炎、腭骨周围的蜂巢炎。

【用法用量】静脉滴注。成人：一日 1~2g，分两次使用，0.5~1h 内静脉注射。根据年龄、症状适量增减，对重症、难治愈的感染可增量至一日 4g，1h 以上静脉滴注。

【临床配伍】见下配伍禁忌表。

配伍禁忌	1. 氨茶碱制剂可导致效价降低，勿配合使用。 2. 本品与坎利酸钾制剂、甲磺酸加贝酯制剂、琥珀酸羟化可的松制剂、阿昔洛韦制剂联用，可产生沉淀。 3. 本品与氨基糖苷类混合时可导致相互失活，联合应用时必须分瓶滴注。 4. 奥硝唑与头孢类药合用时应单独给药，两者不能使用同一稀释液稀释，应分别溶解稀释，分别滴注。 5. 氨溴索应特别注意避免与头孢类抗生素配伍应用。 6. 参麦、清开灵应特别避免与抗生素类药物混合使用
注意事项	1. 溶媒选择：（1）0.9% 氯化钠注射液，（2）5% 葡萄糖注射液，（3）10% 葡萄糖注射液。 2. 不得使用灭菌注射用水溶解（溶液不等渗）。 3. 静脉滴注时注意速度不宜太快
合用提示	1. 本品与强利尿药（速尿等）联合应用时，可能加剧肾功能损害，应注意肾功能变化。 2. 可增强华法林的作用

头孢地嗪
Cefodizime

【其他名称】康丽能，高德。

【主要作用】本品为第三代注射用头孢菌素类抗生素。通过抑制细菌细胞壁的合成发挥杀菌作用。对以下病原菌敏感：如金黄色葡萄球菌（不包括对甲氧苯青霉素耐药菌株）、链球菌属、肺炎球菌、淋球奈瑟菌、（包括产 β–内酰胺酶的菌株）、脑膜炎奈瑟菌、卡他布兰汉菌、大肠埃希菌、志贺菌属、沙门菌属、枸橼酸杆菌属、克雷伯菌属、普通变形杆菌、普鲁威登菌属、摩根氏菌、嗜血流感杆菌、棒状杆菌属。本品对大多数细菌产生的 β–内酰胺酶稳定。本品对类杆菌属、不动杆菌属、粪肠球菌、李斯特菌属、支原体、衣原体无效。

【适应症】用于敏感菌引起的感染，如上、下泌尿道感染，下呼吸道感染，淋病等。

【用法用量】肌内注射、静脉推注或静脉滴注。妇女无合并症下泌尿道感染：每次 1.0 或 2.0g，一日 1 次，单次给药。其他上、下泌尿道感染：每次 1.0 或 2.0g，一日 1 次，根据病情确定疗程，可加至每 12h 一次，每次 2.0g。下呼吸道感染：每 12h 一次，每次 1.0g，一般 10~14 天为 1 个疗程或更长，严重者可加至每 12h 一次，每次 2.0g。淋病：每次 0.25

或 0.5g，一般给药一次。肾功能不全病人，首次剂量同上，肌酐清除率 10~30ml/min，每日总量为 1.0~2.0g；肌酐清除率 <10ml/min，每日总量为 0.5~1.0g。

【临床配伍】见下配伍禁忌表。

配伍禁忌	1. 不能与其他抗生素在同一溶液内混合。 2. 本品与氨基糖苷类混合时可导致相互失活，联合应用时必须分瓶滴注。 3. 奥硝唑与头孢类药合用时应单独给药，两者不能使用同一稀释液稀释，应分别溶解稀释，分别滴注。 4. 氨溴索应特别注意避免与头孢类抗生素配伍应用。 5. 参麦、清开灵应特别避免与抗生素类药物混合使用
注意事项	1. 溶媒选择：（1）灭菌注射用水；（2）0.9%氯化钠注射液；（3）林格注射液。 2. 静脉推注时，0.5g 或 1.0g 本品溶于 4ml 灭菌注射用水，或 2.0g 本品溶于 10ml 灭菌注射用水中，于 3~5min 内注射。 3. 静脉滴注时，0.5g、1.0g 或 2.0g 本品溶于 40ml 溶媒中，20~30min 内输注。 4. 肌内注射：0.5g 或 1.0g 本品溶于 4ml 灭菌注射用水，或 2.0g 本品溶于 10ml 注射用水中，臀肌深部注射；为防止疼痛，可将本品溶于 1% 利多卡因溶液中注射（此时须避免注入血管内）。 5. 本品溶解后应尽早使用，室温下保存不超过 6h，2~8℃冰箱中不得超过 24h。 6. 在葡萄糖溶液中不能长期保持稳定，应立即注射。 7. 不宜溶于乳酸钠溶液中
合用提示	1. 丙磺舒可延迟本品的排泄。 2. 本品可加强具有潜在肾毒性药物的毒性作用，如与氨基糖苷类、两性霉素 B、环孢素、顺铂、万古霉素、多黏菌素 B 或黏菌素同时或先后使用时，应密切监测肾功能

头孢唑南
Cefuzonam

【主要作用】本品为第三代头孢菌素。作用机制与其他头孢菌素类药相似。对葡萄球菌属、链球菌属及对甲氧西林、头孢烯耐药的金黄色葡萄球菌等革兰阳性菌，肠杆菌属、沙雷菌属、拟杆菌属等革兰阴性菌均有较强的抗菌作用。

【适应症】用于敏感菌引起的下列感染：败血症，呼吸道感染，肝胆感染，腹膜炎，脑膜炎，骨髓炎，关节炎，子宫旁结缔组织炎，肛周脓肿以及外伤、手术创口的继发感染。

【用法用量】1. 静脉推注。成人每日 1~2g，分 2 次，重症可增至 4g，分 2~4 次；儿童每日 40~80mg/kg，重症可增至每日 200mg/kg，分 3~4 次。2. 静脉滴注。成人每日 1~2g，分 2 次，重症可增至 4g，分 2~4 次；儿童每日 40~80mg/kg，重症可增至每日 200mg/kg，分 3~4 次。

【临床配伍】见下配伍禁忌表。

配伍禁忌	1. 与氨基糖苷类药为配伍禁忌，因此两类药物联合应用时，不能置于同一容器内。 2. 奥硝唑与头孢类药合用时应单独给药，两者不能使用同一稀释液稀释，应分别溶解稀释，分别滴注。 3. 氨溴索应特别注意避免与头孢类抗生素配伍应用。 4. 参麦、清开灵应特别避免与抗生素类药物混合使用
注意事项	1. 溶媒选择：（1）0.9%氯化钠注射液；（2）5%葡萄糖注射液；（3）10% 葡萄糖注射液。 2. 本品仅供静脉给药，且给药时速度宜慢。 3. 静脉滴注时，每次加入 100ml 溶液中滴注 1h
合用提示	1. 本品与氨基糖苷类抗生素类药合用可增加肾毒性。 2. 本品与呋塞米等强利尿剂合用可增加肾毒性

头孢匹胺
Cefpiramide

【其他名称】 先福吡兰，泰吡信。

【主要作用】 本品为头孢菌素类抗生素，与青霉素结合蛋白的1A、1B及3有很强的亲和性，抑制细菌细胞壁的合成，从而发挥杀菌作用。对革兰阳性菌有很强的抗菌活性，对包括革兰阴性菌在内的细菌有广谱抗菌活性，如金黄色葡萄球菌属、链球菌属（肠球菌除外）、厌氧球菌属、大肠杆菌、柠檬酸菌属、克雷白氏杆菌属、肠杆菌属、变形杆菌属、摩根氏变形杆菌属、假单胞菌属、流感嗜血杆菌、不动杆菌属、拟杆菌属中对本药敏感的细菌。同时，对绿脓杆菌等革兰阴性杆菌有很强的抗菌活性，且对各种细菌产生的β-内酰胺酶稳定。对青霉素类、其他头孢菌类或氨基糖苷类抗生素有耐药性的细菌有效。

【适应症】 用于敏感菌所致感染，包括败血症；烧伤，手术切口继发性感染；咽喉炎（咽喉脓肿）、急性支气管炎、扁桃体炎（扁桃体周围炎、扁桃体周围脓肿）、慢性支气管炎、支气管扩张合并感染、慢性呼吸道疾病的继发性感染、肺炎、肺脓肿、脓胸；肾盂肾炎、膀胱炎、前列腺炎、附睾炎；胆囊炎、胆管炎、腹膜炎（包括盆腔腹膜炎、膀胱直肠陷凹脓肿）；子宫附件炎、宫内感染、盆腔炎、子宫旁结缔组织炎、前庭大腺炎；脑脊髓膜炎；颌关节炎、颌骨周围蜂窝织炎。

【用法用量】 静脉推注或静脉滴注。成人：每日1~2g，难治性或严重感染可增至每日4g，分2~3次给药。儿童：每日30~80mg/kg，分2~3次给药；难治性或严重感染可增至每日150mg/kg，分2~4次给药。

【临床配伍】 见下配伍禁忌表。

配伍禁忌	1. 本品与下列药物存在配伍禁忌：氟罗沙星、加替沙星、帕珠沙星、依诺沙星、环丙沙星、洛美沙星、左氧氟沙星、依替米星、去甲万古霉素。 2. 本品最好单独滴注。 3. 本品与氨基糖苷类混合时可导致相互失活，联合应用时必须分瓶滴注。 4. 奥硝唑与头孢类药合用时应单独给药，两者不能使用同一稀释液稀释，应分别溶解稀释，分别滴注。 5. 氨溴索应特别注意避免与头孢类抗生素配伍应用。 6. 参麦、清开灵应特别避免与抗生素类药物混合使用
注意事项	1. 溶媒选择：（1）5%葡萄糖注射液，（2）10%葡萄糖注射液，（3）氨基酸注射液。 2. 静脉推注时，可用灭菌注射用水、0.9%氯化钠注射液或葡萄糖注射液溶解后，缓慢推注。 3. 静脉滴注时，可加入适量溶媒中，经30~60min滴注完毕，不得使用灭菌注射用水溶解，否则溶液不等渗。溶解后须迅速使用，必须在24h以内使用。 4. 大剂量静脉给药时，有时可引起血管痛和血栓性静脉炎，为预防出现这类症状应注意注射液的溶解、注射部位的选择、注射方法等，注射速度应尽量缓慢。 5. 连续输注时，更换液体应冲洗输液管。 6. 本品水溶液pH值为3.0~5.0（每1mg的头孢匹胺在200ml水的悬浮液）
合用提示	1. 勿与酒精类同时使用，本品可影响人体酒精代谢，引起血中乙醛浓度升高。 2. 与呋喃苯氨酸等降压利尿药合用，可能会加重肾功能损害。 3. 同服抗凝药可能会产生协同作用，导致出血

头孢匹罗[乙]
Cefpirome

【其他名称】罗邦。

【主要作用】本品为第四代头孢菌素，对 β－内酰胺酶稳定。对革兰阳性菌和阴性菌均有良好的抗菌作用。

【适应症】用于呼吸道感染、合并上及下泌尿道感染、皮肤及软组织感染、中性粒细胞减少患者的感染、菌血症／败血症。

【用法用量】静脉滴注。合并上下泌尿道感染：每次 1.0g，每 12h 一次。皮肤及软组织感染：每次 1.0g，每 12h 一次。下呼吸道感染：每次 1.0g 或 2.0g，每 12h 一次。菌血症／败血症及严重感染：每次 2.0g，每 12h 一次。中性粒细胞减少患者的感染：每次 2.0g，每 12h 一次。对于很严重的泌尿系及皮肤、软组织感染病例其单位剂量可增至 2.0g。肾功能不全应根据肌酐清除率调整本品的剂量。

【临床配伍】见下配伍禁忌表。

配伍禁忌	1. 本品与硫喷妥钠配合使用时，溶液往往很快变浑浊，故应避免联合用药。 2. 本品与氨基糖苷类混合时可导致相互失活，联合应用时必须分瓶滴注。 3. 奥硝唑与头孢类药合用时应单独给药，两者不能使用同一稀释液稀释，应分别溶解稀释，分别滴注。 4. 氨溴索应特别注意避免与头孢类抗生素配伍应用。 5. 参麦、清开灵应特别避免与抗生素类药物混合使用
注意事项	1. 溶媒选择：（1）0.9% 氯化钠注射液，（2）5% 葡萄糖注射液，（3）10% 葡萄糖注射液，（4）林格注射液，（5）5% 果糖注射液，（6）标准电解质输注液，（7）5% 葡萄糖和 0.9% 氯化钠混合溶液。 2. 静脉推注：将 1.0g 或 2.0g 头孢匹罗分别溶解于 10ml 或 20ml 灭菌注射用水中，然后在 3~5min 内将药液直接注入静脉内或夹闭的输液管道的远端部分。对于肾功能损害患者，则可将 0.25g 或 0.5g 本品分别溶解于 2ml 或 5ml 灭菌注射用水中。 3. 短时静脉滴注：将 1.0g 或 2.0g 头孢匹罗溶于 50ml 灭菌注射用水或其他输注溶液，在 20~30min 内输完。 4. 操作注意事项：本品在溶解时会产生气泡，操作时应引起注意
合用提示	1. 本品与氨基糖苷类或利尿剂合用时可能发生肾功能损害。 2. 与盐酸苯海拉明、碘化钙和盐酸罂粟碱配伍使用时，随着存放时间的延长，有时会有沉淀析出，故二者配伍后要迅速使用。 3. 与氨茶碱配伍使用，随着存放时间的延长，药物效价往往会显著降低，故配制后要迅速使用。 4. 丙磺舒可影响肾小管对头孢匹罗的转运，从而延缓其排泄，增加其血浆浓度

第三节　氧头孢类

氟氧头孢
Flomoxef

【其他名称】氟吗宁。

【主要作用】本品通过阻碍细菌的细胞壁合成发挥抗菌效果，具有杀菌作用。对革兰阳性菌和阴性菌均有广范围的抗菌作用。并对各细菌产生的 β－内酰胺酶稳定。

【适应症】用于敏感菌致病引起的中重度感染：败血症、感染性心内膜炎、外伤、手术伤口等继发性感染、肺炎、扁桃体周围脓肿、脓胸、支气管炎、支气管扩张合并感染、慢性呼吸道疾患急性发作感染、肾盂肾炎、膀胱炎、前列腺炎、淋菌性尿道炎、胆囊炎、胆管炎、腹膜炎、骨盆腹膜炎、道格拉斯氏脓肿、子宫附属器官炎、子宫内膜炎、骨盆腔炎、子宫旁组织炎、前庭大腺炎。

【用法用量】静脉推注或静脉滴注。成人：每日 1.0~2.0g，每 12h 一次（每日 2 次）。难治性或重症感染：成人可增量到每日 4.0g，分 2~4 次给药。儿童：每日 60~80mg/kg，分 3~4 次给药。早产儿、新生儿：每次 20mg/kg，出生后 3 天内每日分 2~3 次，4 天以后每日分 3~4 次给药。可依年龄、症状适当增减。早产儿、新生儿、儿童可增量到每日 150mg/kg，分 3~4 次给药。

【临床配伍】见下配伍禁忌表。

配伍禁忌	1. 与盐酸尼卡地平注射液有配伍禁忌 2. 参麦、清开灵应特别避免与抗生素类药物混合使用
注意事项	1. 溶媒选择：（1）0.9% 氯化钠注射液，（2）5% 葡萄糖注射液。 2. 静脉注射时，用本品 0.5g 和 1.0g 的 10ml 容量瓶中，加入 4ml 以上灭菌注射用水和 5% 葡萄糖注射液或 0.9% 氯化钠注射液，充分振荡溶解，缓慢注射。 3. 配制后的药液立即使用，一般室温保存 6h 以内，冰箱保存在 24h 以内使用。 4. 静脉滴注时间至少要 30min 以上
合用提示	1. 与氨基糖苷类抗生素及呋喃苯胺酸等利尿剂合用时，可出现肾功能异常或增加肾毒性。 2. 本品与盐酸阿扎司琼氯化钠注射液配伍使用可能会使后者的含量降低，故应在配制后 6h 内使用

拉氧头孢 [乙]
Latamoxef

【其他名称】噻吗灵。

【主要作用】本品为半合成的氧头孢烯类新型抗生素。与细胞内膜上的靶位蛋白结合，使细菌不能维持正常形态和正常分裂繁殖，最后溶菌死亡，由于本品对 β－内酰胺酶极为稳定，对革兰阴性菌和厌氧菌具有强大的抗菌力，对铜绿假单胞菌亦有一定的抗菌作用。对革兰阳性菌作用略弱。

【适应症】用于敏感菌引起的各种感染症，如败血症、脑膜炎、呼吸系统感染症、消化系统感染症、腹腔内感染症、泌尿及生殖系统感染症、皮肤及软组织感染、骨和关节感染及创伤感染。

【用法用量】静脉滴注、静脉推注或肌内注射。成人每日 1~2g，分 2 次；小儿每日 40~80mg/kg，分 2~4 次。难治性或严重感染时，成人增加至每日 4g，小儿每日 150mg/kg，分 2~4 次给药。

【临床配伍】见下配伍禁忌表。

配伍禁忌	1. 本品与甘露醇注射液、脂肪乳、钙剂属配伍禁忌。 2. 本品与阿米卡星、双去氧卡那霉素、红霉素、庆大霉素、氢化可的松、卡那霉素、新霉素、奈替米星等药物属配伍禁忌

注意事项	1. 溶媒选择：（1）0.9% 氯化钠注射液，（2）5% 葡萄糖注射液。 2. 不宜用大量输液稀释，药液不宜久置，宜现用现配。需保存时，冰箱内保存于 72h 以内，室温保存 24h 以内使用。 3. 静脉推注时，取本品 0.25g，加 4ml 以上的灭菌注射用水、5% 葡萄糖注射液或 0.9% 氯化钠注射液充分摇匀，使之完全溶解。 4. 肌内注射：用 0.5% 利多卡因注射液 2~3ml 充分摇匀，使之完全溶解。 5. 静脉内大量注射，应选择合适部位，缓慢注射，以减轻对管壁的刺激及减少静脉炎的发生。 6. 本品影响乙醇代谢，使血中乙醛浓度升高，出现双硫仑样反应。 7. 本品水溶液 pH 5.0~7.0（100mg/ml）
合用提示	1. 本品与抗凝血药物如肝素等以及血小板凝集药物如阿司匹林、二氟尼柳等合用时可增加出血倾向。 2. 本品不宜与强效利尿剂同时应用，以免增加肾毒性

第四节　头霉素类

头孢拉宗（38）　　　头孢米诺（39）
头孢美唑（39）　　　头孢西丁（40）

头孢拉宗
Cefbuperazone

【其他名称】头孢布宗钠，头孢羟哌嗪钠，乙氧哌甲氧头孢菌素。

【主要作用】本品为头霉素衍生物，其抗菌作用与头孢美唑近似，主要是通过抑制细菌细胞壁的合成而起杀菌作用。为广谱抗生素，特别是对大肠杆菌、克雷伯菌属、柠檬酸菌属、肠杆菌属、沙雷菌属和吲哚阳性变形杆菌有良好的抗菌力；对各种细菌产生的 β - 内酰胺酶极为稳定，对 β - 内酰胺酶产生菌也有强大的抗菌作用。

【适应症】用于敏感菌所致的呼吸系统感染、尿路感染、肝胆感染、腹膜炎、妇产科感染、败血症、心内膜炎、前庭腺炎等。

【用法用量】静脉推注或静脉滴注。成人：每日 1~2g，病情严重者可增至 4g，分 2 次给药；儿童：每日 40~80mg/kg，病情严重者可增至每日 120mg/kg，分 2~4 次给药。

【临床配伍】见下配伍禁忌表。

配伍禁忌	1. 与哌拉西林钠、他唑巴坦钠配伍后在 6~24h 出现结晶现象。 2. 参麦、清开灵应特别避免与抗生素类药物混合使用
注意事项	1. 溶媒选择：（1）0.9% 氯化钠注射液，（2）5% 葡萄糖注射液。 2. 静脉注射时，本品 1g 用灭菌注射用水溶解稀释至 20ml 缓慢注射。 3. 静脉滴注时溶于 5% 葡萄糖注射液或 0.9% 氯化钠注射液 100~500ml 中
合用提示	1. 本品与其他头孢菌素、氨基糖苷类抗生素合用可增加肾毒性。 2. 与呋塞米等强效利尿剂合用可增强肾毒性。 3. 本品可影响酒精代谢，使血中乙醛浓度上升，显示双硫仑反应，给药期间与给药后至少 1 周内应避免饮酒

头孢美唑^[乙]
Cefmetazole

【其他名称】先锋美他醇，先锋美他唑，头孢美他唑。

【主要作用】本品是一种半合成的头霉素衍生物，抗菌性能与第二代头孢菌素相近，对 β-内酰胺酶高度稳定，对产 β-内酰胺酶以及不产 β-内酰胺酶的敏感菌具有相同的强的抗菌活性。通过抑制增殖期细菌的细胞壁合成，而发挥杀菌作用。

【适应症】用于治疗由敏感的金黄色葡萄球菌、大肠埃希菌、肺炎杆菌、变形杆菌属、摩氏摩根菌、普罗威登斯菌属、消化链球菌属、拟杆菌属、普雷沃菌属（双路普雷沃菌属除外）所引起的感染。

【用法用量】静脉推注或静脉滴注。成人，每日 1~2g，分 2 次；小儿，每日 25~100mg/kg，分 2~4 次。难治性或严重感染症，成人日剂量增至 4g，小儿日剂量增至 150mg/kg，分 2~4 次给药。

【临床配伍】见下配伍禁忌表。

配伍禁忌	本品与氨基糖苷药物存在配伍禁忌，联用时不能混合于同一容器中。
注意事项	1. 溶媒选择：（1）0.9% 氯化钠注射液，（2）5% 葡萄糖注射液，（3）10% 葡萄糖注射液。 2. 本品可加入补液中静脉滴注，此时不得用灭菌注射用水溶解，因溶液渗透压不等张。 3. 静脉推注时，1g 溶于灭菌注射用水、0.9% 氯化钠注射液或葡萄糖注射液 10ml 中，缓慢注入。 4. 本品影响乙醇代谢，使血中乙醛浓度升高，出现双硫仑样反应。 5. 本品遇光会逐渐变色，故启封后应注意保存。溶解后尽快使用，需保存时，室温保存下应在 24h 以内用完。 6. 给药期间及给药后至少 1 周避免饮酒。因饮酒会出现双硫仑样作用（颜面潮红、头痛呕吐等）
合用提示	与利尿剂呋塞米等合用，有可能增强肾功能损害

头孢米诺^[乙]
Cefmetazole

【其他名称】美士灵。

【主要作用】本品为头霉素衍生物，由半合成法制取，其作用性质与第三代头孢菌素相近。对 β-内酰胺类抗生素通常作用点的青霉素结合蛋白显示很强亲和性，不仅抑制细胞壁合成，并与肽聚糖结合，抑制肽聚糖与脂蛋白结合以促进溶菌，在短时间内显示很强杀菌力。

【适应症】用于治疗大肠杆菌等多种敏感细菌引起的下列感染症：呼吸系统感染，泌尿系统感染肾盂肾炎、膀胱炎，腹腔感染胆囊炎、胆管炎、腹膜炎，盆腔感染，败血症。

【用法用量】静脉推注或静脉滴注给药。成人：每次 1g，一日 2 次，对于败血症、难治性或重症感染症，可增至每日 6g，分 3~4 次给药。儿童：每次 20mg/kg，一日 3~4 次。

【临床配伍】见下配伍禁忌表。

配伍禁忌	1. 本品与氨茶碱、磷酸吡哆醛配伍会降低效价或着色。 2. 本品与呋喃硫胺、硫辛酸，氢化可的松琥珀酸钠及腺苷钴胺配伍后时间稍长会变色，故配伍后应尽快使用
注意事项	1. 溶媒选择：（1）0.9% 氯化钠注射液，（2）5% 葡萄糖注射液，（3）10% 葡萄糖注射液。 2. 静脉推注：每 1g 药物用灭菌注射用水或上述溶媒 20ml 溶解。

注意事项	3. 静脉滴注：每 1g 药物于 100~500ml 溶媒中溶解，滴注 1~2h。不得仅溶于灭菌注射用水（因溶液不等张）。 4. 本品应临时配制，溶解后尽快使用。若需保存，室温保存应在 12h 以内，冰箱保存应在 24h 以内使用。 5. 本品影响乙醇代谢，使血中乙醛浓度升高，出现双硫仑样反应。 6. 本品水溶液 pH 4.5~6.0（70mg/ml）
合用提示	1. 给药期间及给药后至少 1 周避免饮酒。因饮酒会出现双硫仑样作用（颜面潮红、头痛呕吐等）。 2. 与利尿剂呋塞米等合用，有可能增强肾功能损害

头孢西丁[乙]
Cefoxitin

【其他名称】海西丁，达加丁。

【主要作用】本品是头霉素类抗生素，通过抑制细胞壁合成而杀灭细菌，且由于本品结构上的特点使其对细菌产生的 β－内酰胺酶具有很高的抵抗性，对临床常见革兰阳性、阴性需氧及厌氧致病菌高度敏感。

【适应症】用于敏感细菌引起的下列感染：上下呼吸道感染；泌尿道感染包括无并发症的淋病；腹膜炎以及其他腹腔内、盆腔内感染；败血症；妇科感染；骨、关节及软组织感染；心内膜炎。适用于需氧及厌氧菌混合感染，以及对于由产 β－内酰胺酶而对本品敏感细菌引起的感染。

【用法用量】肌内注射、静脉推注或静脉滴注。成人：常用量每次 1~2g，每 6~8h 一次。单纯性感染，每日 3~4g，每 6~8h 一次肌内注射或静脉滴注；中、重度感染，每日 6~8g，每 4h 给予 1g 或 6~8h 给予 2g 静脉滴注；需大剂量抗生素治疗的感染（如气性坏疽），每日 12g，每 4h 给予 2g 或 6h 给予 3g，静脉滴注。肾功能不全：按肌酐清除率调整剂量：肌酐清除率 50~30ml/min，剂量 1~2g，每 8~12h 一次；肌酐清除率 29~10ml/min，剂量 1~2g，12~24h 一次；肌酐清除率 9~5ml/min，剂量 0.5~1.0g，12~24h 一次；肌酐清除率 < 5ml/min，剂量 0.5~1.0，24~48h 一次。3 月以内婴儿不宜使用；3 月以上儿童每次 13.3~26.7mg/kg，每 6h 一次，或每次 20~40mg/kg，每 8h 一次。围生期预防感染，剖腹产：脐带夹住时 2g 静脉推注，4h 和 8h 后各追加一次剂量；其他外科手术：术前 1~1.5h 给予 2g，以后 24h 内每 6h 用药 1 次，每次 1g。

【临床配伍】见下配伍禁忌表。

配伍禁忌	本品与非格司亭、兰索拉唑、泮托拉唑、培美曲塞二钠有配伍禁忌
注意事项	1. 溶媒选择：（1）0.9% 氯化钠注射液，（2）5% 葡萄糖注射液，（3）10% 葡萄糖注射液。 2. 肌内注射时，每 1g 溶于 0.5% 盐酸利多卡因 2ml。 3. 静脉推注时，每 1g 溶于 10ml 灭菌注射用水。 4. 静脉滴注时，每 1~2g 溶于 50~100ml 溶媒中。 5. 制备好的注射液在室温下 48h 内保持稳定。 6. 本品水溶液 pH 4.2~7.0（100mg/ml）
合用提示	头孢菌素类药物与氨基糖苷类药物同时应用可增加肾毒性

第五节　碳青霉烯类和其他 β-内酰胺类

厄他培南[乙]
Ertapenem

【其他名称】怡万之。

【主要作用】本品为碳青霉烯类抗生素，可抑制细菌细胞壁的合成，通过与青霉素结合蛋白（PBPs）结合而发挥作用。本品对多种 β-内酰胺酶稳定，对超广谱 β-内酰胺酶的水解有相对抵抗性，而主要由金属 β-内酰胺酶水解。

【适应症】本品适用于治疗成人敏感菌株引起的下列中度至重度感染：继发性腹腔感染、复杂性皮肤及附属器感染、社区获得性肺炎、复杂性尿道感染（包括肾盂肾炎）、急性盆腔感染（包括产后子宫内膜炎、流产感染和妇产科术后感染）、菌血症等。

【用法用量】本品可以通过静脉输注，最长可使用 14 天；肌内注射，最长可使用 7 天。本品在成人中的常用剂量为 1g，一日 1 次。对于那些适合肌内注射给药进行治疗的感染，肌内注射本品可作为静脉输注给药的一种替代疗法。成人用药剂量：（1）继发性腹腔内感染：每日 1g，静脉滴注或肌内注射，总疗程 5~14 天。（2）复杂性皮肤及附属器感染：每日 1g，静脉滴注或肌内注射，总疗程 7~14 天。（3）社区获得性肺炎：每日 1g，静脉滴注或肌内注射，总疗程 10~14 天（疗程包括经过至少 3 天肠外途径给药后、临床症状得到改善时可能改为恰当的口服药物治疗的时间）。（4）复杂性尿路感染，包括肾盂肾炎：每日 1g，静脉滴注或肌内注射，总疗程 10~14 天（疗程包括经过至少 3 天肠外途径给药后、临床症状得到改善时可能改为恰当的口服药物治疗的时间）。（5）急性盆腔感染，包括产后子宫内膜炎、流产感染和妇产科术后感染：每日 1g，静脉滴注或肌内注射，总疗程 3~10 天。肾功能不全的患者：本品可用于治疗伴有肾功能不全的成年患者的感染。对于肌酐清除率 >30ml/min/1.73m^2 的患者无需调整剂量。对于患有重度肾功能不全（肌酐清除率 ≤ 30ml/min/1.73m^2）以及终末期肾功能不全（肌酐清除率 ≤ 10ml/min/1.73m^2）的患者，需将剂量调整为 500mg/ 日。接受血液透析的患者：对接受血液透析的患者，若在血液透析前 6h 内按推荐剂量 500mg/ 日给予本品时，建议血液透析结束后补充输注本品 150mg。如果给予本品至少 6h 后才开始接受血液透析，则无需调整剂量。尚无有关接受腹膜透析或血液过滤患者使用本品的资料。肝功能不全患者：对于肝脏功能受损的患者无需调整剂量。

【临床配伍】见下配伍禁忌表。

配伍禁忌	不得将本品与其他药物混合或与其他药物一同输注。不得使用含有葡萄糖（α-D-葡萄糖）的稀释液
注意事项	1. 溶媒选择：0.9% 氯化钠注射液。 2. 静脉滴注前在每小瓶本品（含厄他培南 1g）加灭菌注射用水或 0.9% 氯化钠注射液 10ml 充分震摇溶解，并立即将小瓶中的溶液移至 50ml 0.9% 氯化钠注射液中。 3. 静脉滴注应在药物溶解后 6h 内完成，滴注时间应超过 30min。 4. 本品 pH 值约为 7.5（2g/100ml 溶液）

续表

合用提示	1. 丙磺舒与厄他培南竞争肾小管主动分泌，从而抑制后者的肾脏排泄。这会导致小的但有统计学意义的清除半衰期延长（19%）及增加全身性药物暴露的程度（25%）。当与丙磺舒同时给药时，无需调整厄他培南的剂量。由于对半衰期的影响小，建议不要采用同时给予丙磺舒的方法来延长厄他培南的半衰期。 2. 体外研究表明，厄他培南对 P- 糖蛋白介导的地高辛或长春碱的转运没有抑制作用，并且厄他培南也不是 P- 糖蛋白介导转运的底物。在人肝微粒体中进行的体外研究表明厄他培南对细胞色素 6 种主要 P450（CYP）同工酶（1A2、2C9、2C19、2D6、2E1 和 3A4）介导的代谢没有抑制作用。厄他培南不太可能通过抑制 P- 糖蛋白或 CYP 介导的药物清除引起药物间相互作用。 3. 有文献表明，合并碳青霉烯类用药，包括厄他培南，患者接受丙戊酸或双丙戊酸钠会导致丙戊酸浓度降低。丙戊酸浓度会低于治疗范围，因此癫痫发作的风险增加

亚胺培南 – 西司他汀钠[乙]
Imipenem and Cilastatin Sodium

【其他名称】泰能。

【主要作用】本品含有两种成分：（1）亚胺培南，为一种最新型的 β – 内酰胺抗生素——亚胺硫霉素;（2）西司他汀钠，为一种特异性酶抑制剂，它能阻断亚胺培南在肾脏内的代谢，从而提高泌尿道中亚胺培南原形药物的浓度。在本品中亚胺培南与西司他汀钠的重量比为 1 ：1。本品的广谱杀菌作用是由于其具有强大的抑制细菌细胞壁合成的能力，可杀灭绝大部分革兰阳性和革兰阴性的需氧和厌氧病原菌。

【适应症】用于由敏感细菌所引起的下列感染：腹腔内感染、下呼吸道感染、妇科感染、败血症、泌尿生殖道感染、骨和关节感染、皮肤及软组织感染、心内膜炎。用于治疗由敏感的需氧菌 / 厌氧菌株所引起的混合感染。

【用法用量】静脉滴注。治疗剂量为每日 1~2g，分 3~4 次滴注。中度感染，每次 1g，每日 2 次。对不敏感病原菌引起的感染，可以增至每日 4g，或每日 50mg/kg，两者中择较低剂量使用。当每次本品静脉滴注的剂量 ≤ 500mg 时，静脉滴注时间应不少于 20~30min，如剂量 >500mg 时，静脉滴注时间应不少于 40~60min。儿童：体重 ≥ 40kg，可按成人剂量给予。儿童和婴儿体重＜ 40kg 者，15mg/kg，每 6h 一次。每日总剂量不超过 2g。

【临床配伍】见下配伍禁忌表。

配伍禁忌	1. 本品不能与其他抗生素混合或直接加入其他抗生素中静脉滴注使用。 2. 本品化学特性与乳酸盐不相容，因此使用的稀释液不能含有乳酸盐，但可经正在进行乳酸盐滴注的静脉输液系统中给药。 3. 本品与胺碘酮、阿奇霉素、氟康唑、吉西他滨、兰索拉唑、沙格司亭存在配伍禁忌
注意事项	1. 溶媒选择：（1）0.9% 氯化钠注射液；（2）5% 葡萄糖注射液；（3）10% 葡萄糖注射液；（4）5% 葡萄糖和 0.9% 氯化钠注射液；（5）5% 葡萄糖和 0.45% 氯化钠注射液；（6）5% 葡萄糖和 0.225% 氯化钠注射液；（7）5% 葡萄糖和 0.15% 氯化钾注射液。 2. 静脉滴注用的本品以碳酸氢钠为缓冲剂，500mg 加入 100ml 稀释液配制成浓度为 5mg/ml 的溶液 3. 本品水溶液 pH 在 6.5~8.5 之间
合用提示	本品不宜与丙戊酸类制剂合用，因合用可导致丙戊酸血药浓度降低，有可能使癫痫复发

美罗培南^[乙]
Cefoxitin

【其他名称】 美平。

【主要作用】 本品为人工合成的广谱碳青霉烯类抗生素，通过抑制细菌细胞壁的合成而产生抗菌作用，本品容易穿透大多数革兰阳性和阴性细菌的细胞壁，而达到其作用靶点青霉素结合蛋白（PBPs）。除金属 β-内酰胺酶以外，其对大多数 β-内酰胺酶（包括由革兰阳性菌及革兰阴性菌所产生的青霉素酶和头孢菌素酶）的水解作用具有较强的稳定性。

【适应症】 用于成人和儿童由单一或多种对美罗培南敏感的细菌引起的感染：肺炎、尿路感染、妇科感染、皮肤及软组织感染、脑膜炎、败血症。经验性治疗，对成人粒细胞减少症伴发热患者，可单独应用本品或联合抗病毒药或抗真菌药使用。单用或与其他抗微生物制剂联合使用可用于治疗多重感染。

【用法用量】 静脉推注或静脉滴注。成人：每8h给药500~1000mg。脑膜炎：每8h给药2000mg。有发热特征的中性粒细胞减少症的癌症患者：每8h给药1000mg。合并腹内感染和敏感菌引起的腹膜炎：每8h给药1000mg。皮肤和软组织感染：每8h给药500mg。尿路感染：每次500mg，一日2次。肾功能不全：肌酐清除率为26~50ml/min时，每12h给药1000mg；肌酐清除率为10~25ml/min者，每12h给药500mg；肌酐清除率<10ml/min者，每24h给药500mg。小儿：每次10~20mg/kg，一日3次，体重超过50kg按成人剂量给药。脑膜炎儿童患者的治疗，剂量按每8h给药40mg/kg。

【临床配伍】 见下配伍禁忌表。

配伍禁忌	1. 本品不应与其他药物混合配伍使用。 2. 本品与两性霉素B、地西泮、甲硝唑、复合维生素制剂、泮托拉唑有配伍禁忌
注意事项	1. 溶媒选择：（1）0.9% 氯化钠注射液，（2）5% 或10% 葡萄糖注射液，（3）5% 葡萄糖注射液（碳酸氢钠浓度0.02%），（4）0.9% 氯化钠注射液和5% 葡萄糖注射液，（5）5% 葡萄糖注射液（氯化钠浓度0.225%），（6）5% 葡萄糖注射液（氯化钾浓度0.15%），（7）25% 或10% 甘露醇溶液。 2. 滴注时间超过15~30min。配制好静脉滴注注射液后应立即使用，使用前先将溶液震荡摇匀。 3. 用0.9% 氯化钠注射液溶解时，室温下应于6h内使用，5℃保存应于24h内使用，溶液不可冷冻。 4. 静脉推注：使用灭菌注射用水配制，浓度约50mg/ml。推注时间应超过5min。 5. 本品配制后应一次用完。 6. 本品溶解时，溶液呈无色或微黄色透明状液体，颜色的浓淡不影响本药的效果。 7. 本品水溶液 pH 7.0~8.5（5mg/ml）
合用提示	1. 丙磺舒和美罗培南合用可竞争性激活肾小管分泌，抑制肾脏排泄，导致美罗培南清除半衰期延长，血药浓度增加，因此不推荐美罗培南与丙磺舒联用。 2. 本品与丙戊酸同时应用时，会使丙戊酸的血药浓度降低，而导致癫痫再发作。 3. 本品不能与戊酸甘油酯等同时应用

氨曲南^[乙]
Aztreonam

【其他名称】 清力奇。

【主要作用】 为单环 β-内酰胺类抗生素，本品对大多数需氧革兰阴性菌具有高度的抗菌活性，其对铜绿假单胞菌也具有良好的抗菌作用。通过与敏感菌细胞膜上青霉素结合蛋白

3 高度亲和而抑制细胞壁的合成，它不诱导细菌产生 β-内酰胺酶，同时对细菌产生的大多数 β-内酰胺酶高度稳定。

【适应症】用于治疗敏感需氧革兰阴性菌所致的各种感染：尿路感染、下呼吸道感染、败血症、腹腔内感染、妇科感染、术后伤口及烧伤、溃疡等皮肤及软组织感染等。

【用法用量】静脉滴注、静脉推注或肌内注射。尿路感染：每次 0.5~1g，每 8~12h 一次；中、重度感染：每次 1~2g，每 8~12h 一次；危及生命或铜绿假单胞杆菌严重感染：每次 2g，每 6~8h 一次。病人单次剂量 >1g 或患败血症、其他全身严重感染或危及生命的感染应静脉给药，最高剂量每日 8g。肾功能减退：肌酐清除率 10~30ml/min 者，首次用量 1~2g，以后用量减半；肌酐清除率 <10ml/min，首次用量 0.5g、1g 或 2g，维持量为首次剂量的 1/4，间隔时间为 6、8 或 12h；对严重或危及生命的感染者，每次血液透析后，在原有的维持量上增加首次用量的 1/8。

【临床配伍】见下配伍禁忌表。

配伍禁忌	本品与阿昔洛韦、两性霉素 B、阿奇霉素、柔红霉素、更昔洛韦、兰索拉唑、丝裂霉素、米托蒽醌、萘夫西林、头孢拉定、甲硝唑有配伍禁忌
注意事项	1. 溶媒选择：（1）0.9% 氯化钠注射液；（2）5% 或 10% 葡萄糖注射液；（3）林格注射液。 2. 静脉滴注时，本品 1g 用灭菌注射用水 3ml 溶解，再用溶媒稀释，浓度不得超过 2%，滴注时间 20~60min。 3. 静脉推注时，用灭菌注射用灭菌水 6~10ml 溶解，于 3~5min 内缓慢注入静脉。 4. 肌内注射时，本品 1g 用灭菌注射用水或 0.9% 氯化钠注射液 3ml 溶解，深部肌内注射。 5. 本品 pH 为 4.5~7.5（100mg/ml 水溶液）。
合用提示	1. 本品与氨基糖苷类(庆大霉素、妥布霉素、阿米卡星等)联合，对铜绿假单胞菌、不动杆菌、沙雷菌、克雷伯杆菌、普鲁威登菌、肠杆菌属、大肠杆菌、摩根杆菌等起协同抗菌作用。 2. 本品与萘夫西林、氯唑西林、红霉素、万古霉素等在药效方面不起相互干扰作用

第六节　氨基糖苷类

妥布霉素 [乙]
Tobramycin

【其他名称】瑞诺赛。

【主要作用】本品属氨基糖苷类抗生素，作用机制是与细菌核糖体 30S 亚单位结合，抑制细菌蛋白质的合成。

【适应症】用于铜绿假单胞菌、变形杆菌属、大肠埃希菌、克雷伯菌属、肠杆菌属、沙雷菌属所致的新生儿脓毒症、败血症、中枢神经系统感染、泌尿生殖系统感染、肺部感染、胆道感染、腹腔感染及腹膜炎、骨骼感染、烧伤、皮肤及软组织感染、急性与慢性中耳炎、鼻窦炎等，或与其他抗菌药物联合用于葡萄球菌感染（耐甲氧西林菌株无效）。本品用于铜绿假单胞菌脑膜炎或脑室炎时可鞘内注射给药；用于支气管及肺部感染时可同时气溶吸入本品作为辅助治疗。

【用法用量】肌内注射或静脉滴注。成人：每次 1~1.7mg/kg，每 8h 一次，疗程 7~14 日。

小儿：早产儿或出生 0~7 日小儿，每次 2mg/kg，每 12~24h 一次；其他小儿：每次 2mg/kg，每 8h 一次。

【临床配伍】见下配伍禁忌表。

配伍禁忌	1. 本品与 β－内酰胺类混合可导致相互失活，必须分瓶滴注，亦不宜与其他药物同瓶滴注。 2. 本品与米卡芬净、丹参酮 II$_A$ 磺酸钠、肝素钠注射液存在配伍禁忌
注意事项	1. 溶媒选择：（1）0.9% 氯化钠注射液，（2）5% 葡萄糖注射液。 2. 静脉滴注时必须经充分稀释，可将每次用量加入 5% 葡萄糖注射液或氯化钠注射液 50~200ml，稀释成浓度为 1mg/ml 的溶液，在 30~60min 内滴完（滴注时间不可少于 20min），小儿用药时稀释的液量应相应减少。 3. 本品不能静脉推注，不宜皮下注射。 4. 每日剂量宜分成 2~3 次给药，以维持有效血药浓度，并减轻毒性反应。 5. 本品水溶液 pH 3.5~6.0
合用提示	1. 本品与其他氨基糖苷类合用或先后连续局部或全身应用，可增加耳毒性、肾毒性以及神经肌肉阻滞作用。可能发生听力减退，停药后仍可能进展至耳聋；听力损害可能恢复或呈永久性。神经肌肉阻滞作用可导致骨骼肌软弱无力、呼吸抑制或呼吸麻痹（呼吸暂停），用抗胆碱酯酶药或钙盐有助于阻滞作用恢复。 2. 本品与神经肌肉阻滞药合用，可加重神经肌肉阻滞作用，导致肌肉软弱、呼吸抑制或呼吸麻痹（呼吸暂停）。 3. 与代血浆类药如右旋糖酐、海藻酸钠，利尿药如依他尼酸、呋塞米及卷曲霉素、顺铂、万古霉素等合用，或先后连续局部或全身应用，可增加耳毒性与肾毒性，可能发生听力损害，且停药后仍可能发展至耳聋，听力损害可能恢复或呈永久性。 4. 本品与头孢噻吩局部或全身合用时可能增加肾毒性。 5. 本品与多黏菌素类合用，或先后连续局部或全身应用，因可增加肾毒性和神经肌肉阻滞作用，后者可导致骨骼肌软弱无力，呼吸抑制或呼吸麻痹（呼吸暂停）。 6. 本品不宜与其他肾毒性或耳毒性药物合用或先后应用，以免加重肾毒性或耳毒性。 7. 本品与 β－内酰胺类（头孢菌素类或青霉素类）合用常可获得协同作用

依替米星[乙]
Etimicin

【其他名称】创成，悉能。

【主要作用】本品为半合成水溶性氨基糖苷类抗生素，可抑制敏感菌正常的蛋白质合成。

【适应症】用于敏感的大肠埃希杆菌、克雷伯氏肺炎杆菌、沙雷氏杆菌、枸橼酸杆菌、肠杆菌属、不动杆菌属、变形杆菌属、流感嗜血杆菌、铜绿假单胞菌和葡萄球菌等引起的各种感染。

【用法用量】静脉滴注。成人，每次 0.1~0.15g，一日 2 次，稀释于 0.9% 氯化钠注射液或 5% 葡萄糖注射液 100ml 中，滴注 1h。疗程为 5~10 日。

【临床配伍】见下配伍禁忌表。

配伍禁忌	1. 配制及输注本品时，应避免与其他药物直接混合，以免引起药物反应。 2. 需要与 β－内酰胺类（头孢菌素类与青霉素类）联合使用时，必须分瓶输注。 3. 本品不可与丹参酮 II$_A$ 磺酸钠注射液配伍使用，否则会使溶液产生浑浊或沉淀。 4. 本品与异甘草酸镁注射液存在配伍禁忌［李华芳.中国乡村医药，2016，23（3）：48］。 5. 本品与注射用核糖核酸 II 存在配伍禁忌［姜小琴，唐正远，姚惠勤，等.全科护理，2012，10（3）：772］。 6. 本品与甲磺酸帕珠沙星氯化钠注射液存在配伍禁忌［路中先，仲月霞，史金凤，等.中国误诊学杂志，2010，10（33）：8082］。

续表

配伍禁忌	7. 本品与苦碟子注射液存在配伍禁忌[凌晓红，戴显风，胡苗叶.海峡药学，2009，21（10）：176]。 8. 本品与注射用夫西地酸钠存在配伍禁忌[潘娟，冯丽梅.全科护理，2009，7（11）：2979]。 9. 本品与痰热清注射液存在配伍禁忌[赵娜.护理实践与研究，2011，8（8）：102]。 10. 本品与多烯磷脂酰胆碱注射液存在配伍禁忌[孙婷.齐鲁护理杂志，2011，17（12）：121]
注意事项	1. 溶媒选择：（1）0.9%氯化钠注射液，（2）5%葡萄糖注射液。 2. 将本品稀释后滴注1h。 3. 本品水溶液pH 5.0~7.0
合用提示	应避免与其他具有潜在耳、肾毒性药物如多黏菌素、其他氨基糖苷类等抗生素、强利尿剂依他尼酸及呋塞米等联合使用，以免增加肾毒性和耳毒性

庆大霉素[甲]
Gentamycin

【主要作用】本品为氨基糖苷类抗生素，与细菌核糖体30S亚单位结合，抑制细菌蛋白质的合成。

【适应症】用于治疗敏感革兰阴性杆菌以及葡萄球菌甲氧西林敏感株所致的严重感染，如败血症、下呼吸道感染、肠道感染、盆腔感染、腹腔感染、皮肤及软组织感染、复杂性尿路感染等。治疗腹腔感染及盆腔感染时应与抗厌氧菌药物合用，与青霉素（或氨苄西林）合用可治疗肠球菌属感染。用于敏感细菌所致中枢神经系统感染，如脑膜炎、脑室炎时，可同时用本品鞘内注射作为辅助治疗。

【用法用量】1. 肌内注射或静脉滴注。成人：每次80mg（或1~1.7mg/kg），每8h一次；或每次5mg/kg，每24h一次。疗程为7~14日。小儿：每次2.5mg/kg，每12h一次；或每次1.7mg/kg，每8h一次。疗程为7~14日，期间应尽可能监测血药浓度，尤其新生儿或婴儿。2. 鞘内及脑室内给药：成人每次4~8mg，小儿（3个月以上）每次1~2mg，每2~3日1次。3. 肾功能减退者：按肾功能正常者每8h一次，一次的正常剂量为1~1.7mg/kg，肌酐清除率为10~50ml/min时，每12h一次，每次为正常剂量的30%~70%；肌酐清除率<10ml/min时，每24~48h给予正常剂量的20~30%。4. 血液透析后，成人一次补给剂量1~1.7mg/kg，小儿（3个月以上）一次补给2~2.5mg/kg。

【临床配伍】见下配伍禁忌表。

配伍禁忌	1. 氨基糖苷类与β-内酰胺类（头孢菌素类与青霉素类）混合时可导致相互失活，联用时必须分瓶滴注。 2. 本品与米卡芬净、藻酸双酯钠，清开灵注射液、注射用双黄连、肝素钠注射液存在配伍禁忌。 3. 本品不宜与其他药物同瓶滴注
注意事项	1. 溶媒选择：（1）0.9%氯化钠注射液，（2）5%葡萄糖注射液。 2. 静脉滴注时，将一次剂量加入50~200ml的0.9%氯化钠注射液或5%葡萄糖注射液中，一日1次，静脉滴注时加入的液体量应不少于300ml，使药液浓度不超过0.1%，该溶液应在30~60min内缓慢滴入，以免发生神经肌肉阻滞作用。 3. 鞘内及脑室内给药时，将药液稀释至0.2%的浓度，抽入5ml或10ml的无菌针筒内，进行腰椎穿刺后先使相当量的脑脊液流入针筒内，边抽边推，将全部药液于3~5min内缓缓注入。 4. 本品不得静脉推注，亦不宜皮下注射。 5. 本品水溶液pH 3.5~6.0

续表

合用提示	1. 与其他氨基糖苷类合用或先后连续局部或全身应用，可能增加其产生耳毒性、肾毒性及神经肌肉阻滞作用的可能性。 2. 与神经肌肉阻滞剂合用，可加重神经肌肉阻滞作用，导致肌肉软弱、呼吸抑制等症状。 3. 与卷曲霉素、顺铂、依他尼酸或万古霉素（或去甲万古霉素）等合用，或先后连续局部或全身应用，可能增加耳毒性与肾毒性。 4. 与头孢噻吩、头孢唑林局部或全身合用可能增加肾毒性。 5. 与多黏菌素类注射剂合用或先后连续局部或全身应用，可增加肾毒性和神经肌肉阻滞作用。 6. 其他肾毒性及耳毒性药物均不宜与本品合用或先后连续应用，以免加重肾毒性或耳毒性

阿米卡星^[甲]
Amikacin

【其他名称】 丁胺卡那霉素，米丽先。

【主要作用】 本品为氨基糖苷类抗生素，作用于细菌核糖体的 30S 亚单位，抑制细菌合成蛋白质。

【适应症】 用于铜绿假单胞菌及部分其他假单细胞菌、大肠埃希菌、变形杆菌属、克雷伯菌属、肠杆菌属、沙雷菌属、不动杆菌属等敏感革兰阴性杆菌与葡萄球菌属（甲氧西林敏感株）所致严重感染，如菌血症或败血症、细菌性心内膜炎、下呼吸道感染、骨和关节感染、阴道感染、腹腔感染、复杂性尿路感染、皮肤及软组织感染等。

【用法用量】 肌内注射或静脉滴注。成人：单纯性尿路感染对常用抗菌药耐药者，每 12h 给予 0.2g；用于其他全身感染每 12h 给予 7.5mg/kg，或每 24h 给予 15mg/kg。成人每日不超过 1.5g，疗程不超过 10 天。小儿：首剂量 10mg/kg，继以每 12h 给予 7.5mg/kg，或每 24h 给予 15mg/kg。肾功能减退患者：肌酐清除率 >50~90ml/min 者，每 12h 给予正常剂量（7.5mg/kg）的 60%~90%；肌酐清除率 10~50ml/min 者，每 24~48h 用正常剂量的 20%~30%。

【临床配伍】 见下配伍禁忌表。

配伍禁忌	1. 氨基糖苷类与 β–内酰胺类（头孢菌素类与青霉素类）混合时可导致相互失活，与上述抗生素联合应用时必须分瓶滴注。 2. 本品与羟乙基淀粉、0.9% 氯化钠注射液、肝素钠、氨苄西林、头孢唑林、两性霉素 B、阿奇霉素、泮托拉唑钠、苯妥英钠、硫喷妥钠、藻酸双酯钠存在配伍禁忌。 3. 不宜与其他药物同瓶滴注
注意事项	1. 溶媒选择：（1）0.9% 氯化钠注射液，（2）5% 葡萄糖注射液。 2. 配制静脉用药时，每 500mg 加入 0.9% 氯化钠注射液或 5% 葡萄糖注射液 100~200ml。成人应在 30~60min 内缓慢滴注，婴儿患者稀释的液量相应减少。 3. 本品水溶液 pH 4.0~7.0
合用提示	1. 与其他氨基糖苷类合用或先后连续局部或全身应用，有增加其产生耳毒性、肾毒性及神经肌肉阻滞作用的可能性。 2. 与神经肌肉阻滞剂合用，可加重神经肌肉阻滞作用，导致肌肉软弱、呼吸抑制等症状。 3. 与卷曲霉素、顺铂、依他尼酸、呋塞米或万古霉素（或去甲万古霉素）等合用，或先后连续局部或全身应用，可能增加耳毒性与肾毒性。 4. 与头孢噻吩、头孢唑林局部或全身合用可能增加肾毒性。 5. 与多黏菌素类注射剂合用或先后连续局部或全身应用，可增加肾毒性和神经肌肉阻滞作用。 6. 其他肾毒性及耳毒性药物均不宜与本品合用或先后连续应用，以免加重肾毒性或耳毒性

卡那霉素
Kanamycin

【其他名称】康丝菌素。

【主要作用】本品是一种氨基糖苷类抗生素，主要与细菌核糖体 30S 亚单位结合，抑制细菌蛋白质合成。

【适应症】本品适用于治疗敏感肠杆菌科细菌如大肠埃希菌、克雷伯菌属、变形杆菌属、产气肠杆菌、志贺菌属等引起的严重感染，如肺炎、败血症、腹腔感染等，后两者常需与其他抗菌药物联合应用。

【用法用量】肌内注射或静脉滴注。成人，每次 0.5g，每 12h 1 次；或按体重每次 7.5mg/kg，每 12h 1 次，每日用量不超过 1.5g，疗程不宜超过 14 天。50 岁以上患者剂量应适当减少。小儿，按体重每日 15~25mg/kg，分 2 次给药。肾功能减退时用量：肌酐清除率 50~90mg/min 时用正常剂量的 60%~90%，每 12h 1 次（正常剂量为每次 7.5mg/kg，每 12h 1 次）；肌酐清除率 10~50ml/min 时用正常剂量的 30%~70%，每 12~18h 1 次；肌酐清除率 <10mg/min 时用正常剂量的 20%~30%，每 24~48h 1 次。

【临床配伍】见下配伍禁忌表。

配伍禁忌	1. 氨基糖苷类与 β–内酰胺类（头孢菌素类与青霉素类）混合时可导致相互失活，与上述抗生素联合应用时必须分瓶滴注。 2. 本品与克林霉素、注射用双黄连、肝素钠注射液、注射用氢化可的松琥珀酸钠存在配伍禁忌。 3. 不宜与其他药物同瓶滴注
注意事项	1. 溶媒选择：（1）0.9% 氯化钠注射液，（2）5% 葡萄糖注射液。 2. 本品 0.25% 溶液可作冲洗液；0.1% 溶液亦可用于气溶吸入；2.5% 的注射液可用于腹腔内给药。 3. 本品有引起耳毒性和肾毒性的可能，故不宜用于长程治疗（如分枝杆菌病），通常疗程不超过 14 天
合用提示	1. 与其他氨基糖苷类合用或先后连续局部或全身应用，可能增加其产生耳毒性、肾毒性及神经肌肉阻滞作用的可能性。 2. 与神经肌肉阻滞剂合用，可加重神经肌肉阻滞作用，导致肌肉软弱、呼吸抑制等症状。 3. 与卷曲霉素、顺铂、依他尼酸、呋塞米或万古霉素（或去甲万古霉素）等合用，或先后连续局部或全身应用，可能增加耳毒性与肾毒性。 4. 与头孢噻吩、头孢唑林局部或全身合用可能增加肾毒性。 5. 与多黏菌素类注射剂合用或先后连续局部或全身应用，可增加肾毒性和神经肌肉阻滞作用。 6. 其他肾毒性及耳毒性药物均不宜与本品合用或先后连续应用，以免加重肾毒性或耳毒性

奈替米星[乙]
Netilmicin

【其他名称】妥星，君欣。

【主要作用】半合成的氨基糖苷类抗生素，与细菌核糖体 30S 亚单位结合，抑制细菌蛋白质的合成。

【适应症】敏感菌所致严重感染：新生儿脓毒症、败血症、中枢神经系统感染、尿路生殖系统感染、呼吸道感染、胃肠道感染、腹膜炎、胆道感染、皮肤或骨骼感染、中耳炎、鼻窦炎、软组织感染、李斯特菌病等。亦可与其他抗菌药物联合用于治疗葡萄球菌感染。

【用法用量】肌内注射或静脉滴注。成人，每 8h 给予 1.3~2.2mg/kg 或每 12h 给予 2~3.25mg/kg。治疗复杂性尿路感染，每 12h 给予 1.5~2mg/kg。疗程均为 7~14 日。每日最高剂量不超过 7.5mg/kg。6 周以内小儿，每 12h 给予 2~3mg/kg；6 周 ~12 岁小儿，每 8h 给予 1.7~2.3mg/kg；或每 12h 给予 2.5~3.5mg/kg。疗程均为 7~14 日。肾功能减退者：必须根据肾功能减退程度调整剂量，有条件时宜进行血药浓度监测，据其结果拟订个体化给药方案。

【临床配伍】见下配伍禁忌表。

配伍禁忌	1. 本品与 β–内酰胺类混合可导致相互失活，必须分瓶滴注；本品亦不宜与其他药物同瓶滴注。 2. 本品不宜加至头孢吡肟溶液中。如有和本品合用的指征，应与本品分开使用
注意事项	1. 溶媒选择：（1）0.9% 氯化钠注射液，（2）5% 葡萄糖注射液。 2. 静脉滴注时，先加 2ml 灭菌注射用水或 0.9% 氯化钠注射液溶解，再移加到 5% 葡萄糖注射液或 0.9% 氯化钠注射液 50~200ml 中静脉滴注，每次滴注时间为 1.5~2h。 3. 肌内注射时，用 2ml 灭菌注射用水或 0.9% 氯化钠注射液溶解后，配制成 50mg/ml 溶液，供肌内注射
合用提示	本品避免与其他氨基糖苷类抗生素、万古霉素、多黏菌素、强利尿药和神经肌肉阻断药等肾毒性和神经毒性药物合用

小诺霉素
Micronomicin

【其他名称】洛意，君佳。

【主要作用】本品是一种氨基糖苷类抗生素，主要与细菌核糖体 30S 亚单位结合，抑制细菌蛋白质合成。

【适应症】主要用于革兰阴性菌（如大肠杆菌、痢疾杆菌、变形杆菌、克雷伯氏肺炎杆菌、绿脓杆菌等）感染引起的败血症、支气管炎、肺炎、腹膜炎、肾盂肾炎、膀胱炎等，对革兰阳性菌（如葡萄球菌和链球菌）所引起的感染亦有效。

【用法用量】1. 肌内注射。一次 6 万单位，必要时可用至 12 万单位，一日 2~3 次。2. 静脉滴注。每次 6 万单位，儿童按每千克体重 3000~4000 单位，分 2~3 次给药或遵医嘱。

【临床配伍】见下配伍禁忌表。

配伍禁忌	1. 本品与 β–内酰胺类（头孢菌素类或青霉素类）合用常可获得协同作用，需联合应用时必须分瓶滴注。 2. 本品不宜与右旋糖苷、呋喃苯胺酸、麻醉剂、肌肉松弛剂、大剂量氨苄青霉素、羧苄青霉素或磺苄青霉素及其他氨基糖苷类抗生素配伍，以免导致本药活性降低或毒性增加。 3. 本品不宜与两性霉素 B、头孢噻吩钠、呋喃妥因钠、磺胺嘧啶钠和盐酸四环素等注射剂联合应用
注意事项	1. 溶媒选择：0.9% 氯化钠注射液。 2. 静脉滴注时每次 6 万单位，加于 0.9% 氯化钠注射液 100ml 中恒速滴注，于 1h 滴完。 3. 肌内注射时用 0.9% 氯化钠注射液 1~2ml 溶解后使用。 4. 用药时间一般不宜超过 14 天，若必须继续用药时，应对听觉器官和肾功能进行严密监护。 5. 本品稀释后可静脉滴注，不能作静脉推注用

合用提示	1. 本品与其他氨基糖苷类同用或先后连续局部或全身应用，可增加耳毒性、肾毒性以及神经肌肉阻滞作用。可能发生听力减退，停药后仍可能进展至耳聋；听力损害可能恢复或呈永久性。 2. 本品与神经肌肉阻滞药合用，可加重神经肌肉阻滞作用，导致肌肉软弱、呼吸抑制或呼吸麻痹（呼吸暂停）。 3. 与代血浆类药如右旋糖酐、海藻酸钠，利尿药如依他尼酸、呋塞米及卷曲霉素、顺铂、万古霉素等合用，或先后连续局部或全身应用，可增加耳毒性与肾毒性，可能发生听力损害，且停药后仍可能发展至耳聋，听力损害可能恢复或呈永久性。 4. 本品与头孢噻吩局部或全身合用可能增加肾毒性。 5. 本品与多黏菌素类合用，或先后连续局部或全身应用，因可增加肾毒性和神经肌肉阻滞作用，后者可导致骨骼肌软弱无力、呼吸抑制或呼吸麻痹（呼吸暂停）。 6. 本品不宜与其他肾毒性或耳毒性药物合用或先后应用，以免加重肾毒性或耳毒性

西索米星
Sisomicin

【其他名称】 德宝益，洛利。

【主要作用】 本品属氨基糖苷类抗生素。作用机制是与细菌核糖体 30S 亚单位结合，抑制细菌蛋白质的合成。

【适应症】 本品适用于革兰阴性菌（包括铜绿假单胞菌）、葡萄球菌和其他敏感菌所致的下列感染：呼吸系统感染、泌尿生殖系统感染、胆道感染、皮肤和软组织感染、感染性腹泻及败血症等。本品用于上述严重感染时宜与青霉素或头孢菌素等联合应用。

【用法用量】 肌内注射和静脉滴注。肾功能正常者，成人：轻度感染每日 0.1g（以西索米星计），重度感染每日 0.15g，均分 2~3 次给药。小儿：按体重每日 2~3 mg/kg，分 2~3 次给药。疗程均不超过 7~10 日。有条件时应进行血药浓度监测。肾功能减退患者应用本品时，应根据肾功能调整剂量。有条件者应同时监测血药浓度，以调整剂量。

【临床配伍】 见下配伍禁忌表。

配伍禁忌	本品与 β 内酰胺类（头孢菌素类或青霉素类）混合可导致相互失活，需联合应用时必须分瓶滴注
注意事项	1. 溶媒选择：（1）0.9% 氯化钠注射液，（2）5% 葡萄糖注射液。 2. 本品不可静脉推注，以免产生神经肌肉阻滞和呼吸抑制作用。 3. 肌内注射时用本品 1 瓶稀释于 2ml 的 0.9% 氯化钠注射液中。 4. 静脉滴注时用本品 1 瓶稀释于 100ml 的 5% 葡萄糖注射液或 0.9% 氯化钠注射液中
合用提示	1. 本品与其他氨基糖苷类同用或先后连续局部或全身应用，可增加耳毒性、肾毒性以及神经肌肉阻滞作用。可能发生听力减退，停药后仍可能进展至耳聋；听力损害可能恢复或呈永久性。神经肌肉阻滞作用可导致骨骼肌软弱无力、呼吸抑制或呼吸麻痹（呼吸暂停），用抗胆碱酯酶药或钙盐有助于阻滞作用恢复。 2. 本品与神经肌肉阻滞药合用，可加重神经肌肉阻滞作用，导致肌肉软弱、呼吸抑制或呼吸麻痹（呼吸暂停）。 3. 与代血浆类药如右旋糖酐、海藻酸钠，利尿药如依他尼酸、呋塞米及卷曲霉素、顺铂、万古霉素等合用，或先后连续局部或全身应用，可增加耳毒性与肾毒性，可能发生听力损害，且停药后仍可能发展至耳聋，听力损害可能恢复或呈永久性。 4. 本品与头孢噻吩局部或全身合用可能增加肾毒性。 5. 本品与多黏菌素类合用，或先后连续局部或全身应用，因可增加肾毒性和神经肌肉阻滞作用，后者可导致骨骼肌软弱无力、呼吸抑制或呼吸麻痹（呼吸暂停）。 6. 本品不宜与其他肾毒性或耳毒性药物合用或先后应用，以免加重肾毒性或耳毒性

异帕米星^[乙]
Isepamicin

【其他名称】 依克沙。

【主要作用】 氨基糖苷类抗生素，与细菌核糖体 30S 亚单位结合，抑制细菌蛋白质的合成。

【适应症】 敏感菌所致的外伤或烧伤创口感染、肺炎、支气管炎、肾盂肾炎、膀胱炎、腹膜炎及败血症等。

【用法用量】 肌内注射或静脉滴注。成人，每日 400mg，分 1~2 次给药。

【临床配伍】 见下配伍禁忌表。

配伍禁忌	1. 本品与 β‑内酰胺类混合可导致相互失活，须分瓶滴注，亦不宜与其他药物同瓶滴注。 2. 与氨苄西林、头孢替安、头孢呋辛混合，而降低本品活性；必须合用时，应分开配制并分不同路径给药。 3. 与抗坏血酸注射液混合，有时会降低本品活性，故应分不同途径给药
注意事项	1. 溶媒选择：（1）0.9% 氯化钠注射液，（2）5% 葡萄糖注射液，（3）复方氯化钠注射液，（4）果糖注射液，（5）复方氨基酸注射液，（6）5% 木糖醇注射液，（7）复方乳酸钠注射液。 2. 本品静脉滴注时，不可太快。一日 1 次给药时，滴注时间不得少于 1h；一日 2 次给药时，滴注时间宜 30~60min。 3. 本品不可静脉推注，以免产生神经肌肉阻滞和呼吸抑制作用
合用提示	1. 本品与其他氨基糖苷类同用或先后连续局部或全身应用，有增加其产生耳毒性、肾毒性及神经肌肉阻滞作用的可能性。 2. 本品与神经肌肉阻滞剂合用，可加重神经肌肉阻滞作用，导致肌肉软弱、呼吸抑制或呼吸麻痹。 3. 本品与卷曲霉素、顺铂、依他尼酸、呋塞米或万古霉素等合用，或先后连续局部或全身应用，可能增加耳毒性与肾毒性。 4. 本品与头孢噻吩局部或全身合用可能增加肾毒性。 5. 本品与多黏菌素注射剂合用，或先后连续局部或全身应用，可增加肾毒性和神经肌肉阻滞作用，后者可导致骨骼肌软弱、呼吸抑制或麻痹（呼吸暂停）。 6. 本品不宜与其他肾毒性药物及耳毒性药物合用或先后应用，以免加重肾毒性或耳毒性

第七节　四环素类

替加环素^[乙]
Tigecycline

【其他名称】 泰阁。

【主要作用】 甘氨酰环素类抗菌药，通过与核糖体 30S 亚单位结合，阻止氨酰化 t‑RNA 分子进入核糖体 A 位而抑制细菌蛋白质合成。

【适应症】 用于 18 岁以上患者在下列情况下由特定细菌的敏感菌株所致感染的治疗：复杂性腹腔内感染；复杂性皮肤和皮肤及软组织感染。

【用法用量】静脉滴注。首剂 100mg，然后每次 50mg，每 12h 一次，每次约 30~60min，疗程 5~14 天。重度肝功能损害患者剂量应调整为首剂 100mg，然后每 12h 给予 25mg。肾功能损害或接受血液透析患者无需进行剂量调整。

【临床配伍】见下配伍禁忌表。

配伍禁忌	不应与下列药物通过同一 Y 型管同时给药：两性霉素 B、两性霉素 B 脂质体、地西泮、艾司奥美拉唑和奥美拉唑
注意事项	1. 溶媒选择：（1）0.9% 氯化钠注射液；（2）5% 葡萄糖注射液；（3）乳酸林格注射液。 2. 本品先以 5.3ml 溶媒溶解，轻晃药瓶直至药物完全溶解，再加入含 100ml 液体的静脉输液袋中。配制最高浓度应为 1mg/ml。 3. 本品在 2~8℃冷藏条件下可贮藏 48h。 4. 本品可通过专用输液管或 Y 型管静脉给药。如果同一输液管连续用于输注多种药物，应该在输注本品前后应用 0.9% 氯化钠注射液或 5% 葡萄糖注射液冲洗管路。 5. 当使用 0.9% 氯化钠注射液（USP）或 5% 葡萄糖注射液（USP）通过 Y 型管给药时，本品与下列药物或稀释液相容：阿米卡星、多巴酚丁胺、盐酸多巴胺、庆大霉素、氟哌啶醇、乳酸林格溶液、盐酸利多卡因、甲氧氯普胺、吗啡、去甲肾上腺素、哌拉西林 / 三唑巴坦（EDTA 制剂）、氯化钾、异丙酚、盐酸雷尼替丁、茶碱和妥布霉素
合用提示	1. 与华法林合用时，可引起华法林 C_{max} 和 AUC 升高，CL 降低，未显著改变华法林对 INR 的影响，合用时应监测凝血酶原时间。 2. 本品与口服避孕药同用可降低口服避孕药的作用

多西环素[乙]
Doxycycline

【其他名称】艾瑞得安。

【主要作用】四环素类抗生素，特异性地与细菌核糖体 30S 亚基的 A 位置结合，抑制肽链的增长，影响细菌蛋白质的合成。

【适应症】用于立克次体病、支原体属感染、衣原体属感染、回归热、布鲁菌病、霍乱、兔热病、鼠疫及软下疳的治疗，也可用于对青霉素类过敏患者的破伤风、气性坏疽、雅司、梅毒、淋病和钩端螺旋体病以及放线菌属、李斯特菌感染及中、重度痤疮的辅助治疗。治疗布鲁菌病和鼠疫时需与氨基糖苷类联合应用。

【用法用量】静脉滴注。成人，首日 200mg，分 1~2 次滴注；以后根据感染的程度每日给药 100~200mg，分 1~2 次滴注。8 岁以上儿童，首日 4.4mg/kg，分 1~2 次滴注；以后每日 2.2~4.4mg/kg。体重超过 45kg 的儿童按成人剂量给药。吸入性炭疽：每次 100mg，一日 2 次。梅毒一、二期：每日 300mg，疗程至少 10 天。

【临床配伍】见下配伍禁忌表。

配伍禁忌	1. 本品不宜与铝、钙、镁、铁等金属离子药物合用。 2. 本品与哌拉西林 - 他唑巴坦、头孢哌酮钠舒巴坦钠不能混合以免发生沉淀
注意事项	1. 溶媒选择：（1）0.9% 氯化钠注射液；（2）5% 葡萄糖注射液；（3）林格注射液。 2. 将本品 100mg 用 10ml 灭菌注射用水或 0.9% 氯化钠注射液、5% 葡萄糖注射液、林格注射液溶解成 10mg/ml 的溶液，再用上述溶媒 200~250ml 稀释，得到浓度为 0.4~0.5mg/ml 的溶液。其他浓度的溶液制备方法可将 10mg/ml 的溶液按比例稀释，但浓度低于 0.1mg/ml 或高于 1mg/ml 的溶液不宜使用。 3. 避免快速给药，输液时间根据剂量（100~200mg/d）决定，一般是 1~2h。 4. 治疗维持到发热症状结束 24~48h 后。 5. 本品 pH 值为 5.0~6.5（1% 水悬浮液）

续表

合用提示	1. 肝药酶诱导剂苯巴比妥、苯妥英钠等可缩短本品 $t_{1/2}$，降低血药浓度，影响疗效，合用应调整本品的剂量。 2. 本品可干扰青霉素的杀菌作用，应避免与青霉素合用。 3. 本品可抑制血浆凝血酶原的活性，接受抗凝治疗的患者使用本品时需调整抗凝药剂量

第八节　大环内酯类

阿奇霉素（53）　　　　　　　吉他霉素（54）　　　　　　　红霉素（54）

阿奇霉素[乙]
Azithromycin

【其他名称】希舒美。

【主要作用】大环内酯类，主要与细菌核糖体的 50S 亚单位结合，抑制依赖于 RNA 的蛋白合成。

【适应症】用于敏感致病菌株所引起的下列感染：由肺炎衣原体、流感嗜血杆菌、嗜肺军团菌、卡他摩拉菌、肺炎支原体、金黄色葡萄球菌或肺炎链球菌引起的需要首先采取静脉滴注治疗的社区获得性肺炎；由沙眼衣原体、淋病奈瑟菌、人型支原体引起的需要首先采取静脉滴注治疗的盆腔炎。

【用法用量】静脉滴注。社区获得性肺炎：成人每次 0.5g，一日 1 次，至少连续用药 2 日，继之换用口服制剂每日 0.5g，7~10 日为一个疗程。盆腔炎：成人每次 0.5g，一日 1 次，用药 1 日或 2 日后，改用口服制剂每日 0.25g，7 日为一个疗程。

【临床配伍】见下配伍禁忌表。

配伍禁忌	1. 其他静脉内输注物、添加剂、药物不能加入本品中，也不能同时在同一条静脉通路中滴注。 2. 本品与阿米卡星、氨曲南、头孢噻肟、头孢他啶、头孢曲松、头孢呋辛、替卡西林钠-克拉维酸钾、环丙沙星有配伍禁忌
注意事项	1. 溶媒选择：（1）0.9% 氯化钠注射液，（2）5% 葡萄糖注射液。 2. 本品用适量灭菌注射用水充分溶解，配制成 0.1g/ml，再加至 250~500ml 上述溶媒中，最终浓度为 1.0~2.0mg/ml。浓度为 1.0mg/ml，滴注时间为 3h；浓度为 2.0mg/ml，滴注时间为 1h。 3. 本品每次滴注时间不得少于 1h，滴注液浓度不得高于 2mg/ml。 4. 本品不能静脉推注或肌内注射。 5. 本品 pH 值 6.4~6.6（100mg/ml 水溶液）
合用提示	1. 与含铝或镁的抗酸剂同时给药，本品峰浓度降低，不建议两者合用。 2. 与利福布汀合用会增加其毒性。 3. 本品可能升高地高辛的血药浓度。 4. 与香豆素类口服抗凝剂合用时，应经常监测凝血酶原时间。 5. 与环孢素合用，应监测环孢素的血药浓度以便相应调整剂量。 6. 本品能提高茶碱血浆浓度，合用时应监测茶碱的血浆浓度。 7. 本品可减少三唑仑的降解，使三唑仑的药理作用增强。 8. 大环内酯类抗生素与氯霉素合用可发生拮抗作用，不宜联合应用

吉他霉素
Kitasamycin

【其他名称】柱晶白霉素，白霉素，利萌。

【主要作用】本品为大环内酯类抗生素，主要与细菌核糖体的 50S 亚单位结合，抑制依赖于 RNA 的蛋白合成。

【适应症】用于敏感的革兰阳性菌所致的皮肤及软组织感染、胆道感染、呼吸道感染、链球菌咽峡炎、猩红热、白喉、军团菌病、百日咳等，以及淋病、非淋病性尿道炎、痤疮等。

【用法用量】静脉推注或静脉滴注。成人：每次 20 万~40 万单位，一日 2~3 次。儿童：每日 20 万单位或酌减，分 2~3 次给药。

【临床配伍】见下配伍禁忌表。

配伍禁忌	1. 本品与注射用炎琥宁、痰热清注射液、注射用双黄连存在配伍禁忌。 2. 本品与磷霉素钠、夫西地酸钠、酪氨酸、二羟丙茶碱、谷氨酸钾、平阳霉素存在配伍禁忌
注意事项	1. 溶媒选择：（1）0.9% 氯化钠注射液；（2）5% 葡萄糖注射液；（3）10% 葡萄糖注射液。 2. 静脉推注，浓度不得 >2%，将 1 次用量溶于 10~20ml 氯化钠注射液或葡萄糖注射液中，缓慢推注，注射时间应不少于 5min。 3. 本品仅供静脉推注或静脉滴注。 4. 本品与红霉素有交叉耐药性
合用提示	大环内酯类抗生素与氯霉素合用可发生拮抗作用，不宜联合应用

红霉素 [甲]
Erythromycin

【主要作用】大环内酯类抗生素，通过与敏感细菌核糖体 50S 亚基结合，从而抑制细菌蛋白质合成。

【适应症】用于青霉素过敏患者治疗溶血性链球菌、肺炎链球菌等所致的急性扁桃体炎、急性咽炎、鼻窦炎；溶血性链球菌所致的猩红热、蜂窝织炎；白喉及白喉带菌者；气性坏疽、炭疽、破伤风；放线菌病；梅毒；李斯特菌病等；军团菌病肺炎；支原体肺炎；其他衣原体属、支原体属所致的泌尿生殖系感染；沙眼衣原体结膜炎；淋球菌感染；厌氧菌所致口腔感染；空肠弯曲菌肠炎；百日咳。

【用法用量】静脉滴注。成人：每次 0.5~1.0g，一日 2~3 次。治疗军团菌病，剂量可增至每日 3~4g，分 4 次。成人一日不超过 4g。儿童：每日 20~30mg/kg，分 2~3 次。

【临床配伍】见下配伍禁忌表。

配伍禁忌	1. 头孢菌素类静脉输液中加入本品将出现混浊，应避免同时使用。 2. 本品与清开灵注射液、注射用双黄连、罗库溴铵注射液、茵栀黄注射液、肝素钠注射液存在配伍禁忌。 3. 本品在酸性输液中破坏效价，一般不与低 pH 的葡萄糖溶液配伍
注意事项	1. 溶媒选择：0.9% 氯化钠注射液。 2. 取本品 0.5g，先加灭菌注射用水 10ml，用力振摇至溶解，然后加入氯化钠注射液或其他电解质溶液中稀释，浓度在 1%~5% 以内；溶解后也可加入含葡萄糖的溶液稀释，但必须每 100ml 溶液中加入 4% 碳酸氢钠 1ml。 3. 静脉滴注宜缓慢

续表

合用提示	1. 本品可抑制卡马西平和丙戊酸等抗癫痫药的代谢，导致后者的血药浓度增高而发生毒性反应。 2. 本品对氯霉素和林可霉素类有拮抗作用。 3. 本品可使长期服用华法林患者的凝血酶原时间延长，增加出血的危险性，老年病人尤应注意。 4. 除二羟丙茶碱外，本品与黄嘌呤类同用可使血清氨茶碱浓度升高，毒性反应增加。 5. 本品可使溴隐停血药浓度增加，导致抗震颤麻痹的活性增强和过量多巴胺类药症状的出现。 6. 本品可增加地高辛的血药浓度，甚至达到中毒水平。 7. 本品能增加血液中环孢素及肌酐的水平，合用时要监测肾功能，测定血浆环孢素的浓度。 8. 与阿司咪唑或特非那定等抗组胺药合用可增加心脏毒性。 9. 与其他肝毒性药物合用可能增强肝毒性。 10. 大剂量本品与耳毒性药物合用，尤其对于肾功能减退患者可能增加耳毒性。 11. 与洛伐他丁合用时可抑制其代谢，从而可能引起横纹肌溶解。 12. 本品和含有麦角胺的药物或其他由麦角胺衍生物的血管收缩剂合用，可能引起伴有肢端坏死的麦角中毒。 13. 与芬太尼合用可抑制其代谢，延长其作用时间。 14. 与咪达唑仑或三唑仑合用时可减少两者的清除而增强其作用。 15. 本品可阻挠性激素类药物的肠肝循环，与口服避孕药合用可使之降效

第九节　酰胺醇类

氯霉素（55）　　　　　　甲砜霉素（56）

氯霉素[甲]
Chloramphenicol

【主要作用】本品为脂溶性，通过弥散进入细菌细胞内，并可逆性地结合在细菌核糖体的50S 亚基上，抑制肽链的形成，从而阻止蛋白质的合成。

【适应症】用于伤寒和副伤寒，严重沙门菌属感染合并败血症；耐氨苄西林的 B 型流感嗜血杆菌脑膜炎或对青霉素过敏患者的肺炎链球菌、脑膜炎奈瑟菌脑膜炎、敏感的革兰阴性杆菌脑膜炎；需氧菌和厌氧菌混合感染的脑脓肿；严重厌氧菌所致感染，累及中枢神经系统者，与氨基糖苷类抗生素合用治疗腹腔感染和盆腔感染，以控制同时存在的需氧和厌氧菌感染；无其他低毒性抗菌药可替代的敏感细菌所致的败血症及肺部感染；立克次体感染。

【用法用量】静脉滴注。成人：每日 2~3g，分 2 次给予。儿童：每日 25~50mg/kg，分3~4 次给予；新生儿每日不超过 25mg/kg，分 4 次给予。

【临床配伍】见下配伍禁忌表。

配伍禁忌	本品与氨曲南、肌苷存在配伍禁忌
注意事项	1. 溶媒选择：（1）0.9%氯化钠注射液，（2）5%葡萄糖注射液。 2. 静脉滴注时以上述溶媒稀释。稀释前，先将药液温热，再加入稀释液中，边稀释边振摇，以免析出结晶。一旦出现结晶或沉淀，可将药液用热水浴热，振摇并放置一会儿，即可使结晶或沉淀溶解。 3. 静脉推注给药时不宜过快

续表

合用提示	1. 苯巴比妥、利福平等肝药酶诱导剂可增强本品的代谢，致使血药浓度降低。 2. 与林可霉素类或红霉素类等大环内酯类抗生素合用可发生拮抗作用，不宜联合应用。 3. 本品可抑制肝药酶的活性，导致乙内酰脲类抗癫痫药的代谢降低，作用增强或毒性增加，合用时需调整剂量。 4. 与降血糖药（如甲苯磺丁脲）合用，可增强降糖作用，需调整剂量。 5. 本品可降低长期使用含雌激素避孕药的可靠性，并增加经期外出血。 6. 本品具有拮抗维生素 B_6 并增加其肾排泄的作用，可导致贫血或周围神经炎的发生，增加机体对维生素 B_6 的需要量。 7. 本品可拮抗维生素 B_{12} 的造血作用，不宜合用。 8. 与某些骨髓抑制药合用或同时进行放射治疗时，可增强骨髓抑制作用，须调整骨髓抑制剂或放射治疗的剂量

甲砜霉素
Thiamphenicol

【其他名称】普施捷。

【主要作用】本品为新型酰胺类抗菌药，具广谱抗菌作用，包括需氧革兰阴性菌及革兰阳性菌、厌氧菌、立克次体属、螺旋体和衣原体属。其抗菌作用机制是影响和抑制致病菌的生理代谢过程，通过与细菌体内核糖体 50s 亚基的结合，抑制肽酰基转移酶和肽链的延长，能特异地阻止 mRNA 与核糖体结合，阻断细菌蛋白质的合成。

【适应症】用于敏感菌如流感嗜血杆菌、大肠杆菌、沙门菌属等所致的呼吸道、尿路、肠道等感染。

【用法用量】肌内注射、静脉推注或静脉滴注。每日 1g，分 1~2 次注射。

【临床配伍】见下配伍禁忌表。

配伍禁忌	与碱性药物配伍使用有时会出现结晶现象，尽量避免合用
注意事项	1. 溶媒选择：（1）0.9%氯化钠注射液，（2）5%葡萄糖注射液。 2. 要注意注射的剂量，并尽量减慢注射速度。 3. 本品应尽量短期使用
合用提示	不能和碳酸钾、氢化可的松钠琥珀酸盐和羟孕甾二酮琥珀酸酯合用

第十节　糖肽类

替考拉宁[乙]
Teicoplanin

【其他名称】他格适。

【主要作用】糖肽类抗生素，与肽聚糖亚单位中的氨基酰 –D– 丙氨酰 –D– 丙氨酸部分结合，使细胞壁的整合和牢固遭损坏，细胞生长停止最后死亡。对厌氧及需氧革兰阳性菌均有抗菌活性。

【适应症】用于治疗各种严重的革兰阳性菌感染，包括不能用青霉素类和头孢菌素类其他抗生素者。本品可用于不能用青霉素类及头孢菌素类抗生素治疗或用上述抗生素治疗失败的严重葡萄球菌感染，或对其他抗生素耐药的葡萄球菌感染。皮肤和软组织感染，泌尿道感染，呼吸道感染，骨和关节感染，败血症，心内膜炎及持续不卧床腹膜透析相关性腹膜炎，亦可作为万古霉素和甲硝唑的替代药。在骨科手术具有革兰阳性菌感染的高危因素时，本品也可作预防用。

【用法用量】静脉推注，静脉滴注，肌内注射。（1）成人：骨科手术预防感染，麻醉诱导期单剂量静脉推注 400mg；①中度感染：皮肤和软组织感染、泌尿系统感染、呼吸道感染：负荷量，400mg，维持量，200mg，一日1次；②严重感染：骨和关节感染、败血症、心内膜炎：负荷量，头三剂 400mg，每 12h 一次；维持量：静脉或肌内注射 400mg，一日1次；某些临床情况，如严重烧伤感染或金葡菌心内膜炎病人，替考拉宁维持量可能需要达到 12mg/kg。（2）2个月以上儿童：严重感染和中性粒细胞较少的患儿，10mg/kg，前三剂负荷剂量每 12h 静脉推注一次，随后剂量 10mg/kg，静脉或肌内注射，一日1次。中度感染，10mg/kg，前三剂负荷剂量每 12h 静脉推注一次，随后维持剂量为 6mg/kg，静脉推注，一日1次。（3）2个月以内婴儿：第一天的推荐负荷剂量为 16mg/kg，只用一剂，随后 8mg/kg，一日1次，静脉滴注时间不少于 30min。

【临床配伍】见下配伍禁忌表。

配伍禁忌	本品与氨基糖苷类直接混合存在不相容性，不可配伍使用
注意事项	1. 溶媒选择：（1）0.9% 氯化钠注射液，（2）复方乳酸钠溶液，（3）5% 葡萄糖溶液，（4）0.18% 氯化钠和4% 葡萄糖注射液，（5）含1.36% 或3.86% 葡萄糖的腹膜透析液。 2. 制备好的本品溶液在4℃条件下保存，贮存时间超过 24h 不再使用。 3. 用 3ml 灭菌注射用水缓慢地注入瓶内，轻轻转动小瓶，直至粉末完全溶解，注意不能产生泡沫。如有泡沫形成将瓶放置 15min，直到泡沫消失。 4. 静脉推注时，注射时间为 3~5min；缓慢静脉滴注，滴注时间不少于 30min。 5. 本品水溶液 pH 7.2~7.8（67mg/ml）
合用提示	由于存在加重不良反应的潜在可能，对正在接受肾毒性或耳毒性药物（如氨基糖苷类、两性霉素 B、环孢菌素、呋塞米）治疗的患者，应小心使用本品

去甲万古霉素 [乙]
Norvancomycin

【其他名称】万迅。

【主要作用】糖肽类抗生素，对葡萄球菌属包括金葡菌和凝固酶阴性葡萄球菌中甲氧西林敏感及耐药株、各种链球菌、肺炎链球菌及肠球菌属等多数革兰阳性菌均有良好抗菌作用。

【适应症】用于耐甲氧苯青霉素的金黄色葡萄球菌所致的系统感染和难辨梭状芽孢杆菌所致的肠道感染和系统感染；青霉素过敏者不能采用青霉素类或头孢菌素类，或经上述抗生素治疗无效的严重葡萄球菌感染患者，可选用去甲万古霉素。本品也用于对青霉素过敏者的肠球菌心内膜炎、棒状杆菌属心内膜炎的治疗。对青霉素过敏与青霉素不过敏的血液透析患者发生葡萄球菌属所致动、静脉分流感染的治疗。

【用法用量】静脉滴注。成人：每日 0.8~1.6g，分 2~3 次静脉滴注。小儿：每日 16~24mg/kg，分 2 次静脉滴注。

【临床配伍】见下配伍禁忌表。

配伍禁忌	1. 本品与头孢哌酮 / 舒巴坦钠有配伍禁忌［金燕，刘金华，翟燕平.护理实践与研究，2012，9（6）：131］。 2. 本品与聚明胶肽注射液有配伍禁忌［杨燕.中国实用护理杂志，2013，29（32）：51］。 3. 本品与琥珀酰明胶注射液存在配伍禁忌［陈玉皇，王希臻，庄严，等.护理学报，2009，16（20）：38］。 4. 本品与头孢哌酮 / 他唑巴坦钠有配伍禁忌［陈桂霞.西南国防医药，2011，21（4）：443］。 5. 本品与哌拉西林 / 他唑巴坦钠有配伍禁忌［张志琼.护理学报，2008，15（6）：68］
注意事项	1. 溶媒选择：（1）0.9% 氯化钠注射液，（2）5% 葡萄糖注射液。 2. 静脉滴注速度不宜过快。每次剂量（0.4~0.8g）应至少用 200ml 溶媒溶解后缓慢滴注，滴注时间宜在 1h 以上。 3. 本品不可肌内注射，也不宜静脉推注。 4. 本品水溶液 pH 2.8~4.5（50mg/ml）
合用提示	1. 与氨基糖苷类抗生素、铂类抗肿瘤药、两性霉素 B 等合用，可增加耳毒性及肾毒性。 2. 与麻醉药同时使用可能出现红斑、组胺样潮红和过敏反应

万古霉素[乙]
Vancomycin

【其他名称】稳可信。

【主要作用】糖肽类窄谱抗生素，主要抑制细胞壁糖肽的合成，通过抑制细菌细胞壁的合成而发挥速效杀菌作用。对 MRSA 有效，与其他种类的抗菌药物无交叉耐药。

【适应症】用于耐甲氧西林金黄色葡萄球菌及其他细菌所致的感染：败血症、感染性心内膜炎、骨髓炎、关节炎、灼伤、手术创伤等浅表性继发感染、肺炎、肺脓肿、脓胸、腹膜炎、脑膜炎。

【用法用量】静脉滴注。成人：每日 2g，可分为每 6h 或每 12h 一次。老年人：每 12h 给予 500mg 或每 24h 给予 1g。儿童、婴儿：每日 40mg/kg，分 2~4 次静脉滴注。新生儿每次 10~15mg/kg，出生一周内的新生儿每 12h 给药一次，出生一周至一月新生儿每 8h 给药一次。肾功能不全病人，剂量必须调整。

【临床配伍】见下配伍禁忌表。

配伍禁忌	1. 本品与碱性溶液有配伍禁忌，遇重金属可发生沉淀。 2. 本品与兰索拉唑、米卡芬净、罗库溴铵、氨茶碱、5- 氟尿嘧啶、肝素钠、肌苷、氢化可的松琥珀酸钠、头孢哌酮 / 他唑巴坦存在配伍禁忌。 3. 本品与阿洛西林、美洛西林、青霉素钠、头孢他啶、头孢吡肟合用可能出现浑浊或沉淀
注意事项	1. 溶媒选择：（1）0.9% 氯化钠注射液，（2）5% 葡萄糖注射液。 2. 临用前先用 10ml 灭菌注射用水溶解 0.5g，再用不少于 100ml 的溶媒稀释，每次静脉滴注时间 60min。 3. 静脉滴注时尽量避免药液外漏，以免引起疼痛或组织坏死，且应经常更换注射部位。 4. 配制后的溶液应尽早使用，若必须保存，则可保存于室温、冰箱内，在 24h 内使用。 5. 本品不宜肌内注射。 6. 本品水溶液 pH 为 2.5~4.5（50mg/ml）
合用提示	1. 与氨基糖苷类抗生素、铂类抗肿瘤药、两性霉素 B 等合用，可增加耳毒性及肾毒性。 2. 和麻醉药同时使用可能出现红斑、组胺样潮红和过敏反应

第十一节 其他抗菌药

磷霉素[甲]
Fosfomycin

【其他名称】林欣之，复美欣。

【主要作用】可抑制细菌细胞壁的早期合成，其分子结构与磷酸烯醇丙酮酸相似，因此可与细菌竞争同一转移酶，使细菌细胞壁合成受到抑制而导致细菌死亡。

【适应症】用于敏感菌所致的呼吸道感染、皮肤及软组织感染、肠道感染、泌尿系统感染、败血症、腹膜炎、脑膜炎、骨髓炎、子宫附件炎、子宫内感染、盆腔炎等。可与其他抗生素联合应用治疗由敏感菌所致重症感染。也可与万古霉素合用，以治疗耐甲氧西林金葡菌感染。

【用法用量】静脉滴注。成人：每日 4~12g，严重感染可增至每日 16g，分 2~3 次滴注。儿童：每日 0.1~0.3g/kg，分 2~3 次滴注。

【临床配伍】见下配伍禁忌表。

配伍禁忌	本品与盐酸尼卡地平、贝美格、二羟丙茶碱、溴己新、吉他霉素注射液存在配伍禁忌
注意事项	1. 溶媒选择：（1）0.9% 氯化钠注射液，（2）5% 葡萄糖注射液。 2. 先用灭菌注射用水适量溶解，然后至 5% 葡萄糖注射液或 0.9% 氯化钠注射液 250~500ml 中。 3. 静脉滴注速度宜缓慢，每次静脉滴注时间应在 1~2h 以上。 4. pH 6.5~8.5（50mg/ml 水溶液）
合用提示	1. 与 β–内酰胺类抗生素合用对金黄色葡萄球菌、铜绿假单胞菌具有协同作用。 2. 与氨基糖苷类抗生素合用时具有协同作用

林可霉素[甲]
Lincomycin

【其他名称】洁霉素，林肯霉素，济民力克。

【主要作用】本品为林可酰胺类抗菌药，对常见的需氧革兰阳性菌有较高抗菌活性，如金黄色葡萄球菌（包括耐青霉素 G 者）、表皮葡萄球菌、β–溶血性链球菌、草绿色链球菌和肺炎链球菌等。对厌氧菌有良好的抗菌作用，包括破伤风杆菌、白喉棒状杆菌和产气荚膜杆菌等。对肠球菌属、脑膜炎双球菌、淋病奈瑟菌和流感嗜血杆菌等革兰阴性菌以及真菌无活性。本品与青霉素、氯霉素、头孢菌素类和四环素类之间无交叉耐药，与大环内酯类有部分交叉耐药。其作用机制在于敏感菌核糖体的 50S 亚基阻止肽链的延长，从而抑制细菌细胞的蛋白质合成，一般系抑菌剂，但在高浓度时，对某些细菌也具有杀菌作用。

【适应症】用于呼吸道感染、骨髓炎、胆道炎、败血症及关节和软组织感染。

【用法用量】1.肌内注射。成人：每次0.6g，一日2次；儿童（出生一个月以上者）：每日按体重注射10~20mg/kg（即1万~2万单位/kg），分2~3次注射。2.静脉滴注。成人：每次0.6g，每8~12h一次。儿童（出生1个月以上者）：每日按体重注射10~20mg/kg（即1万~2万单位/kg），分2~3次注射。

【临床配伍】见下配伍禁忌表。

配伍禁忌	1. 本品注射剂pH呈酸性，与碱性制剂或者低pH值情况下不稳定的药物不相容。 2. 与新生霉素、卡那霉素在同瓶静滴时有配伍禁忌
注意事项	1. 溶媒选择：（1）0.9%氯化钠注射液，（2）5%葡萄糖注射液，（3）10%葡萄糖注射液。 2. 静脉滴注时每0.6g溶于100~200ml（不少于100ml）溶媒内，静脉滴注1~2h（不少于1h）
合用提示	1. 可增强吸入性麻醉药的神经肌肉阻断现象，导致骨骼肌软弱和呼吸抑制或麻痹（呼吸暂停），在手术中或术后合用时应注意。 2. 与抗蠕动止泻药、含白陶土止泻药合用时，本品在疗程中甚至在疗程后数周有引起伴严重水样腹泻的伪膜性肠炎可能。因可使结肠内毒素延迟排出，从而导致腹泻延长和加剧，故抗蠕动止泻药不宜合用。 3. 本品具神经肌肉阻断作用，与抗肌无力药合用时将导致后者对骨骼肌的效果减弱。为控制重症肌无力的症状，在合用时抗肌无力药的剂量应予调整。 4. 氯霉素或红霉素在靶位上均可置换本品，或阻抑后者与细菌核糖体50S亚基的结合，体外试验显示林可霉素与红霉素具拮抗作用，故林可霉素不宜与氯霉素或红霉素合用。 5. 与阿片类镇痛药合用，本品的呼吸抑制作用与阿片类的中枢呼吸抑制作用可因累加现象而有导致呼吸抑制延长或引起呼吸麻痹（呼吸暂停）的可能，故必须对病人进行密切观察或监护。 6. 本品可增强神经肌肉阻断药的作用，两者应避免合用

克林霉素[甲]
Clindamycin

【其他名称】氯洁霉素，氯林霉素，克林美。

【主要作用】本品为化学半合成的克林霉素衍生物，它在体外无抗菌活性，进入机体迅速水解为克林霉素而显示药理活性，故抗菌谱、抗菌活性及治疗效果与克林霉素相同，其抗菌活性较林可霉素强4~8倍，对需氧革兰阳性球菌有较高抗菌活性。

【适应症】用于革兰阳性菌引起的下列各种感染性疾病：扁桃体炎、化脓性中耳炎、鼻窦炎等；急性支气管炎、慢性支气管炎急性发作、肺炎、肺脓肿和支气管扩张合并感染等；皮肤和软组织感染；泌尿系统感染；骨髓炎、败血症、腹膜炎和口腔感染等。用于厌氧菌引起的各种感染性疾病：脓胸、肺脓肿、厌氧菌性肺炎；皮肤和软组织感染、败血症；腹内感染；女性盆腔及生殖器感染。

【用法用量】静脉滴注或肌内注射。成人：轻中度感染：每日0.6~1.2g，分为2~4次；重度感染：一日1.2~2.7g，可分为2~4次；儿童：轻中度感染：每日15~25mg/kg，可分为3~4次；重度感染：每日25~40mg/kg，可分为3~4次。

【临床配伍】见下配伍禁忌表。

续表

配伍禁忌	本品与头孢曲松、新生霉素、卡那霉素、氨苄青霉素、环丙沙星、苯妥英钠、巴比妥酸盐盐、兰索拉唑、泮托拉唑、氨茶碱、葡萄糖酸钙及硫酸镁可产生配伍禁忌
注意事项	1. 静脉滴注需将本品用 0.9% 氯化钠注射液或 5% 葡萄糖液稀释成 ≤ 6mg/ml 浓度的药液，缓慢滴注，每 100ml 滴注时间不少于 30min。 2. 肌内注射需将本品用 0.9% 氯化钠注射液配制成 50~150mg/ml（或每瓶加 5ml0.9% 氯化钠注射液溶解）澄明液体并即时使用。 3. 本品含苯甲醇，禁止用于儿童肌内注射。 4. 肌内注射 1 次不能超过 0.6g，超过此剂量应改为静脉给药
合用提示	1. 本品与红霉素、氯霉素有拮抗作用，不宜合用。 2. 克林霉素具有神经肌肉阻滞作用，可能会提高其他神经肌肉阻滞药的作用，两者不宜合用。 3. 本品与阿片类镇痛药合用，可能使呼吸中枢抑制现象加重

夫西地酸[乙]
Fusidate

【其他名称】立思丁。

【主要作用】夫西地酸通过抑制细菌蛋白质的合成而产生杀菌作用。夫西地酸对一系列革兰阳性细菌有强大的抗菌作用。葡萄球菌，包括对青霉素、甲氧西林和其他抗菌素耐药的菌株，均对本品高度敏感。夫西地酸与临床使用的其他抗菌药物之间无交叉耐药性。

【适应症】用于各种敏感细菌，尤其是葡萄球菌引起的感染，如骨髓炎、败血症、心内膜炎、反复感染的囊性纤维化、肺炎、皮肤及软组织感染，外伤及创伤性感染等。

【用法用量】静脉滴注。成人：每次 0.5g，一日 3 次。儿童及婴儿：每日 20mg/kg，分 3 次给药。

【临床配伍】见下配伍禁忌表。

配伍禁忌	1. 本品不能与卡那霉素、庆大霉素、万古霉素、头孢噻啶或羟苄青霉素混合。 2. 本品亦不可与全血、氨基酸溶液或含钙溶液混合。 3. 本品与果糖二磷酸钠、桂哌齐特、静注人免疫球蛋白、吉他霉素存在配伍禁忌。 4. 当溶液的 pH 低于 7.4 时，本品会沉淀。
注意事项	1. 溶媒选择：（1）0.9% 氯化钠注射液，（2）5% 葡萄糖注射液。 2. 本品 0.5g 溶于所附的无菌缓冲溶液中，然后用溶媒稀释至 250~500ml 静脉滴注。 3. 静脉滴注时间不应少于 2~4h。 4. 本品不得肌内注射或皮下注射。 5. 未经稀释的本品溶液不得直接静脉注射。 6. 所附缓冲液必须全部用完且药物充分溶解后，再用 0.9% 氯化钠注射液或 5% 葡萄糖注射液稀释。 7. 若葡萄糖注射液过酸，溶液会呈乳状，如出现此情况即不能使用。 8. 本品应输入血流良好、直径较大的静脉，或中心静脉插管输入，以减少发生静脉痉挛及血栓性静脉炎的危险。 9. 静脉滴注液配好后应在 24h 内用完
合用提示	偶有报道本品可增加香豆素类药物的抗凝血作用

达托霉素[乙]
Daptomycin

【其他名称】克必信，达托美。

【主要作用】达托霉素为一类新型的环脂肽类抗生素，是一种天然产物，在临床上用于治疗因需氧革兰阳性菌引起的感染。本品对耐药的革兰阳性菌，包括对甲氧西林、万古霉素和利奈唑胺耐药菌仍有效。本品与细菌细胞膜结合，并引起细胞膜电位的快速去极化。细胞膜电位的这种降低抑制了蛋白质、DNA 和 RNA 的合成，最终导致细菌细胞死亡。该药作用机制不同于任何其他的抗生素。

【适应症】金黄色葡萄球菌（包括甲氧西林敏感和甲氧西林耐药）导致的伴发右侧感染性心内膜炎的血流感染（菌血症）。如果确定或怀疑的病原体包括革兰阴性菌或厌氧菌，则临床上可采用联合抗菌治疗。

【用法用量】金黄色葡萄球菌（包括甲氧西林敏感和甲氧西林耐药）导致的伴发右侧感染性心内膜炎的血流感染（菌血症）：6mg/kg，每 24h 一次，至少 2~6 周。肾功能受损成年患者的注射用达托霉素推荐剂量：肌酐清除率（CLCR）≥ 30ml/min 的患者：6mg/kg，每 24h 一次；肌酐清除率（CLCR）<30ml/min，包括血液透析或 CAPD 的患者：6mg/kg，每 48h 一次。

【临床配伍】见下配伍禁忌表。

配伍禁忌	1. 不得与其他药物同瓶输注或通过同一输液管进行给药。 2. 本品不得与含右旋糖的稀释液联合使用。 3. 本品禁用 5% 葡萄糖注射液稀释
注意事项	1. 溶媒选择：（1）0.9% 氯化钠注射液；（2）乳酸钠林格注射液。 2. 药物配制：本品 0.5g 加入 0.9% 氯化钠注射液 10ml，轻轻转动瓶子，确保药物全部浸入，静置 10min，轻轻转动或晃动瓶子数分钟，直到完全溶解，再用溶媒进一步稀释。 3. 静脉滴注时间为 30min。 4. 为了避免产生泡沫，在溶解时、溶解后避免剧烈搅动或晃动瓶子。 5. 如果采用同一输液管连续输注几种不同的药物，应在输注达托霉素前后以合适的溶液冲洗输液管。 6. 在小瓶溶解后及输液袋稀释后，室温下保存时间不超过 12h，冰箱中保存时间不超过 48h
合用提示	1. 对于接受达托霉素与华法林治疗的患者，在开始使用达托霉素治疗后的初期，应进行抗凝活性监测。 2. 由于羟甲戊二酰辅酶 A（HMG-CoA）还原酶抑制剂与达托霉素伴随用药在患者中的经验有限，合用时应考虑暂时停止使用 HMG-CoA 还原酶抑制剂

利奈唑胺[乙]
Linezolid

【其他名称】斯沃。

【主要作用】本品属于新一类的合成抗生素——噁唑烷酮类抗生素，可用于治疗由需氧的革兰阳性菌引起的感染，还包括一些革兰阴性菌和厌氧菌。通过与其他抗菌药物不同的作用机制抑制细菌的蛋白质合成，与细菌 50S 亚基的 23S 核糖体 RNA 上的位点结合，从而阻止形成功能性 70S 始动复合物，后者为细菌转译过程中非常重要的组成部分。

【适应症】用于治疗由特定微生物敏感株引起的下列感染：万古霉素耐药的屎肠球菌引起的感染，包括伴发的菌血症；院内获得性肺炎；复杂性皮肤和皮肤软组织感染；社区获得性肺炎。

【用法用量】静脉滴注。成人及 12 岁以上儿童：一次 0.6g，每 12h 一次。儿童：11 岁及以下儿童，一次 10mg/kg，每 8h 一次；出生 7 天以内新生儿，一次 10mg/kg，每 12h 一次，疗效不佳时可改为一次 10mg/kg，每 8h 一次。

【临床配伍】见下配伍禁忌表。

配伍禁忌	本品与头孢曲松钠、两性霉素 B、盐酸氯丙嗪、地西泮、苯妥英钠有配伍禁忌
注意事项	1. 溶媒选择：（1）0.9% 氯化钠注射液，（2）5% 葡萄糖注射液，（3）乳酸林格液。 2. 静脉滴注时应在 0.5~2h 内滴注完毕。 3. 不能将此静脉输液袋串联在其他静脉给药通路中。不可在此溶液中加入其他药物。如果需与其他药物合并应用，应根据每种药物的剂量和给药途径分别应用。 4. 如果同一静脉通路用于几个药物依次给药，在应用本品前及使用后，应进行冲管。 5. 在室温下贮藏，避免冷冻。 6. 静脉注射液可呈黄色，且随着时间延长可加深，但对药物含量没有不良影响
合用提示	本品为可逆的、非选择性的单胺氧化酶抑制剂，与肾上腺素能药物或 5- 羟色胺类制剂有潜在的相互作用

炎琥宁
Potassium Sodium Dehydroandroandrographolide Succinate

【主要作用】本品系植物穿心莲提取物——穿心莲内酯经酯化、脱水、成盐精制而成的脱水穿心莲内酯琥珀酸半酯钾钠盐。能抑制早期毛细血管通透性增高与炎性渗出和水肿，能特异性地兴奋垂体–肾上腺皮质功能，促进 ACTH 释放，增加垂体前叶中 ACTH 的生物合成；体外具有灭活腺病毒、流感病毒、呼吸道病毒等多种病毒的作用。

【适应症】用于病毒性肺炎和病毒性上呼吸道感染。

【用法用量】静脉滴注。每日 0.16~0.4g，一日 1~2 次，小儿酌减或遵医嘱。肌内注射。每次 40~80mg，一日 1~2 次。

【临床配伍】见下配伍禁忌表。

配伍禁忌	1. 本品宜单独使用，不能与其他药物在同一容器中混合使用。 2. 本品忌与酸、碱性或含有亚硫酸氢钠、焦亚硫酸钠为抗氧化剂的药物配伍，如维生素 B₆ 注射液、葡萄糖酸钙注射液、氨茶碱、氨基糖苷类，喹诺酮类药物 3. 本品忌与复方三维 B、吉他霉素配伍
注意事项	1. 溶媒选择：（1）5% 葡萄糖注射液，（2）5% 葡萄糖氯化钠注射液。 2. 本品需输注前新鲜配制，药物性状发生改变时禁用。 3. 应严格按照说明书使用，不可超剂量、超适应症用药
合用提示	未见相关资料

多黏菌素 B[乙]
Polymyxin B

【其他名称】多黏菌素乙。

【主要作用】本品对铜绿假单胞菌、大肠杆菌、肺炎克雷伯菌，以及嗜血杆菌、肠杆菌属、沙门菌、志贺菌、百日咳杆菌、巴斯德菌和弧菌等革兰阴性菌有抗菌作用。变形杆菌、奈瑟菌、沙雷菌、普鲁威登菌、革兰阴性菌和专性厌氧菌均对本类药物不敏感。细菌对本品与多黏菌素 E 之间有交叉耐药性，但对本类药物与其他类抗菌药物间则没有交叉耐药性发现。

【适应症】主要应用于铜绿假单胞菌及其他假单胞菌引起的创面、尿路以及眼、耳、气管等部位感染，也可用于败血症、腹膜炎。

【用法用量】1. 静脉滴注。成人及儿童肾功能正常者：每日 1.5~2.5mg/kg，每 12h 1 次（一般每日不超过 2.5mg/kg）。婴儿肾功能正常者可耐受每日 4mg/kg 的用量。2. 肌内注射。成人及儿童：每日 2.5~3mg/kg，分次给予，每 4~6h 一次。婴儿每日量可用到 4mg/kg，新生儿可用到 4.5mg/kg。3. 鞘内注射（用于铜绿假单胞菌性脑膜炎）。成人与 2 岁以上儿童：每日 5mg，应用 3~4 后，改为隔日 1 次，至少 2 周，直至脑脊液培养阴性，检验糖量正常。2 岁以下儿童：每次 2mg，一日 1 次，连续 3~4 天（或者 2.5mg 隔日 1 次），以后用 2.5mg，隔日 1 次，直到检验正常。4. 滴眼液浓度 1~2.5mg/ml。

【临床配伍】见下配伍禁忌表。

配伍禁忌	1. 在酸性溶液中稳定，其中性溶液在室温放置一周不影响效价，碱性溶液不稳定。 2. 本品与头孢唑林、头孢呋辛存在配伍禁忌
注意事项	1. 静脉滴注：每 50mg 本品，以 5% 葡萄糖注射液 500ml 稀释后滴入。 2. 鞘内注射：以 0.9% 氯化钠注射液制备 5mg/ml 药液，注射量 1 次不宜超过 5mg，以防引起对脑膜或神经组织的刺激。 3. 静脉注射可能导致呼吸抑制，一般不采用
合用提示	1. 避免与具有肾毒性药物合用，如氨基糖苷类抗生素。 2. 不应与骨骼肌松弛剂、肌肉松弛作用明显的麻醉药（如恩氟烷）等合用。 3. 不可同时静脉应用奎宁、镁剂等。 4. 与磺胺类药物、利福平、半合成青霉素等合用，治疗严重耐药革兰阴性菌感染，效果优于单独应用

甲氧苄啶
Trimethoprim

【其他名称】甲氧苄氨嘧啶，甲氧苄嘧啶，增效磺胺。

【主要作用】本品为抗菌消炎药。其机制为抑制细菌的二氢叶酸还原酶，阻碍细菌的叶酸代谢，与磺胺类药合用时，能使细菌的代谢遭到双重阻碍，从而增强抗菌效果。与某些抗生素合用时，也有增效作用，因此作磺胺类药和某些抗生素的增效剂。

【适应症】用于敏感菌引起的急性单纯性下尿路感染初发病例。本品一般与磺胺药联合用药。

【用法用量】静脉滴注。每次 30~100mg，一日 80~200mg。

【临床配伍】见下配伍禁忌表。

配伍禁忌	1. 本品与穿琥宁有配伍禁忌［王乾. 解放军护理杂志，2007，24（2）：43］。 2. 本品与头孢孟多酯有配伍禁忌［张小敏. 护理实践与研究，2011，8（24）：110］。 3. 本品与呋塞米有配伍禁忌［赵晓燕. 中国误诊学杂志，2011，11（8）：1781］。 4. 本品与美洛西林钠舒巴坦钠有配伍禁忌［李玉红. 中国误诊学杂志，2011，11（3）：530］
注意事项	1. 溶媒选择：（1）0.9% 氯化钠注射液；（2）5% 葡萄糖注射液；（3）10% 葡萄糖注射液。 2. 遇结晶析出时，可温热使溶解，澄清后使用。 3. 本品水溶液 pH 值为 7.5~8.5（0.05% 水溶液）

续表

合用提示	1. 骨髓抑制剂与本品合用时发生白细胞、血小板减少的机会增多。 2. 氨苯砜与本品合用时，两者血药浓度均可升高，氨苯砜浓度的升高可使不良反应增多且加重，尤其是高铁血红蛋白症的发生。 3. 本品不宜与抗肿瘤药、2，4-二氨基嘧啶类药物同时应用，也不宜在应用其他叶酸拮抗药治疗的疗程之间应用本品，因为有产生骨髓再生不良或巨幼红细胞贫血的可能。 4. 与利福平合用时可明显增加本品清除，血清半衰期缩短。 5. 与环孢素合用可增加肾毒性。 6. 本品可干扰苯妥英的肝内代谢，增加苯妥英的半衰期（$t_{1/2}$）达 50%，并使其清除率降低 30%。 7. 与普鲁卡因胺合用时可减少普鲁卡因胺的肾清除，致普鲁卡因胺及其代谢物 NAPA 的血浓度增高。 8. 与华法林合用时可抑制该药的代谢而增强其抗凝作用

舒巴坦[乙]
Sulbactam

【主要作用】本品为半合成 β-内酰胺酶抑制药，对淋病奈瑟菌、脑膜炎奈瑟菌和乙酸钙不动杆菌有较强抗菌活性，对其他细菌的作用均甚差，但对金黄色葡萄球菌和多数革兰阴性菌所产生的 β-内酰胺酶有很强的不可逆的竞争性抑制作用。与青霉素类和头孢菌素类合用时，使因产酶而对前两类抗生素耐药的金黄色葡萄球菌、流感嗜血杆菌、大肠埃希菌、脆弱拟杆菌等的 MIC 降到敏感范围之内。

【适应症】本品与青霉素类或头孢菌素类联合，用于治疗敏感菌所致的尿路感染、肺部感染、支气管感染、耳鼻喉科感染、腹腔和盆腔感染、胆道感染、败血症、皮肤软组织感染等。

【用法用量】本品与氨苄西林以 1：2 剂量比应用时。1.静脉滴注。轻度感染，每日舒巴坦 0.5g，氨苄西林 1g，分 2 次；一般感染，成人每日舒巴坦 1~2g，氨苄西林 2~4g，分 2~3 次；重度感染，可增大剂量至每日舒巴坦 3~4g，氨苄西林 6~8g，分 3~4 次静脉滴注。2.肌内注射。轻度感染，每日舒巴坦 0.5g，氨苄西林 1g，分 2 次；一般感染，成人每日舒巴坦 1~2g，氨苄西林 2~4g，分 2~3 次。

【临床配伍】见下配伍禁忌表。

配伍禁忌	本品与哌替啶有配伍禁忌 [赖金香，全科护理，2013,11（28）：2672]
注意事项	1. 溶媒选择：（1）0.9% 氯化钠注射液，（2）5% 葡萄糖注射液，（3）10% 葡萄糖注射液。 2. 本品必须和 β-内酰胺类抗生素合用，单独使用无效。 3. 用药前须做青霉素皮肤试验，阳性者禁用。 4. 交叉过敏反应：对一种青霉素类抗生素过敏者可能对其他青霉素类抗生素也过敏。 5. 本品配成溶液后必须及时使用，不宜久置。 6. 本品水溶液 pH 值为 4.5~7.2（5% 水溶液）
合用提示	1. 丙磺舒、阿司匹林、吲哚美辛、保泰松、磺胺药可减少本品自肾脏排泄，因此与本品合用时使其血药浓度增高，排泄时间延长，毒性也可能增加。 2. 本品与双硫仑（乙醛脱氢酶抑制药）也不宜合用

第十二节　磺胺类

磺胺嘧啶（66）

磺胺嘧啶[甲]
Sulfadiazine

【其他名称】磺胺哒嗪。

【主要作用】广谱抗菌剂，可竞争性作用于细菌体内的二氢叶酸合成酶，从而阻止细菌合成所需的叶酸，减少具有代谢活性的四氢叶酸的合成，抑制细菌的生长繁殖。

【适应症】用于敏感脑膜炎奈瑟菌所致的脑膜炎患者的治疗。也可用于治疗对其敏感的流感嗜血杆菌、肺炎链球菌和其他链球菌所致的急性支气管炎、轻症肺炎；星形奴卡菌病；对氯喹耐药的恶性疟疾的辅助用药；与乙胺嘧啶联合用药治疗鼠弓形虫引起的弓形虫病。

【用法用量】静脉推注或静脉滴注。成人：治疗严重感染如流行性脑脊髓膜炎，首剂50mg/kg静脉推注，继以每日100mg/kg，分3~4次静脉滴注或缓慢静脉推注。儿童：一般感染，每日50~75mg/kg，分2次。流行性脑脊髓膜炎，每日100~150mg/kg，分3~4次静脉滴注或缓慢静脉推注。

【临床配伍】见下配伍禁忌表。

配伍禁忌	本品不能与吗啡、哌替啶注射液配伍，否则发生浑浊
注意事项	1. 溶媒选择：0.9% 氯化钠注射液。 2. 用灭菌注射用水或 0.9% 氯化钠注射液稀释成 5% 的溶液，缓慢静脉推注；静脉滴注浓度不超过 1%。 3. 不宜做皮下注射和鞘内注射。 4. 本品遇光易变质。 5. 用药期间多饮水，以防结晶尿。 6. 本品钠盐的 pH 为 9.5~11.0
合用提示	1. 磺吡酮可减少本品自肾小管的分泌，导致血药浓度升高而持久或产生毒性。 2. 本品与对氨基苯甲酸合用，二者发生相互拮抗。 3. 本品可抑制口服抗凝药、口服降血糖药、甲氨蝶呤、苯妥英钠和硫喷妥钠的代谢，使其作用时间延长或产生毒性。 4. 与骨髓抑制药、溶栓药合用时可能增强此类药物潜在的毒副作用。 5. 与肝毒性药物合用时可能引起肝毒性发生率的增高。 6. 与乌洛托品合用，可致使本品形成不溶性沉淀物，增加发生结晶尿的危险性。 7. 与光敏药物合用时可能发生光敏作用的相加。 8. 与避孕药长时间合用可导致避孕的可靠性减小，并增加经期外出血的机会。 9. 本品可增加保泰松的作用。 10. 本品可干扰青霉素类药物的杀菌作用，避免同时应用

第十三节　喹诺酮类

莫西沙星[乙]
Moxifloxacin

【其他名称】 拜复乐。

【主要作用】 本品属于氟喹诺酮类抗菌药，其杀菌作用机制为干扰拓扑异构酶Ⅱ和Ⅳ，从而干扰细菌 DNA 复制、修复和转录。

【适应症】 用于治疗成人（≥ 18 岁）敏感细菌所引起的下列感染：急性细菌性鼻窦炎、慢性支气管炎急性发作、社区获得性肺炎、皮肤和皮肤软组织感染、复杂性腹腔内感染。

【用法用量】 静脉滴注。成人：每次 0.4g，一日 1 次。疗程视感染而定，急性细菌性鼻窦炎为 10 天，慢性支气管炎急性发作为 5 天，社区获得性肺炎为 7~14 天，非复杂性皮肤和皮肤软组织感染 7 天，复杂性皮肤和皮肤软组织感染 7~21 天，复杂性腹腔内感 5~14 天。

【临床配伍】 见下配伍禁忌表。

配伍禁忌	1. 莫西沙星注射液需要与其他药物合用，每种药物需要单独给药。 2. 喹诺酮类禁止与炎琥宁、灯盏细辛、清开灵、双黄连、丹参酮ⅡA磺酸钠、香丹注射液混合配伍
注意事项	1. 溶媒选择：5% 葡萄糖注射液。 2. 每 0.4g 莫西沙星可溶于 250ml 溶媒中。推荐每次的滴注时间不少于 90min。稀释后的混合液在室温条件下可保持 24h 稳定。 3. 盐酸莫西沙星注射液为静脉注射剂，只能用于静脉滴注，不能用于动脉内、肌内、鞘内注射，不能腹膜内或皮下给药。 4. 避免用于已知 QT 间期延长和低钾血症患者
合用提示	1. 避免与抗心律失常 Ia 类药物（例如奎尼丁、普鲁卡因胺）或Ⅲ类药物（例如胺碘酮、索他洛尔）同时使用。 2. 与西沙必利、红霉素、抗精神病药物和三环抗抑郁药合用时应谨慎，以免延长 Q-T 间期

左氧氟沙星[甲、乙]
Levofloxacin

【其他名称】 左克，特夫比克。

【主要作用】 本品属于喹诺酮类抗菌药，是氧氟沙星的左旋体，其抗菌活性约为氧氟沙星的两倍。它的主要作用机制为抑制细菌 DNA 旋转酶（细菌拓扑异构酶Ⅱ）的活性，阻碍细菌 DNA 的复制。本品具有抗菌谱广、抗菌作用强的特点，对大多数肠杆菌科细菌（如大肠埃希菌）、克雷伯菌属、沙雷菌属、变形杆菌属、志贺菌属、沙门菌属、枸橼酸杆菌、不动杆菌属以及铜绿假单胞菌、流感嗜血杆菌、淋病奈瑟菌等革兰阴性细菌有较强的抗菌活性。对部分甲氧西林敏感葡萄球菌、肺炎链球菌、化脓性链球菌、溶血性链球菌等革兰阳性菌和军团菌、支原体、衣原体也有良好的抗菌作用，但对厌氧菌和肠球菌的作用较差。

【适应症】 本品适用于敏感细菌所引起的下列中、重度感染：①呼吸系统感染：急性支气管炎、慢性支气管炎急性发作、弥散性细支气管炎、支气管扩张合并感染、肺炎、扁桃体炎（扁桃体周脓肿）；②泌尿系统感染：肾盂肾炎、复杂性尿路感染等；③生殖系统感染：急性前列腺炎、急性副睾炎、宫腔感染、子宫附件炎、盆腔炎（疑有厌氧菌感染时可合用甲硝唑）；④皮肤及软组织感染：传染性脓疱病、蜂窝组织炎、淋巴管（结）炎、皮下脓肿、肛周脓肿等；⑤肠道感染：细菌性痢疾、感染性肠炎、沙门菌属肠炎、伤寒及副伤寒；⑥败血症、粒细胞减少及免疫功能低下患者的各种感染；⑦其他感染：乳腺炎、外伤、烧伤及手术后伤口感染、腹腔感染（必要时合用甲硝唑）、胆囊炎、胆管炎、骨与关节感染以及五官科感染等。

【用法用量】静脉滴注。肾功能正常的成人：肺炎，每次 0.5~0.75g，一日 1 次；急性细菌性鼻窦炎，每次 0.5~0.75g，一日 1 次；慢性支气管炎急性细菌性加重，每次 0.5g，一日 1 次；皮肤及软组织感染，每次 0.5~0.75g，一日 1 次；慢性细菌性前列腺炎，每次 0.5g，一日 1 次；尿路感染，每次 0.25~0.75g，一日 1 次。根据感染的种类及严重程度适当增减。肾功能受损患者：肌酐清除率 ≥ 50ml/min 时不需调整用量；肌酐清除率 < 50ml/min 时应适当减量或延长给要时间间隔。

【临床配伍】见下配伍禁忌表。

配伍禁忌	1. 左氧氟沙星不宜与其他药物同瓶或在同一根静脉输液管内进行静脉滴注。 2. 本品与炎琥宁、灯盏细辛、清开灵、双黄连、丹参酮 II$_A$ 磺酸钠、香丹注射液及阿昔洛韦、阿奇霉素、阿米卡星、兰索拉唑、硝普钠、丙泊酚有配伍禁忌。 3. 禁止与多价金属离子如镁、钙等溶液在同一输液管中使用
注意事项	1. 溶媒选择：（1）0.9% 氯化钠注射液，（2）5% 葡萄糖注射液。 2. 本品 0.25~0.75g 溶于 250~500ml 溶媒中，滴注时间为每 250ml 不得少于 2h，每 500ml 不得少于 3h。 3. 仅可经静脉滴注给药，不可用于肌内、鞘内、腹膜内或皮下给药。 4. 本品溶液 pH 值为 3.0~5.5
合用提示	1. 本品对茶碱的代谢影响很小，但合用时也应密切观察患者情况。 2. 与华法林或其衍生物同时应用时，应监测凝血酶原时间或其他凝血试验。 3. 与非甾体类抗炎药同时应用，有引发抽搐的可能。 4. 本品对口服降血糖药的代谢影响很小，但用药过程中应注意监测血糖浓度，一旦发生低血糖时应立即停用本品，并给予适当处理

环丙沙星 [甲、乙]
Ciprofloxacin

【其他名称】悉复欢，广易沙，瑞欣超。

【主要作用】环丙沙星属于喹诺酮类，是一种合成的广谱抗菌药。环丙沙星抑制 DNA 螺旋酶，从而阻断细菌的代谢，使得信息不能再从细菌的染色体转录而起到杀菌作用。

【适应症】用于敏感菌引起的呼吸道感染、胃肠道感染、伤寒、骨和关节感染、皮肤及软组织感染、败血症等全身感染。

【用法用量】静脉滴注。成人：每次 0.1~0.2g，每 12h 一次。严重感染或铜绿假单胞菌感染可加大剂量至每次 0.4~0.8g，一日 2~3 次。疗程视感染程度而定，通常治疗持续 7~14 天，一般在感染症状消失后还应继续使用至少 2 天。急性单纯性下尿路感染 5~7 天，复杂性尿路感染 7~14 天，肺炎和皮肤及软组织感染 7~14 天，肠道感染 5~7 天，骨和关节感染 4~6 周或更长，伤寒 10~14 天。

【临床配伍】 见下配伍禁忌表。

配伍禁忌	1. 本品宜单独输注。 2. 本品与阿莫西林钠、氨苄西林－舒巴坦钠、氟氯西林钠、头孢吡肟、米卡芬净、阿奇霉素、克林霉素、甲硝唑、兰索拉唑、泮托拉唑、藻酸双酯钠、存在配伍禁忌。 3. 喹诺酮类禁止与炎琥宁、灯盏细辛、清开灵、双黄连、丹参酮ⅡA磺酸钠、香丹注射液混合配伍
注意事项	1. 溶媒选择：（1）0.9% 氯化钠注射液，（2）5% 葡萄糖注射液，（3）10% 葡萄糖注射液。 2. 临用前将其溶解于 200ml 溶媒中，滴注时间不少于 30min。 3. 本品大剂量应用或尿 pH 值在 7 以上时可发生结晶尿。为避免结晶尿的发生，宜多饮水，保持 24h 排尿量在 1200ml 以上。 4. 本品 pH 值为 3.5~4.5
合用提示	1. 本品与茶碱类合用时可能由于与细胞色素 P450 结合部位的竞争性抑制，导致茶碱类的肝清除明显减少，血消除半衰期延长，血药浓度升高，出现茶碱中毒症状。 2. 与环孢素合用，可使后者的血药浓度升高，必须监测环孢素血浓度，并调整剂量。 3. 与抗凝药华法林合用时可增强后者的抗凝作用，合用时应严密监测患者的凝血酶原时间。 4. 丙磺舒可减少本品自肾小管分泌约 50%，合用时可因本品血浓度增高而产生毒性。 5. 本品干扰咖啡因代谢，使后者清除减少，可能产生中枢神经系统毒性。 6. 与甲氨蝶呤合用，使甲氨蝶呤在血浆中的浓度升高，增加中毒反应的危险性

诺氟沙星
Norfloxacin

【其他名称】 汇峰德。

【主要作用】 本品为氟喹诺酮类抗菌药，具广谱抗菌作用，尤其对需氧革兰阴性杆菌的抗菌活性高。

【适应症】 适用于敏感菌所引起的呼吸道、泌尿道、胃肠道感染，如急性支气管炎、慢性支气管炎急性发作、肺炎，急、慢性肾盂肾炎，膀胱炎，伤寒等。

【用法用量】 静脉滴注。成人，每次 0.2g，一日 2 次；严重病例每次 0.4g，一日 2 次。急性感染一般 7~14 天为一疗程，慢性感染 14~21 天为一疗程，或遵医嘱。

【临床配伍】 见下配伍禁忌表。

配伍禁忌	喹诺酮类禁止与炎琥宁、灯盏细辛、清开灵、双黄连、丹参酮ⅡA磺酸钠、香丹注射液混合配伍
注意事项	1. 溶媒选择：5% 葡萄糖注射液。 2. 本品 0.2g 稀释于 100~250ml 溶媒中，1.5~2h 滴完；0.4g 稀释于 500ml 溶媒中，3~4h 滴完。 3. 本品不宜静脉注射，静脉滴注速度不宜过快
合用提示	1. 尿碱化剂可减低本品在尿中的溶解度，导致结晶尿和肾毒性。 2. 本品与茶碱类合用时可能由于与细胞色素 P450 结合部位的竞争性抑制，导致茶碱类的肝清除明显减少，血消除半衰期延长，血药浓度升高，出现茶碱中毒症状。 3. 与环孢素合用，可使后者的血药浓度升高，必须监测环孢素血浓度，并调整剂量。 4. 与抗凝药华法林合用时可增强后者的抗凝作用，合用时应严密监测患者的凝血酶原时间。 5. 丙磺舒可减少本品自肾小管分泌 50%，合用时可因本品血浓度增高而产生毒性。 6. 本品与呋喃妥因具拮抗作用，不推荐联合应用。 7. 本品干扰咖啡因的代谢，从而导致咖啡因清除减少，血消除半衰期延长，并可能产生中枢神经系统毒性。

氧氟沙星
Ofloxacin

【其他名称】泰利必妥，悦康泰沙。

【主要作用】本品为喹诺酮类抗菌药，具广谱抗菌作用，尤其对需氧革兰阴性杆菌的抗菌活性高。本品对甲氧西林敏感葡萄球菌具抗菌活性，对肺炎链球菌、溶血性链球菌和粪肠球菌仅具中等抗菌活性。对沙眼衣原体、支原体、军团菌具良好抗微生物作用，对结核杆菌和非典型分枝杆菌也有抗菌活性。对厌氧菌的抗菌活性差。氧氟沙星为杀菌剂，通过作用于细菌 DNA 螺旋酶的 A 亚单位，抑制 DNA 的合成和复制而导致细菌死亡。

【适应症】适用于敏感菌引起的泌尿生殖系统感染、呼吸道感染、胃肠道感染、伤寒、骨和关节感染、皮肤软组织感染、败血症等全身感染。

【用法用量】静脉滴注。1. 支气管感染、肺部感染：每次 0.3g，一日 2 次，疗程为 7~14 日。2. 急性单纯性下尿路感染：每次 0.2g，一日 2 次，疗程为 5~7 日；复杂性尿路感染：每次 0.2g，一日 2 次，疗程为 10~14 日。3. 前列腺炎：每次 0.3g，一日 2 次，疗程为 6 周。4. 衣原体宫颈炎或尿道炎，每次 0.3g，一日 2 次，疗程为 7~14 日。5. 单纯性淋病：每次 0.4g，单剂量。6. 伤寒：每次 0.3g，一日 2 次，疗程为 10~14 日。铜绿假单胞菌感染或较重感染剂量可增至每次 0.4g，一日 2 次。

【临床配伍】见下配伍禁忌表。

配伍禁忌	喹诺酮类禁止与炎琥宁、灯盏细辛、清开灵、双黄连、丹参酮 II_A 磺酸钠、香丹注射液混合配伍
注意事项	1. 溶媒选择：（1）0.9% 氯化钠注射液，（2）5% 葡萄糖注射液。 2. 临用前，本品 0.2g 用 100ml 溶媒溶解后缓慢静脉滴注，滴注时间不得少于 30min 3. 本品大剂量应用或尿 pH 值在 7 以上时可发生结晶尿。为避免结晶尿的发生，宜多饮水，保持 24h 排尿量在 1200ml 以上。 4. 应用本品时应避免过度暴露于阳光，如发生光敏反应需停药
合用提示	1. 尿碱化剂可减低本品在尿中的溶解度，导致结晶尿和肾毒性。 2. 本品与茶碱类合用时可能由于与细胞色素 P450 结合部位的竞争性抑制，导致茶碱类的肝清除明显减少，血消除半衰期延长，血药浓度升高，出现茶碱中毒症状。 3. 与环孢素合用，可使后者的血药浓度升高，必须监测环孢素血浓度，并调整剂量。 4. 与抗凝药华法林合用时可增强后者的抗凝作用，合用时应严密监测患者的凝血酶原时间。 5. 丙磺舒可减少本品自肾小管分泌约 50%，合用时可因本品血浓度增高而产生毒性。 6. 本品干扰咖啡因的代谢，从而导致咖啡因清除减少，血消除半衰期延长，并可能产生中枢神经系统毒性

培氟沙星
Pefloxacin

【其他名称】维宁佳，凯必辛。

【主要作用】培氟沙星为喹诺酮类抗菌药，具广谱抗菌作用。对下列细菌具有良好的抗菌作用：肠杆菌科的大部分细菌，包括大肠埃希菌、克雷伯菌属、变形杆菌属、志贺菌属、伤寒及沙门菌属以及流感嗜血杆菌、奈瑟菌属等。对铜绿假单胞菌和金黄色葡萄球菌也有一定的抗菌作用。对肺炎球菌、各组链球菌和肠球菌仅具轻度作用。此外对麻风杆菌也有抗菌活性。培氟沙星为杀菌剂，通过作用于细菌 DNA 螺旋酶的 A 亚单位，抑制 DNA 的合成和复制而导致细菌死亡。

【适应症】由培氟沙星敏感菌所致的各种感染：尿路感染，呼吸道感染，耳、鼻、喉感染，妇科、生殖系统感染，腹部和肝、胆系统感染，骨和关节感染，皮肤感染，败血症和心内膜炎，脑膜炎。

【用法用量】静脉滴注。成人常用量：每次 0.4g，每 12h 一次。患有黄疸的病人，每日用药一次；患有腹水的病人每 36h 用药一次；患有黄疸和腹水的病人，每 48h 用药一次。或遵医嘱。

【临床配伍】见下配伍禁忌表。

配伍禁忌	1. 稀释液不能用氯化钠溶液或其他含氯离子的溶液。 2. 本品与阿莫西林钠、氟氯西林钠存在配伍禁忌。 3. 喹诺酮类禁止与炎琥宁、灯盏细辛、清开灵、双黄连、丹参酮 II$_A$磺酸钠、香丹注射液混合配伍
注意事项	1. 溶媒选择：5% 葡萄糖注射液。 2. 每 0.4g 本品加入 250ml 溶媒中溶解稀释，每次滴注时间不少于 60min。 3. 本品大剂量应用或尿 pH 值在 7 以上时可发生结晶尿。为避免结晶尿的发生，宜多饮水，保持 24h 排尿量在 1200ml 以上。 4. 应用本品时应避免过度暴露于阳光或紫外光照射，如发生光敏反应需停药
合用提示	1. 尿碱化剂可减低本品在尿中的溶解度，导致结晶尿和肾毒性。 2. 本品与茶碱类合用时可能由于与细胞色素 P450 结合部位的竞争性抑制，导致茶碱类的肝清除明显减少，血消除半衰期延长，血药浓度升高，出现茶碱中毒症状。 3. 与环孢素合用，可使后者的血药浓度升高，必须监测环孢素血浓度，并调整剂量。 4. 与抗凝药华法林合用时可增强后者的抗凝作用，合用时应严密监测患者的凝血酶原时间。 5. 丙磺舒可减少本品自肾小管分泌约 50%，合用时可因本品血浓度增高而产生毒性。 6. 本品干扰咖啡因的代谢，从而导致咖啡因清除减少，血消除半衰期延长，并可能产生中枢神经系统毒性

洛美沙星[乙]
Lomefloxacin

【其他名称】普立特，星洛。

【主要作用】本品为喹诺酮类抗菌药。对肠杆菌科细菌如大肠埃希菌、志贺菌属、克雷伯菌属、变形杆菌属、肠杆菌属等具有高度的抗菌活性；流感嗜血杆菌、淋病奈瑟菌等对本品亦呈现高度敏感；对不动杆菌、铜绿假单胞菌等假单胞菌属、葡萄球菌属和肺炎球菌、溶血性链球菌等亦有一定的抗菌作用。本品通过作用于细菌细胞 DNA 螺旋酶的 A 亚单位，抑制 DNA 的合成和复制而起杀菌作用。

【适应症】适用于敏感细菌引起感染：呼吸道感染，泌尿生殖系统感染，胃肠道细菌感染，腹腔、胆道、伤寒等感染，骨和关节感染，皮肤软组织感染，败血症等全身感染，其他感染，如副鼻窦炎、中耳炎、眼睑炎等。

【用法用量】静脉滴注。每次 0.2g，一日 2 次。尿路感染每次 0.1g，一日 2 次，疗程 7~14 天。

【临床配伍】见下配伍禁忌表。

配伍禁忌	1. 本品忌与碱性注射液如碳酸氢钠注射液配伍使用。 2. 喹诺酮类禁止与中药注射剂，如炎琥宁、灯盏细辛、清开灵、双黄连、丹参酮ⅡA磺酸钠、香丹注射液混合配伍。 3. 本品藻酸双酯钠存在配伍禁忌
注意事项	1. 溶媒选择：（1）0.9%氯化钠注射液；（2）5%葡萄糖注射液；（3）10%葡萄糖注射液。 2. 临用前将本品溶于250ml溶媒中，缓慢滴注，滴注时间不应少于60min。 3. 尿碱化剂可减低本品在尿中的溶解度，导致结晶尿和肾毒性。
合用提示	1. 与芬布芬合用可致中枢兴奋、癫痫发作。 2. 丙磺舒可延迟本品的排泄，使平均曲线下面积增大63%，平均达峰时间延长50%，平均峰浓度增高4%，故合用时可因本品血浓度增高而产生毒性。 3. 可加强口服抗凝药如华法林等的作用，应监测凝血酶原时间。 4. 与环孢素合用，可使环孢素血药浓度升高，必须监测环孢素血浓度，并调整剂量

氟罗沙星[乙]
Fleroxacin

【其他名称】诺尔，安谱克，济民福欣。

【主要作用】本品为氟喹诺酮类抗菌药，对革兰阴性菌，包括大肠埃希菌、肺炎杆菌、变形杆菌属、伤寒沙门菌、副伤寒沙门菌、志贺菌属、阴沟肠杆菌、产气肠杆菌、枸橼酸菌属、黏质沙雷菌、铜绿假单胞菌、脑膜炎奈瑟菌、流感嗜血杆菌、摩拉卡他菌、嗜肺军团菌、淋病奈瑟菌等均有较强的抗菌作用。对葡萄球菌属、溶血性链球菌等革兰阳性球菌亦具有中等抗菌作用。本品的作用机制是通过抑制细菌的DNA旋转酶而起杀菌作用。

【适应症】可用于敏感细菌引起的急性支气管炎，慢性支气管炎急性发作及肺炎等呼吸系统感染；膀胱炎、肾盂肾炎、前列腺炎、附睾炎、淋病奈瑟菌性尿道炎等泌尿生殖系统感染；伤寒沙门菌感染、细菌性痢疾等消化系统感染；皮肤软组织感染、骨感染、腹腔感染及盆腔感染等。

【用法用量】静脉滴注。每次0.2~0.4g（以氟罗沙星计），一日1次。

【临床配伍】见下配伍禁忌表。

配伍禁忌	1. 本品不宜与其他药物混合使用。 2. 禁与氯化钠注射液或葡萄糖氯化钠注射液合用。 3. 喹诺酮类禁止与炎琥宁、灯盏细辛、清开灵、双黄连、丹参酮ⅡA磺酸钠、香丹注射液混合配伍 4. 本品与注射用头孢匹胺钠存在配伍禁忌[曾武梅,刘娅,刘春丽.西南军医,2013,15（2）：240]。 5. 本品与喜炎平注射液存在配伍禁忌[于兰凤.北方药学,2013,10（6）：28]。 6. 本品与注射用头孢哌酮钠他唑巴坦钠存在配伍禁忌[雷敏,李三梅,李愉.护理实践与研究,2012,9（6）：6]。 7. 本品与美洛西林钠存在配伍禁忌[孔飞飞,梅蓉,谭兴起,等.中国现代药物应用,2010,4（18）：146–147]。 8. 本品与注射用头孢哌酮钠舒巴坦钠存在配伍禁忌[田雯.中国误诊学杂志,2009,9（5）：1196]。 9. 本品与磷霉素存在配伍禁忌[吴爱琴,麻青芽.护理学报,2009,16（1）：75]。 10. 本品与复方甘草酸苷存在配伍禁忌[杨哨燕.现代中西医结合杂志,2009,18（22）：2705]。 11. 本品与夫西地酸钠存在配伍禁忌[林惠玲,庄琼丹.护理学报,2009,16（8）：62]。

续表

配伍禁忌	12. 本品与注射用甘草酸二铵存在配伍禁忌［王开辉，栾海霞. 医药世界，2009，11（10）：608］。 13. 本品与注射用呋苄西林钠存在配伍禁忌［洪燕玲，朱夏玲. 护理与康复，2011，10（1）：7］。 14. 本品与参芎葡萄糖注射液存在配伍禁忌［侯春影，黄小翠. 解放军护理杂志，2011，28（2）：76］。 15. 本品与萘普生钠氯化钠注射液存在配伍禁忌［邓金雁. 山西医药杂志，2011，40（7）：657］。 16. 本品与多种微量元素注射液Ⅱ存在配伍禁忌［王爱，刘杰，孙继玲. 中国误诊学杂志，2011，11（26）：6414］。 17. 本品与呋塞米存在配伍禁忌［石丹. 解放军护理杂志，2006，23（5）：51］。 18. 本品与果糖二磷酸钠存在配伍禁忌［张红霞，邢彩霞. 护理研究，2005，19（2）：258］
注意事项	1. 溶媒选择：5% 葡萄糖注射液。 2. 本品 0.2~0.4g 稀释于 250~500ml 溶媒中，静脉滴注速度不宜过快，每 100ml 滴注时间至少为 45~60min。 3. 静脉滴注时应避光。 4. 尿碱化剂可减低本品在尿中的溶解度，导致结晶尿和肾毒性
合用提示	1. 去羟肌苷制剂中含有的铝及镁可与氟喹诺酮类螯合，不宜合用。 2. 丙磺舒可延迟本品的排泄，使本品血药浓度增高而产生毒性。 3. 与华法林或其衍生物同时应用，应检测凝血酶原时间。 4. 与非甾体抗炎药合用，有引发抽搐的可能。 5. 与口服降糖药合用可能引起高血糖或低血糖。 6. 应避免与茶碱同时使用

加替沙星
Gatifloxacin

【其他名称】莱美清，利欧。

【主要作用】加替沙星为 8- 甲氧氟喹诺酮类外消旋体化合物，体外具有广谱的抗革兰阴性和阳性微生物的活性，其 R- 和 S- 对映体抗菌活性相同。本品的抗菌作用是通过抑制细菌的 DNA 旋转酶和拓扑异构酶Ⅳ，从而抑制细菌 DNA 复制、转录和修复过程。

【适应症】用于治疗敏感菌引起的中度以上的下列感染性疾病：慢性支气管炎急性发作、急性鼻窦炎、社区获得性肺炎、单纯性或复杂性泌尿道感染（膀胱炎）、肾盂肾炎、单纯性尿道和宫颈淋病、女性急性单纯性直肠感染。

【用法用量】静脉滴注。每次 0.2g，一日 2 次。

【临床配伍】见下配伍禁忌表。

| 配伍禁忌 | 1. 本品宜单独输注，严禁与其他药物混合静脉滴注，也不可将其他药物与本品经同一静脉输液通道使用。
2. 喹诺酮类禁止与炎琥宁、灯盏细辛、清开灵、双黄连、丹参酮ⅡA磺酸钠、香丹注射液混合配伍 |
| 注意事项 | 1. 溶媒选择：（1）0.9% 氯化钠注射液，（2）5% 葡萄糖注射液。
2. 将本品用溶媒稀释成 2mg/ml 后静脉滴注，滴注时间不少于 60min。
3. 如果同一静脉输液通道用于输注不同的药物，在使用本品前后必须用与本品和其他药物相容的溶液冲洗通道。
4. 严禁快速静脉滴注或肌内、鞘内、腹腔内、皮下用药 |

续表

合用提示	1. 本品与丙磺舒合用，可减缓加替沙星经肾排出。 2. 不宜与 IA 类（如奎尼丁，普鲁卡因胺）及 III 类（胺碘酮，索他洛尔）抗心律失常药物合用。 3. 抗肿瘤类药物以及组胺 H_2 受体拮抗剂（如西咪替丁）与本品同时使用，降低本品的吸收。 4. 本品能增加地高辛的浓度。 5. 抗糖尿病药物：合并应用格列本脲和其他降血糖药物后，观察到了影响葡萄糖代谢的药效学变化。当格列本脲与加替沙星合并用药时，没有观察到明显的药代动力学相互作用

帕珠沙星
Pazufloxacin

【其他名称】锋珠烨，加易尼。

【主要作用】本品属喹诺酮类抗菌药，其主要作用机制为抑制金黄色葡萄球菌 DNA 旋转酶和 DNA 拓扑异构酶 IV 活性，阻碍 DNA 合成而导致细菌死亡；对人拓扑异构酶 II 的抑制作用弱。本品具有抗菌谱广、抗菌作用强的特点。对革兰阳性菌如葡萄球菌、链球菌、肠球菌，对革兰阴性菌如大肠埃希菌、奇异变形杆菌、克雷伯菌、阴沟肠杆菌、柠檬酸杆菌、醋酸钙不动杆菌、流感嗜血杆菌、卡他莫拉菌、铜绿假单胞菌等均有良好的抗菌活性，本品对某些厌氧菌如产气荚膜梭状芽孢杆菌、核粒梭形杆菌、痤疮丙酸杆菌、卟啉单胞菌、部分消化链球菌、脆弱拟杆菌及普雷沃菌也有良好的抗菌活性。

【适应症】本品用于敏感菌引起的下列感染：慢性呼吸道疾病继发性感染，肾盂肾炎、复杂性膀胱炎、前列腺炎、烧伤创面感染，外科伤口感染，胆囊炎、胆管炎、肝脓肿，腹腔内脓肿，腹膜炎，生殖器官感染，盆腔炎。

【用法用量】静脉滴注。每次 0.3g，一日 2 次，疗程为 7~14 天。可根据患者的年龄和病情酌情调整剂量。

【临床配伍】见下配伍禁忌表。

配伍禁忌	1. 本品一般不与其他药物混合使用。 2. 本品与米卡芬净混合后立即产生沉淀。 3. 喹诺酮类禁止与炎琥宁、灯盏细辛、清开灵、双黄连、丹参酮 II_A 磺酸钠、香丹注射液混合配伍
注意事项	1. 溶媒选择：（1）0.9% 氯化钠注射液；（2）5% 葡萄糖注射液。 2. 本品 0.3g 溶于 100ml 溶媒中静脉滴注，滴注时间为 30~60min。 3. 严重肾功能不全者慎用或调整用药剂量或用药疗程
合用提示	1. 本品可抑制茶碱在肝脏的代谢，使茶碱的血药浓度升高，可能发生茶碱中毒症状，如胃肠道反应、头痛、心律不齐、痉挛等，所以病人需密切观察，两药合用时应密切观察茶碱的血药浓度。 2. 与苯基乙酸类、二乙酮酸类、非类固醇消炎镇痛剂合用时可能发生痉挛。 3. 与华法林合用时，可增强华法林的作用，从而延长凝血时间，所以用药时应密切观察并做凝血时间试验。 4. 与丙磺舒合用时，血清半衰期延长，药-时曲线下面积增加，但血药峰浓度无明显变化

依诺沙星
Enoxacin

【其他名称】 的星力，天君迪。

【主要作用】 依诺沙星为喹诺酮类抗菌药，具广谱抗菌作用，尤其对需氧革兰阴性杆菌抗菌活性高，对下列细菌在体外具良好抗菌作用：肠杆菌科的大部分细菌，包括枸橼酸杆菌属、阴沟、产气肠杆菌等肠杆菌属、大肠埃希菌、克雷伯菌属、变形杆菌属、沙门菌属、志贺菌属、弧菌属、耶尔森菌等。常对多重耐药菌也具有抗菌活性。对青霉素耐药的淋病奈瑟菌、产酶流感嗜血杆菌和莫拉菌属均具有高度抗菌活性。对铜绿假单胞菌等假单胞菌属的大多数菌株具抗菌作用。本品对甲氧西林敏感葡萄球菌具抗菌活性，对肺炎链球菌、溶血性链球菌和粪肠球菌仅具中等抗菌活性。对沙眼衣原体、支原体、军团菌具良好抗微生物作用，对结核杆菌和非典型分枝杆菌也有抗菌活性。对厌氧菌的抗菌活性差。依诺沙星为杀菌剂，通过作用于细菌 DNA 螺旋酶的 A 亚单位，抑制 DNA 的合成和复制而导致细菌死亡。

【适应症】 适用于由敏感菌引起的泌尿生殖系统感染，包括单纯性及复杂性尿路感染、细菌性前列腺炎、淋病奈瑟菌尿道炎或宫颈炎（包括产酶株所致者）；呼吸道感染，包括敏感革兰阴性杆菌所致支气管感染急性发作及肺部感染；胃肠道感染，由志贺菌属、沙门菌属、产肠毒素大肠杆菌、亲水气单胞菌、副溶血弧菌等所致；以及伤寒、骨和关节感染、皮肤软组织感染、败血症等全身感染。

【用法用量】 成人每次 0.2g，一日 2 次。重症患者最大剂量一日不超过 0.6g，疗程 7~10 天，治疗中病情显著好转后即可改用口服制剂。

【临床配伍】 见下配伍禁忌表。

配伍禁忌	喹诺酮类与以下药物存在配伍禁忌：炎琥宁、灯盏细辛、清开灵、双黄连、丹参酮 II_A 磺酸钠、香丹注射液
注意事项	1. 每 0.2g 加入到 5% 葡萄糖注射液 100ml 内溶解后，避光静脉滴注。 2. 本品大剂量应用或尿 pH 值在 7 以上时可发生结晶尿。为避免结晶尿的发生，宜多饮水，保持 24h 排尿量在 1200ml 以上。 3. 应用氟喹诺酮类药物可发生中、重度光敏反应。应用本品时应避免过度暴露于阳光，如发生光敏反应需停药。 4. 原有中枢神经系统疾患者，例如癫痫及癫痫病史者均应避免应用，有指征时需仔细权衡利弊后应用
合用提示	1. 尿碱化剂可减低本品在尿中的溶解度，导致结晶尿和肾毒性。 2. 本品与茶碱类合用时可能由于与细胞色素 P450 结合部位的竞争性抑制，导致茶碱类的肝消除明显减少，血药浓度升高，出现茶碱中毒症状，如恶心、呕吐、震颤、不安、激动、抽搐、心悸等，应避免合用，不能避免时应测定茶碱类血药浓度并调整剂量。 3. 本品与环孢素合用时，后者血药浓度升高，必须监测环孢素血浓度，并调整剂量。 4. 本品与抗凝药华法林合用时可增强后者的抗凝作用，故应避免二者合用。不能避免时应严密监测患者的凝血酶原时间，并调整剂量。 5. 丙磺舒可减少本品自肾小管分泌约 50%，合用时可因本品血浓度增高而产生毒性。 6. 本品干扰咖啡因的代谢，从而导致咖啡因消除减少，血消除半衰期（$t_{1/2B}$）延长，并可能产生中枢神经系统毒性，故应避免二者合用。不能避免时应严密监测患者咖啡因的血药浓度并调整剂量。 7. 本品与非甾体类抗炎药芬布芬合用时，偶有抽搐发生，因此不宜与芬布芬合用

第十四节　硝咪唑类

甲硝唑（76）　　　　　　　替硝唑（76）　　　　　　　奥硝唑（77）

甲硝唑^{［甲、乙］}
Metronidazole

【其他名称】佳尔纳，威迪乐。

【主要作用】甲硝唑属于硝基咪唑类抗菌药，对大多数厌氧菌具有强大的抗菌作用，但对需氧菌和兼性厌氧菌无作用，抗菌谱包括脆弱拟杆菌和其他拟杆菌，梭形杆菌、产气梭状芽孢杆菌、真杆菌、韦容球菌、消化球菌和消化链球菌等，放线菌属、乳酸杆菌属、丙酸杆菌属对本品耐药。其杀菌浓度稍高于抑菌浓度。本品尚可抑制阿米巴原虫氧化还原反应使原虫氮链发生断裂，本品有强大的杀灭滴虫的作用，其机制未明。

【适应症】用于厌氧菌感染的治疗。

【用法用量】静脉滴注。首次 15mg/kg，维持剂量 7.5mg/kg，每 6~8h 一次。

【临床配伍】见下配伍禁忌表。

配伍禁忌	1. 注射用甲硝唑磷酸二钠应避免与其他药物一起滴注。 2. 本品与庆大霉素、氨苄西林、头孢吡肟、氨曲南、环丙沙星、兰索拉唑、非格司亭存在配伍禁忌，出现溶液混浊、变黄。
注意事项	1. 溶媒选择：（1）0.9% 氯化钠注射液，（2）5% 葡萄糖注射液。 2. 不能与含铝的针头和套管接触。 3. 本品溶液 pH 值为 4.5~7
合用提示	1. 本品能抑制华法林和其他口服抗凝药的代谢，作用增强，引起凝血酶原时间延长。 2. 同时应用苯妥英钠、苯巴比妥等诱导肝药酶的药物，可加强本品代谢，使血药浓度下降，而苯妥英钠排泄减慢。 3. 同时应用西咪替丁等抑制肝药酶活性的药物，可减缓本品在肝内的代谢及其排泄，延长本品的血清半衰期，应根据血药浓度测定的结果调整剂量。 4. 本品干扰双硫仑代谢，两者合用患者饮酒后可出现精神症状，故 2 周内应用双硫仑者不宜再用本品

替硝唑^{［乙］}
Tinidazole

【其他名称】济得，裕宁，德益康。

【主要作用】本品属于硝基咪唑类抗菌药，对原虫及厌氧菌有较高活性。对脆弱拟杆菌等拟杆菌属、梭杆菌属、梭菌属、消化球菌、消化链球菌，韦容球菌属及加得纳菌等具抗菌活性，2~4mg/L 的浓度可抑制大多数厌氧菌：微需氧菌、幽门螺杆菌对其敏感，对阴道滴虫的 MIC 与甲硝唑相仿，其代谢物对加得纳菌的活性较替硝唑为强。本品的作用机制尚未完全阐明，厌氧菌的硝基还原酶在敏感菌株的能量代谢中起重要作用。本品的硝基被还原成一种细胞毒，从而作用于细菌的 DNA 代谢过程，促使细菌死亡。耐药菌往往缺乏硝基还原酶而对本品耐药。本品抗阿米巴原虫的机制为抑制其氧化还原反应，使原虫的氮链发生断裂，从而杀死原虫。

【适应症】用于各种厌氧菌感染；结肠直肠手术、妇产科手术及口腔手术等的术前预防用药。

【用法用量】静脉滴注。治疗厌氧菌引起的感染，每次 0.8g，一日 1 次，连用 5~6 天。预防手术后由厌氧菌引起的感染，总量 1.6g，分 1~2 次，第一次手术前 2~4h 滴注，第二次手术期间或术后 12~24h 内滴注。

【临床配伍】见下配伍禁忌表。

配伍禁忌	1. 本品不宜与其他药物一起滴注。 2. 本品与美西律存在配伍禁忌
注意事项	1. 溶媒选择：（1）0.9% 氯化钠注射液，（2）5% 葡萄糖注射液。 2. 滴注速度应缓慢，浓度为 2mg/ml 时，每次滴注时间应不少于 1h，浓度大于 2mg/ml 时，滴注速度宜再降低 1~2 倍。 3. 不应与含铝的针头和套管接触
合用提示	1. 本品能抑制华法林和其他口服抗凝药的代谢，作用增强，引起凝血酶原时间延长。 2. 同时应用苯妥英钠、苯巴比妥等诱导肝药酶的药物，可加强本品代谢，使血药浓度下降，而苯妥英钠排泄减慢。 3. 同时应用西咪替丁等抑制肝药酶活性的药物，可减缓本品在肝内的代谢及其排泄，延长本品的血清半衰期，应根据血药浓度测定的结果调整剂量。 4. 本品干扰双硫仑代谢，两者合用患者饮酒后可出现精神症状，故 2 周内应用双硫仑者不宜再用本品

奥硝唑[乙]
Ornidazole

【其他名称】普司立，优伦，今达。

【主要作用】本品为第三代硝基咪唑类衍生物，其发挥抗微生物作用的机制可能是：通过其分子中的硝基，在无氧环境还原成氨基或通过自由基的形成，与细胞成分相互作用，从而导致微生物死亡。

【适应症】用于治疗由脆弱拟杆菌、狄氏拟杆菌、卵圆拟杆菌、多形拟杆菌、普通拟杆菌、梭状芽孢杆菌、真杆菌、消化球菌和消化链球菌、幽门螺杆菌、黑色素拟杆菌、梭杆菌、CO_2 噬纤维菌、牙龈类杆菌等敏感厌氧菌所引起的多种感染性疾病；用于手术前预防感染和手术后厌氧菌感染的治疗；治疗消化系统严重阿米巴病。

【用法用量】静脉滴注。术前术后预防用药：手术前 1~2h 静脉滴注 1g，术后 12h 静脉滴注 0.5g，术后 24h 静脉滴注 0.5g。治疗厌氧菌引起的感染：起始剂量为 0.5~1g，然后每 12h 静脉滴注 0.5g，连用 3~6 天。治疗严重阿米巴病：起始剂量为 0.5~1g，然后每 12h 静脉滴注 0.5g，连用 3~6 天。儿童：每日 20~30mg/kg，每 12h 静脉滴注一次。

【临床配伍】见下配伍禁忌表。

配伍禁忌	1. 本品与头孢类药合用时应单独给药，分别溶解稀释，分别滴注。 2. 本品与炎琥宁注射液、大蒜素注射液存在配伍禁忌。 3. 本品与阿洛西林、奥美拉唑、阿魏酸钠、溴己新、缩宫素存在配伍禁忌
注意事项	1. 溶媒选择：（1）0.9% 氯化钠注射液，（2）5% 葡萄糖注射液，（3）10% 葡萄糖注射液。 2. 静脉滴注：将本品溶于 50~100ml 的溶媒中，最终浓度为 5mg/ml。每 100ml 滴注时间不少于 30min。 3.pH 值 2.3~4.5（注射用奥硝唑 12.5mg/ml 水溶液）

续表

合用提示	1. 奥硝唑能抑制抗凝药华法林的代谢，使其半衰期延长，增强抗凝药的药效，当与华法林同用时，应注意观察凝血酶原时间并调整给药剂量。 2. 巴比妥类药、雷尼替丁和西咪替丁等药物可使奥硝唑加速消除而降效并可影响凝血，因此应禁忌合用。 3. 同时应用苯妥英钠、苯巴比妥等诱导肝药酶的药物，可加强本品代谢，使血药浓度下降，而苯妥英钠排泄减慢。 4. 本品可延缓肌肉松弛剂维库溴铵的作用

第十五节　抗结核药

对氨基水杨酸（78）　　　　利福平（79）　　　　　　利福霉素（81）
卷曲霉素（78）　　　　　　异烟肼（80）

对氨基水杨酸[甲]
Aminosalicylate

【主要作用】本品只对结核杆菌有抑菌作用。本品为 PABA 的同类物，通过对叶酸合成的竞争性抑制作用而抑制结核分枝杆菌的生长繁殖。

【适应症】用于结核分枝杆菌所致的肺及肺外结核病，治疗结核性脑膜炎及急性扩散性结核病。主要用作二线抗结核药物。

【用法用量】静脉滴注。成人：每日 4~12g，2~3h 滴完。儿童：每日 0.2~0.3g/kg。

【临床配伍】见下配伍禁忌表。

配伍禁忌	本品与木糖醇氯化钠注射液配伍时，由于发生脱羧和氧化反应使氨基水杨酸钠逐渐被氧化成联苯醌而引起颜色变化，在 0~24h 内颜色由无色变为黄色
注意事项	1. 溶媒选择：5% 葡萄糖注射液。 2. 静脉滴注的溶液需新鲜配制，加灭菌注射用水适量使其溶解后，用 5% 葡萄糖注射液 500ml 稀释。 3. 静脉滴注时应避光，溶液变色即不得使用
合用提示	1. 对氨基苯甲酸与本品有拮抗作用，二者不宜合用。 2. 本品可增强抗凝药的作用，口服抗凝药的剂量应适当调整。 3. 与乙硫异烟胺合用时可增加不良反应。 4. 丙磺舒和苯磺唑酮可减少本品肾小管分泌，导致血药浓度增高和持续时间延长及毒性反应发生，合用时剂量应予适当调整，并密切随访患者。 5. 本品可能影响利福平的吸收，导致利福平的浓度降低。 6. 本品不能与腺苷钴胺合用

卷曲霉素[乙]
Capreomycin

【其他名称】海普美欣。

【主要作用】本品为多肽复合物，对结核分枝杆菌有抑制作用，其机制尚不明确，可能与抑制细菌蛋白合成有关。

【适应症】适用于肺结核病的二线治疗药物，经一线抗结核药治疗失败者，或对上述药物中的一种或数种产生毒性作用或细菌耐药时，本品可作为联合用药之一。

【用法用量】1. 肌内注射。每日 0.75~1g，一次给药。2. 静脉推注。每日 1g（体重 <55kg，每日 0.75g），一日 1 次。

【临床配伍】见下配伍禁忌表。

配伍禁忌	本品与头孢哌酮 / 舒巴坦、痰热清存在配伍禁忌
注意事项	1. 溶媒选择：0.9% 氯化钠注射液。 2. 临用前用 250ml 溶媒稀释，滴速为 60 滴 /min。每日总量不超过 20mg/kg。 3. 临用前加灭菌注射用水适量使溶解，深部肌内注射。
合用提示	1. 与氨基糖苷类合用，可增加产生耳毒性、肾毒性和神经肌肉阻滞作用的可能性，发生听力减退，可能是暂时性的，停药后仍可继续进展至耳聋，往往呈永久性。神经肌肉阻滞作用可导致骨骼肌软弱与呼吸抑制或呼吸肌麻痹，用抗胆碱酯酶药或钙盐有助恢复。 2. 与两性霉素 B、万古霉素、杆菌肽、巴龙霉素、环孢素、卡氮芥、顺铂、布美他尼、依他尼酸、呋塞米同时或先后应用可增加耳毒性及肾毒性发生的可能性，同用时需定期进行听力和肾功能测定。 3. 抗组胺药、布克利嗪、赛克利嗪、美克利嗪、吩噻嗪类、噻吨类、曲美苄胺，与本品合用可能掩盖耳鸣、头昏或眩晕等耳毒性症状。 4. 与抗神经肌肉阻断药合用时可拮抗后者对骨骼肌的作用，因此在合用的当时或合用后，需调整抗肌无力药的剂量。 5. 甲氧氟烷或多黏菌素类注射剂与本品同时或先后应用时，肾毒性或神经肌肉阻滞作用可能增加，故应避免合用。 6. 本品与阿片类镇痛药合用时，两者的中枢呼吸抑制作用可能相加，导致呼吸抑制作用加重或抑制时间延长或呼吸麻痹，必须密切观察和随访

利福平 [甲]
Rifampicin

【其他名称】舒兰新。

【主要作用】抑制敏感细胞中 DNA 依赖的 RNA 聚合酶活性，尤其抑制细菌 RNA 聚合酶，对细胞内和细胞外的结核分枝杆菌均具有杀菌活性。

【适应症】不能耐受口服治疗时，本品作为利福平口服制剂的替代。与其他抗结核药联合用于治疗各种类型结核病，包括初治、进展期的、慢性的及耐药病例。其他感染：本品与其他抗生素联用于治疗军团菌属及重症葡萄球菌感染。

【用法用量】静脉滴注。1. 结核病：成人，每日单次 0.6g。儿童，每日单次 20mg/kg，每日总剂量一般不超过 0.6g。2. 军团菌或重症葡萄糖球菌感染：成人，日剂量 0.6~1.2g，分 2~4 次给药。3. 肝功能损害患者：每日剂量不应超过 8mg/kg。

【临床配伍】见下配伍禁忌表。

配伍禁忌	1. 本品不能与其他药物混合在一起以免发生沉淀。 2. 本品与西咪替丁存在配伍禁忌［李玉霞 . 中国误诊学杂志，2009，9（1）：130］。 3. 本品与奈替米星存在配伍禁忌［吕聪燕 . 临床肺科杂志，2008，13（7）：820］
注意事项	1. 溶媒选择：（1）0.9% 氯化钠注射液，（2）5% 葡萄糖注射液。 2. 仅用于静脉滴注，不能肌内注射或皮下注射。 3. 本品不宜与其他药物混合使用，以免药物析出。 4. 与其他静脉注射药物合并治疗时需要通过不同部位注射。 5. 输液应配现用，配制的药液仅限一次使用

续表

合用提示	1. 本品与口服抗凝药同时应用时会降低后者的抗凝效果，应加以注意。 2. 本品与异烟肼合用可致肝毒性发生危险增加，尤其是原有肝功能损害者和异烟肼快乙酰化患者。 3. 本品与乙硫异烟胺合用可加重其不良反应。 4. 制酸药合用会明显降低本品的生物利用度。 5. 本品诱导肝药酶活性，使肾上腺皮质激素、氨茶碱、茶碱、氯霉素、氯贝丁酯、环孢素、维拉帕米、妥卡尼、普罗帕酮、甲氧苄啶、香豆素或茚满二酮衍生物、口服降血糖药、促皮质素、氨苯砜、洋地黄苷类、丙吡胺、奎尼丁等药效减弱。 6. 本品可诱导肝药酶，增加抗肿瘤药达卡巴嗪、环磷酰胺的代谢，形成烷化代谢物促使白细胞减低。 7. 本品可增加地西泮、苯妥英钠、左甲状腺素、美沙酮、美西律在肝脏中的代谢，血药浓度减低。 8. 与咪康唑或酮康唑合用，可使后两者血药浓度减低，故本品不宜与咪唑类合用

异烟肼[甲]
Isoniazid

【其他名称】雷米封。

【主要作用】具有杀菌作用的合成抗菌药，只对分枝杆菌，主要是生长繁殖期的细菌有效。

【适应症】与其他抗结核药联合用于各种类型结核病及部分非结核分枝杆菌病的治疗。

【用法用量】1. 肌内注射、静脉推注或静脉滴注。成人：每日 0.3~0.4g 或 5~10mg/kg；儿童：每日 10~15mg/kg，每日不超过 0.3g。急性粟粒型肺结核或结核性脑膜炎患者，成人每日 10~15mg/kg，每日不超过 0.9g。采用间歇疗法时，成人每次 0.6~0.8g，每周 2~3 次。2. 局部注射（胸膜腔、腹腔或椎管内）。每次 50~200mg。

【临床配伍】见下配伍禁忌表。

配伍禁忌	本品与氨茶碱、维生素 C、维生素 B_2、维生素 B_1、对氨基水杨酸钠、苯巴比妥钠、异戊巴比妥钠、溴化钙、碳酸氢钠、脑垂体后叶素、磺胺嘧啶钠有配伍禁忌
注意事项	1. 溶媒选择：（1）0.9% 氯化钠注射液，（2）5% 葡萄糖注射液。 2. 本品水溶液 pH 6.0~8.0（50mg/ml）
合用提示	1. 饮酒易引起本品肝脏毒性反应，并加速本品的代谢。服药期间避免酒精饮料。 2. 与肾上腺皮质激素（尤其泼尼松龙）合用时，可增加本品在肝内的代谢及排泄，导致本品血药浓度减低而影响疗效，在快乙酰化者更为显著，应适当调整剂量。 3. 抗凝血药与本品合用时，由于抑制了抗凝药的酶代谢，使抗凝作用增强。 4. 本品为维生素 B_6 的拮抗剂，可增加维生素 B_6 经肾排出量，易致周围神经炎的发生。 5. 不宜与其他神经毒药物合用，以免增加神经毒性。 6. 与环丝氨酸合用时可增加中枢神经系统的不良反应，需调整剂量。 7. 与乙硫异烟肼、吡嗪酰胺、利福平等其他有肝毒性的抗结核药合用，可增加本品的肝毒性，应尽量避免合用。 8. 本品可抑制卡马西平的代谢，使其血药浓度增高，引起毒性反应；卡马西平则可诱导异烟肼的微粒体代谢，形成具有肝毒性的中间代谢物增加。 9. 与对乙酰氨基酚合用时，可增加肝毒性及肾毒性。 10. 本品可延长阿芬太尼的作用。 11. 本品不宜与酮康唑或咪康唑合用，因可使后两者的血药浓度降低。 12. 与苯妥英钠或氨茶碱合用时可抑制二者在肝脏中的代谢，而导致苯妥英钠或氨茶碱血药浓度增高，故本品与两者先后应用或合用时，苯妥英钠或氨茶碱的剂量应适当调整

利福霉素[乙]
Rifamycin

【其他名称】甲哌力复霉素，异丁哌力复霉素。

【主要作用】本品为半合成利福霉素类中的广谱抗菌药。对金黄色葡萄球菌（包括耐青霉素和耐新霉素株），结核杆菌有较强的抗菌作用。对常见革兰阴性菌作用弱。其作用机制是抑制菌体内核糖核酸聚合酶的活性，从而影响核糖核酸的合成和蛋白质代谢，导致细菌生长繁殖停止而达到杀菌作用。与其他类抗生素或抗结核药尚未发现交叉耐药。

【适应症】用于结核杆菌感染的疾病和重症耐甲氧西林的金葡菌、表葡菌以及难治性军团菌感染的联合治疗。

【用法用量】1. 静脉滴注。成人：一般感染，每次 0.5g，一日 2 次；中重度感染，每次1g，一日 2 次。小儿：每日 10~30mg/kg 体重，一日 2 次或遵医嘱。2. 静脉推注。成人：每次 0.5g，一日 2~3 次，缓慢推注。

【临床配伍】见下配伍禁忌表。

配伍禁忌	1. 本品不宜与其他药物混合使用，以免药物析出。 2. 本品与帕珠沙星、环丙沙星、洛美沙星加替沙星、氧氟沙星、左氧氟沙星存在配伍禁忌。 3. 本品与硫普罗宁注射液存在配伍禁忌［杨丽娜 . 中国误诊学杂志，2011，11（1）：133］。 4. 本品与盐酸氨溴索注射液存在配伍禁忌［倪怀兰 . 全科护理，2011，9（25）：2325］。 5. 本品与香丹注射液存在配伍禁忌［刘云芳，黄蓉,胡德凤.齐鲁护理杂志,2011,17(24):11］。 6. 本品与头孢匹胺存在配伍禁忌［王艳波 . 中国误诊学杂志，2009，9（29）：7293］
注意事项	1. 溶媒选择：5% 葡萄糖注射液。 2. 静脉滴注时，每 0.5g 配于 5% 葡萄糖注射液 250ml 中，滴速不宜过快。 3. 本品水溶液 pH 值为 6.5~8.0（5% 水溶液）
合用提示	与异烟肼合用，对结核菌有协同抗菌作用，但对肝毒性亦增加

第十六节　抗真菌药

氟康唑[乙]
Fluconazole

【其他名称】文清，大扶康。

【主要作用】氟康唑为三唑类抗真菌药物。其主要作用方式为抑制真菌细胞色素 P450 介导的 14α - 羊毛甾醇去甲基化，后者为真菌麦角甾醇生物合成的关键步骤。14α - 甲基甾醇的累积与真菌细胞膜中随后发生的麦角甾醇丢失有关，并可能是氟康唑抗真菌活性的原因。

【适应症】依据本品临床试验结果，本品适用于以下真菌感染：1. 成人　①治疗隐球菌性脑膜炎；球孢子菌病；侵袭性念珠菌病；黏膜念珠菌病，包括口咽、食道念珠菌病，念珠菌尿及慢性皮肤黏膜念珠菌病；口腔卫生或局部治疗效果不佳的慢性萎缩型口腔念珠菌病（义齿性口炎）。②预防复发风险高的患者的隐球菌性脑膜炎复发；复发风险高的 HIV 感染患者的口咽或食道念珠菌病复发；中性粒细胞减少症患者（例如接受化疗的恶性血液病患者或接受造血干细胞移植的患者）的念珠菌感染。2. 足月新生儿、婴儿、幼儿、儿童和 17 岁以下青少年 ①治疗黏膜念珠菌病（口咽、食管）、侵袭性念珠菌病、隐球菌性脑膜炎。②预防免疫受损患者的念珠菌感染。③用作维持治疗，预防复发风险高的儿童患者隐球菌性脑膜炎复发。

【用法用量】静脉滴注。1. 隐球菌性脑膜炎：负荷剂量第 1 天 400mg，后续剂量每日 200~400mg，危及生命感染每日剂量可增至 800mg。2. 复发风险高的患者预防隐球菌性脑膜炎复发的维持治疗：每日 200mg，持续用药。3. 球孢子菌病：每日 200~400mg。4. 侵袭性念珠菌病：负荷剂量第 1 天 800mg，后续剂量每日 400mg。5. 黏膜念珠菌病：口咽或食道念珠菌病，负荷剂量第 1 天 200~400mg，后续剂量每日 100~200mg；念珠菌尿每日 200~400mg；慢性萎缩型念珠菌病，每日 50mg；慢性皮肤黏膜念珠菌病，每日 50~100mg。6. 预防复发风险高的 HIV 感染患者的黏膜念珠菌病复发：每日 100~200mg 或 200mg 每周 3 次。

【临床配伍】见下配伍禁忌表。

配伍禁忌	1. 不推荐静脉输注氟康唑前与其他任何药物混合输注。 2. 本品与氨苄西林、头孢曲松、头孢呋辛、头孢噻肟、亚胺培南 – 西司他丁、泮托拉唑、葡萄糖酸钙、地西泮、呋塞米有配伍禁忌
注意事项	1. 溶媒选择：（1）0.9% 氯化钠注射液；（2）5% 葡萄糖注射液。 2. 本品 0.2g 加入 250ml 溶媒静脉滴注，滴注时间为 30~60min。 3. 本品以 0.9% 氯化钠注射液稀释 pH 值 4~8；以 5% 葡萄糖注射液稀释 pH 值 3.5~6.5
合用提示	1. 与异烟肼或利福平合用时，可使本品的血药浓度降低。 2. 与甲苯磺丁脲、氯磺丁脲和格列吡嗪等磺酰脲类降血糖合用时，使此类药物的血药浓度升高而可能导致低血糖，因此需监测血糖，并减少磺酰脲类降血糖药的剂量。 3. 高剂量本品和环孢素合用时，可使环孢素的血药浓度升高，导致毒性反应发生的危险性增加。 4. 与氢氯噻嗪合用，可使本品的血药浓度升高。 5. 与茶碱合用时，茶碱血药浓度约可升高 13%，可导致毒性反应，故需监测茶碱的血药浓度。 6. 与华法林等双香豆素类抗凝药合用时，可增强双香豆素类抗凝药的抗凝作用，致凝血酶原时间延长，故应监测凝血酶原时间并谨慎使用。 7. 与苯妥英钠合用时，可使苯妥英钠的血药浓度升高，因此两者同用时需监测苯妥英钠的血药浓度。 8. 与咪达唑仑等短效苯并二氮䓬类药物合用时，可引起咪达唑仑血药浓度明显升高，并可出现精神运动作用。 9. 与西沙必利合用可能出现心脏不良反应，包括尖端扭转型室性心动过速。接受氟康唑治疗的患者禁止同服西沙必利。 10. 与他克莫司合用时，可引起他克莫司血药浓度升高，可能导致肾毒性。应严密观察合用氟康唑和他克莫司的患者。 11. 本品与齐多夫定合用时，可使后者的血药浓度升高，应观察与齐多夫定有关的不良反应的发生。 12. 与阿司咪唑或其他通过细胞色素 P450 系统代谢的药物合用时，可导致这些药物的血清浓度升高。 13. 环磷酰胺与氟康唑联合用药可导致血胆红素和血肌酐浓度升高。 14. 本品可显著增加环孢霉素的药物浓度和药 – 时曲线下面积。可根据环孢霉素的血药浓度减少用药剂量。 15. 与塞来昔布合用时，塞来昔布的血药峰浓度与药 – 时曲线下面积分别增加了 68% 和 134%。因此联合用药时可将塞来昔布的剂量调整为正常推荐剂量的一半

伏立康唑[乙]
Voriconazole

【其他名称】威凡，汇德立康。

【主要作用】本品是第二代三唑类广谱抗真菌药。通过抑制真菌中由细胞色素 P450 介导的 $14\alpha-$ 甾醇去甲基，进而抑制真菌细胞膜麦角甾醇的生物合成过程，使真菌细胞膜的结构和功能丧失，最终导致真菌死亡。

【适应症】治疗侵袭性曲霉病，非中性粒细胞减少患者的念珠菌血症，对氟康唑耐药的念珠菌引起的严重侵袭性感染（包括克柔念珠菌），由足放线病菌属和镰刀菌属引起的严重感染。

【用法用量】静脉滴注。成人：负荷剂量，第一个 24h 每次 6mg/kg，每 12h 一次；维持剂量（24h 以后），每次 4mg/kg，一日 2 次。如果患者不能耐受一日 2 次、每次 4mg/kg，可减为一日 2 次、每次 3mg/kg。2 岁 ~12 岁儿童：每次 7mg/kg（不能耐受者，改为每次 4mg/kg），一日 2 次。

【临床配伍】见下配伍禁忌表。

配伍禁忌	1. 禁止用 4.2% 碳酸氢钠溶液稀释。 2. 禁止和其他药物在同一静脉输液通路中同时滴注。 3. 禁止和血制品或短期输注的电解质浓缩液同时滴注，即使是各自使用不同的输液通路
注意事项	1. 溶媒选择：（1）0.9% 氯化钠注射液，（2）复方乳酸钠注射液，（3）5% 葡萄糖和复方乳酸钠注射液，（4）5% 葡萄糖和 0.45% 氯化钠注射液，（5）5% 葡萄糖注射液，（6）含有 20mEq 氯化钾的 5% 葡萄糖注射液，（7）0.45% 氯化钠注射液，（8）5% 葡萄糖和 0.9% 氯化钠注射液。 2. 静脉滴注速度最快不超过每小时 3mg/kg，每瓶滴注时间须在 1~2h 以上。稀释液必须以不高于 5mg/ml 的浓度滴注，不可用于静脉推注。 3. 用适量灭菌注射用水溶解，再稀释至 2~5mg/ml 浓度。稀释后立即使用，仅供单次使用，未用完的溶液应当弃去。稀释液在 2~8℃保存时间不得超过 24h。 4. 使用本品时不需要停全肠外营养，但需要分不同的静脉通路滴注
合用提示	1. 与苯妥英合用，可使前者的 Cmax 和 AUC 显著降低。必须合用时应调整本品的维持剂量，同时监测苯妥英的血药浓度。 2. 与 HIV 蛋白酶抑制剂茚地那韦合用，体内研究显示茚地那韦对本品的 Cmax 和 AUC 无显著影响，而体外实验显示抑制本品的代谢，使本品的 Cmax 和 AUC 增加。二者合用时不需调整剂量，但应监测与本品相关的不良事件和毒性反应。 3. 与非核苷类逆转录酶抑制剂（NNRTI）合用，体外研究显示抑制本品的代谢，使本品的 C_{max} 和 AUC 增加，合用时注意监测与本品相关的不良事件和毒性反应。 4. 与环孢素合用时，使后者的 AUC 显著增加，Cmax 无显著变化，故应注意监测环孢素的血药浓度，必要时调整环孢素的剂量。 5. 与他克莫司合用，使后者的 AUC、Cmax 显著增加，合用时应注意监测他克莫司血药浓度并调整用药剂量。 6. 与华法林合用，使凝血酶原时间显著延长，二者合用时应严密监测凝血酶原时间，调整华法林剂量。 7. 与奥美拉唑、苯二氮䓬类、他汀类、双氢吡啶类钙通道阻滞剂、磺脲类口服降糖药、长春花生物碱类药物合用，可使后者 AUC、Cmax 显著增加。 8. 与特非那定、阿司咪唑、西沙必利、奎尼丁合用，导致 Q-T 间期延长，尖端扭转性心动过速极少见。 9. 与利福平、利福布汀、卡马西平和长效巴比妥类合用，使前者血药浓度显著降低。 10. 与麦角生物碱类药物麦角胺、二氢麦角胺合用，使麦角生物碱类药物的血药浓度增高，导致中毒

伊曲康唑 [乙]
Itraconazole

【其他名称】斯皮仁诺。

【主要作用】伊曲康唑是三唑类衍生物，具有广谱抗真菌活性。伊曲康唑可以破坏真菌细胞膜中麦角甾醇的合成，麦角甾醇是真菌细胞膜的重要组成部分，干扰它的合成将最终产生抗真菌作用。

【适应症】本品可用于疑为真菌感染的中性粒细胞减少伴发热患者的经验性治疗。本品也可用于治疗以下系统性真菌感染疾病：曲霉病、念珠菌病、隐球菌病（包括隐球菌性脑膜炎）、组织胞浆菌病。对于免疫受损及所有中枢神经系统隐球菌病患者，只有在一线药物不适用或无效时，方可适用本品治疗。

【用法用量】静脉滴注。第 1~2 天：每次 200mg，一日 2 次；从第 3 天起：每次 200mg，一日 1 次。或遵医嘱。

【临床配伍】见下配伍禁忌表。

配伍禁忌	1. 本品与头孢曲松钠他唑巴坦钠有配伍禁忌［晁婷婷 . 临床军医杂志，2014，42（1）：110］。 2. 本品与 5% 葡萄糖注射液有配伍禁忌［张先锋，袁文娟 . 护理研究，2007，21（10）：2706］
注意事项	1. 溶媒选择：本品只能用随包装提供的 50ml 氯化钠注射液稀释。 2. 随本品一同提供带双向开关和 0.2μm 线内滤器的输液延长管。必须使用包括线内滤器在内的专用输液延长管，保证按正确方法用药。 3. 每 200mg 伊曲康唑注射液需滴注 1h。 4. 混合后的溶液应避免直接光照，并应当立即使用。如果不能立即使用，一般在 2~8℃保存下不超过 24h，除非混合是在控制和保证无菌的条件下进行的
合用提示	1. 与奎尼丁或多非利特合用可增加这两种药物的血药浓度而导致严重的心血管事件，故禁止合用。 2. 与地高辛合用会升高后者血药浓度。 3. 卡马西平、苯巴比妥、苯妥英会降低本品的血药浓度。 4. 与利福平或利福布汀合用会降低本品血药浓度，不推荐合用。 5. 本品可抑制白消安、多西紫杉醇、长春花碱的代谢。 6. 与匹莫奇特或西沙比利合用可能会发生严重的心血管事件，禁止合用。 7. 本品禁止与咪达唑仑口服制剂和三唑仑合用，因本品会增加后两者的血药浓度而加强和延长镇静催眠效果。 8. 与钙通道阻滞剂合用应谨慎，因本品会加强钙通道阻滞剂的负性肌力作用。 9. 禁止与阿托伐他汀、西立伐他汀、洛伐他汀、辛伐他汀合用，因会增加出现骨骼肌毒性包括横纹肌溶解的风险。 10. 本品会增加免疫抑制剂（环孢素 A、他克莫司、西罗莫司）的血药浓度。 11. 与红霉素和克拉霉素合用会增加本品的血药浓度

两性霉素 B [甲、乙]
AmphotericinB

【其他名称】两性霉素，欧泊。

【主要作用】本品为多烯类抗真菌药。通过与敏感真菌细胞膜上的固醇相结合，损伤细胞膜的通透性，导致细胞内重要物质如钾离子、核苷酸和氨基酸等外漏，破坏细胞的正常代谢从而抑制其生长。对本品敏感的真菌有新型隐球菌、皮炎芽生菌、组织胞浆菌、球孢子菌属、孢子丝菌属、念珠菌属等，部分曲菌属对本品耐药；皮肤和毛发癣菌则大多耐药；本品对细菌、立克次体、病毒等无抗菌活性。

【适应症】本品适用于敏感真菌所致的深部真菌感染且病情呈进行性发展者，如败血症、心内膜炎、脑膜炎（隐球菌及其他真菌）、腹腔感染（包括与透析相关者）、肺部感染、尿路感染和眼内炎等。因肾损伤或药物毒性而不能使用有效剂量的两性霉素 B 的患者应选用两性霉素 B 脂质体。

【用法用量】1. 注射用两性霉素 B　（1）静脉用药：起始 1~5mg 或按体重每次 0.02~0.1mg/kg，以后根据患者耐受情况每日或隔日增加 5mg，增至每次 0.6~0.7mg/kg 时即可暂停增加剂量。成人最高一日剂量不超过 1mg/kg，每日或隔 1~2 日给药 1 次，累计总量 1.5~3.0g，疗程 1~3 个月，也可长至 6 个月，视病情及疾病种类而定。对敏感真菌感染宜采用较小剂量，即成人每次 20~30mg，疗程仍宜长。（2）鞘内给药：首次 0.05~0.1mg，以后渐增至每次 0.5mg，最大量每次不超过 1mg，每周给药 2~3 次，总量 15mg 左右。鞘内给药时宜与小剂量地塞米松或琥珀酸氢化可的松同时给予，并需用脑脊液反复稀释药液，边稀释边缓慢注入以减少不良反应。（3）局部用药：气溶吸入时成人每次 5~10mg，用灭菌注射用水溶解成 0.2%~0.3% 溶液应用；超声雾化吸入时本品浓度为 0.01%~0.02%，每日吸入 2~3 次，每次吸入 5~10ml；持续膀胱冲洗时每日以两性霉素 B 5mg 加入 1000ml 灭菌注射用水中，按每小时注入 40ml 速度进行冲洗，共用 5~10 日。2. 两性霉素 B 脂质体　静脉滴注：对于成年人和儿童，根据要求可按每日 3~4mg/kg 的剂量使用。若无改善或真菌感染恶化，剂量可增至每日 6mg/kg。

【临床配伍】见下配伍禁忌表。

配伍禁忌	1. 注射用两性霉素 B： （1）本品应先用灭菌注射用水溶解，再用 5% 葡萄糖注射液稀释，禁止用氯化钠注射液稀释。 （2）本品与阿洛西林、美洛西林、头孢菌素类、替加环素、利奈唑胺、利多卡因、盐酸右美托咪定、罗库溴铵存在配伍禁忌。 2. 两性霉素 B 脂质体： （1）本品冻干粉只能用灭菌注射用水溶解，溶解后只能用 5% 葡萄糖注射液稀释。 （2）禁止使用 0.9% 氯化钠注射液或葡萄糖溶液来溶解冻干粉，也不要将溶解好的溶液与 0.9% 氯化钠注射液或电解质混合。使用除上述建议溶液以外的其他溶液或是有杀菌剂（即苯甲醇）存在时，药液中的本品可能导致出现沉淀。 （3）禁止将输注液与其他药物混合
注意事项	1. 溶媒选择：5% 葡萄糖注射液。 2. 注射用两性霉素 B： （1）静脉滴注或鞘内给药时，均先以灭菌注射用水 10ml 配制本品 50mg，或 5ml 配制 25mg，然后用 5% 葡萄糖注射液稀释，滴注液的药物浓度不超过 0.1mg/ml。 （2）避光缓慢静滴，每次滴注时间需 6h 以上。 （3）稀释用葡萄糖注射液的 pH 值应在 4.2 以上。 （4）鞘内注射时可取 5mg/ml 浓度的药液 1ml，加 5% 葡萄糖注射液 19ml 稀释，使最终浓度成 250μg/ml。注射时取所需药液量以脑脊液 5~30ml 反复稀释，并缓慢注入。鞘内注射液的药物浓度不可高于 0.25mg/ml，pH 值应在 4.2 以上。 （5）气溶吸入时成人每次 5~10mg，用灭菌注射用水溶解成 0.2%~0.3% 溶液应用；超声雾化吸入时本品浓度为 0.01%~0.02%，持续膀胱冲洗时每日以两性霉素 B 5mg 加入 1000ml 灭菌注射用水中，按每小时注入 40ml 速度进行冲洗。

注意事项	3. 两性霉素 B 脂质体： （1）本品应静脉给药。 （2）本品冻干粉加灭菌注射用水溶解，使每毫升溶液含 5mg 两性霉素 B。 （3）进一步稀释上述溶解好的液体至终浓度约为 0.6mg/ml（0.16~0.83mg/ml）。 （4）以每小时 1mg/kg 的速度作静脉注射。在每个疗程的第一次用药前建议作试验注射，以少量药（10ml 稀释液含有 1.6~8.3mg）注射 15~30min。再仔细观察 30min。如果患者可以忍受并无与输注有关的反应，则输注时间可缩短至不少于 2h，如果患者出现急性反应或不能耐受输注容积，则输注时间要延长。 （5）使用本品时，请不要过滤或使用有内置过滤器的输液器。 （6）如通过正在使用的输液管，在给药前用 5% 葡萄糖冲洗输液管，或使用单独的输液管。 （7）用药前用肉眼检查是否有异物或变色。不要使用有沉淀或异物、或者原瓶密封有问题的药物。由于冻干粉和用于溶解与稀释的溶液不含有防腐剂，配制药液时必须始终严格无菌操作。 （8）在用 5% 葡萄糖注射液进一步稀释后，药液须存于 2~8℃并于 24h 内使用，禁止冷冻，未用完的药液必须丢弃
合用提示	1. 肾上腺皮质激素类药物在控制本品药物不良反应时可与本品合用，但一般不推荐两者同时应用，因可加重两性霉素 B 诱发的低钾血症。如需同用时则肾上腺皮质激素宜用最小剂量和最短疗程，并需监测患者的血钾浓度和心脏功能。 2. 本品所致的低钾血症可增强潜在的洋地黄毒性。与洋地黄苷同用时应严密监测血钾浓度和心脏功能。 3. 氟胞嘧啶与两性霉素 B 具协同作用，但本品可增加细胞对前者的摄取并损害其经肾排泄，从而增强氟胞嘧啶的毒性反应。 4. 本品与咪唑类抗真菌药如酮康唑、氟康唑、伊曲康唑等在体外具拮抗作用。 5. 氨基糖苷类、抗肿瘤药物、卷曲霉素、多黏菌素类、万古霉素等肾毒性药物与本品同用时可增强其肾毒性。 6. 骨髓抑制剂、放射治疗等可加重患者贫血，与两性霉素 B 合用时宜减少其剂量。 7. 本品诱发的低钾血症可加强神经肌肉阻断药的作用，两者同用时需监测血钾浓度。 8. 应用尿液碱化药可增强本品的排泄，并防止或减少肾小管酸中毒发生的可能。 9. 尚未对两性霉素 B 脂质体进行正式的药物相互作用试验。目前已知与普通两性霉素 B 同时使用时发生相互作用的药物可能亦与两性霉素 B 脂质体发生相互作用

卡泊芬净[乙]
Caspofungin

【其他名称】科赛斯。

【主要作用】卡泊芬净是棘白菌素类抗真菌药。能抑制许多丝状真菌和酵母菌细胞壁的一种基本成分 β-（1，3）-D- 葡聚糖的合成从而起到抗真菌作用。哺乳类动物的细胞中不存在 β-（1，3）-D- 葡聚糖。

【适应症】用于成人患者和儿童患者（3 个月及以上）：经验性治疗中性粒细胞减少、伴发热病人的可疑真菌感染；治疗对其他治疗无效或不能耐受的侵袭性曲霉菌病。

【用法用量】静脉滴注。成人：第一天单次 70mg，随后每日单次 50mg。如果耐受性好，可提高到 70mg。儿童（3 个月 ~17 岁）：每日剂量不超过 70mg。中等程度肝脏功能不全：首次 70mg 负荷剂量后，日剂量调整为 35mg。

【临床配伍】见下配伍禁忌表。

配伍禁忌	1. 不得使用任何含有右旋糖（α-D-葡聚糖）的稀释液，因为本品在含有右旋糖的稀释液中不稳定。 2. 不得将本品与任何其他药物混合或同时输注。 3. 本品与比伐芦定存在配伍禁忌。
注意事项	1. 溶媒选择：（1）0.9% 氯化钠注射液，（2）乳酸钠林格注射液。 2. 本品加入 10.5ml 灭菌注射用水溶解，用 250ml 溶媒稀释，缓慢静脉滴注，滴注时间约 1h。 3. 溶解时轻轻混合，直到完全溶解，获得透明溶液。 4. 如输注液储存于 25℃ 或以下温度的环境中，必须在 24h 内使用；如储存于 2~8℃ 的冰箱中，则必须在 48h 内使用
合用提示	1. 本品能使成人健康受试者他克莫司的 12h 血药浓度下降 26%。对于同时接受这两种药物治疗的病人，建议对他克莫司的血药浓度进行检测，同时适当地调整他克莫司的剂量。 2. 与依非韦伦、奈韦拉平、利福平、地塞米松、苯妥英或卡马西平合用时，使本品血药浓度降低，应考虑给予本品每日 70mg 的剂量

米卡芬净 [乙]
Micafungin

【其他名称】米开民。

【主要作用】米卡芬净是棘白菌素类抗真菌药，能竞争性抑制真菌细胞壁的必需成分 β-（1，3）-D-葡聚糖的合成。米卡芬净对深部真菌感染的主要致病真菌曲霉菌属和念珠菌属有广谱抗真菌活性。

【适应症】由曲霉菌和念珠菌引起的下列感染：真菌血症、呼吸道真菌病、胃肠道真菌病。

【用法用量】静脉滴注。曲霉病：每日单次剂量 50~150mg，一日 1 次，严重或者难治性曲霉病患者可增加至每日 300mg。念珠菌病：每日 50mg，一日 1 次，严重或者难治性念珠菌病患者可增加至每日 300mg。

【临床配伍】见下配伍禁忌表。

配伍禁忌	1. 本品宜单独输注。 2. 与下列药物混合后会立即产生沉淀：盐酸万古霉素、硫酸阿贝卡星、硫酸庆大霉素、妥布霉素、硫酸地贝卡星、盐酸米诺环素、环丙沙星、甲磺酸帕珠沙星、西咪替丁、盐酸多巴酚丁胺、盐酸多沙普仑、喷他佐辛、甲磺酸萘莫司他、甲磺酸加贝酯、维生素 B_1、维生素 B_6、醋酸羟钴胺、维生素 K_2、冻干胃蛋白酶处理的正常人免疫球蛋白、盐酸阿霉素。 3. 与下列药物混合会立即降低本品的效价：氨苄西林、磺胺甲基异噁唑、甲氧苄氨嘧啶、阿昔洛韦、更昔洛韦、乙酰唑胺。 4. 本品在碱性溶液中不稳定，效价会降低。 5. 切勿使用灭菌注射用水溶解本品，因该溶液非等渗性
注意事项	1. 溶媒选择：（1）0.9% 氯化钠注射液，（2）5% 葡萄糖注射液。 2. 剂量为 75mg 或以下时输注时间不少于 30min，剂量为 75mg 以上时输注时间不少于 1h。 3. 溶解本品时切勿用力摇晃输液袋，因本品容易起泡且泡沫不易消失。 4. 本品在光线下可慢慢分解，给药时应避免阳光直射。如果从配制到输液结束需时超过 6h，应将输液袋遮光
合用提示	1. 本品可使瑞帕霉素的血药浓度升高，二者合用应谨慎。 2. 本品可使硝苯地平的 AUC、C_{max} 分别增加 18% 和 42%；使西罗莫司的 AUC 增加 21%，C_{max} 没有明显变化

第十七节 抗病毒药

阿昔洛韦[乙]
Aciclovir

【其他名称】丽科欣，康其达，洁珂。

【主要作用】本品为抗病毒药。本品进入疱疹病毒感染的细胞后，与脱氧核苷竞争病毒胸苷激酶或细胞激酶，药物被磷酸化成活化型阿昔洛韦三磷酸酯，然后通过两种方式抑制病毒复制：①干扰病毒 DNA 多聚酶，抑制病毒的复制；②在 DNA 多聚酶作用下，与增长的 DNA 链结合，引起 DNA 链的延伸中断。

【适应症】单纯疱疹病毒感染：用于免疫缺陷者初发和复发性黏膜皮肤感染的治疗以及反复发作病例的预防；也用于单纯疱疹性脑炎治疗。带状疱疹：用于免疫缺陷者严重带状疱疹病人或免疫功能正常者弥散型带状疱疹的治疗。免疫缺陷者水痘的治疗。

【用法用量】静脉滴注。成人：重症生殖器疱疹初治，每次 5mg/kg，一日 3 次，每 8h 一次，共 5 日。免疫缺陷者皮肤黏膜单纯疱疹或严重带状疱疹，每次 5~10mg/kg，一日 3 次，每 8h 一次，共 7~10 日。单纯疱疹性脑炎，每次 10mg/kg，每 8h 一次，共 10 日。急性视网膜坏死，每次 5~10mg/kg，每 8h 一次，共 7~10 日。成人一日最高剂量为 30mg/kg 或 $1.5g/m^2$，每 8h 不可超过 20mg/kg。小儿：重症生殖器疱疹初治，婴儿与 12 岁以下小儿，每次 $250mg/m^2$，每 8h 一次，共 5 日。免疫缺陷者皮肤黏膜单纯疱疹，婴儿与 12 岁以下小儿，每次 $250mg/m^2$，每 8h 一次，共 7 日，12 岁以上按成人量。单纯疱疹性脑炎，每次 10mg/kg，一日 3 次，隔 8h 滴注一次，共 10 日。免疫缺陷者合并水痘，每次 10mg/kg 或 $500mg/m^2$，每 8h 一次，共 10 日。小儿最高剂量为每 8h 给予 $500mg/m^2$。

【临床配伍】见下配伍禁忌表。

配伍禁忌	1. 注射用阿昔洛韦不可用含苯甲醇的稀释液稀释。 2. 本品与银杏叶提取物、舒血宁、聚明胶肽、头孢噻利、头孢吡肟、米卡芬净、氨曲南、盐酸多酚丁胺、盐酸多巴胺、膦甲酸钠、盐酸吉西他滨、泮托拉唑钠、哌拉西林–他唑巴坦钠、沙格司亭、长春瑞滨存在配伍禁忌。 3. 注射用阿昔洛韦呈碱性，与其他药物混合容易引起 pH 值改变，应尽量避免配伍使用
注意事项	1. 溶媒选择：（1）0.9% 氯化钠注射液，（2）5% 葡萄糖注射，（3）乳酸钠林格注射液液。 2. 静脉滴注时，0.5g 加入 10ml 灭菌注射用水中，充分摇匀成溶液后，再用溶媒稀释至至少 100ml，使最后药物浓度不超过 7g/L。 3. 仅供静脉滴注，每次滴注时间在 1h 以上。 4. 配制后的溶液应在 12h 内使用，冰箱内放置会产生沉淀。 5. 本品溶液 pH 值为 10.5~11.6
合用提示	1. 与干扰素或甲氨蝶呤（鞘内）合用，可能引起精神异常，应慎用。 2. 与肾毒性药物合用可加重肾毒性，特别是肾功能不全者更易发生。 3. 与齐多夫定合用可引起肾毒性，表现为深度昏睡和疲劳。 4. 与丙磺舒竞争性抑制有机酸分泌，合并用丙磺舒可使本品的排泄减慢，半衰期延长，体内药物蓄积

更昔洛韦[乙]
Ganciclovir

【其他名称】丽科伟，赛维美。

【主要作用】本品为核苷类抗病毒药鸟嘌呤核苷衍生物。对巨细胞病毒（CMV）有很强的抑制作用，对人类疱疹病毒也有很强的抑制作用。更昔洛韦可竞争性抑制 DNA 多聚酶，并掺入病毒及宿主细胞的 DNA 中，从而抑制 DNA 合成。本品对病毒 DNA 多聚酶的抑制作用较宿主细胞多聚酶为强。

【适应症】用于免疫缺陷患者并发巨细胞病毒视网膜炎的诱导期和维持期治疗。亦可用于接受器官移植的患者预防巨细胞病毒感染及用于巨细胞病毒血清试验阳性的艾滋病患者预防发生巨细胞病。

【用法用量】静脉滴注。①诱导期：每次 5mg/kg，每 12h 一次，每次静脉滴注 1h 以上，疗程14~21 日。肾功能减退者剂量应酌减：肌酐清除率为 50~69ml/min 时，每 12h 滴注 2.5mg/kg；肌酐清除率为 25~49ml/min 时，每 24h 滴注 2.5mg/kg；肌酐清除率为 10~24ml/min 时，每24h 滴注 1.25mg/kg；肌酐清除率 <10ml/min 时，每周给药 3 次，每次 1.25mg/kg，于血液透析后给予。②维持期：每次 5mg/kg，一日 1 次，静脉滴注 1h 以上。肾功能减退者按肌酐清除率调整剂量：肌酐清除率为 50~69ml/min 时，每 24h 滴注 2.5mg/kg；肌酐清除率为 25~49ml/min 时，每 24h 滴注 1.25mg/kg；肌酐清除率为 10~24ml/min 时，每 24h 滴注 0.625mg/kg；肌酐清除率 <10ml/min 时，每周给药 3 次，每次 0.625mg/kg，于血液透析后给予。③预防用药：每次 5mg/kg，滴注时间至少 1h 以上，每 12h 一次，连续 7~14 日；继以 5mg/kg，一日 1 次，共 7 日。

【临床配伍】见下配伍禁忌表。

配伍禁忌	1. 本品不应与其他静注药物混合应用。 2. 本品与米卡芬净混合会使后者效价降低。 3. 本品与氨曲南、哌拉西林 – 他唑巴坦钠、头孢吡肟、阿糖胞苷、多柔比星、氟达拉滨、膦甲酸钠、吉西他滨、昂丹司琼、长春瑞滨、沙格司亭存在配伍禁忌
注意事项	1. 溶媒选择：（1）0.9% 氯化钠注射液，（2）5% 葡萄糖注射液，（3）林格注射液，（4）乳酸钠林格注射液。 2. 用适量灭菌注射用水或 0.9% 氯化钠注射液溶解，浓度 50mg/ml，再注入 100ml 溶媒中，滴注液浓度不得超过 10mg/ml。 3. 本品需充分溶解（最好在室温下）后缓慢静脉滴注，滴注时间不得少于 1h，每次最大剂量为 6mg/kg，不可超过推荐的滴注速率。 4. 本品仅供静脉滴注给药，不可肌内注射。 5. 本品溶液呈强碱性，注意避免药液与皮肤或黏膜接触或吸入，如不慎溅及，应立即用肥皂和清水冲洗，眼睛应用清水冲洗，避免药液渗漏到血管外组织。 6. 本品水溶液 pH 值 10.5~11.5（12.5mg/ml 水溶液）
合用提示	1. 影响造血系统的药物、骨髓抑制剂及放射治疗等与本品同用时，可增加对骨髓的抑制作用。 2. 本品与肾毒性药物同用时（如两性霉素 B、环孢素）可能加强肾功能损害，使本品经肾排出量减少而引起毒性反应。 3. 与齐多夫定同用时可增强对造血系统的毒性，必须慎用。 4. 与去羟肌苷同用或先后使用可使后者药时曲线下面积显著增加（增加 72%~111%），两者经肾清除量不变。 5. 本品与亚胺培南西司他丁同用可发生全身抽搐。 6. 与丙磺舒或抑制肾小管分泌的药物合用可使本品的肾清除量减少约 22%，其药时曲线下面积增加约 53%，因而易产生毒性反应。 7. 应避免与氨苯砜、喷他脒、氟胞嘧啶、长春碱、多柔比星、甲氧苄啶、磺胺类及核苷类药物合用

喷昔洛韦
Penciclovir

【其他名称】 恒奥普康。

【主要作用】 本品为核苷类抗病毒药，耐本品的单纯疱疹病毒突变株的产生是由于病毒胸腺嘧啶脱氧核苷激酶或 DNA 多聚酶性质发生了改变，最常见耐阿昔洛韦的病毒突变株缺乏胸腺嘧啶核苷激酶，它们对本品也耐药。

【适应症】 用于严重带状疱疹患者。

【用法用量】 静脉滴注。每次 5mg/kg，每 12h 一次，5~7 日为一疗程。有肾脏疾病、脱水或同时使用其他对肾脏有毒性药物的病人，应调整剂量。

【临床配伍】 见下配伍禁忌表。

配伍禁忌	本品呈碱性（pH>9.0），与其他药物混合时易引起溶液 pH 值的改变，应尽量避免配伍使用
注意事项	1. 溶媒选择：0.9% 氯化钠注射液。 2. 每 0.25g 本品用适量灭菌注射用水或 0.9% 氯化钠注射液使之溶解，再用 0.9% 氯化钠注射液至少 100ml 稀释。 3. 本品为静脉滴注用药，不可经其他途径给药。 4. 溶液配制后应立即使用，不能冷藏，因冷藏时会析出结晶，用剩溶液应废弃，稀释药液时出现白色浑浊或结晶则不能使用。 5. 静脉滴注时应缓慢（1h 以上），防止局部浓度过高，引起疼痛及炎症。 6. 本品水溶液 pH 值 5.5~7.5（1.2mg/ml 水溶液）
合用提示	1. 与干扰素或甲氨蝶呤（鞘内）合用，可能引起精神异常，应慎用。 2. 与肾毒性药物合用可加重肾毒性，特别是肾功能不全者更易发生。 3. 与齐多夫定合用可引起肾毒性，表现为深度昏睡和疲劳。 4. 与丙磺舒竞争性抑制有机酸分泌，合并用丙磺舒可使本品的排泄减慢，半衰期延长，体内药物蓄积

利巴韦林
Ribavirin

【其他名称】 病毒唑，科迈欣，奇力青。

【主要作用】 本品为广谱抗病毒药。本品并不改变病毒吸附、侵入和脱壳，也不诱导干扰素的产生。药物进入被病毒感染的细胞后迅速磷酸化，其产物作为病毒合成酶的竞争性抑制剂，抑制肌苷单磷酸脱氢酶、流感病毒 RNA 多聚酶和 mRNA 鸟苷转移酶，从而引起细胞内鸟苷三磷酸的减少，损害病毒 RNA 和蛋白合成，使病毒的复制与传播受抑。对呼吸道合胞病毒也可能具免疫作用及中和抗体作用。

【适应症】 用于呼吸道合胞病毒引起的病毒性肺炎与支气管炎。流行性出血热和拉沙热的预防和治疗，发热早期应用本品能缩短发热期，减轻肾脏与血管损害及中毒症状。局部应用可治疗单纯疱疹病毒性角膜炎。

【用法用量】 静脉滴注。成人：每次 0.5g，一日 2 次；小儿：一日 10~15mg/kg，分 2 次给药。疗程 3~7 日。

【临床配伍】 见下配伍禁忌表。

配伍禁忌	1. 本品与二羟丙茶碱、长春瑞滨有配伍禁忌。 2. 本品与多烯磷脂酰胆碱有配伍禁忌［刘晓鸿，张明生 . 中国药物警戒，2012，9（2）：69］。 3. 本品与痰热清有配伍禁忌［陈玉松，董晓娟，汪琪 . 中国药物与临床，2006，6（8）：635］
注意事项	1. 溶媒选择：（1）0.9% 氯化钠注射液，（2）5% 葡萄糖注射液。 2. 用溶媒稀释成 1mg/ml 的溶液后缓慢静脉滴注，每次滴注 20min 以上。 3. 本品 pH 值 4.0~6.0
合用提示	本品与齐多夫定同用时有拮抗作用，因本品可抑制齐多夫定转变成活性型的磷酸齐多夫定

膦甲酸钠[乙]
FoscarnetSodium

【其他名称】易抗，可耐，易可亚。

【主要作用】膦甲酸钠为广谱抗病毒药物，作用机制为直接抑制病毒特异的 DNA 多聚酶和逆转录酶。膦甲酸钠对 I 型、II 型单纯疱疹病毒、巨细胞病毒等有抑制作用。

【适应症】用于艾滋病患者巨细胞病毒性视网膜炎；免疫功能损害患者耐阿昔洛韦单纯疱疹毒性皮肤黏膜感染。

【用法用量】静脉滴注。艾滋病患者巨细胞病毒性视网膜炎（肾功能正常）：①诱导治疗：初始量为 60mg/kg，每 8h 一次，根据疗效连用 2~3 周；②维持治疗：每日 90~120mg/kg。免疫功能损害患者耐阿昔洛韦单纯疱疹病毒性皮肤黏膜感染：40mg/kg，每 8h 或 12h 一次，连用 2~3 周或直至治愈。

【临床配伍】见下配伍禁忌表。

配伍禁忌	1. 本品不与其他药物混合静脉滴注。 2. 本品与阿昔洛韦、更昔洛韦、两性霉素 B、地西泮、咪达唑仑、地高辛、盐酸多巴酚丁胺、维拉帕米、亚叶酸钙有配伍禁忌
注意事项	1. 溶媒选择：（1）0.9% 氯化钠注射液，（2）5% 葡萄糖注射液。 2. 中心静脉输注注射液浓度为 24mg/ml；周围静脉输注注射液浓度为 12mg/ml。 3. 不能采用快速或弹丸式静脉推注方式给药，滴注速度不得超过 1mg/kg/min。 4. 避免与皮肤、眼接触，若不慎接触，应立即用清水洗净。 5. 本品 pH 值约为 7.4
合用提示	1. 本品不能与其他肾毒性药物如氨基糖苷类抗生素，两性霉素 B 或万古霉素等同时使用。 2. 本品不能与静脉用喷他脒联合使用，以免发生低钙血症

齐多夫定[乙]
Zidovudine

【其他名称】伟诺，久利，荷普仁。

【主要作用】齐多夫定为天然胸腺嘧啶核苷的合成类似物，在细胞内齐多夫定在酶的作用下转化为其活性代谢物齐多夫定 5′- 三磷酸酯（AztTP）。AztTP 通过竞争性利用天然底物脱氧胸苷 5′- 三磷酸酯（dTTP）和嵌入病毒 DNA 来抑制 HIV 逆转录酶。嵌入的核苷类似物中 3′–羟基的缺失，可阻断使 DNA 链延长所必需的 5′–3′磷酸二酯键的形成，从而使病毒 DNA 合成终止。

【适应症】用于治疗人类免疫缺陷性病毒（HIV）感染。

【用法用量】静脉滴注。成人推荐剂量为每次 1mg/kg，一日 5~6 次。

【临床配伍】见下配伍禁忌表。

配伍禁忌	本品与生物混合制剂、胶体溶液（如血液制品、蛋白质溶液等）存在配伍禁忌
注意事项	1. 溶媒选择：5% 的葡萄糖注射液。 2. 静脉滴注时，本品稀释后的浓度不高于 4mg/ml。 3. 本品使用时应匀速滴注，避免滴注过快，滴注时间应超过 1h。 4. 不可肌内注射
合用提示	1. 同时使用齐多夫定及苯妥英两种药物时，应严密监测苯妥英的血药浓度。 2. 阿司匹林、可待因、吗啡、吲哚美辛、酮替芬、萘普生、去甲羟基安定、西咪替丁、安妥明、氨苯砜等可以通过竞争性抑制葡萄糖醛酸化过程或直接抑制肝脏微粒体代谢而影响齐多夫定的代谢。当上述药物与齐多夫定联合应用，特别是长期应用时，应充分考虑引起药物相互作用的可能。 3. 在体外，核苷结构类似物利巴韦林可拮抗齐多夫定的抗病毒活性，应避免同时应用。 4. 与具有潜在肾毒性或骨髓抑制作用的药物，如全身用喷他咪、氨苯砜、乙胺嘧啶、复方磺胺甲噁唑、两性霉素、氟胞嘧啶、更昔洛韦、干扰素、长春新碱、长春花碱及阿霉素同时应用，特别在急性期治疗时亦可以使齐多夫定产生不良反应的概率增加。如果上述药物有必要与齐多夫定同时应用，则应特别小心，密切监测肾功能及血液学参数，必要时其中一种或若干种药物应减量

阿糖腺苷
Vidarabine

【其他名称】腺嘌呤阿糖苷。

【主要作用】本品是嘌呤核苷的同系物，为抗病毒药。阿糖腺苷对单纯疱疹病毒 Ⅰ、Ⅱ型、带状疱疹病毒的作用最为显著，其他如 EB 病毒、巨细胞病毒、乙肝病毒等亦有抑制作用。本品能阻扰病毒 DNA 的早期合成，在体内能脱氨失活，转为阿糖次黄嘌呤核苷，这是显示疗效的代谢产物。

【适应症】①单疱疹性脑炎。②新生儿单纯疱疹感染（如皮肤黏膜感染、局限性中枢神经系统感染和播散性单纯疱疹感染）和带状疱疹。③免疫功能缺陷者的水痘病毒感染、婴儿先天性巨细胞病毒感染和免疫缺陷者巨细胞病毒感染。④局部用药于单纯疱疹病毒性角膜炎，偶用于牛痘病毒性角膜炎。⑤也有报道以阿糖腺苷多周期间歇应用治疗慢性乙型肝炎，或与皮质激素合用，或与干扰素联合可望提高疗效。

【用法用量】静脉滴注。单纯疱疹性脑炎，肾功能正常者每日 15mg/kg，疗程 10 天；带状疱疹，每日 10mg/kg，疗程 5 天；免疫缺陷者水痘感染，每日 10mg/kg，疗程 5~7 天；新生儿单纯疱疹感染，每日 15mg/kg，疗程 10~14 天。肾功能不全者应根据肾功能损害程度调整剂量，肾小球滤过率低于 10ml/min 者可用常用剂量的 75%。

【临床配伍】见下配伍禁忌表。

配伍禁忌	本品禁与含钙溶液、生物制品、胶体溶液配伍。
注意事项	1. 溶媒选择：0.9% 氯化钠注射液，5% 葡萄糖注射液，10% 葡萄糖注射液。 2. 本品不可静脉推注或快速滴注。 3. 配制的输液不可冷藏以免析出结晶

续表

合用提示	1. 本品与别嘌醇的相互作用尚未明确，但某些患者同时用药时会出现震颤、贫血、疼痛、瘙痒等反应。动物与体外研究提示别嘌醇可能干扰本品的代谢增加本品的神经系统毒性及肾毒性。 2. 本品与多数抗生素或激素合用，未见不良反应。 3. 与阿昔洛韦的作用机制不同，无交叉耐药性，故可两药合用

单磷酸阿糖腺苷
VidarabineMonophosphate

【其他名称】瑞鑫。

【主要作用】单磷酸阿糖腺苷进入细胞后，经过磷酸化生成阿糖腺苷二磷酸（Ara–ADP）和阿糖腺苷三磷酸（Ara–ATP）。抗病毒活性主要由阿糖腺苷三磷酸（Ara–ATP）所引起，Ara–ATP与脱氧腺苷三磷酸(dATP)竞争地结合到病毒DNAP上，从而抑制了酶的活性及病毒DNA的合成。

【适应症】可应用于疱疹病毒口炎、皮炎、病毒性带状疱疹等。

【用法用量】肌内注射或缓慢静脉注射或静脉滴注。成人按体重一次 5~10mg/kg，一日 1 次。

【临床配伍】见下配伍禁忌表。

配伍禁忌	1. 不可与含钙的输液配伍。 2. 不宜与血液、血浆及蛋白质输液剂配伍
注意事项	1. 溶媒选择：0.9% 氯化钠注射液。 2. 临用前，每瓶加氯化钠注射液 2ml 溶解后肌内注射或缓慢静脉注射，或加入氯化钠注射液 100ml 溶解后静脉滴注。 3. 如注射部位疼痛，必要时可加盐酸利多卡因注射液解除疼痛症状
合用提示	1. 别嘌呤醇可加重本品对神经系统的毒性，不宜与别嘌呤醇并用。 2. 与干扰素同用，可加重不良反应

第二章　中枢神经系统药物

第一节　中枢兴奋药

多沙普仑[乙]
Doxapram

【其他名称】佳苏仑，泽仑，代尔松。

【主要作用】本品为呼吸兴奋剂，小量时通过颈动脉体化学感受器反射性兴奋呼吸中枢，大量时直接兴奋延髓呼吸中枢，使潮气量加大，呼吸频率增快有限。大剂量兴奋脊髓及脑干，但对大脑皮层似无影响，在阻塞性肺疾病患者发生急性通气不全时，应用此药后，潮气量、血二氧化碳分压、氧饱和度均有改善。

【适应症】用于呼吸衰竭。

【用法用量】1.静脉推注：每次 0.5~1.0mg/kg，不超过 1.5mg/kg，如需重复给药，至少间隔 5min。每小时用量不宜超过 300mg。2.静脉滴注：每次 0.5~1.0mg/kg，总量不超过一日 3g。

【临床配伍】见下配伍禁忌表。

配伍禁忌	1. 本品不能与碱性药物配伍。 2. 本品与米卡芬净、甲泼尼龙琥珀酸钠存在配伍禁忌
注意事项	1. 溶媒选择：葡萄糖氯化钠注射液。 2. 静脉滴注时，稀释为 1mg/ml 的溶液。 3. 静脉滴注速度不宜太快，否则可引起溶血。开始静滴是 5mg/min，见效后可减至 1~3mg/min。 4. 盐酸多沙普仑注射液 pH 值 3.5~5.5
合用提示	1. 本品能促进儿茶酚胺的释放增多，在全麻药如氟烷、异氟烷等停用 10~20min 后，才能使用。 2. 本品与咖啡因、哌醋甲酯、匹莫林、肾上腺素受体激动药等合用，可能出现紧张、激动、失眠甚至惊厥或心律失常。 3. 本品与单胺氧化酶抑制药丙卡巴肼以及升压药合用时，可使血压明显升高。 4. 与碳酸氢钠合用时，本药的血药浓度升高，毒性明显增强，有因此导致惊厥的报道。 5. 与肌松药合用，可暂时使本药的中枢兴奋作用隐而不显

贝美格[甲]
Bemegride

【其他名称】美解眠。

【主要作用】本品能直接兴奋呼吸中枢及血管运动中枢，使呼吸增加，血压微升。

【适应症】用于巴比妥类及其他催眠药的中毒，也用于减少硫喷妥钠麻醉深度，以加快其苏醒。

【用法用量】1.静脉推注。每 3~5min 注射 50mg，至病情改善或出现中毒症状。2.静脉滴注。每次 50mg。

【临床配伍】见下配伍禁忌表。

配伍禁忌	本品与青霉素、磷霉素、卡那霉素、磺胺嘧啶钠、地西泮、苯巴比妥钠、异戊巴比妥钠、硫喷妥钠、硝普钠、地塞米松存在配伍禁忌
注意事项	1.溶媒选择：5% 葡萄糖注射液。 2.静脉滴注时将本品 50mg 加 250~500ml 溶媒中稀释后使用。 3.静脉推注或静脉滴注速度不宜过快以免产生惊厥。 4.吗啡中毒者禁用
合用提示	未见相关资料

甲氯芬酯^[乙]
Meclofenoxate

【其他名称】脑瑞苏，健瑙。

【主要作用】本品能促进脑细胞的氧化还原代谢，增加对糖类的利用，对中枢抑制患者有兴奋作用。

【适应症】用于外伤性昏迷、酒精中毒、新生儿缺氧症、儿童遗尿症。

【用法用量】1.静脉注射或静脉滴注。成人，每次 0.1~0.25g，一日 3 次；儿童，每次 60~100mg，一日 2 次，可注入脐静脉。2.肌内注射。成人昏迷状态，每次 0.25g，每 2h 一次；新生儿缺氧症，每次 60mg，每 2h 一次。

【临床配伍】见下配伍禁忌表。

配伍禁忌	本品禁与头孢哌酮、头孢哌酮舒巴坦、头孢哌酮他唑巴坦、丹参酮 II$_A$ 磺酸钠配伍
注意事项	1.溶媒选择：（1）0.9% 氯化钠注射液，（2）5% 葡萄糖注射液。 2.临用前加 5% 葡萄糖注射液稀释后缓慢静脉注射。 3.用于重症病人临用前加 0.9% 氯化钠注射液或 5% 葡萄糖注射液稀释后静脉滴注。静脉注射或静脉滴注时稀释成 5%~10% 溶液。 4.本品易水解，配成溶液后立即使用
合用提示	未见相关资料

第二节　镇痛药

羟考酮（95）　　　　瑞芬太尼（97）
喷他佐辛（96）　　　哌替啶（98）

羟考酮^[乙]
Oxycodone

【其他名称】奥诺美。

【主要作用】本品是一种阿片类镇痛药，为纯阿片受体激动剂，其主要治疗作用为镇痛。

阿片类激动剂的药理作用包括抗焦虑、欣快感、呼吸抑制、便秘、镇咳及镇痛。纯阿片受体激动剂随剂量增加镇痛作用增强。羟考酮镇痛作用的确切机制尚不清楚，在脑与脊髓中发现了一些具有类阿片作用内源性物质的特异性中枢神经系统阿片受体，可能与其镇痛作用有关。

【适应症】本品为强效镇痛药。用于治疗中度至重度急性疼痛。

【用法用量】静脉滴注。推荐起始给药剂量为 2mg/h。如果镇痛效果不够或疼痛加剧，应逐渐增加给药剂量。1. 静脉推注。在 1~2min 内缓慢推注给药 1~10mg。给药频率不应短于每 4h 一次。2. 静脉滴注。推荐起始给药剂量为 2mg/h。3. 静脉（PCA 泵）。每次给药量 0.03mg/kg，给药间隔不应短于 5min。4. 皮下推注或输注。推荐起始剂量为 5mg，如有必要每 4h 重复给药一次。对患有轻度至中度肾功障碍和 / 或轻度肝功能障碍的患者应慎重，应谨慎地从最低剂量开始滴定直至疼痛缓解。

【临床配伍】见下配伍禁忌表。

配伍禁忌	1. 本品与下列药物兼容：丁基东莨菪碱、氢溴酸东莨菪碱、地塞米松磷酸钠、氟哌啶醇、盐酸咪达唑仑、盐酸甲氧氯普胺、盐酸左美丙嗪，除此之外，不与其他药物混合使用。 2. 本品与氯吡嗪在化学上是不相容的。 3. 本品与苯甲嗪溶液混合后会发生沉淀。当同时静脉注射或皮下输注苯甲嗪时，应加水稀释
注意事项	1. 溶媒选择：（1）0.9% 氯化钠注射液，（2）5% 葡萄糖注射液。 2. 静脉滴注时以适量溶媒稀释至 1mg/ml。 3. 静脉推注以适量溶媒稀释至 1mg/ml，在 1~2min 内缓慢推注给药 1~10mg。给药频率不应短于每 4h 一次。 4. 治疗时需慎重，应小心从最低起始剂量开始滴定。 5. 稀释后溶液，在室温条件下于 24h 内理化性质稳定
合用提示	1. 本品能增强麻醉药、安眠药、抗抑郁药、镇静剂、吩噻嗪类药物、安定类药物、酒精、其他阿片类药物、肌松剂和降压的中枢镇静作用。 2. 与单胺氧化酶抑制剂合用，引起伴有高血压危象或低血压危象的中枢神经系统的兴奋或抑制作用

喷他佐辛
Pentazocine

【其他名称】戊唑星，镇痛新。

【主要作用】本品为阿片受体的部分激动剂。镇痛效力较强，皮下注射 30mg 相当于吗啡 10mg 的镇痛效应。呼吸抑制作用约为吗啡的 1/2。增加剂量其镇痛和呼吸抑制作用并不成比例增加。对胃肠道平滑肌作用与吗啡相似，但对胆道括约肌作用较弱。对心血管作用不同于吗啡，大剂量反可引起血压上升、心率加快，此作用可能与升高血浆中儿茶酚胺含量有关。

【适应症】用于各种慢性剧痛。如癌性疼痛、创伤性疼痛、手术后疼痛，也可用于手术前或麻醉前给药，作为外科手术麻醉的辅助用药。

【用法用量】皮下、肌内注射或静脉给药。每次 30mg，必要时每 3~4h 一次。

【临床配伍】见下配伍禁忌表。

配伍禁忌	与米卡芬净、头孢哌酮、头孢哌酮/舒巴坦、头孢哌酮/他唑巴坦、达卡巴嗪、比伐芦定混合产生沉淀
注意事项	1. 溶媒选择：灭菌注射用水。 2. 静脉给药时，以灭菌注射用水稀释且滴速每分钟不超过 5mg，一日最大剂量不超过 240mg
合用提示	1. 与吩噻嗪类中枢性抑制药和三环类抗抑郁药等合用，使呼吸抑制作用和（或）低血压可更明显，加重便秘，更容易产生依赖性，故合用时均应减量。 2. 与降压药合用，如胍乙啶或美加明、氢氯噻嗪等，或其他药物如金刚烷胺、溴隐亭、左旋多巴、利多卡因、亚硝酸盐、普鲁卡因胺、奎尼丁等，有发生体位性低血压的危险，给药后立即随访监测。 3. 与阿托品合用时，不仅便秘加重而且可有麻痹性肠梗阻和尿潴留的危险。 4. 若同时静注硫酸镁，使呼吸抑制作用和低血压加重。 5. 阿片类镇痛药通过引起胃肠道蠕动减慢、括约肌痉挛而使甲氧氯普胺的效应不明显。 6. 应先停用单胺氧化酶抑制药（如呋喃唑酮、丙卡巴肼等）14~21 天后，才可应用本类药

瑞芬太尼[乙]
Remifentanil

【其他名称】瑞捷。

【主要作用】瑞芬太尼为芬太尼类 μ-型阿片受体激动剂，在人体内1min左右迅速达到血-脑平衡，在组织和血液中被迅速水解，故起效快，维持时间短，与其他芬太尼类似物明显不同。盐酸瑞芬太尼剂量高达 $30\mu g/kg$ 静脉注射（1min 内注射完毕）不会引起血浆组胺浓度的升高。

【适应症】用于全麻诱导和全麻中维持镇痛。

【用法用量】静脉滴注。麻醉诱导，成人单剂量 $1\mu g/kg$，给药时间超过 60s，每分钟 0.5~$1\mu g/kg$ 的输注速率持续静脉滴注。也可在静脉滴注前给予 0.5~$1\mu g/kg$ 的初始剂量静推，静推时间应超过 60s。

【临床配伍】见下配伍禁忌表。

配伍禁忌	禁与血、血清、血浆等血制品经同一路径给药
注意事项	1. 溶媒选择：（1）0.9% 氯化钠注射液，（2）5% 葡萄糖注射液，（3）5% 葡萄糖氯化钠注射液，（4）0.45% 氯化钠注射液。 2. 本品用上述溶媒稀释后可以与乳酸林格液或 5% 葡萄糖乳酸林格液共行一个快速静脉输液通路。 3. 气管插管病人的麻醉维持：单剂量 0.5~$1\mu g/kg$，麻醉中的给药速率可以每 2~5min 增加 25%~100% 或减小 25%~50%。病人反应麻醉过浅时，每隔 2~5min 给予 0.5~$1\mu g/kg$ 剂量静脉推注给药，以加深麻醉深度。 4. 2 岁以下儿童不推荐使用；65 岁以上老年患者初始剂量为成人剂量一半，持续静脉滴注给药剂量应酌减。 5. 在推荐剂量下，本品能引起肌肉强直。肌肉强直的发生与给药剂量和给药速率有关，因此单剂量注射时应缓慢给药，给药时间应不低于 60s。 6. 配制后应尽快使用，于室温下保存不超过 24h。 7. 本品连续输注给药，必须采用定量输注装置，可能情况下采用专用静脉输液通路。 8. 本品停药后应清洗输液通路，以防止残留药物无意输入可能导致的呼吸抑制及胸壁肌强直。 9. 本品只能用于静脉给药，特别适用于静脉持续滴注给药。 10. 本品水溶液 pH 值 2.5~4.0（0.5mg/ml 水溶液）
合用提示	1. 本品与其他麻醉药有协同作用，硫喷妥、异氟烷、丙泊酚及咪达唑仑与本品同时给药时，剂量减至 75%。 2. 中枢神经系统抑制药物与本品也有协同作用，合用时应慎重，并酌情减量；如果同时给药时不减少剂量，在病人身上会增加与这些药物有关的不良反应发生率。 3. 禁止与单胺氧化酶抑制剂合用

哌替啶[甲]
Pethidine

【其他名称】杜冷丁。

【主要作用】本品为阿片受体激动剂，是目前最常用的人工合成强效镇痛药。其作用类似吗啡，效力约为吗啡的 1/10~1/8，与吗啡在等效剂量下可产生同样的镇痛、镇静及呼吸抑制作用，但后者维持时间较短，无吗啡的镇咳作用。与吗啡相似，本品为中枢神经系统的 μ 及 κ 受体激动剂而产生镇痛、镇静作用。肌内注射后 10min 出现镇痛作用，持续约 2~4h。能短时间提高胃肠道括约肌及平滑肌的张力，减少胃肠蠕动，但引起便秘与尿潴留发生率低于吗啡。对胆道括约肌的兴奋作用使胆道压力升高，但亦较吗啡弱。本品有轻微的阿托品样作用，可引起心搏增快。

【适应症】本品为强效镇痛药，适用于各种剧痛，如创伤性疼痛、手术后疼痛、麻醉前用药，或局麻与静吸复合麻醉辅助用药等。对内脏绞痛应与阿托品配伍应用。用于分娩止痛时，须监护本品对新生儿的抑制呼吸作用。麻醉前给药、人工冬眠时，常与氯丙嗪、异丙嗪组成人工冬眠合剂应用。用于心源性哮喘，有利于肺水肿的消除。慢性重度疼痛的晚期癌症病人不宜长期使用本品。

【用法用量】1. 肌内注射。镇痛：成人常用量每次 25~100mg，一日 100~400mg；极量每次 150mg，一日 600mg。分娩镇痛：阵痛开始时肌内注射，常用量每次 25~50mg，每 4~6h 按需重复；极量：每次量以 50~100mg 为限。麻醉前用药：30~60min 前给药 1.0~2.0mg/kg。2. 静脉注射。镇痛：成人每次按体重以 0.3mg/kg 为限。小儿基础麻醉：在硫喷妥钠按体重 3~5mg/kg 10~15min 后，追加哌替啶 1mg/kg 加异丙嗪 0.5mg/kg 稀释至 10ml 缓慢静脉注射。3. 静脉滴注。麻醉维持中：按体重 1.2mg/kg 计算 60~90min 总用量。4. 硬膜外间隙注药。手术后镇痛：24h 总用量按体重 2.1~2.5mg/kg 为限。5. 晚期癌症病人解除中重度疼痛：因个体化给药，剂量可较常规为大，应逐渐增加剂量，直至疼痛满意缓解，但不提倡使用。

【临床配伍】见下配伍禁忌表。

配伍禁忌	不能与氨茶碱、头孢吡肟、亚胺培南 – 西司他丁、兰索拉唑、巴比妥类、肝素钠、碘化物、碳酸氢钠、苯妥英钠、磺胺嘧啶、磺胺甲噁唑、甲氧西林、吗啡配伍，否则发生浑浊
注意事项	1. 溶媒选择：（1）0.9% 氯化钠注射液，（2）5% 葡萄糖注射液，（3）10% 葡萄糖注射液。 2. 成人静脉滴注速度一般 1mg/min，小儿滴速相应减慢。 3. 本品与芬太尼化学结构有相似之处，两药可有交叉敏感。 4. 本品 pH 值为 3.5~6.0
合用提示	1. 静脉注射本品后可出现外周血管扩张，血压下降，尤其与吩噻嗪类药物（如氯丙嗪等）以及中枢抑制药并用时。 2. 本品务必在单胺氧化酶抑制药（如呋喃唑酮、丙卡巴肼等）停用 14 天以上方可给药，而且应先试用小剂量（1/4 常用量），否则会发生难以预料的、严重的并发症，临床表现为多汗、肌肉僵直、血压先升高后剧降、呼吸抑制、紫绀、昏迷、高热、惊厥，终致循环虚脱而死亡。 3. 本品能促进双香豆素、茚满二酮等抗凝药物增效，并用时后者应按凝血酶原时间而酌减用量

第三节　解热镇痛抗炎药

萘普生
Naproxen

【其他名称】甲氧萘丙酸，消痛灵。

【主要作用】本品是非甾体解热镇痛抗炎药，在体内以萘普生阴离子形式在血浆中循环，具有明显抑制前列腺素合成酶的作用，使前列腺素的释放减少甚至停止，从而起到了消炎、解热、镇痛的作用。

【适应症】用于各种原因引起的发热及疼痛的对症治疗。并常用于类风湿性关节炎、骨关节炎、强直性脊椎炎、肌腱炎、神经痛、痛风等症，尤其适用于上述疾病的急性发作期，另外也可用于原发性痛经及中、小手术后的止痛。

【用法用量】静脉注射或静脉滴注。成人每次 0.275g，一日 1~2 次；小儿 5mg/kg 或遵医嘱。

【临床配伍】见下配伍禁忌表。

配伍禁忌	1. 本品与长春西汀注射液存在配伍禁忌［彭欢欢.全科护理，2014，12（26）：2469］。 2. 本品与盐酸克林霉素注射液存在配伍禁忌［潘健云.临床护理杂志，2011，10（5）：80］。 3. 本品与氟罗沙星注射液存在配伍禁忌［邓金雁.山西医药杂志，2011，40（7）：657］。 4. 本品与止血芳酸注射液存在配伍禁忌［李娜.山西医药杂志，2010，39（9）：844］
注意事项	1. 溶媒选择：0.9% 氯化钠注射液。 2. 静脉推注：临用前以 0.9% 氯化钠注射液适量溶解并稀释至 20ml 左右，缓慢注射，注射时间不少于 3min。 3. 静脉滴注：临用前以 0.9% 氯化钠注射液适量溶解并稀释至 100ml 左右，缓慢滴注，滴注时间不少于 30min。 4. 静脉注射时应缓慢，速度过快可沿静脉产生烧灼感
合用提示	1. 本品可加强肝素与双香豆素的抗凝血作用，使出血时间延长。 2. 与阿司匹林或其他水杨酸制剂同用时，对症状缓解并无增效。 3. 本品可降低呋塞米的排钠和降压作用。 4. 本品可抑制锂随尿排泄，使锂的血药浓度升高。 5. 丙磺舒和本品合用时，可增加本品的血浆水平和明显延长本品的血浆半衰期。疗效和毒性反应同时增加，故不推荐用于临床

帕瑞昔布[乙]
Parecoxib

【其他名称】特耐。

【主要作用】帕瑞昔布是伐地昔布的前体药物，伐地昔布在临床剂量范围是选择性环氧化酶 -2（COX-2）抑制剂，研究显示 COX-2 作为环氧化酶异构体由前一炎症刺激诱导生成，从而推测 COX-2 在与疼痛、炎症和发热有关的前列腺素样递质的合成过程中发挥最主要作用。

【适应症】用于手术后疼痛的短期治疗。在决定使用选择性 COX-2 抑制剂前，应评估患者的整体风险。

【**用法用量**】静脉注射或肌内注射。每次 40mg，随后视需要间隔 6~12h 给予 20mg 或 40mg，一日总剂量不超过 80mg。体重低于 50kg 的老年患者，本品的初始剂量应减至常规推荐剂量的一半且一日最高剂量应减至 40mg。中度肝功能损伤的患者应慎用本品，剂量应减至常规推荐剂量的一半且每日最高剂量降至 40mg。对于重度肾功能损伤（肌酐清除率 <30ml/min）或有液体潴留倾向的患者，应选择最低推荐剂量（20mg）开始治疗并密切监测肾功能。

【**临床配伍**】见下配伍禁忌表。

配伍禁忌	1. 由于本品与其他药物在溶液中混合可出现沉淀，因此不论在溶解或是注射过程中，严禁与其他药物混合。 2. 如与其他药物使用同一条静脉通路，帕瑞昔布溶液注射前后须采用相容溶液充分冲洗静脉通路。 3. 使用乳酸钠林格注射液或含 50mg/ml（5%）葡萄糖的乳酸钠林格注射液配制，发生沉淀，故不推荐使用。 4. 不推荐使用灭菌注射用水溶解
注意事项	1. 溶媒选择：（1）0.9% 氯化钠注射液，（2）5% 葡萄糖注射液，（3）5% 葡萄糖注射液 0.45% 氯化钠注射液。 2. 可直接进行快速静脉推注，或通过已有静脉通路给药。肌内注射应选择深部肌肉缓慢推注。 3. 配制方法：每 20mg 本品加入溶剂 1ml，轻轻旋转瓶体使药粉末完全溶解，将瓶内全部药液抽出供单次给药。 4. 配制后药液应当为透明溶液，若溶液发生变色，出现絮状物或不溶性微粒，则不得使用。配制后的溶液应在 24h 内使用，否则应废弃。 5. 已经证实在 25℃ 条件下，配制后药液（不得冷藏或冷冻）的物理、化学稳定性最长可保持 24h。一般来说，在 25℃ 条件下保存不应超过 12h。 6. 由于选择性 COX-2 抑制剂的心血管事件发生风险随着剂量及暴露时间增加而增加，因此，应尽可能使用最短疗程及最低每日有效剂量，一般使用不超过 3 天。 7. 不推荐 18 岁以下儿童使用。 8. 帕瑞昔布注射液 pH 值 7.5~8.5
合用提示	1. 本品可以和阿片类止痛药合用，但不应混合于同一注射器内给药。 2. 与华法林或其他抗凝血药合用，将增加发生出血并发症的风险，尤其在治疗开始后数天内。 3. 本品可以减弱利尿药以及抗高血压药的作用。 4. 与环孢霉素或他克莫司合用，可以增强环孢霉素或他克莫司的肾毒性。 5. 与氟康唑（主要是 CYP2C9 抑制剂）合用时，本品的血浆暴露水平升高（AUC 上升 62%，C_{max} 上升 19%）。两药合用时，应降低本品剂量。 6. 当与酶诱导剂（如利福平、苯妥英、卡马西平或地塞米松等）合用时，可加速本品的代谢过程

精氨酸阿司匹林
Arginine Acetylsalicylatefor

【**其他名称**】精氨酸乙酰水杨酸。

【**主要作用**】本品为阿司匹林和精氨酸复盐，能抑制环氧酶，减少前列腺素合成，具有解热、镇痛、抗炎作用。

【**适应症**】用于发热及轻、中度疼痛的对症处理。

【**用法用量**】肌内注射或静脉注射。成人：每次 1.0~2.0g，一日 2 次。儿童：每日按体重 20~40mg/kg，分 2 次给药。

【**临床配伍**】见下配伍禁忌表。

配伍禁忌	本品与痰热清注射液存在配伍禁忌
注意事项	1. 溶媒选择：（1）0.9% 氯化钠注射液，（2）5% 葡萄糖注射液，（3）灭菌注射用水。 2. 静脉滴注时，以 5% 葡萄糖注射液或 0.9% 氯化钠注射液 250ml 稀释。 3. 肌内注射时，以灭菌注射用水或 0.9% 氯化钠注射液 4ml 溶解。
合用提示	1. 与任何可引起低凝血酶原血症、血小板减少、血小板聚集功能降低、消化道溃疡出血的药物同用时，可有加重凝血障碍及引起出血的危险。 2. 与抗凝药（双香豆素、肝素等）、溶栓药（链激酶、尿激酶）同用，可增加出血的危险。 3. 尿碱化药（碳酸氢钠等）、抗酸药（长期大量应用）可增加本品自尿中排泄，使血药浓度下降。但当本品血药浓度已达稳定状态而停用碱性药物，又可使本品血药浓度升高到毒性水平。 4. 与碳酸酐酶抑制剂合用，使本品进入脑组织中的量增多，从而增加毒性反应。 5. 尿酸化药可减低本品的排泄，使其血药浓度升高。 6. 糖皮质激素可增加水杨酸盐的排泄，合用时为了维持本品的血药浓度，必要时应增加本品的剂量。 7. 本品可增强胰岛素或口服降糖药物的降糖效果。 8. 与甲氨蝶呤同用时，可减少甲氨蝶呤与蛋白的结合，减少其从肾脏的排泄，使血药浓度升高而增加毒性反应。 9. 丙磺舒或磺吡酮的排酸作用，可因同时应用本品而降低；当水杨酸盐的血浓度 >50μg/ml 时即明显降低，>100~150μg/ml 时更甚。此外，丙磺舒可降低水杨酸盐自肾脏的清除率，从而使后者的血药浓度升高

第四节　脑血管药

奥扎格雷[乙]
Ozagrel

【**其他名称**】橘善宝，丹奥，洲邦。

【**主要作用**】本品为高效、选择性血栓素合成酶抑制剂，通过抑制血栓烷 A_2（TXA_2）的产生及促进前列环素（PGI_2）的生成而改善两者间的平衡失调，具有抗血小板聚集和扩张血管作用。能抑制大脑血管痉挛，增加大脑血流量，改善大脑内微循环障碍和能量代谢异常，从而改善蛛网膜下腔出血术后患者的大脑局部缺血症状和脑血栓（急性期）患者的运动失调。

【**适应症**】适用于治疗急性血栓性脑梗死和脑梗死所伴随的运动障碍。

【**用法用量**】静脉滴注。成人每次 80mg，一日 2 次，2 周为一疗程。

【**临床配伍**】以下配伍禁忌表。

配伍禁忌	1. 避免与含钙输液（格林注射液等）混合使用，以免出现白色混浊。 2. 本品与银杏达莫存在配伍禁忌［朴金花，中国保健营养，2012,22（10）：289］
注意事项	1. 溶媒选择：（1）0.9% 氯化钠注射液；（2）5% 葡萄糖注射液。 2. 将本品溶于 500ml 溶媒中静脉滴注。 3. 奥扎格雷钠注射液 pH 值 7.5~9.0；注射用奥扎格雷钠 pH 值 8.0~9.5（20mg/ml）
合用提示	本品与抗血小板聚集剂、血栓溶解剂及其他抗凝药合用，可增加出血倾向，应慎重合用，必要时适当减量

长春西汀
Vinpocetine

【其他名称】卡兰，长春乙酯。

【主要作用】本品为脑血管扩张药，能抑制磷酸二酯酶活性，增加血管平滑肌松弛信使 C-GMP 的作用，选择性地增加脑血流量。此外，还能抑制血小板凝集，降低人体血液黏度，增强红细胞变形力，改善血液流动性和微循环，促进脑组织摄取葡萄糖，增加脑耗氧量，改善脑代谢。

【适应症】改善脑梗死后遗症、脑出血后遗症、脑动脉硬化症等诱发的各种症状。

【用法用量】静脉滴注。开始剂量每日 20mg，以后根据病情可增至每日 30mg。

【临床配伍】见下配伍禁忌表。

配伍禁忌	1. 不可用含氨基酸的输液稀释。 2. 本品与肝素不相容，故建议两者不要在同一注射器中混合，但可以同时进行抗凝治疗 3. 本品与磷酸肌酸钠、三磷酸胞苷二钠、萘普生、天麻注射液、丹红注射液存在配伍禁忌
注意事项	1. 溶媒选择：（1）0.9% 氯化钠注射液；（2）5% 葡萄糖注射液。 2. 将本品溶于 500ml 溶媒中静脉滴注，滴注速度不能超过 80 滴 /min。 3. 配制好的输液须在 3h 内使用。 4. 本品不可肌内注射，未经稀释不可静脉使用。 5. 本品浓度超过 0.06mg/ml 出现溶血。 6. 长春西汀注射液 pH 值 3.0~4.0
合用提示	1. 本品与甲基多巴合用，偶见其降压作用轻微增强，所以合用时应监测血压。 2. 虽然临床研究中未发现本品与作用于神经系统药物、抗心律失常药物、抗凝血药物的相互作用，但仍建议联合用药时应注意观察

法舒地尔[乙]
Fasudil

【其他名称】依立卢，川威，朗来。

【主要作用】本品通过抑制 Rho 激酶，从而抑制肌球蛋白磷酸酶的阻碍作用，并抑制肌球蛋白轻链磷酸化物的生成（体外），抑制人中性粒细胞及单核细胞游走（体外），抑制人中性粒细胞产生活性氧（体外），起到预防及缓解脑血管痉挛、脑循环改善、抑制中性粒细胞浸润、抑制脑梗死病灶发生等作用。

【适应症】改善和预防蛛网膜下腔出血术后的脑血管痉挛及引起的脑缺血症状。

【用法用量】静脉滴注。成人每次 30mg，一日 2~3 次。本品给药应在蛛网膜下腔出血术后早期开始，连用 2 周。

【临床配伍】见下配伍禁忌表。

配伍禁忌	1. 本品与头孢替安配伍后需迅速使用。 2. 本品与注射用丹参多酚酸盐存在配伍禁忌［李爽，梁莉，刘俊，等 . 中华肺部疾病杂志（电子版），2013，6（5）：415］
注意事项	1. 溶媒选择：（1）0.9% 氯化钠注射液，（2）5% 葡萄糖注射液，（3）10% 葡萄糖注射液。 2. 将本品用溶媒 50~100ml 稀释后静脉滴注，每次滴注时间为 30min。 3. 本品只可静脉点滴使用，不可采用其他途径给药。 4. 盐酸法舒地尔注射液 pH 值 4.0~6.3
合用提示	未见相关资料

桂哌齐特
Cinepazide

【其他名称】克林澳。

【主要作用】本品为钙离子通道阻滞剂，通过阻止 Ca^{2+} 跨膜进入血管平滑肌细胞内，使血管平滑肌松弛，脑血管、冠状血管和外周血管扩张，从而缓解血管痉挛、降低血管阻力、增加血流量。本品能增强腺苷和环磷酸腺苷（cAMP）的作用，降低氧耗。本品能抑制 cAMP 磷酸二酯酶，使 cAMP 数量增加。本品还能提高红细胞的柔韧性和变形性，提高其通过细小血管的能力，降低血液的黏性，改善微循环。本品通过提高脑血管的血流量，改善脑的代谢。

【适应症】1. 脑血管疾病：脑动脉硬化，一过性脑缺血发作，脑血栓形成，脑栓塞，脑出血后遗症和脑外伤后遗症。2. 心血管疾病：冠心病、心绞痛，如用于治疗心肌梗死，应配合有关药物综合治疗。3. 外周血管疾病：下肢动脉粥样硬化病，血栓闭塞性脉管炎，动脉炎、雷诺氏病等。

【用法用量】静脉滴注。每次 320mg，一日 1 次。

【临床配伍】见下配伍禁忌表。

配伍禁忌	1. 本品与注射用丹参多酚酸盐存在配伍禁忌［张红柳 . 华北国防医药，2010，22（4）：138］。 2. 本品与夫西地酸钠注射液存在配伍禁忌［宋继丹，王玉梅 . 吉林医学，2011，32（14）：2860］
注意事项	1. 溶媒选择：（1）0.9% 氯化钠注射液，（2）10% 葡萄糖注射液。 2. 静脉滴注时以 500ml 溶媒溶解并稀释，滴速为 100ml/h。 3. 用药过程中要定期进行血液学检查。 4. 马来酸桂哌齐特注射液 pH 值 3.5~4.5
合用提示	避免与可能引起白细胞减少的其他药物合用

尼莫地平[乙]
Nimodipine

【其他名称】尼膜同。

【主要作用】本品为 1，4- 二氢吡啶类钙通道拮抗剂，能阻断中枢神经系统内细胞膜的钙通道，有效地调节细胞内钙的水平，使之保持正常的生理功能。它能降低红细胞脆性及血液黏滞度，抑制血小板凝聚，抗血栓形成。本品对脑血管的作用尤为突出，可与中枢神经的特异受体相结合，该特异性使本品能有效地预防和治疗因蛛网膜下腔出血所引起的脑血管痉挛造成的脑组织缺血性损害，抑制血管平滑肌细胞外钙离子的内流，对离体或体内的脑动脉、正常或缺血的脑动脉均有扩张作用。对直径小于 $10 \mu m$ 的小动脉作用最强，从而使脑组织缺血得以改善。在适宜剂量下选择性扩张脑血管，几乎不影响外周血管，但增加剂量对高血压也有较好的疗效。

【适应症】预防和治疗蛛网膜下腔出血所引起的脑血管痉挛。

【用法用量】静脉连续输注，体重低于 70kg 或血压不稳的患者，治疗开始的 2h 可按照 0.5mg/h 给药。如果耐受性良好尤其血压无明显下降时，2h 后剂量可增至 1mg/h。体重超过 70kg 的患者，剂量宜从 1mg/h 开始，2h 后如无不适可增至 2mg/h。

【临床配伍】见配伍禁忌表。

配伍禁忌	1. 严禁将本品加入其他输液瓶或输液袋中，严禁与其他药物混合。 2. 本品与氟比洛芬酯注射液存在配伍禁忌［陈玲玲，项飞，陈雪丹．中国乡村医药，2015，22（19）：46］
注意事项	1. 溶媒选择：（1）0.9% 氯化钠注射液；（2）5% 葡萄糖注射液。 2. 本品经中心静脉插管用输液泵连续静脉输注，并经过三通阀可与下列任何一种液体：5% 葡萄糖注射液、0.9% 氯化钠注射液、乳酸钠林格注射液、含镁乳酸钠林格注射液、右旋糖酐 40 注射液，以大致 1：4（本品：联合输液）的比例同时输注，也可与甘露醇、人血白蛋白、血液同时输注。 3. 本品易被聚氯乙烯吸收，所以在输注尼莫地平时仅允许使用聚乙烯输液管。 4. 本品有轻微的光敏感性，应避免在阳光直射下使用。如果输液过程不可避免暴露于阳光下，应采用黑色、棕色或红色的玻璃注射器及输液管，或用不透光材料将输液泵和输液管包裹或遵医嘱。但如果在散射性日光或人工光源下，使用本品 10h 内不必采取特殊的保护措施。 5. 从小包装取出后及使用时，应避免日光直射。 6. 本品 pH 值 5.5~7.5
合用提示	1. 合并应用抗抑郁剂氟西汀可使本品的稳态血浆浓度提高 50%，氟西汀暴露显著减少，而其活性代谢产物去甲氟西汀不受影响。 2. 去甲替林与本品同时给药，将使本品的血药浓度稍有增加，而去甲替林的血浆浓度不受影响。 3. 与利尿剂、β - 受体阻滞剂、血管紧张素转化酶抑制剂、腺苷 A1 受体拮抗剂、其他钙拮抗剂、α - 受体阻滞剂、α - 甲基多巴合用，可能增强降压效果。 4. 与氨基糖苷类、头孢菌素类、呋塞米合用，此时必须仔细监测肾功能，如发现肾功能减退，应考虑停药

曲克芦丁[乙]
Troxerutin

【其他名称】维诺，布瑞金。

【主要作用】本品为血管保护剂，能抑制血小板的聚集，有防止血栓形成的作用。同时能对抗 5- 羟色胺、缓激肽引起的血管损伤，增加毛细血管抵抗力，降低毛细血管通透性，可防止血管通透性升高引起的水肿。

【适应症】用于闭塞性综合征、血栓性静脉炎、毛细血管出血等。

【用法用量】静脉滴注，每次 240~360mg，一日 1 次，20 天为 1 疗程或遵医嘱。肌内注射，每次 60~150mg，一日 2 次，20 日为一疗程，可用 1~3 个疗程，每疗程间隔 3~7 天。

【临床配伍】见下配伍禁忌表。

配伍禁忌	本品与碘伏接触立即变红，建议配制时用乙醇消毒［张涛，方启雪，聂静，等 . 中国实用护理杂质，2013，29（22）：55］
注意事项	1. 溶媒选择：（1）0.9% 氯化钠注射液，（2）5% 葡萄糖注射液，（3）10% 葡萄糖注射液，（4）低分子右旋糖酐注射液。 2. 用药过程中，偶见过敏反应，潮红、头痛和胃肠道不适等。也有出现急性脑水肿、心律失常及肝脏毒性反应的报道。 3. 使用本品前请仔细检查，如有溶液浑浊、封口松动等，请勿使用。 4. 用药期间应避免阳光直射、高温和过久站立
合用提示	未见相关资料

曲克芦丁脑蛋白水解物
Troxerutin and Cerebroprotein Hydrolysate

【其他名称】源之久。

【主要作用】本品为血管保护剂，其中曲克芦丁能通过与血小板细胞膜上的腺苷载体蛋白可逆结合，增加血小板内 cAMP 的含量，从而抑制血小板的聚集，有防止血栓形成的作用，同时能对抗 5- 羟色胺、缓激肽引起的血管损伤，增加毛细血管抵抗力，降低毛细血管通透性，可防止血管通透性升高引起的水肿。本品所含的大量活性多肽、多种氨基酸及核酸的代谢产物核苷酸能透过血脑屏障，调整和改善神经元的蛋白质合成及核酸代谢，促进突触的形成，诱导神经元的分化；并影响其呼吸链，改善脑内能量代谢，能增加脑组织对葡萄糖的利用，改善脑细胞缺氧状态，对缺氧的脑组织有保护作用；能够提供神经递质、肽类激素及辅酶前体，具有激活、改善脑内神经递质和酶的活性，保护神经细胞免受各种缺血和神经毒素的损害。

【适应症】用于治疗脑血栓、脑出血、脑痉挛等急慢性脑血管疾病，以及颅脑外伤及脑血管疾病（脑供血不全、脑梗塞）所引起的脑功能障碍等后遗症；闭塞性周围血管疾病、血栓性静脉炎、毛细血管出血以及血管通透性升高引起的水肿。

【用法用量】静脉滴注，每次 10ml，一日 1 次。20 日为一疗程，可用 1~3 个疗程，每疗程间隔 3~7 天，或遵医嘱。肌内注射，每次 2~4ml，一日 2 次，或遵医嘱。

【临床配伍】见下配伍禁忌表。

配伍禁忌	本品不可与平衡氨基酸注射液在同一瓶中输注，当同时使用氨基酸输液时，应注意可能出现氨基酸不平衡
注意事项	1. 溶媒选择：（1）0.9% 氯化钠注射液，（2）5% 葡萄糖注射液。 2. 静脉滴注时，本品 10ml 稀释于溶媒 250~500ml 中使用。 3. 偶可发生寒战、轻度发热等反应。个别病例可引起过敏性皮疹。调慢滴速或停药后症状可自行消失
合用提示	与抗抑郁药合用，导致精神紧张，此时建议减少抗抑郁药剂量

乌拉地尔^[乙]
Urapidil

【其他名称】亚宁定。

【主要作用】本品是一种选择性 α_1 受体阻滞剂,具有中枢和外周双重的作用机制。在外周,它可阻断突触后 α_1 受体、抑制儿茶酚胺的缩血管作用,从而降低外周血管阻力和心脏负荷;在中枢,通过兴奋 5- 羟色胺 -1A 受体,调节循环中枢的活性,防止因交感反射引起的血压升高及心率加快。

【适应症】用于治疗高血压危象(如血压急剧升高),重度和极重度高血压以及难治性高血压;用于控制围手术期高血压。

【用法用量】1. 治疗高血压危象、重度和极重度高血压,以及难治性高血压:静脉推注,10~50mg 缓慢注射,监测血压变化,降压效果通常在 5min 内显示。若效果不够满意,可重复用药。持续静脉滴注或使用输液泵,通常将 250mg 加入到静脉输液中。如果使用输液泵,可将 100mg 本品注入到输液泵中,再稀释到 50ml。2. 围手术期高血压:静脉注射 25mg,2min 后血压无变化,重复给药一次;血压下降,静脉滴注维持,起始 1~2min 内剂量可用至 6mg,然后减量。重复给药 2min 后血压仍无变化,缓慢静脉注射 50mg。

【临床配伍】见下配伍禁忌表。

配伍禁忌	本品不能与碱性液体混合,因其酸性性质可能引起溶液混浊或絮状物形成
注意事项	1. 溶媒选择:(1)0.9% 氯化钠注射液,(2)5% 葡萄糖注射液,(3)10% 葡萄糖注射液。 2. 本品静脉输液的最大药物浓度为 4mg/ml。 3. 初始输入速度可达 2mg/min,维持给药的速度为 9mg/h。 4. 若将本品 250mg 溶解在 500ml 液体中,则 1mg 乌拉地尔相当于 44 滴或 2.2ml 输入液。 5. 静脉注射及长时间静脉输入均可,亦可在静脉注射后持续静脉输入以维持血压的稳定。 6. 静脉给药时患者应取卧位。 7. 从毒理学方面考虑治疗时间一般不超过 7 天。 8. 开车或操纵机器者及与酒精类饮料合用时应谨慎。 9. 配制好的溶液化学和物理稳定性为 15~25℃时 50h。从微生物学角度来看,配制好的溶液应立即使用。 10. 盐酸乌拉地尔注射液 pH 值 5.8~6.5
合用提示	1. 如果本品不是最先使用的降压药,那么在使用本品之前应间隔充分的时间,使先服用的其他降压药显示效应,必要时应适当减少本品的剂量。 2. 若患者同时使用 α 受体阻断剂、血管舒张剂或其他抗高血压药物,饮酒或病人存在血容量不足的情况(如腹泻、呕吐),可增强本品的降压作用。 3. 同时使用西咪替丁可使本品的血药浓度上升,最高达 15%。 4. 目前尚未有足够的与血管紧张素转化酶抑制剂合用的信息,所以目前暂不推荐这种联合疗法

依达拉奉
Edaravone

【其他名称】必存,易达生,爱达拉酮。

【主要作用】本品是一种脑保护剂(自由基清除剂)。临床研究提示 N- 乙酰门冬氨酸(NAA)是特异性的存活神经细胞的标志,脑梗塞发病初期含量急剧减少。脑梗塞急性期患者给予依达拉奉,可抑制梗塞周围局部脑血流量的减少,使脑中 NAA 含量升高。

【适应症】用于改善急性脑梗塞所致的神经症状、日常生活活动能力和功能障碍。

【用法用量】静脉滴注。每次 30mg，一日 2 次。14 天为一个疗程，尽可能在发病后 24h 内开始给药。

【临床配伍】见下配伍禁忌表。

配伍禁忌	1. 本品原则上必须用 0.9% 氯化钠注射液稀释（与各种含有糖分的输液混合时，可使本品的浓度降低）。 2. 不可和高能量输液、氨基酸制剂混合或由同一通道静滴（混合后可致本品的浓度降低）。 3. 不与抗癫痫药（地西泮、苯妥英钠等）混合（产生混浊）。 4. 不与坎利酸钾混合（产生混浊）
注意事项	1. 溶媒选择：0.9% 氯化钠注射液。 2. 将本品加入适量溶媒中稀释后，30min 内滴完。 3. 本品注射液 pH 值 3.0~4.5
合用提示	与头孢唑啉钠、盐酸哌拉西林钠、头孢替安钠等抗生素合用时，有致肾功能衰竭加重的可能，因此合并用药时需进行多次肾功能检测等观察

乙酰谷酰胺
Aceglutamide

【其他名称】谷安枢，雅宇。

【主要作用】本品为氨基酸类药物，可通过血 – 脑脊液屏障后分解为谷氨酸、γ – 氨基丁酸（GABA）。谷氨酸参与中枢神经系统的信息传递，GABA 能拮抗谷氨酸兴奋性毒理作用，可改善神经细胞代谢，维持神经应激能力及降低血氨的作用，改善脑功能。

【适应症】用于脑外伤性昏迷、神经外科手术引起的昏迷。肝昏迷及偏瘫、高位截瘫、小儿麻痹后遗症、神经性头痛和腰痛等。

【用法用量】静脉滴注，每日 100~600mg 缓慢滴注。肌内注射，每日 100~600mg，儿童剂量酌减。

【临床配伍】见下配伍禁忌表。

配伍禁忌	1. 本品与头孢哌酮舒巴坦配伍出现白色絮状沉淀，存在配伍禁忌［徐婷，刘冬艳. 实用心脑肺血管病杂志，2008，16（10）：7］。 2. 本品与氨茶碱存在配伍禁忌［纪春青. 医学信息（中旬刊），2010，5（10）：2829］
注意事项	1. 溶媒选择：（1）5% 葡萄糖注射液，（2）10% 葡萄糖注射液。 2. 静脉滴注时，用溶媒 250ml 稀释后缓慢滴注。 3. 若用于治疗瘫痪、小儿麻痹后遗症、腰痛，采用穴位注射。 4. 使用中有引起血压下降的可能。 5. 本品 pH 值 4.5~7.0
合用提示	未见相关资料

己酮可可碱[乙]
Pentoxifylline

【其他名称】巡能泰，循能泰，潘通。

【主要作用】己酮可可碱及其代谢产物通过降低血液黏度改善血液流变性，确切的作用机制尚未确定。己酮可可碱有剂量依赖性地降低血液黏度、提高红细胞变形性、改善白细胞的血液流变特性的作用，并能抑制嗜中性粒细胞的黏附和激活。对于患有慢性外周动脉血管疾病的病人，本品可增加血流，改善微循环并提高组织的供氧量。

【适应症】用于脑部血循环障碍如暂时性脑缺血发作、中风后遗症、脑缺血引起的脑功能障碍；外周血循环障碍性疾病如慢性栓塞性脉管炎等。

【用法用量】静脉滴注。初次剂量为 0.1g，根据患者耐受性可每次增加 0.05g，但每次用药量不可超过 0.2g，一日 1~2 次。每日最大剂量不应超过 0.4g。

【临床配伍】见下配伍禁忌表。

配伍禁忌	本品与氨茶碱、二羟丙茶碱、茶碱葡萄糖、西咪替丁、华法林存在配伍禁忌
注意事项	1. 溶媒选择：（1）0.9% 氯化钠注射液，（2）5% 葡萄糖注射液，（3）10% 葡萄糖注射液。 2. 每 0.1g 本品于 2~3h 内输入，最大滴速不可超过每小时 0.1g。 3. 用药时患者应处于平卧位
合用提示	1. 与抗血小板或抗凝药合用时，凝血时间延长。应用华法林的病人合用此药时应当减少剂量。 2. 与茶碱类药物合用时有协同作用，将增加茶碱的药效与毒性反应。因此必须调整茶碱和己酮可可碱的剂量。 3. 与抗高血压药、β–受体阻滞剂、洋地黄、利尿剂、抗糖尿病及抗心律失常药物合用时没有明显的相互作用发生，但可有轻度加重血压下降，应当注意

银杏二萜内酯葡胺[乙]

【主要作用】主要成分为银杏内酯 A、银杏内酯 B、银杏内酯 K 等；辅料为葡甲胺、柠檬酸、氯化钠。活血通络。

【适应症】用于中风病中经络（轻中度脑梗死）恢复期痰瘀阻络证，症见半身不遂，口舌歪斜，言语謇涩，肢体麻木等。

【用法用量】静脉滴注。每次 25mg，一日 1 次，疗程为 14 天。

【临床配伍】见下配伍禁忌表。

配伍禁忌	1. 不得使用葡萄糖类溶液稀释。 2. 应单独使用，禁止与其他注射剂混合滴注
注意事项	1. 溶媒选择：0.9% 氯化钠注射液。 2. 临用前将本品缓缓加入到溶媒 250ml 中。 3. 首次使用时滴速应控制为 10~15 滴 /min，观察 30min 无不适者，可适当增加滴注速度，但应逐渐提高滴注速度到不高于 30 滴 /min。 4. 由于本品注射液 pH 值为碱性，临床应用过程中必须使用聚氯乙烯材质输液器，以防药液与输液器发生反应。 5. 用药前应认真检查药物以及配制后的滴注液，发现药液出现浑浊、沉淀、变色、结晶、瓶身细微破裂者，均不得使用。 6. 本品稀释应该严格按照说明书的要求配制，不得随意改变稀释液的种类、稀释浓度和稀释溶液用量，现配现用，不宜长时间放置。 7. 用药结束后应该至少观察 30min 后离开
合用提示	未见相关资料

银杏叶提取物[乙]
Extract of Ginkgo Biloba Leaves

【其他名称】金纳多，悦康通。

【主要作用】本品可起到以下作用：1. 自由基的清除作用：清除机体内过多的自由基，抑制细胞膜的脂质发生过氧化反应，从而保护细胞膜，防止自由基对机体造成的一系列伤害。2. 对循环系统的调整作用：通过刺激儿茶酚胺的释放和抑制降解，以及通过刺激前列环素和内皮舒张因子的生成而产生动脉舒张作用，共同保持动脉和静脉血管的张力。3. 血流动力学改善作用：具有降低全血黏稠度，增进红细胞和白细胞的可塑性，改善血液循环的作用。4. 组织保护作用：增加缺血组织对氧气及葡萄糖的供应量，增加某些神经递质受体的数量，如毒蕈碱样、去甲肾上腺素以及五羟色胺受体。

【适应症】主要用于脑部、周围血流循环障碍。1. 急慢性脑功能不全及其后遗症：脑卒中、注意力不集中、记忆力衰退、痴呆。2. 耳部血流及神经障碍：耳鸣、眩晕、听力减退、耳迷路综合征。3. 眼部血流及神经障碍：糖尿病引起的视网膜病变及神经障碍、老年黄斑变性、视力模糊、慢性青光眼。4. 周围循环障碍：各种周围动脉闭塞症、间歇性跛行症、手脚麻痹冰冷、四肢酸痛。

【用法用量】静脉滴注，每次 35~70mg，一日 1~2 次，必要时每次 87.5mg，一日 2 次。肌内注射或静脉推注，每次 17.5mg，每日或每隔一日深部肌内注射或缓慢静脉推注，病人需平卧。

【临床配伍】见下配伍禁忌表。

配伍禁忌	1. 本品应单独使用，禁忌与其他药物混合配伍使用。 2. 如确需要联合使用其他药物时，应谨慎考虑与本品间隔时间及输液容器的冲洗。 3. 本品不能与氨茶碱、阿昔洛韦、注射用奥美拉唑钠配伍使用。 4. 本品应避免与小牛血提取物制剂混合使用
注意事项	1. 溶媒选择：（1）0.9% 氯化钠注射液，（2）葡萄糖注射液，（3）低分子右旋糖酐注射液，（4）羟乙基淀粉注射液。 2. 可用上述溶媒溶解，混合比例为 1∶10。 3. 若输液为 500ml，则静脉滴注时间应控制在 2~3h。 4. 本品保存不当可能影响产品质量，应避免受冻和高温。用药前和配制后应认真检查本品及滴注液，发现药液出现浑浊、沉淀、变色、结晶等药物性状改变以及瓶身有漏气、裂纹等现象时，均不得使用。 5. 静脉滴注时，必须经稀释以后使用。稀释液配药后，应坚持即配即用，不宜长时间放置。 6. 本品应在有抢救条件的医疗机构使用。 7. 严格控制滴注速度和用药剂量，建议滴速小于 40 滴 /min，一般控制在 15~30 滴 /min。首次用药，宜选用小剂量，慢速滴注。 8. 用药过程中，应密切观察用药反应，特别是开始 30min，发现异常，应立即停药，采用积极救治措施，救治患者
合用提示	未见相关资料

银杏达莫[乙]
Ginkgo Leaf Extract and Dipyridamole

【其他名称】杏丁。

【主要作用】本品为复方制剂，每 10ml 含银杏总黄酮 9~11mg、双嘧达莫 3.6~4.4mg。银杏总黄酮具有扩张冠脉血管、脑血管，改善脑缺血产生的症状和记忆功能。双嘧达莫抑制血小板聚集，高浓度（50μg/ml）可抑制血小板释放。

【适应症】用于预防和治疗冠心病、血栓栓塞性疾病。

【用法用量】静脉滴注。成人每次 10~25ml，一日 2 次。

【临床配伍】见下配伍禁忌表。

配伍禁忌	1. 本品与头孢他啶存在配伍禁忌［张力.中国实用护理杂志，2013，29（1）：53］。 2. 本品与阿昔洛韦注射液存在配伍禁忌［陈玲玲，陈雪丹，朱铮铮.中国乡村医药，2015，22（23）：50］。 3. 本品与氨基酸注射液存在配伍禁忌［全英南，吕会玲.中国误诊学杂志，2008，8（33）：8075］。 4. 本品与小牛血去蛋白提取物注射液两种药物之间存在配伍禁忌［王春玲.中国保健营养，2016，26（7）：55］。 5. 本品与奥扎格雷钠存在配伍禁忌［朴金花.中国保健营养，2012，22（10）：289］
注意事项	1. 溶媒选择：（1）0.9% 氯化钠注射液，（2）5% 葡萄糖注射液，（3）10% 葡萄糖注射液。 2. 静脉滴注时用 500ml 溶媒稀释后滴注
合用提示	与肝素、双香豆素等抗凝药同用时，易引起出血倾向

盐酸川芎嗪
Ligustrazine Hydrochloride

【主要作用】本品主要成分为盐酸川芎嗪，具有抗血小板聚集的作用，并可使已聚集的血小板解聚。此外本品尚可扩张小动脉、改善微循环和增加脑血流量。

【适应症】用于缺血性脑血管病，如：脑供血不足、脑血栓形成、脑栓塞及其他缺血性血管疾病如冠心病、脉管炎等。

【用法用量】1. 静脉滴注。盐酸川芎嗪注射液，每次 40~80mg，一日 1 次，10 日为一疗程，一般使用 1~2 个疗程。注射用盐酸川芎嗪，每次 80~120mg，一日 1~2 次，10~15 天为 1 疗程，明显心、肝、肾功能减退者酌减量。2. 穴位注射。盐酸川芎嗪注射液，每次选 3~4 个穴位，每穴注射 10~20mg，隔日 1 次，15 次为一疗程，一般使用 1~2 个疗程。

【临床配伍】见下配伍禁忌表。

配伍禁忌	1. 静脉滴注时不得与碱性药物配伍。 2. 不得与清开灵注射液配伍使用。 3. 与香丹注射液配伍混合后立即出现乳棕色凝块，临床的确需同时合用时，应分别加入，并在两组液体间加输足量的其他液体
注意事项	1. 溶媒选择：（1）0.9% 氯化钠注射液，（2）5% 葡萄糖注射液。 2. 将本品稀释于 250~500ml 溶媒中使用。 3. 静脉滴注速度不宜过快。 4. 本品不适于肌内大量注射。 5. 本品 pH 值 2.0~3.0
合用提示	未见相关资料

谷红
Safflower Extract and Aceglutamide

【其他名称】因必欣，通化谷红。

【主要作用】本品为复方制剂，其组分为：乙酰谷酰胺，红花提取液。每 1ml 含乙酰谷酰胺 30mg，含红花相当于生药量 0.5g。具有抗氧自由基、抗血小板聚集、舒张血管的作用，可改善微循环，改善神经细胞代谢，维持神经应激能力，改善脑功能，还可改善血流变压降低血脂。

【适应症】用于治疗脑血管疾病如脑供血不足、脑血栓、脑栓塞及脑出血恢复期；肝病、神经外科手术等引起的意识功能低下；智力减退、记忆力障碍等。还可用于治疗冠心病、脉管炎等。

【用法用量】静脉滴注。每次 10~20ml，一日 1 次，10~15 天为一疗程。

【临床配伍】见下配伍禁忌表。

配伍禁忌	1. 本品应单独输注。 2. 本品与氟罗沙星注射液存在配伍禁忌
注意事项	1. 溶媒选择：（1）0.9% 氯化钠注射液，（2）5% 葡萄糖注射液，（3）10% 葡萄糖注射液。 2. 将本品用 250~500ml 溶媒稀释后使用。 3. 药品性状发生改变时禁止使用。 4. 本品 pH 值 5.0~7.0
合用提示	未见相关资料

第五节 脑代谢及促智药

氨酪酸
Aminobutyric Acid

【其他名称】4- 氨基丁酸，γ- 氨基丁酸。

【主要作用】本品在体内与血氨结合生成尿素排出体外，有降低血氨及促进大脑新陈代谢的作用。本品可能为一种中枢介质，能增强葡萄糖磷酸酯化酶的活性，利于脑细胞功能的恢复。

【适应症】用于脑卒中后遗症、脑动脉硬化症、头部外伤后遗症以及一氧化碳中毒所致昏迷的辅助治疗，亦可用于各型肝昏迷。

【用法用量】静脉滴注。用于脑卒中后遗症等，每次 0.5~1.0g；用于肝昏迷，每次 1~4g。

【临床配伍】见下配伍禁忌表。

配伍禁忌	本品与环丙沙星、磺胺嘧啶钠、吉他霉素、氯霉素、四环素、卡那霉素、苯巴比妥钠、苯妥英钠、罗通定、双氢麦角碱、异戊巴比妥、美沙酮、新斯的明、吗啡、硫喷妥钠、氟哌啶醇、氯丙嗪、去甲肾上腺素、间羟胺、甘露醇、促皮质素、甲泼尼龙琥珀酸钠、阿糖胞苷、异丙嗪、维生素 B_2、麦角新碱、二盐酸奎宁存在配伍禁忌
注意事项	1. 溶媒选择：（1）0.9% 氯化钠注射液；（2）5% 葡萄糖注射液；（3）10% 葡萄糖注射液。 2. 用于脑卒中后遗症等，以 0.9% 氯化钠注射液 250~500ml 稀释，缓慢静脉滴注；用于肝昏迷，以 5%~10% 葡萄糖注射液 250~500ml 稀释后于 2~3h 内滴完。 3. 静脉滴注必须充分稀释后缓慢进行，以免引起血压急剧下降而导致休克。 4. 静脉滴注过程中如出现胸闷、气急、头昏、恶心等症状，应立即停药。 5. 当药物性状发生改变时禁止使用
合用提示	未见相关资料

胞磷胆碱[乙]
Citicoline

【其他名称】尼可林，赛立奥。

【主要作用】本品为核苷衍生物，通过降低脑血管阻力，增加脑血流而促进脑物质代谢，改善脑循环。另外，可增强脑干网状结构上行激活系统的机能，增强锥体系统的机能，改善运动麻痹，故对促进大脑功能的恢复和促进苏醒有一定作用。

【适应症】用于急性颅脑外伤和脑手术后意识障碍。

【用法用量】静脉滴注，每日 0.25~0.5g，每 5~10 日为一疗程；静脉推注，每次 0.1~0.2g；肌内注射，每日 0.1~0.3g，分 1~2 次注射。

【临床配伍】见下配伍禁忌表。

配伍禁忌	本品与甘露醇、抗生素类、葡萄糖酸钙、甲泼尼龙、垂体后叶、氨茶碱、碘解磷定、利血平、美西律存在配伍禁忌
注意事项	1. 溶媒选择：（1）5% 葡萄糖注射液；（2）10% 葡萄糖注射液。 2. 静脉滴注时用溶媒稀释后缓缓滴注。 3. 一般不采用肌内注射，必须时应经常更换注射部位，并限于必要的最少次数；注意避开神经走行部位；若出现剧痛或血液逆流时，应立即拔针改换注射部位。 4. 注射用胞磷胆碱钠水溶液 pH 值 6.0~7.5（50mg/ml 水溶液）；胞磷胆碱钠注射液 pH 值 6.0~8.0
合用提示	1. 本品用于抗震颤麻痹病人时，不宜与左旋多巴合用，否则可引起肌僵直恶化。 2. 与脑多肽合用，对改善脑功能有协同作用

赖氨酸
Lysine

【其他名称】L- 赖氨酸。

【主要作用】本品为氨基酸类药物,L- 赖氨酸是人体 8 种必需氨基酸之一,能促进人体发育、增强免疫功能，并有提高中枢神经组织功能的作用。

【适应症】用于治疗颅脑外伤、慢性脑组织缺血、缺氧性疾病的脑保护剂。

【用法用量】静脉滴注。成人每次 3.0g，一日 1 次，20 次为一个疗程。

【临床配伍】见下配伍禁忌表。

配伍禁忌	1. 本品与阿昔洛韦存在配伍禁忌 [徐雪霞，李淳. 山西医药杂志，2009，38（20）：946]。 2. 本品与泮托拉唑存在配伍禁忌 [樊晶晶. 中国民康医学，2008，20（6）：595]
注意事项	1. 溶媒选择：（1）0.9% 氯化钠注射液，（2）5% 葡萄糖注射液。 2. 将本品用溶媒 250ml 稀释后，缓慢静脉滴注。 3. 本品水溶液 pH 值 5.0~6.0（100mg/ml 水溶液）
合用提示	未见相关资料

脑蛋白水解物
Cerebroprotein Hydrolysate

【其他名称】施普善，宁泽欣。

【主要作用】本品为猪脑组织提取、分离、精制而得的无菌制剂，内含约 16 种游离氨基酸，并含少量肽，是一种大脑所特有的肽能神经营养药物，能以多种方式作用于中枢神经，调节和改善神经元的代谢，促进突触的形成，诱导神经元的分化，并进一步保护神经细胞免受各种缺血和神经毒素的损害。本品可通过血脑屏障，促进脑内蛋白质的合成，影响呼吸链，具有抗缺氧的保护能力，改善脑内能量代谢，激活腺苷酸环化酶和催化其他激素系统，提供神经递质、肽类激素及辅酶前体。

【适应症】原发性痴呆、血管性痴呆（如多发梗塞性痴呆等）和中轻度中风后的认知功能障碍，混合性痴呆，颅脑损伤后脑功能障碍的改善。

【用法用量】1. 脑蛋白水解物注射液：静脉滴注，每次 10~30ml，一日 1 次， 10~20 日为一疗程。对轻微患者，可静脉推注也可肌内注射，开始每次 5ml，一日 1 次，连用 10~20 次，以后每周 2~3 次，可重复几个疗程，直至临床表现不再改善为止。2. 注射用脑蛋白水解物：静脉滴注，每次 60~180mg，一日 1 次，可连续使用 10~14 天为一疗程；肌内注射，每次不超过 30mg，一日 1 次。

【临床配伍】见下配伍禁忌表。

配伍禁忌	1. 本品应单独输注，严禁混合配伍。 2. 不能与氨基酸注射液在同一瓶中输注，当同时应用氨基酸输液时，应注意可能出现氨基酸不平衡
注意事项	1. 溶媒选择：0.9% 氯化钠注射液。 2. 皮下注射不超过 2ml，肌内注射不超过 5ml，静脉推注不超过 10ml。 3. 静脉滴注时，一次用量稀释于 250ml 生理盐水中缓慢滴注，约 60~120min 滴完。 4. 本品肌内注射浓度不宜超过 6mg/ml。 5. 药物稀释应严格按照说明书的要求配制，应即配即用，不宜长时间放置。 6. 本品使用过程中可能会发生严重过敏反应。使用过程中应严格按照说明书中规定的用法用量缓慢滴注，建议用药起始 10min 内滴注速度不超过 30 滴 /min。 7. 本品注射液 pH 值 6.9~7.5
合用提示	1. 本品可与右旋糖酐（如右旋糖酐 40）、维生素及任何需用的心血管药合用。 2. 本品与抗抑郁药合用，引起不适当的精神紧张。此时建议减少抗抑郁药剂量。 3. 与单胺氧化酶抑制剂有相加作用，应避免合用。 4. 禁止与灯盏细辛注射液混合使用，可能会产生浑浊、沉淀或使药液产生异常颜色而发生意外

脑苷肌肽
Cattle Encephalon Glycoside and Ignotin

【其他名称】欧迪美，凯洛欣。

【主要作用】本品为复方制剂，系由健康家兔肌肉提取物和牛脑神经节苷脂提取物混合制成的无菌水溶液。其主要组分为多肽、多种神经节苷脂、游离氨基酸、核酸等。本品具有神经修复与再生、神经保护、营养与供能等作用，能促进受损中枢及周围神经组织的功能恢复。

【适应症】用于治疗脑卒中、老年性痴呆、新生儿缺氧缺血性脑病、颅脑损伤、脊髓损伤及其他原因引起的中枢神经损伤。用于治疗创伤性周围神经损伤、糖尿病周围神经病变、压迫性神经病变等周围神经损伤。

【用法用量】静脉滴注，成人每次 5~20ml，儿童每次 0.1~0.4ml/kg，一日 1 次，两周为一疗程；肌内注射，成人每次 2~4ml，儿童每次 0.04~0.08ml/kg，一日 2 次。

【临床配伍】见下配伍禁忌表。

配伍禁忌	不宜与平衡氨基酸输液同用
注意事项	1. 溶媒选择：（1）0.9% 氯化钠注射液；（2）5% 葡萄糖注射液。 2. 将本品加入溶媒 250ml 中缓慢滴注
合用提示	未见相关资料

复方脑肽节苷脂
Compound Porcine Cerebroside and Ganglioside

【其他名称】乐利聪。

【主要作用】本品为复方制剂，其组分为多肽，多种神经节苷脂。能促进脑组织的新陈代谢，参与脑组织神经元的生长、分化和再生过程，有改善脑血液循环和脑代谢功能。

【适应症】用于治疗脑卒中、老年性痴呆，颅脑损伤、脊髓损伤及创伤性周围神经损伤，用于治疗脑部疾病引起的功能障碍。

【用法用量】静脉滴注，每次 10~20ml，缓慢滴注 2ml/min，一日 1 次，两周为一疗程。肌内注射，每次 2~4ml，一日 2 次。

【临床配伍】见下配伍禁忌表。

配伍禁忌	不宜与氨基酸输液同用
注意事项	1. 溶媒选择：（1）0.9% 氯化钠注射液；（2）5% 葡萄糖注射液。 2. 静脉滴注时，本品加入溶媒 250ml 稀释。 3. 遗传性糖脂代谢异常者禁用。 4. 安瓿如有裂缝或颜色明显浑浊变黄勿用
合用提示	未见相关资料

三磷酸胞苷二钠
Cytidine Disodium Triphosphate

【其他名称】斯替吡，欣诺尔。

【主要作用】三磷酸胞苷二钠为辅酶类药，是核苷酸衍生物，在体内参与磷脂类及核酸的合成和代谢，是脑磷脂合成与核酸代谢的中间产物和能量来源。

【适应症】用于颅脑外伤后综合征及其后遗症的辅助治疗。

【用法用量】静脉滴注，每次 20~40mg，一日 1 次；肌内注射，每次 20mg，一日 1~2 次。

【临床配伍】见下配伍禁忌表。

配伍禁忌	本品与长春西汀存在配伍禁忌［王静静.解放军护理杂志，2009,26（7）：71］
注意事项	1. 溶媒选择：（1）5% 葡萄糖注射液，（2）0.9% 氯化钠注射液。 2. 静脉滴注时，将本品 20mg 加入 250ml 溶媒中，或者将本品 40mg 加入 500ml 溶媒中缓慢滴注。 3. 严禁静脉推注。 4. 静脉滴注时，滴速不可过快，否则会引起兴奋、呼吸加快、头晕、头胀、胸闷及低血压等。 5. 当药品性状发生改变时禁止使用。 6. 本品注射液 pH 值 7.5~9.0
合用提示	未见相关资料

倍他司汀[乙]
Betahistine

【其他名称】抗嘧啶，甲胺乙吡啶，培他组啶。

【主要作用】本品为双胺氧化酶抑制剂，对心血管、脑血管，特别是对椎底动脉系统有明显的扩张作用，显著增加心、脑及周围循环血流量，改善血循环，并降低全身血压，此外能增加耳蜗和前庭血流量，从而消除内耳性眩晕，耳鸣和耳闭感，还能增加毛细血管通透性，促进细胞外液的吸收，消除淋巴内水肿；能对抗儿茶酚胺的缩血管作用及降低动脉压，并有抑制血浆凝固及 ADP 诱导的血小板凝集作用，能延长大鼠体外血栓形成时间，还有轻微的利尿作用。

【适应症】主要用于梅尼埃病，亦可用于动脉硬化，缺血性脑血管疾病及高血压所致体位性眩晕、耳鸣。

【用法用量】静脉滴注，每次 10~30mg，一日 1 次；肌内注射，每次 10mg，一日 1~2 次。

【临床配伍】见下配伍禁忌表。

配伍禁忌	本品与氯丙嗪、氯苯那敏、异丙嗪、维生素 C 存在配伍禁忌
注意事项	1. 溶媒选择：（1）5% 葡萄糖注射液，（2）0.9% 氯化钠注射液。 2. 本品以 500ml 溶媒稀释后缓慢静脉滴注。 3. 老年患者使用时注意调剂量。 4. 消化性溃疡、支气管哮喘、嗜铬细胞瘤患者慎用
合用提示	与抗组织胺类药物合用，本品药效降低

尼麦角林
Nicergoline

【其他名称】欣赛尔，敏枢。

【主要作用】本品为半合成麦角碱衍生物，具有 α–受体阻滞作用和扩血管作用。可加强脑细胞能量代谢，增加氧和葡萄糖的利用。促进神经递质多巴胺的转换而增加神经的传导，加强脑部蛋白质的合成，改善脑功能。

【适应症】 1.改善脑梗塞后遗症引起的意欲低下和情感障碍（感觉迟钝、注意力不集中、记忆力衰退、缺乏意念、忧郁、不安等）。2.急性和慢性周围循环障碍（肢体血管闭塞性疾病、雷诺综合征、其他末梢循环不良症状）。

【用法用量】 静脉滴注，每次 4~8mg，一日 1~2 次；肌内注射，每次 2~4mg，一日 2 次；动脉注射，每次 4mg 缓慢注射（2min）。

【临床配伍】 见下配伍禁忌表。

配伍禁忌	本品与丁咯地尔、酚妥拉明、妥拉唑林、普萘洛尔、利血平、可乐定、甲基多巴存在配伍禁忌
注意事项	1.溶媒选择：（1）0.9% 氯化钠注射液，（2）5% 葡萄糖注射液，（3）10% 葡萄糖注射液。 2.静脉滴注时，本品溶于 100ml 溶媒稀释后使用；动脉注射时，以 0.9% 氯化钠注射液 10ml 溶解后缓慢注射（2min）。 3.偶有暂时性的直立性低血压及眩晕发生，注射后应让病人平卧数分钟
合用提示	1.本品可能会增强降血压药的作用，由于本品是通过 CYTP450 2D6 代谢，不排除与通过相同代谢途径的药物有相互作用。 2.服药期间禁止饮酒

第六节　其他神经系统药

硫辛酸[乙]
Thioctic Acid

【其他名称】 亚宝力舒，凯迪信。

【主要作用】 本品可降低神经组织的脂质氧化现象，可阻止蛋白质的糖基化作用；且可抑制醛糖还原酶，因而可阻止葡萄糖或半乳糖转化成为山梨醇，所以 α-硫辛酸可以防止糖尿病、控制血糖及防止因高血糖造成的神经病变。

【适应症】 糖尿病周围神经病变引起的感觉异常。

【用法用量】 静脉滴注，每次 250~500mg，一日 1 次；严重的糖尿病周围神经病变引起的感觉异常患者，每次 300~600mg，一日 1 次。2~4 周为一疗程。

【临床配伍】 见下配伍禁忌表。

配伍禁忌	本品不能与葡萄糖注射液、林格注射液及所有可能与硫基或二硫键起反应的溶液配伍使用
注意事项	1.溶媒选择：0.9% 氯化钠注射液。 2.静脉滴注时，以 100~250ml 溶媒溶解稀释，静脉滴注时间约需 30min。 3.静脉注射应缓慢，最大速度为 50mg/min。 4.配好的输液，用铝箔纸包裹避光，6h 内可保持稳定。 5.活性成分对光敏感，应在使用前将安瓿从盒内取出
合用提示	1.本品可能抑制顺铂的疗效。 2.本品可能加强胰岛素和口服抗糖尿病药物的降血糖效果，因此应严密检测血糖水平，特别是在刚开始应用本品时。必要时在医生的指导下减少胰岛素或口服降血糖药的用量。 3.本品与头孢米诺配伍后时间稍长会变色，故配伍后应尽快使用

丙戊酸[乙]
Valproate

【**其他名称**】德巴金。

【**主要作用**】本品为抗癫痫药，药理作用与其在血浆和脑内的药物浓度有关，其可能的作用机制是通过影响 γ–氨基丁酸（GABA）的合成或其代谢来增强 GABA 的抑制作用。

【**适应症**】用于治疗癫痫。

【**用法用量**】静脉滴注。用于临时替代时（例如等待手术时），通常每日 20~30mg/kg，末次口服给药 4~6h 后静脉给药；或持续静脉滴注 24h，或每日分 4 次静脉滴注，每次时间约需 1h。需要快速达到有效血药浓度并维持时：以 15mg/kg 剂量缓慢静脉推注，超过 5min；然后以每小时 1mg/kg 的速度静脉滴注，使血浆浓度达到 75mg/L，并根据临床情况调整静脉滴注速度。

【**临床配伍**】见下配伍禁忌表。

配伍禁忌	本品与咪达唑仑存在配伍禁忌［刘凤春，刘芳，齐晓涟.护理研究，2007,21（1）：223］
注意事项	1. 溶媒选择：0.9% 氯化钠注射液。 2. 应严格用静脉给药途径，不可肌内注射。 3. 本品水溶液 pH 值 7.5~9.0（50mg/ml 水溶液）
合用提示	1. 本品可以增强神经阻滞剂、单胺氧化酶抑制剂、抗抑郁药及苯二氮䓬类药的药效，建议注意临床监测并适当调整剂量。 2. 与苯巴比妥合用，可提高苯巴比妥的血药浓度，并且出现镇静作用，特别是儿童，而使本品的血药浓度降低。建议在联合用药的最初 15 天内进行临床观察，一旦出现了镇静现象，就应立即降低苯巴比妥剂量，并适时监测苯巴比妥的血药浓度。 3. 本品可提高扑米酮的血药浓度，同时也加重它的不良反应（如镇静），特别是在联合治疗的初期，适时调整剂量。 4. 本品可提高游离形态的苯妥英的血浆浓度，并可能出现药物过量的症状，而使本品的血药浓度降低，注意剂量调整。 5. 与卡马西平合用，可能引起卡马西平的毒性反应，而使本品的血药浓度降低。因而在联合治疗开始时应进行临床监测，并按需要适时调整剂量。 6. 本品可降低拉莫三嗪的代谢导致拉莫三嗪毒性增加，尤其是严重的皮疹。 7. 本品可提高齐多夫定的血浆浓度，增强齐多夫定的毒性作用。 8. 甲氟喹可增加本品代谢，并有引发惊厥的作用，因此联合治疗时可出现癫痫发作。 9. 本品与血浆蛋白结合力高的药物（如阿司匹林）合用时，游离形态的丙戊酸的血浆浓度会上升。 10. 与西咪替丁或红霉素合用时，本品的血浆浓度会上升（抑制肝脏代谢的结果）。 11. 利福平可能降低本品的血液浓度，导致疗效降低。因此，当与利福平联合使用时，有必要调整本品的给药剂量

咪达唑仑[甲]
Midazolam

【**其他名称**】力月西。

【**主要作用**】本品为强镇静药，具有明显的镇静、肌松、抗惊厥、抗焦虑药理作用。

【**适应症**】麻醉前给药；全麻醉诱导和维持；椎管内麻醉及局部麻醉时辅助用药；诊断或治疗性操作时病人镇静；ICU 病人镇静。

【用法用量】麻醉前给药：在麻醉诱导前 20~60min 使用，剂量为 0.05~0.075mg/kg 肌内注射，老年患者剂量酌减；全麻诱导常用 0.1~0.15mg/kg。局部麻醉或椎管内麻醉辅助用药：分次静脉注射 0.03~0.04mg/kg。ICU 病人镇静：先静脉注射 2~3mg，继之以每小时 0.05mg/kg 静脉滴注维持。

【临床配伍】见下配伍禁忌表。

配伍禁忌	1. 本品不能用 6% 葡聚糖注射液或碱性注射液稀释或混合。 2. 本品与氨苄西林、头孢吡肟、头孢他啶、哌拉西林、亚胺培南－西司他丁、兰索拉唑、泮托拉唑、甲氨蝶呤、膦甲酸钠、盐酸曲马多、丙戊酸有配伍禁忌
注意事项	1. 溶媒选择：（1）0.9% 氯化钠注射液，（2）5% 葡萄糖注射液，（3）10% 葡萄糖注射液，（4）5% 果糖注射液，（5）林格注射液。 2. 肌内注射用 0.9% 氯化钠注射液稀释；静脉给药用 0.9% 氯化钠注射液、5% 或 10% 葡萄糖注射液、5% 果糖注射液、林格注射液稀释。 3. 本品注射速度宜缓慢，剂量应根据临床需要、病人生理状态、年龄和配伍用药情况而定。 4. 用作全麻诱导术后常有较长时间再睡眠现象，应注意保持病人气道通畅。 5. 长期静脉注射本品，突然撤药可引起戒断综合征，推荐逐渐减少剂量。 6. 本品溶液 pH 值为 2.9~3.7
合用提示	1. 本品可增强催眠药、镇静药、抗焦虑药、抗抑郁药、抗癫痫药、麻醉药和抗组胺药的中枢抑制作用。 2. 一些肝酶抑制药，特别是 CYP3A 抑制药物，可影响本品的代谢，使其镇静作用延长。 3. 酒精可增强本品的镇静作用

舒必利[甲]
Sulpiride

【其他名称】硫苯酰胺，舒宁。

【主要作用】本品属苯甲酰胺类抗精神病药，作用特点是选择性阻断中脑边缘系统的多巴胺受体，对其他递质受体影响较小，抗胆碱作用较轻，无明显镇静和抗兴奋躁动作用，本品还具有强止吐和抑制胃液分泌作用。

【适应症】对淡漠、退缩、木僵、抑郁、幻觉和妄想症状的效果较好，用于精神分裂症单纯型、偏执型、紧张型及慢性精神分裂症的孤僻、退缩、淡漠症状。对抑郁症状有一定疗效。其他用途有止呕。

【用法用量】1. 肌内注射。治疗精神分裂症，每次 100mg，一日 2 次。2. 静脉滴注。对木僵、违拗病人可用本品 100~200mg，一日 1 次，可逐渐增量至一日 300~600mg，一日量不超过 800mg。3.6 岁以上儿童按成人剂量换算，应小剂量开始，缓慢增加剂量。

【临床配伍】见下配伍禁忌表。

配伍禁忌	本品与曲马多、阿托品、苯巴比妥钠、氯米帕明、乙酰丙嗪、氢化可的松存在配伍禁忌
注意事项	1. 溶媒选择：葡萄糖氯化钠注射液。 2. 可用本品 100~200mg，稀释于 250~500ml 溶媒中，缓慢静脉滴注，滴注时间不少于 4h。 3. 剂量大于 600mg/d 时可出现椎体外系反应，如震颤、僵直、流涎、运动迟缓、静坐不能、急性肌张力障碍
合用提示	除氯氮平外，几乎所有抗精神病药和中枢抑制药均与其存在相互作用，应充分注意

氟哌啶醇[甲]
Haloperidol

【其他名称】氟哌丁苯，氟哌啶苯，氟哌醇。

【主要作用】本品属丁酰苯类抗精神病药，抗精神病作用与其阻断脑内多巴胺受体，并可促进脑内多巴胺的转化有关，有很好的抗幻觉妄想和抗兴奋躁动作用，阻断锥体外系多巴胺的作用较强，镇吐作用亦较强，但镇静、阻断 α – 肾上腺素受体及胆碱受体作用较弱。

【适应症】用于急、慢性各型精神分裂症、躁狂症。肌内注射本品可迅速控制兴奋躁动、敌对情绪和攻击行为。也可用于脑器质性精神障碍和老年性精神障碍。

【用法用量】1. 肌内注射。常用于兴奋躁动和精神运动性兴奋，成人剂量每次 5~10mg（1~2 支），一日 2~3 次，安静后改为口服。2. 静脉滴注。每次 10~30mg（2~6 支）。

【临床配伍】见下配伍禁忌表。

配伍禁忌	1. 本品与地塞米松不宜配伍应用。 2. 本品与替卡西林克拉维酸钾、哌拉西林他唑巴坦、氨酪酸、氢溴酸东莨菪、谷氨酸钾存在配伍禁忌
注意事项	1. 溶媒选择：（1）5% 葡萄糖注射液，（2）10% 葡萄糖注射液。 2. 静脉滴注时用溶媒 250~500ml 稀释。 3. 注射液颜色变深或沉淀时禁止使用
合用提示	1. 本品与乙醇或其他中枢神经抑制药合用，中枢抑制作用增强。 2. 本品与苯丙胺合用，可降低后者的作用。 3. 本品与巴比妥或其他抗惊厥药合用时可改变癫痫的发作形式，不能使抗惊厥药增效。 4. 本品与抗高血压药物合用时，可产生严重低血压。 5. 本品与抗胆碱药物合用时，有可能使眼压增高。 6. 本品与肾上腺素合用，由于阻断了 α – 受体，使 β – 受体的活动占优势，可导致血压下降。 7. 本品与锂盐合用时，需注意观察神经毒性与脑损伤。 8. 本品与甲基多巴合用，可产生意识障碍、思维迟缓、定向障碍。 9. 本品与卡马西平合用可使本品的血药浓度降低，效应减弱

七叶皂苷钠[乙]
Sodium Aescinate

【其他名称】麦通纳，凯翔。

【主要作用】本品为从七叶树科植物天师粟的干燥成熟种子中提取的一种含酯键的三萜皂苷。能促使机体提高 ACTH 和可的松血浆浓度，能促使血管壁增加 PGF2α 的分泌，能清除机体内自由基，从而起到抗炎、抗渗出、提高静脉张力，加快静脉血流，促进淋巴回流，改善血液循环和微循环，并有保护血管壁的作用。

【适应症】用于脑水肿、创伤或手术所致肿胀，也用于静脉回流障碍性疾病。

【用法用量】静脉推注或静脉滴注。成人每日 0.1~0.4mg/kg。重症病人可多次给药，但每日总量不得超过 20mg。疗程 7~10 天。

【临床配伍】见下配伍禁忌表。

配伍禁忌	1. 与含碱性基团的药物配伍时可能发生沉淀。 2. 本品与头孢吡肟存在配伍禁忌［吴爱华，王翠英．当代护士（中旬刊），2012，（5：187）］
注意事项	1. 溶媒选择：（1）0.9% 氯化钠注射液，（2）10% 葡萄糖注射液。 2. 静脉滴注时，将本品 5~10mg 溶于 10% 葡萄糖注射液或 0.9% 氯化钠注射液 250ml 中使用。 3. 静脉推注时，将本品 5~10mg 溶于 10% 葡萄糖注射液或 0.9% 氯化钠注射液 10~20ml 中使用。 4. 本品只能用于静脉注射和滴注，禁用于动脉、肌内或皮下注射。 5. 马丁代尔大药典推荐成人静脉使用七叶皂苷钠最大日剂量应为 20mg；如使用更大剂量则可能出现急性肾功能衰竭，如联合应用其他具有肾脏毒性的药物也可导致急性肾功能衰竭。若一旦出现肾功能受损，应立即停止用药，并作全面的肾功能检查，根据检查结果，按受损伤程度进行治疗
合用提示	当与皮质激素类药物、可严重损害肾功能的药物、血清蛋白结合率高的药物联合使用时要谨慎

谷氨酸钠
Sodium Clutamate

【**其他名称**】DL- 谷氨酸钠，α - 氨基戊二酸 - 钠。

【**主要作用**】本品为氨基酸类药。重症肝炎或肝功能不全时，肝脏对由氨转化为尿素的环节发生障碍，导致血氨增高，出现脑病症状。谷氨酸与精氨酸的摄入有利于降低及消除血氨，从而改善脑病症状。

【**适应症**】用于血氨过多所致的肝性脑病、肝昏迷及其他精神症状。

【**用法用量**】静脉滴注。每次 11.5g，每日不超过 23g。

【**临床配伍**】见下配伍禁忌表。

配伍禁忌	1. 本品不宜与维生素 C、泮托拉唑配伍。 2. 本品与氨溴索存在配伍禁忌［王妍妮．中国误诊学杂志，2011，11（16）：3944］
注意事项	1. 溶媒选择：5% 葡萄糖注射液。 2. 静脉滴注时，以适量溶媒稀释后缓慢滴注，输液太快，可出现流涎、脸红、呕吐等症状。 3. 本品 pH 值 7.5~8.5
合用提示	1. 用于肝昏迷时，与谷氨酸钾合用，二者比例一般为 3：1 或 2：1，钾低时为 1：1。 2. 本品与精氨酸合用，可增加后者的疗效

第三章　循环系统药物

第一节　β-受体阻断药

普萘洛尔[乙]
Propranolol

【其他名称】心得安。

【主要作用】本品为非选择性竞争抑制肾上腺素 β-受体阻滞剂。阻断心脏上的 $β_1$、$β_2$ 受体，拮抗交感神经兴奋和儿茶酚胺作用，降低心脏的收缩力与收缩速度，同时抑制血管平滑肌收缩，降低心肌耗氧量，使缺血心肌的氧供需关系在低水平上恢复平衡，可用于治疗心绞痛。抑制心脏起搏点电位的肾上腺素能兴奋，用于治疗心律失常。可通过中枢、肾上腺素能神经元阻滞，抑制肾素释放以及心排出量降低等作用，用于治疗高血压。

【适应症】室上性和室性心动过速、心绞痛、高血压、肥厚性心肌病、心肌梗死等，也用于嗜铬细胞瘤的心动过速、甲状腺功能亢进症的心率过快等。

【用法用量】抗心律失常时缓慢静脉推注。成人：1~3mg，必要时 5min 后可重复，总量5mg；儿童：0.01~0.1mg/kg，缓慢注入（>10min），不宜超过 1mg。

【临床配伍】见下配伍禁忌表。

配伍禁忌	本品与苯妥英钠、地西泮、丹曲林、二氮嗪、磺胺甲噁唑/甲氧苄啶、两性霉素B、兰索拉唑、门冬酰胺酶、哌拉西林钠/他唑巴坦钠、泮托拉唑、丝裂霉素、吲哚美辛三水合物、胰岛素、紫杉醇存在配伍禁忌
注意事项	1. 冠心病、甲亢患者用药不可骤停。 2. 长期用本品者撤药须逐渐递减剂量，至少经过 3 日，一般为 2 周。 3. 本品水溶液 pH3.0~4.0
合用提示	1. 与西咪替丁、氟卡尼、肼屈嗪、普罗帕酮、奎尼丁等合用可升高本品血药浓度。 2. 与单胺氧化酶抑制剂、维拉帕米、丙吡胺、肼屈嗪、硝苯地平等合用可增强本品作用和毒性反应，不宜合用。 3. 与口服避孕药、环丙沙星、含曲林、氟西汀、哌唑嗪、胰岛素等合用可增强本品作用。 4. 与茶碱相互拮抗，可拮抗高血糖素的作用，增强胰岛素、酰脲降糖药的作用，可使非去极化肌松药如氯比筒箭毒碱、加拉碘铵等增效，时效也延长。 5. 与利血平合用可出现心动过缓及低血压。 6. 本品可升高华法林的血药浓度

拉贝洛尔
Labetalol

【其他名称】欣宇森。

【主要作用】具有选择性 $α_1$ 和非选择性 β-受体拮抗作用，两种作用均有降压效应，降压强度与剂量有关。

【适应症】适用于治疗各种类型高血压，尤其是高血压危象。也适用于伴有冠心病的高血压及伴有心绞痛或心衰史的高血压；外科手术前控制血压；妊娠高血压；嗜铬细胞瘤的降压治疗。

【用法用量】1. 静脉推注。每次 25~50mg，于 5~10min 内缓慢推注，如降压效果不理想可于 15min 后重复一次，直至产生理想的降压效果。总剂量不应超过 200mg。2. 静脉滴注。每次 100mg，静脉滴速 1~4mg/min，直至取得较好效果，然后停止滴注，有效剂量为 50~200mg，但对嗜铬细胞瘤患者可能需 300mg 以上。

【临床配伍】见下配伍禁忌表。

配伍禁忌	1. 本品禁用 5% 碳酸氢钠注射液稀释。 2. 本品与头孢曲松、兰索拉唑、泮托拉唑有配伍禁忌
注意事项	1. 溶媒选择：（1）0.9% 氯化钠注射液；（2）5% 葡萄糖注射液；（3）10% 葡萄糖注射液。 2. 静脉推注时用 10% 葡萄糖注射液 20ml 稀释。 3. 静脉滴注时用 5% 葡萄糖注射液或 0.9% 氯化钠注射液 250ml 稀释。 4. 静脉用药应于卧位，滴注时切勿过速，以防降压过快。注射结束应静卧 10~30min。 5. 本品溶液 pH 值 3~4
合用提示	1. 本品与三环类抗抑郁药同时应用可产生震颤。 2. 本品可减弱硝酸甘油的反射性心动过速，但降压作用可协同。 3. 本品与维拉帕米类钙拮抗剂联用时需十分谨慎。 4. 本品可增强氟烷对血压的作用

美托洛尔[甲]
Metoprolol

【其他名称】倍他乐克，均青。

【主要作用】选择性 β_1- 受体阻滞剂，其对心脏 β_1- 受体产生作用所需剂量低于其对外周血管和支气管上的 β_2- 受体产生作用所需剂量。随剂量增加，β_1- 受体选择性可能降低。

【适应症】室上性快速型心律失常；预防和治疗确诊或可疑急性心肌梗死患者的心肌缺血、快速型心律失常和胸痛；诱导麻醉或麻醉期间出现的窦性心动过速。

【用法用量】1. 快速型心律失常紧急治疗：每次 5mg，以 1~2ml/min 速度缓慢静脉推注，如病情需要 5min 后重复注射一次，总剂量 10mg。2. 预防和治疗确诊或可疑急性心肌梗死患者的心肌缺血、快速型心律失常和胸痛：立即静脉给药 5mg。可间隔 2min 后重复给予，直到最大剂量 15mg。3. 诱导麻醉或麻醉期间治疗的心律失常：采用每分钟 1~2mg 速度缓慢静脉推注，成人 2mg，根据耐受程度可以重复注射 2mg，必要时最大总量 10mg。

【临床配伍】见下配伍禁忌表。

配伍禁忌	本品不应加入右旋糖酐 70 血浆代用品中滴注
注意事项	1. 溶媒选择：（1）0.9% 氯化钠注射液；（2）10% 葡萄糖注射液；（3）5% 葡萄糖注射液；（4）林格注射液；（5）林格 - 葡萄糖液；（6）乙酸化林格液。 2. 本品注射液 1mg/ml，最大剂量可用至 40mg，可加入 1000ml 溶媒中。 3. 本品注射液稀释后应在 12h 内使用
合用提示	1. 避免与下列药物合并使用：巴比妥类药物、普罗帕酮、维拉帕米。 2. 本品与下列药物合并使用时可能需要调整剂量：胺碘酮、I 类抗心律失常药物、非甾体类抗炎 / 抗风湿药、苯海拉明、地尔硫䓬、肾上腺素、苯丙醇胺、奎尼丁、可乐定、利福平。 3. 若与西咪替丁、肼屈嗪、选择性的 5-HT 重摄取抑制剂如帕罗西汀、氟西汀和舍曲林合用，本品的血浆浓度会增加。 4. 儿茶酚胺耗竭剂（如利血平）与本品合用时会引起晕眩，或体位性低血压。 5. 硝苯地平和硫氮草酮抑制心肌收缩，松弛平滑肌，有不同程度降低血压作用，禁与 β- 受体阻断药合用

艾司洛尔^[乙]
Esmolol

【其他名称】奥一心，爱络。

【主要作用】快速起效、作用时间短的选择性 β_1 肾上腺素受体阻滞剂。主要作用于心肌的 β_1 肾上腺素受体，大剂量时对气管和血管平滑肌的 β_2 肾上腺素受体也有阻滞作用。

【适应症】用于心房颤动、心房扑动时控制心室率；围手术期高血压；窦性心动过速。

【用法用量】1.控制心房颤动、心房扑动时心室率：成人先静脉推注负荷量：每分钟 0.5mg/kg，约 1min，随后静脉滴注维持量：自 0.05mg/kg/min 开始，4min 后，若疗效不佳可重复给予负荷量并将维持量以每分钟 0.05mg/kg 的幅度递增。维持量最大可加至每分钟 0.3mg/kg。2.围手术期高血压或心动过速：1mg/kg，30s 内静脉推注，继续予每分钟 0.15mg/kg 静滴，最大维持量为每分钟 0.3mg/kg。

【临床配伍】见下配伍禁忌表。

配伍禁忌	本品与地西泮、呋塞米、兰索拉唑、泮托拉唑、硫喷妥钠有配伍禁忌
注意事项	1.溶媒选择：（1）0.9% 氯化钠注射液，（2）10% 葡萄糖注射液，（3）5% 葡萄糖注射液。 2.高浓度给药（>10mg/ml）会造成严重的静脉反应，包括血栓性静脉炎，20mg/ml 的浓度在血管外可造成严重的局部反应，甚至坏死，故应尽量经大静脉给药。 3.本品水溶液 pH 为 4.5~6.0（20mg/ml）
合用提示	1.利血平与本品有叠加作用，可能引起眩晕、昏厥或直立性低血压。 2.与华法林合用会升高本品血药浓度。 3.与吗啡合用时，本品的稳态血药浓度会升高。 4.与地高辛合用二者血药浓度均升高。 5.本品可延长琥珀胆碱的神经肌肉阻滞作用。 6.在使用血管收缩药和影响肌肉收缩力的药物如多巴胺、肾上腺素和去甲肾上腺素时，本品不能用于控制室上性心动过速

第二节　钙拮抗剂

地尔硫䓬^[乙]
Diltiazem

【其他名称】合贝爽。

【主要作用】本品为钙离子通道阻滞药，通过抑制钙离子向末梢血管、冠状血管平滑肌细胞及房室结细胞内流，而达到扩张血管及延长房室结传导的作用，从而对高血压、心律失常和心绞痛产生疗效。

【适应症】室上性心动过速；手术时异常高血压的急救处置；高血压急症；不稳定性心绞痛。

【用法用量】1.静脉推注。成人用量，初次为 10mg，在 3min 内缓慢推注，或按体重 0.15~0.25mg/kg 计算剂量，15min 后可重复。2.静脉滴注。高血压急症：成人每分钟 5~

15μg/kg；不稳定型心绞痛：成人每分钟 1~5μg/kg，最大用量每分钟 5μg/kg。

【临床配伍】见下配伍禁忌表。

配伍禁忌	本品与地西泮、兰索拉唑、呋塞米、硫喷妥钠有配伍禁忌
注意事项	1. 溶媒选择：（1）0.9% 氯化钠注射液；（2）10% 葡萄糖注射液；（3）5% 葡萄糖注射液。 2. 临用前用溶媒稀释成 1% 浓度。 3. 本品与其他药物混合时，若 pH 超过 8 可能析出。 4. 本品水溶液 pH 为 4.3~5.3（10mg/ml）
合用提示	1. 本品与 β – 受体阻滞剂或洋地黄合用可导致对心脏传导减缓的协同作用。 2. 本品在体内经细胞色素 P450 氧化酶进行生物转化，与经同一途径进行生物转化的其他药物合用时可导致代谢的竞争抑制。 3. 本品可增加普萘洛尔生物利用度，因而在开始或停止两药合用时需调整普萘洛尔剂量。 4. 西咪替丁可明显增加本品血药浓度峰值及药 – 时曲线下面积。雷尼替丁仅使本品血药浓度轻度升高。 5. 与地高辛合用，在开始、调整和停止本品治疗时应监测地高辛血药浓度，以免地高辛过量或不足。 6. 麻醉药可与本品产生协同作用，两药合用时须仔细调整剂量。 7. 本品可明显增加三唑仑和米达唑仑血浆峰浓度及延长其半衰期。 8. 本品可使卡马西平的血药浓度增高。 9. 利福平可明显降低本品血浆药物浓度及疗效

尼卡地平[乙]
Nicardipine

【其他名称】阿法多欣。

【主要作用】本品为钙通道阻滞剂，可抑制心肌与血管平滑肌的跨膜钙离子内流而不改变血钙浓度。

【适应症】手术时异常高血压的急救处置；高血压性急症。

【用法用量】静脉滴注。手术时异常高血压的紧急处理：每分钟 2~10μg/kg，必要时可以每分钟 10~30μg/kg。高血压急症：每分钟 0.5~6μg/kg。

【临床配伍】见下配伍禁忌表。

配伍禁忌	本品与下述注射液存在配伍禁忌：呋塞米、烯睾丙酸钾、氨茶碱、布拉地辛钠、氨力农、利多卡因、碘海醇、碘帕醇、氨甲环酸、卡络磺钠、肝素钠、尿激酶、组织型纤维蛋白溶酶原激活剂、阿替普酶、磷霉素、氨苄西林、头孢吡肟、二盐酸头孢替安、头孢唑喃、亚胺培南 – 西司他丁、氟氧头孢钠、兰索拉唑、碳酸氢钠
注意事项	1. 溶媒选择：（1）0.9% 氯化钠注射液；（2）5% 葡萄糖注射液；（3）5% 果糖注射液；（4）15% 甘露醇注射液；（5）林格液；（6）林格葡萄糖注射液；（7）10% 低分子右旋糖酐等。 2. 静脉滴注时，由于某些配伍溶液的 pH 比较高等原因，有时会出现本品析出的现象，必须加以注意。 3. 本品对光不稳定，使用时应避免阳光直射。 4. 本品 pH 为 3.5~5.0
合用提示	1. 本品会加剧降血压药的效果。 2. 与 β – 受体阻滞剂合用，充血性心力衰竭患者有时会呈阴性变力作用。 3. 西咪替丁会使本品的血药浓度上升。 4. 本品会使地高辛的血药浓度升高。 5. 与芬太尼合用时出现血压降低。 6. 本品会使环孢素的血药浓度上升。 7. 本品会使苯妥英钠的血药浓度上升，引起神经性中毒症状。 8. 与硝酸甘油合用，可能会出现房室传导阻滞

第三节 强心药

左西孟旦^[乙]
Levosimendan

【其他名称】海合天欣。

【主要作用】本品为钙增敏剂，以钙离子浓度依赖的方式与心肌肌钙蛋白 C 结合而产生正性肌力作用，增强心肌收缩力。

【适应症】传统治疗疗效不佳，并且需要增加心肌收缩力的急性失代偿心力衰竭的短期治疗。

【用法用量】静脉滴注。初始负荷剂量 $6\sim12\mu g/kg$，时间应大于 10min，之后持续输注每分钟 $0.1\mu g/kg$。

【临床配伍】见下配伍禁忌表。

配伍禁忌	不可与呋塞米、地高辛、硝酸甘油混合滴注
注意事项	1. 溶媒选择：5%葡萄糖注射液。 2. 本品仅用于静脉滴注，可通过外周或中央静脉滴注给药。 3. 输液配制后应在 24h 内使用
合用提示	1. 由于本品有引起低血压的风险，与其他血管活性药物同时输注时应谨慎。 2. 与单硝酸异山梨酯同时使用，发生体位性低血压的反应明显增强

第四节 抗心功能不全药

氨力农
Amrinone

【其他名称】安联酮，安诺丁，强心降。

【主要作用】本品为磷酸二酯酶抑制剂，兼有正性肌力作用和血管扩张作用。本品正性肌力作用主要是通过抑制磷酸二酯酶，使心肌细胞内环磷酸腺苷（CAMP）浓度增高，细胞内钙增加，心肌收缩力加强，心排血量增加，与肾上腺素 β_1 受体或心肌细胞 Na^+、K^+-ATP 酶无关。其血管扩张作用可能是直接作用于小动脉所致，从而可降低心脏前、后负荷，降低左心室充盈压，改善左室功能，增加心脏指数，但对平均动脉压和心率无明显影响。本品对伴有传导阻滞的患者较安全。

【适应症】适用于对洋地黄、利尿剂、血管扩张剂治疗无效或效果欠佳的各种原因引起的急、慢性顽固性充血性心力衰竭。

【用法用量】负荷量：0.5~1.0mg/kg，5~10min 缓慢静脉推注，继续以每分钟 5~10μg/kg 静脉滴注，单次剂量最大不超过 2.5mg/kg。每日最大量 <10mg/kg，疗程不超过 2 周。

【临床配伍】见下配伍禁忌表。

配伍禁忌	1. 必须先用本品溶剂溶解，再以 0.9% 氯化钠注射液稀释后使用，不能用含右旋糖酐或葡萄糖的溶液稀释。 2. 与呋塞米混合立即产生沉淀，故不可配伍
注意事项	1. 溶媒选择：0.9% 氯化钠注射液。 2. 每支粉针加本品溶剂 1 支温热 40~60℃，振摇，完全溶解后，再用适量的 0.9% 氯化钠注射液（1~3mg/ml）稀释后使用。 3. 用药期间应监测心率、心律、血压，必要时调整剂量。 4. 本品水溶液 pH 值 2.2~2.5
合用提示	1. 与强利尿剂合用时，可使左室充盈压过度下降，且易引起水、电解质失衡。 2. 与丙吡胺合用可导致血压过低。 3. 与硝酸酯类合用有相加效应。 4. 与洋地黄合用，加强洋地黄的正性肌力作用

重组人脑利钠肽[乙]
Recombinant Human Brain Natriuretic Peptide

【其他名称】新活素。

【主要作用】本品是 B 型利钠肽，为人体分泌的一种内源性多肽，在病因诱导下发生心力衰竭后人体应激大量产生的一种补充代偿的机制。本品与心室肌产生的内源性脑利钠肽有相同的氨基酸序列。本品与特异性的利钠肽受体（该受体与鸟苷酸环化酶相耦联）相结合，引起了细胞内环单磷酸鸟苷（cGMP）的浓度升高和平滑肌细胞的舒张。作为第二信使，cGMP 能扩张动脉和静脉，迅速降低全身动脉压、右房压和肺毛细管楔压，从而降低心脏的前后负荷，并迅速减轻心衰患者的呼吸困难程度和全身症状。本品是肾素–血管紧张素–醛固酮系统（RAAS）的天然拮抗剂，它可以拮抗心肌细胞、心纤维原细胞和血管平滑肌细胞内的内皮素、去甲肾上腺素和醛固酮。它可以提高肾小球滤过率，增强钠的排泄，减少肾素和醛固酮的分泌，亦抵制后叶加压素及交感神经的保钠保水、升高血压作用。本品参与了血压、血容量以及水盐平衡的调节，增加血管通透性，降低体循环血管阻力及血浆容量，从而降低了心脏前、后负荷，并增加心输出量。

【适应症】本品适用于患有休息或轻微活动时呼吸困难的急性失代偿心力衰竭患者的静脉治疗。按 NYHA 分级大于 II 级。

【用法用量】先按负荷剂量（1.5~2μg/kg）静脉推注本品，随后按维持剂量（每分钟 0.0075~0.01μg/kg）进行静脉滴注。1. 静脉用药液的制备：每支冻干粉（0.5mg/ 支）以 1.5ml 溶媒溶解，再进一步稀释成本品溶液浓度约为 6μg/ml 的静脉用药液。2. 使用方法：准备好输液袋后，用 25ml 的输液针筒抽取给予静脉冲击量的本品药液，以大约 60s 的时间将药液静脉推注入血管，然后以每小时 0.075ml/kg 的速率静脉滴本品，即滴注的剂量为每分钟 0.0075μg/kg。换算准确的给予静脉冲击的药液体积及每分钟 0.0075μg/kg 的静脉滴注的速率，可参考以下的公式（或参照以下的给药剂量表格）：

$$静脉冲击剂量（ml）＝受试者体重（kg）÷4$$
$$静脉滴注速率（ml/h）＝0.075×受试者体重（kg）$$

按体重调节 rhBNP 的静脉冲击剂量和静脉滴注速率
（负荷剂量为 15 μg/kg，静滴剂量为每分钟 0.0075 μg/kg）

患者体重（kg）	冲击剂量体积（ml）	静滴速率（ml/h）
50	12.5	3.75
60	15.0	4.5
70	17.5	5.25
80	20.0	6.0
90	22.5	6.75
100	25	7.5
110	27.5	8.25

【临床配伍】见下配伍禁忌表。

配伍禁忌	1. 本品尽量使用同批号产品，不得与其他厂家同类产品混用。 2. 本品在物理和化学性质上与肝素、胰岛素、布美他尼、依那普利拉、依他尼酸、肼苯哒嗪和呋塞米相排斥，不能与这些药物在同一条静脉导管中同时输注。在同一条静脉导管中同时输注，则必须对导管进行冲洗。 3. 本品与防腐剂偏亚硫酸氢钠相排斥，因此，含有偏亚硫酸氢钠的注射药物不能与本品在相同的输液管中同时使用。如果在相同的输液管注射，则必须对导管进行冲洗。 4. 本品能与肝素结合，能够与被肝素包被过的导管内层结合，从而有时就可能降低本品进入患者体内的量。因此，禁止采用肝素包被过的导管输注本品。但分别采用单独的导管同时输注肝素是允许的
注意事项	1. 溶媒选择：（1）0.9% 氯化钠注射液，（2）5% 葡萄糖注射液，（3）5% 葡萄糖和 0.45% 氯化钠注射液，（4）5% 葡萄糖和 0.2% 氯化钠注射液。 2. 静脉用药液制备时，溶解本品需轻轻地摇动药瓶，勿震摇，使瓶中包括瓶塞在内的所有部分都能与稀释液接触，保证药物充分溶解，只可使用清澈无色的溶液。 3. 在给药期间应密切监视血压变化。如果在给药期间发生低血压，则应降低给药剂量或停止给药并开始其他恢复血压的措施（如输液、改变体位等）。由于本品引起的低血压作用的持续时间可能较长（平均 2.2h），所以在重新给药开始前，必须设置一个观察期。 4. 由于药物中不含防腐剂，溶解后的本品，无论在室温（20~25℃）或在冷藏（2~8℃）条件下必须在 24h 内使用溶解后的药液。 5. 建议开始静脉滴注的维持剂量速率为：每分钟 0.0075 μg/kg，调整增加滴注给药速率需谨慎
合用提示	本品与口服血管紧张素转换酶抑制剂合用时症状性低血压的发生率升高

去乙酰毛花苷[甲]
Deslanoside

【其他名称】西地兰。

【主要作用】治疗剂量时有以下药理作用：1. 正性肌力作用：本品选择性地与心肌细胞膜 Na^+-K^+-ATP 酶结合而抑制该酶活性，使心肌细胞膜内外 Na^+-K^+ 主动偶联转运受损，心肌细胞内 Na^+ 浓度升高，从而使肌膜上 Na^+-Ca^{2+} 交换趋于活跃，使细胞浆内 Ca^{2+} 增多，肌浆网内 Ca^{2+} 储量亦增多，心肌兴奋时，有较多的 Ca^{2+} 释放；心肌细胞内 Ca^{2+} 浓度增高，激动心肌收缩蛋白从而增加心肌收缩力。2. 负性频率作用：由于其正性肌力作用，使衰竭心脏心输出量增加，血流动力学状态改善，消除交感神经张力的反射性增高，并增强迷走神经张力，因而减慢心率、延缓房室传导。此外，小剂量时提高窦房结对迷走神经冲动的敏感性，可增强其减慢心率作用。由于其负性频率作用，使舒张期相对延长，有利于增加心肌血供；大剂量（通常接近中毒量）则可直接抑制窦房结、房室结和希氏束而呈现窦性心动过缓和不同程度的房室传导阻滞。3. 心脏电生理作用：通过对心肌电活动的直接作用和对迷走神经的间接作用，降低窦房结自律性；提高浦肯野氏纤维自律性；减慢房室结传导速度，延长其有效不应期，导致房室结隐匿性传导增加，可减慢心房纤颤或心房扑动的心室率；由于本药缩短心房有效不应期，当用于房性心动过速和房扑时，可能导致心房率的加速和心房扑动转为心房纤颤；缩短浦肯野氏纤维有效不应期。

【适应症】主要用于心力衰竭。由于其作用较快，适用于急性心功能不全或慢性心功能不全急性加重的患者。亦可用于控制伴快速心室率的心房颤动、心房扑动患者的心室率。终止室上性心动过速起效慢，已少用。

【用法用量】成人：静脉推注，首剂 0.4~0.6mg，以后每 2~4h 可再给 0.2~0.4mg，总量 1~1.6mg。小儿：肌内注射或静脉推注，早产儿和足月新生儿或肾功能减退、心肌炎患儿，按体重 0.022mg/kg 给药；2~3 岁，按体重 0.025mg/kg 给药。以上剂量分 2~3 次间隔 3~4h 给予。

【临床配伍】见下配伍禁忌表。

配伍禁忌	1. 禁止与钙注射剂合用。 2. 不宜与酸、碱类配伍
注意事项	1. 溶媒选择：5% 葡萄糖注射液。 2. 肾功能不全、老年及虚弱者在常用剂量及血药浓度时就可有中毒反应。婴幼儿尤其是早产儿和发育不全儿，要在血药浓度及心电监测下调整剂量。 3. 传统的治疗心力衰竭是在数日（1~3 日）内给本品较大剂量（负荷量）以达到洋地黄化，然后逐日给以维持量来弥补消除量。 4. 当患者由强心苷注射液改为本品时，为补偿药物间药动学差别，需要调整剂量。 5. 应静脉给药，因为肌内注射有明显局部反应，且作用慢、生物利用度差。 6. 本品水溶液 pH 值 5.0~7.0
合用提示	1. 与两性霉素 B、皮质激素或失钾利尿剂如布美他尼、依他尼酸等同用时，可引起低血钾而致洋地黄中毒。 2. 与制酸药（尤其三硅酸镁）或止泻吸附药如白陶土、果胶、考来烯胺和其他阴离子交换树脂、柳氮磺吡啶或新霉素、对氨水杨酸同用时，可抑制洋地黄强心苷吸收而导致强心苷作用减弱。 3. 与抗心律失常药、钙盐注射剂、可卡因、泮库溴胺、萝芙木碱、琥珀胆碱或拟肾上腺素类药同用时，可因作用相加而导致心律失常。 4. 有严重或完全性房室传导阻滞且伴正常血钾者的洋地黄化患者不应同时应用钾盐，但本品与噻嗪类利尿剂同用时，常须给予钾盐，以防止低钾血症。 5. 与 β-受体阻滞剂同用，有导致房室传导阻滞发生严重心动过缓的可能，应重视。但并不排除 β-受体阻滞剂用于洋地黄不能控制心室率的室上性快速心律失常。 6. 与奎尼丁同用，可使本品血药浓度提高约一倍，提高程度与奎尼丁用量相关，甚至可达到中毒浓度，即使停用本品，其血药浓度仍继续上升，这是奎尼丁从组织结合处置换出地高辛，而减少其分布容积之故。两药合用时应降低地高辛 1/3~1/2。 7. 与维拉帕米、地尔硫䓬、胺碘酮合用时，由于降低肾及全身对地高辛的清除率而提高其血药浓度，可引起严重心动过缓。 8. 与螺内酯合用可延长本品半衰期，需调整本品剂量或给药间期，随访监测血药浓度。 9. 与血管紧张素转换酶抑制剂及其受体拮抗剂合用可使本品血药浓度增高。 10. 与依酚氯胺合用可致明显心动过缓。 11. 与吲哚美辛合用时可减少本品的肾清除，使本品半衰期延长，有中毒危险，需监测血药浓度及心电图。 12. 与肝素合用时可部分抵消肝素的抗凝作用，因此需调整肝素用量。 13. 由于红霉素可改变胃肠道菌群，故可增加本品在胃肠道的吸收。 14. 甲氧氯普胺因促进肠道运动而减少本品的生物利用度约 25%。普鲁本辛因抑制肠道蠕动而提高本品生物利用度约 25%

第五节 抗心律失常药

门冬氨酸钾
Potassium Aspartate

【主要作用】本品为电解质补充药。钾是细胞内的主要阳离子，其浓度为150~160mmol/L。机体主要依靠细胞膜上的Na^+、K^+-ATP酶来维持细胞内外的K^+、Na^+浓度差。体内的酸碱平衡状态对钾代谢有影响，如酸中毒时H^+进入细胞内，为了维持细胞内外的电位差，K^+释出到细胞外，引起或加重高钾血症。而代谢紊乱也会引起酸碱失衡，正常的细胞内外钾离子及浓度差与细胞的某些功能有着密切的关系，如碳水化合物的代谢、糖原贮存和蛋白质代谢、神经、肌肉包括心肌的兴奋性和传导性等；门冬氨酸是草酰乙酸前体，在三羧酸循环中起重要作用，并参与鸟氨酸循环，使NH_3和CO_2生成尿素；门冬氨酸对细胞的亲和力很强，可作为钾离子的载体并为其提供能量，使其重返细胞内，提高细胞内钾离子浓度。

【适应症】用于各种原因引起的低钾血症；低钾血症引起的周期性四肢麻痹；洋地黄中毒引起的心律失常。

【用法用量】静脉滴注。一日1.71~5.14g，补钾剂量、浓度和速度根据临床病情、血钾浓度及心电图缺钾图形改善而定。

【临床配伍】见下配伍禁忌表。

配伍禁忌	本品与多种微量元素注射液（Ⅱ）存在配伍禁忌［熊敏芬，王伟.当代护士（中旬刊），2015（12）：117］
注意事项	1. 溶媒选择：（1）0.9%氯化钠注射液，（2）5%葡萄糖注射液，（3）灭菌注射用水。 2. 将本品溶于0.9%氯化钠注射液、5%葡萄糖注射液或灭菌注射用水中，稀释成浓度为0.68%（含钾40mEq/L）以下，滴速不超过8ml/min，每日给药量不得超过17.1g（含钾100mEq）。 3. 本品不得直接静脉推注，未经稀释不得进行静脉滴注。 4. 注意血中电解质及心电图的变化，特别长期给药时，要定期检查血中钾浓度、肾功能、心电图，表现为高血钾症时，终止给药。 5. 静脉滴注浓度较高、速度较快或静脉较细时，易刺激静脉引起疼痛，甚至引起静脉炎
合用提示	1. 与保钾利尿药和/或血管紧张素转化酶抑制剂合用时，可能会发生高钾血症。 2. 与库存血（库存10日以下含钾30mmol/L，库存10日以上含钾65mmol/L）合用时，发生高钾血症的机会增多，尤其是有肾损害者

门冬氨酸钾镁[乙]
Potassium Aspartate and Magnesium Aspartate

【其他名称】潘南金。

【主要作用】本品是门冬氨酸钾盐和镁盐的混合物，为电解质补充药。镁和钾是细胞内的重要阳离子，在多种酶反应和肌肉收缩过程中扮演着重要的角色，细胞内外钾离子、钙离子、钠离子、镁离子浓度的比例影响心肌收缩性。门冬氨酸是体内草酰乙酸的前体，在三羧酸循环中起重要作用。同时，门冬氨酸也参加鸟氨酸循环，促进氧和二氯化碳的代谢，使之生成尿素，降低血中氨和二氧化碳的含量。门冬氨酸与细胞有很强的亲和力，可作为钾、镁离子进入细胞的载体，使钾离子重返细胞内，促进细胞除极化和细胞代谢，维持其正常功能。镁离子是生成糖原及高能磷酸酯不可缺少的物质，可增强门冬氨酸钾盐的治疗作用。

【适应症】电解质补充药。可用于低钾血症，洋地黄中毒引起的心律失常（主要是室性心律失常）以及心肌炎后遗症，充血性心力衰竭，心肌梗死的辅助治疗。

【用法用量】静脉滴注。每次 10~20ml，如有需要可在 4~6h 后重复此剂量。

【临床配伍】见下配伍禁忌表。

配伍禁忌	1. 本品与氨溴索注射液有配伍禁忌［王莹，郭丽英 . 解放军护理杂志，2013，30（2）：71］。 2. 本品与茵栀黄、氯化钾三药联用有配伍禁忌［王艳红 . 齐鲁护理杂志，1996（6）：1-2］。 3. 本品与盐酸多巴胺注射液有配伍禁忌［盈芝，李翠霞 . 中国民康医学，2006，18（1）：75］
注意事项	1. 溶媒选择：5% 葡萄糖注射液。 2. 滴注速度太快可引起高钾血症和高镁血症，还可出现恶心、呕吐、颜面潮红、胸闷、血压下降，偶见血管刺激性疼痛。极少可出现心率减慢，减慢滴速或停药后即可恢复。 3. 本品不能肌内注射和静脉推注，而且未经稀释不得进行静脉滴注，滴注速度宜缓慢
合用提示	1. 本品能够抑制四环素、铁盐、氟化钠的吸收。 2. 本品与保钾性利尿剂和 / 或血管紧张素转化酶抑制剂（ACEI）合用时，可能会发生高钾血症

普罗帕酮[甲]
Propafenone

【其他名称】丙胺苯丙酮，心律平。

【主要作用】本品属于 I c 类（即直接作用于细胞膜）的抗心律失常药。它既作用于心房、心室（主要影响浦金野纤维，对心肌的影响较小），也作用于兴奋的形成及传导。临床资料表明，治疗剂量（口服 300mg 及静注 30mg）时可降低心肌的应激性，作用持久，PQ 及 QRS 均增加，延长心房及房室结的有效不应期，对各种类型的实验性心律失常均有对抗作用。抗心律失常作用与其膜稳定作用及竞争性 β- 受体阻断作用有关。本品尚有微弱的钙拮抗作用（比维拉帕米弱 100 倍），和轻度的抑制心肌作用，增加末期舒张压，减少搏出量，其作用均与用药的剂量成正比。本品还有轻度的降压和减慢心率作用。

【适应症】用于阵发性室性心动过速、阵发性室上性心动过速及预激综合征伴室上性心动过速、心房扑动或心房颤动的预防。也可用于各种早搏的治疗。

【用法用量】成人：1~1.5mg/kg 或 70 mg，于 10min 内缓慢静脉推注，必要时 10~20min 重复一次，总量不超过 210mg。静脉推注起效后改为静脉滴注，或口服维持。

【临床配伍】见下配伍禁忌表。

配伍禁忌	1. 本品与立舒健有配伍禁忌［李淑敏，马英花，许书华．齐鲁护理杂志，2007（19）：86–87］。 2. 本品与头孢哌酮有配伍禁忌［李爱云，侯爱莲，王爱国．医学理论与实践，2005，18（3）：353］。 3. 本品与头孢曲松钠有配伍禁忌［张连欣，张会荣．护理研究，2003，17（6）：324］。 4. 本品与苦碟子注射液有配伍禁忌［王会芳．医药世界，2009，11（7）：370］
注意事项	1. 溶媒选择：5% 葡萄糖注射液。 2. 静脉滴注时滴速 0.5~1.0mg/min。 3. 遇结晶析出时可于温水中溶解后使用。 4. 本品水溶液 pH 值 3.5~5.0
合用提示	1. 本品与奎尼丁合用可以减慢代谢过程。 2. 本品与局麻药合用增加中枢神经系统副作用的发生。 3. 本品可以增加血清地高辛浓度，并呈剂量依赖型。 4. 与普萘洛尔、美托洛尔合用可以显著增加其血浆浓度和消除半衰期，而对本品没有影响。 5. 本品与华法林合用时可增加华法林血药浓度和凝血酶原时间。 6. 与西咪替丁合用可使本品血药稳态水平提高，但对其电生理参数没有影响

维拉帕米[甲]
Verapamil

【其他名称】异搏定针。

【主要作用】1. 本品为钙离子拮抗剂。通过调节心肌传导细胞、心肌收缩细胞以及动脉血管平滑肌细胞膜上的钙离子内流，发挥其药理学作用，但不改变血清钙浓度。2. 扩张心脏正常部位和缺血部位的冠状动脉主干和小动脉，拮抗自发的或麦角新碱诱发的冠状动脉痉挛，增加了冠状动脉痉挛病人心肌氧的递送，解除和预防冠状动脉痉挛；本品减少总外周阻力，降低心肌耗氧量。可用于治疗变异型心绞痛和不稳定型心绞痛。3. 可减少钙离子内流，延长房室结的有效不应期，减慢传导，可降低慢性心房颤动和心房扑动病人的心室率；减少阵发性室上性心动过速发作的频率。通常本品不影响正常的窦性心律，但可导致病窦综合征病人窦性停搏或窦房阻滞；本品不改变正常心房的动作电位或室内传导时间，但它降低被抑制的心房纤维去极化的振幅、速度以及传导的速度，可能缩短附加旁路通道的前向有效不应期，加速房室旁路合并心房扑动或心房颤动病人的心室率，甚至会诱发心室颤动。4. 通过降低体循环的血管阻力产生降低血压作用，一般不引起体位性低血压或反射性心动过速。5. 通过减轻后负荷，抑制心肌收缩，可改善左室舒张功能。

【适应症】1. 快速阵发性室上性心动过速的转复。应用本品之前应首选抑制迷走神经的手法治疗（如 Valsalva 法）。2. 心房扑动或心房颤动心室率的暂时控制。心房扑动或心房颤动合并房室旁路通道（预激综合征和 LGL 综合征）时除外。

【用法用量】1. 静脉推注。成人：起始剂量 5~10mg（或 0.075~0.15mg/kg），如果初反应不令人满意，再给一剂；儿童：0~1 岁，起始剂量 0.75~2mg（或 0.1~0.2mg/kg）；1~15 岁，2~5mg（或 0.1~0.3mg/kg）。如果初反应不令人满意，再给一剂。2. 静脉滴注。成人：5~10mg/h，一日总量不超过 50~100mg。

【临床配伍】见下配伍禁忌表。

配伍禁忌	本品与氨茶碱、氨苄西林钠/舒巴坦钠、氨苄西林、胺碘酮、阿昔洛韦、苯巴比妥、苯妥英钠、丙泊酚、地西泮、丹曲林、二氮嗪、厄他培南、呋塞米、氟尿嘧啶、更昔洛韦、磺胺甲噁唑/甲氧苄啶、两性霉素 B、兰索拉唑、硫唑嘌呤钠、氯霉素、磷苯妥英、膦甲酸钠、哌拉西林钠/他唑巴坦钠、泮托拉唑、人血白蛋白、塞替派、头孢哌酮、头孢他啶、替加环素、碳酸氢钠、戊巴比妥、吲哚美辛钠三水合物、叶酸存在配伍禁忌
注意事项	1. 溶媒选择：（1）0.9% 氯化钠注射液；（2）5% 葡萄糖注射液。 2. 必须在持续心电监测和血压监测下，缓慢静脉推注至少 2min。老年人应用起始剂量应较低，且宜缓慢静脉给药（至少 3min）。 3. 静脉推注本品引起的血压下降一般是一过性和无症状的，但也可能发生眩晕。静脉推注本品之前静脉给予钙剂可预防该血流动力学反应。 4. 本品影响房室结和窦房结，罕见导致二度或三度房室传导阻滞、心动过缓，更甚者心脏停搏，易发生在病窦综合征病人，这类疾病老年人多发，需立即采取适当的治疗。 5. 轻度心力衰竭的病人如有可能必须在使用本品治疗之前已由洋地黄类或利尿剂所控制。中到重度心功能不全者可能会出现心力衰竭急性恶化。 6. 严重肝肾功能不全可能不增强本品的药效，但可能延长其作用时间。反复静脉给药可能会导致蓄积，产生过度药效。如果必须重复静脉给药，必须严密监测血压和 P-R 间期或药效过度的其他表现。 7. 本品水溶液 pH 值 4.0~6.0
合用提示	1. 与苯巴比妥合用可增加本品的清除率。 2. 与异烟肼合用可显著降低本品的生物利用度。 3. 与 β-受体阻滞剂合用可能增强对房室传导的抑制作用。 4. 与其他降血压药（如血管扩张剂、利尿剂等）合用时，降压作用叠加。 5. 与胺碘酮合用可增加心脏毒性。 6. 本品可增加卡马西平、环孢素的血药浓度。 7. 本品增加病人对锂的敏感性（神经毒性），两药合用时需密切监测。 8. 与钙离子拮抗剂合用时，需仔细调整两药剂量，避免过度抑制心脏。 9. 避免同时使用丙吡胺。 10. 本品可增强神经肌肉阻滞剂的活性，联合使用时神经肌肉阻滞剂需减量

胺碘酮[甲]
Amiodarone

【其他名称】可达龙。

【主要作用】抗心律失常特性：延长心肌细胞 3 相动作电位，但不影响动作电位的高度和下降速率（Vaughan Williams 分类 III 类）；单纯延长心肌细胞 3 相动作电位是由于钾离子外流减少所致，钠离子和钙离子外流不变。降低窦房结自律性，该作用不能用阿托品逆转；非竞争性的 α 和 β 肾上腺素能抑制作用；减慢窦房、心房及结区传导性，心率快时表现更明显；不改变心室内传导；延长不应期，降低心房、结区和心室的心肌兴奋性；减慢房室旁路的传导并延长其不应期。无负性肌力作用。

【适应症】当不宜口服给药时应用本品治疗严重的心律失常，尤其适用于下列情况：房性心律失常伴快速室性心律；预激综合征的心动过速；严重的室性心律失常；体外电除颤无效的室颤相关心脏停搏的心肺复苏。

【用法用量】静脉滴注。初始剂量为 24h 内给予 1000mg，可以按照下述的用法给药：1. 第一个 24h。（1）负荷滴注：先快，前 10min 给药 150mg，溶于 100ml 葡萄糖溶液中。后慢，随后 6h 给药 360mg 溶于 500ml 葡萄糖溶液中。（2）维持滴注：剩余 18h 给药 540mg，将滴注速度减至 0.5mg/min。2. 第一个 24h 后。维持滴注速度 0.5mg/min（720mg/24h），浓度在 1~6 mg/ml（本品浓度超过 2mg/ml，需通过中央静脉导管给药），需持续滴注。当发生室颤或血流动力学不稳定的室速，可以追加本品 150mg，溶于 100ml 的 5% 葡萄糖注射液给药，需 10min 给药以减少低血压的发生。体外电除颤无效的室颤相关心脏停搏的心肺复苏。根据本品的给药途径和考虑到该适应症的应用状况，如果能够立刻获得，则推荐使用中心静脉导管；否则，使用最大的外周静脉并以最高的流速通过外周静脉途径给药。初始剂量为 300mg（或 5mg/kg），稀释于 20ml 的 5% 葡萄糖注射液中并快速推注。如果室颤持续存在，需追加 150mg（或 2.5mg/kg）。

【临床配伍】见下配伍禁忌表。

配伍禁忌	1. 仅用等渗葡萄糖溶液配制。 2. 本品与氨茶碱、氨苄西林 – 舒巴坦钠、哌拉西林钠、哌拉西林 – 他唑巴坦钠、头孢孟多、头孢他啶、亚胺培南 – 西司他丁钠、泮托拉唑钠有配伍禁忌
注意事项	1. 溶媒选择：5% 葡萄糖注射液。 2. 每日平均剂量在 2100mg 以上，与增加低血压的危险性相关。 3. 当在 5% 葡萄糖注射液中浓度超过 3mg/ml 时，会增加外周静脉炎的发生。如需静脉滴注超过 1h 的，本品浓度不应超过 2mg/ml，除非使用中央静脉导管。 4. 如本品需持续给药，应通过静脉滴注方式。为避免注射部位的反应，本品应尽量通过中心静脉途径给药。 5. 静脉推注仅用于体外电除颤无效的室颤相关心脏停搏的心肺复苏等紧急情况下，且应在持续监护（心电图，血压）下使用，推荐在重症监护室中应用。 6. 除体外电除颤无效的室颤相关心脏停搏的心肺复苏外，本品的推注时间应至少超过 3min。首次推注后的 15min 内不可重复进行，否则可能造成不可逆衰竭。 7. 无论病人的年龄、肾功能、左室功能如何，维持滴注达 0.5mg/min 可谨慎地持续 2~3 周。 8. 在应用 PVC 材料或器材时，本品可使酞酸二乙酯（DEHP）释放到溶液中，建议应用不含 DEHP 的 PVC 或玻璃器具，于应用前配制。 9. 本品 pH 值约为 4
合用提示	1. 不建议与下列药物合用：β – 受体阻滞剂，减缓心率的钙通道阻滞剂（维拉帕米，地尔硫䓬），可能导致低钾血症的刺激性通便剂。 2. 本品可增加华法林的抗凝作用，该作用可自加用本品后 4~6 天，持续至停药后数周或数月。合用时应密切监测凝血酶原时间，调整抗凝药的剂量。 3. 本品可增强其他抗心律失常药对心脏的作用。从加用本品起，原抗心律失常药应减少 30% ~50% 剂量，并逐渐停药，如必须合用则剂量减少一半。 4. 本品可增高血浆中奎尼丁、普鲁卡因胺、氟卡尼及苯妥英的浓度。 5. 与 Ia 类药合用可加重 Q–T 间期延长，极少数可致扭转型室速，故应特别小心。 6. 本品可增加血清中高辛浓度，亦可能增高其他洋地黄制剂的浓度达中毒水平，当开始合用时洋地黄类药应停药或减少 50%，并监测其血清中药物浓度。 7. 本品与排钾利尿药合用，可增加低血钾所致的心律失常。 8. 本品可增加日光敏感性药物作用。 9. 本品可抑制甲状腺摄取 $[^{123}I]$、$[^{133}I]$ 及 $[^{99m}Tc]$

普鲁卡因胺
Procainamide

【其他名称】普鲁卡因酰胺，奴佛卡因胺。

【主要作用】本品属 I a 类抗心律失常药。本品可增加心房的有效不应期，降低心房、浦肯野纤维和心室肌的传导速度，通过升高阈值而降低心房、普肯野纤维、乳头肌和心室的兴奋性，延长不应期及抑制舒张期除极，降低自律性。对心肌收缩性的抑制作用较弱，可轻度减低心输出量。间接抗胆碱作用弱于奎尼丁，小量即可使房室传导加速，用量偏大则直接抑制房室传导。本品有直接扩血管作用，但不阻断受体。

【适应症】适用于危及生命的室性心律失常。

【用法用量】静脉推注或静脉滴注。成人：一次 0.1g，静脉推注 5min，必要时每隔

5~10min 重复一次，总量不得超过 10~15mg/kg；或者 10~15mg/kg，静脉滴注 1h，然后以每小时 1.5~2mg/kg 维持。用量 >12μg/ml 时产生毒性反应。小儿：按 3~6mg/kg 静脉推注 5min，静脉滴注维持量为每分钟 0.025~0.05mg/kg。

【临床配伍】见下配伍禁忌表。

配伍禁忌	本品与苯妥英钠、苯巴比妥、硫酸镁、氯噻嗪、碳酸氢钠、异戊巴比妥存在配伍禁忌
注意事项	1. 溶媒选择：（1）0.9% 氯化钠注射液；（2）5% 葡萄糖注射液；（3）10% 葡萄糖注射液。 2. 静脉应用易出现低血压，故静脉用药速度要慢。 3. 老年人及肾功能受损者应酌情调整剂量。 4. 用药期间一旦心室率明显减低，应立即停药。 5. 血液透析可清除本品，故透析后可加用一剂药。 6. 用于治疗房性心动过速时需在使用地高辛的基础上应用
合用提示	1. 与其他抗心律失常药物、抗毒蕈碱药物合用时，效应相加。 2. 与降压药合用，降压作用可增强。 3. 与拟胆碱药合用时，本品可抑制这类药对横纹肌的效应。 4. 与神经肌肉阻滞剂（包括去极化型和非去极化型阻滞剂）合用时，神经-肌肉接头的阻滞作用增强，时效延长

硝普钠[甲]
Sodium Nitroprusside

【其他名称】亚硝基铁氰化钠。

【主要作用】本品为一种速效和短时作用的血管扩张药。通过血管内皮细胞产生 NO，对动脉和静脉平滑肌均有直接扩张作用，但不影响子宫、十二指肠或心肌的收缩。血管扩张使周围血管阻力减低，因而有降压作用。血管扩张使心脏前、后负荷均减低，心排血量改善，故对心力衰竭有益。后负荷减低可减少瓣膜关闭不全时主动脉和左心室的阻抗而减轻反流。

【适应症】用于高血压急症，如高血压危象、高血压脑病、恶性高血压、嗜铬细胞瘤手术前后阵发性高血压等的紧急降压，也可用于外科麻醉期间进行控制性降压。用于急性心力衰竭，包括急性肺水肿。亦用于急性心肌梗死或瓣膜（二尖瓣或主动脉瓣）关闭不全时的急性心力衰竭。

【用法用量】静脉滴注。成人：开始按每分钟 0.5μg/kg，根据治疗反应以每分钟 0.5μg/kg 递增，逐渐调整剂量，常用剂量为每分钟 3μg/kg，极量为每分钟 10μg/kg。小儿：每分钟 1.4μg/kg，按效应逐渐调整用量。

【临床配伍】见下配伍禁忌表。

配伍禁忌	1. 溶液内不宜加入其他药物。 2. 与盐酸普鲁卡因注射液有配伍禁忌
注意事项	1. 溶媒选择：5% 葡萄糖注射液。 2. 用前将本品 50mg 用 5ml 溶媒溶解后，继续用 250~1000ml 稀释。 3. 本品对光敏感，溶液稳定性较差，滴注溶液应新鲜配制并迅速将输液瓶用黑纸或铝箔包裹避光。新配溶液为淡棕色，如变为暗棕色、橙色或蓝色，应弃去。溶液的保存与应用时不应超过 24h。 4. 配制溶液只可静脉慢速滴注，切不可直接推注。最好使用微量输液泵，这样可以精确控制给药速度，从而减少不良反应发生率。 5. 应用本品过程中，应经常测血压，最好在监护室内进行；肾功能不全而本品应用超过 48~72h 者，每日须测定血浆中氰化物或硫氰酸盐，保持硫氰酸盐不超过 100μg/ml；氰化物不超过 3μmol/ml，急性心肌梗死患者使用本品时须测定肺动脉舒张压或嵌压

续表

注意事项	6. 药液有局部刺激性，谨防外渗，推荐自中心静脉给药。 7. 用本品过程中，偶可出现明显耐药性，此应视为氰化物中毒的先兆征象，此时减慢滴速，即可消失。 8. 老年人用本品须注意增龄时肾功能减退对本品排泄的影响，老年人对降压反应也比较敏感，故用量宜酌减。 9. 本品水溶液 pH 值 5.0~7.0（10mg/ml 水溶液）
合用提示	1. 本品与其他降压药同用可使血压剧降。 2. 本品与多巴酚丁胺同用，可使心排血量增多而肺毛细血管嵌压降低。 3. 与拟交感胺类同用，本品的降压作用减弱。 4. 与磷酸二酯酶 V 抑制剂同用，会增强本品降压作用

利多卡因[甲]
Lidocaine

【主要作用】本品为酰胺类局麻药和抗心律失常药。血液吸收后或静脉给药，对中枢神经系统有明显的兴奋和抑制双相作用，且可无先驱的兴奋，血药浓度较低时，出现镇痛和思睡、痛阈提高；随着剂量加大，作用或毒性增强，亚中毒血药浓度时有抗惊厥作用；当血药浓度超过 5g/ml 可发生惊厥。本品在低剂量时，可促进心肌细胞内 K^+ 外流，降低心肌的自律性，而具有抗室性心律失常作用；在治疗剂量时，对心肌细胞的电活动、房室传导和心肌的收缩无明显影响，血药浓度进一步升高，可引起心脏传导速度减慢，房室传导阻滞，抑制心肌收缩力和使心排血量下降。

【适应症】本品为局麻药及抗心律失常药。主要用于浸润麻醉、硬膜外麻醉、表面麻醉（包括在胸腔镜检查或腹腔手术时作黏膜麻醉用）及神经传导阻滞。本品也可用于急性心肌梗死后室性早搏和室性心动过速。亦可用于洋地黄类中毒、心脏外科手术及心导管引起的室性心律失常。本品对室上性心律失常通常无效。

【用法用量】抗心律失常 1. 常用量：（1）静脉注射 1~1.5mg/kg 体重（一般用 50~100mg）作首次负荷量静注 2~3min，必要时每 5min 后重复静脉注射 1~2 次，但 1h 之内的总量不得超过 300mg。（2）静脉滴注，在用负荷量后可继续以 1~4mg/min 速度静滴维持，或以每分钟 0.015~0.03mg/kg 速度静脉滴注。老年人、心力衰竭、心源性休克、肝血流量减少、肝或肾功能障碍时应减少用量。以 0.5~1mg/min 静滴。即可用本品 0.1% 溶液静脉滴注，每小时不超过 100mg。2. 极量：静脉注射 1h 内最大负荷量 4.5mg/kg（或 300mg）最大维持为 4mg/min。

【临床配伍】见下配伍禁忌表。

配伍禁忌	与下列药物有配伍禁忌：苯巴比妥，硫喷妥钠，硝普钠，甘露醇，两性霉素 B，氨苄西林，美索比妥，硫胺嘧啶钠，头孢唑林、头孢呋辛，头孢哌酮舒巴坦、尼卡地平、香丹注射液
注意事项	1. 溶媒选择：5% 葡萄糖注射液。 2. 静脉滴注或输液泵给药一般以 5% 葡萄糖注射液配成 1~4mg/ml 药液。 3. 本品严格掌握浓度和用药总量，超量可引起惊厥及心跳骤停。 4. 本品 pH 值为 3~7

续表

合用提示	1. 与西咪替丁以及与 β-受体阻滞剂如普萘洛尔、美托洛尔、纳多洛尔合用，利多卡因经过肝脏代谢受抑制，血浓度增加，可发生心脏和神经系统不良反应。应调整利多卡因剂量，并应心电图监护及监测利多卡因血药浓度。 2. 巴比妥类药物可促进利多卡因代谢，两药合用可引起心动过缓，窦性停搏。 3. 与普鲁卡因胺合用，可产生一过性谵妄及幻觉，但不影响本品血药浓度。 4. 异丙基肾上腺素因增加肝血流量，可使本品的总清除率升高；去甲肾上腺素因减少肝血流量，可使本品总清除率下降

美西律
Mexiletine

【其他名称】慢心律，脉率定。

【主要作用】本品属 I b 类抗心律失常药，可以抑制心肌细胞钠内流，降低动作电位 0 相除极速度，缩短浦氏纤维的有效不应期。在心脏传导系统正常的病人中，美西律对心脏冲动的产生和传导作用不大，临床试验中未发现美西律引起 II 度或 III 度房室传导阻滞。美西律不延长心室除极和复极时程，因此可用于 Q-T 间期延长的室性心律失常。该药具有抗心律失常、抗惊厥及局部麻醉作用。对心肌的抑制作用较小。

【适应症】主要用于急性室性心律失常，如持续性室性心动过速。应避免用于无症状的室性早搏。

【用法用量】静脉注射，开始量 100mg，如无效，可在 5~10min 后再给 50~100mg。然后以 1.5~2mg/min 的速度静脉滴注 3~4h 后滴速减至 0.75~1mg/min，并维持 24~48h。

【临床配伍】见下配伍禁忌表。

配伍禁忌	1. 本品与奥美拉唑配伍后发生浑浊，不宜配伍应用。 2. 本品不宜与替硝唑、阿托品配伍
注意事项	1. 溶媒选择：5% 葡萄糖注射液。 2. 静脉注射，每 100mg 本品加入 5% 葡萄糖注射液 20ml 中，缓慢静脉注射 3~5min
合用提示	1. 有临床试验报道美西律与常用的抗心绞痛、抗高血压和抗纤溶药物合用未见相互影响。 2. 美西律与奎尼丁、普萘洛尔或胺碘酮合用治疗效果更好。可用于单用一种药物无效的顽固室性心律失常。但不宜与 Ib 类药物合用。 3. 如果苯妥英钠或其他肝酶诱导剂如利福平和苯巴比妥等与美西律合用，可以降低美西律的血药浓度。 4. 有报道苯二氮䓬类药物不影响美西律的血药浓度。美西律和地高辛、利尿剂和普萘洛尔合用不影响心电图 PR、QRS 和 Q-T 间期

伊布利特 [乙]
Ibutilide

【其他名称】欣无忧。

【主要作用】静脉注射伊布利特能延长离体或在体心肌细胞的动作电位，延长心房和心室的不应期，即发挥 III 类抗心律失常药物的作用。然而，电压钳的研究表明，在纳摩尔浓度水平（10-9），伊布利特主要通过激活缓慢内向电流（主要是钠电流）使复极延迟，这与其他 III 类抗心律失常药物阻断外向钾电流的作用明显不同。通过上述作用，即伊布利特能延长心房和心室肌细胞的动作电位时程和不应期，在人体起到其抗心律失常的作用。

【适应症】用于近期发作的房颤或房扑逆转成窦性心律，长期房性心律不齐的病人对伊布利特不敏感。伊布利特对持续时间超过 90 天的心律失常患者的疗效还未确定。

【用法用量】见下表。

伊布利特注射液推荐剂量		
患者体重	首次注射（10min 以上）	第二次注射
≥ 60kg	1mg	首次注射结束后 10min，若心律失常未消失，可再次注射等量本品，注射时间持续 10min。
< 60kg	0.01mg/kg	

【临床配伍】见下配伍禁忌表。

配伍禁忌	本品与氨苄西林、磺胺嘧啶、两性霉素 B、美索比妥存在配伍禁忌
注意事项	1. 溶媒选择：（1）0.9% 氯化钠注射液，（2）5% 葡萄糖注射液。 2. 在下列情况应该立即停止使用本品：原心律失常消失；出现连续性或间歇性室性心动过速；Q-T 或 Q-Tc 间期明显延长。 3. 伊布利特注射液可以未经稀释直接给药，也可以在 50ml 稀释液中稀释后给药。 4. 注射完本品后，患者应当用连续心电图监测观察至少 4h，或者等到 Q-Tc 恢复到基线。如果出现明显的心律不齐现象，应当延长监测时间
合用提示	1. 抗心律失常药：Ⅰa 类抗心律失常药，如丙吡胺、奎尼丁、普鲁卡因胺以及其他Ⅲ类药物，如胺碘酮、索他洛尔因可能延长不应期，均不能和伊布利特注射液同时使用或注射后 4 h 内使用。 2. 其他延长 Q-T 间期的药物：正在服用延长 Q-T 间期药物如：吩噻嗪，三环类抗抑郁剂，四环类抗抑郁剂和某些抗组织胺类的药物（H_1 受体拮抗剂）的患者，使用伊布利特注射液可能增加尖端扭转型室速发生的几率。 3. 地高辛：室上性心律失常能掩盖地高辛过量造成的心脏毒性作用。因而，在地高辛血药浓度超过或可能超过普通治疗范围的患者中应用地高辛要十分谨慎，以防地高辛中毒。在临床试验中，伊布利特与地高辛联合应用时，对伊布利特的安全性和有效性没有影响。 4. 钙通道阻滞剂：伊布利特与钙通道阻滞剂联合应用时，对伊布利特的安全性和有效性没有影响。 5. β-肾上腺素受体阻滞剂：伊布利特与 β-肾上腺素受体阻滞剂联合应用时，对伊布利特的安全性和有效性没有影响

第六节　抗心绞痛药

环磷腺苷[乙]
Adenosine Cyclophosphate

【其他名称】康斯澳，灵辰功，保辛素。

【主要作用】本品为蛋白激酶致活剂，系核苷酸的衍生物。是在人体内广泛存在的一种具有生理活性的重要物质，由三磷酸腺苷在腺苷环化酶催化下生成，能调节细胞的多种功能活动。作为激素的第 2 信使，在细胞内发挥激素调节生理机能和物质代谢的作用，能改变细胞膜的功能，促使网织肌浆质内的钙离子进入肌纤维，从而增强心肌收缩，并可促进呼吸链氧化酶的活性，改善心肌缺氧，缓解冠心病症状及改善心电图。此外，对糖、脂肪代谢、核酸、蛋白质的合成调节等起着重要的作用。

【适应症】用于心绞痛、心肌梗死、心肌炎及心源性休克。对改善风湿性心脏病的心悸、气急、胸闷等症状有一定的作用。对急性白血病结合化疗可提高疗效，亦可用于急性白血病的诱导缓解。此外，对老年慢性支气管炎、各种肝炎和银屑病也有一定疗效。

【用法用量】静脉滴注或静脉推注。静脉滴注，每次 40mg，一日 1 次；静脉推注，每次 20mg，一日 2 次。冠心病以 15 日为一疗程，可连续应用 2~3 疗程；白血病以 1 个月为一疗程；银屑病以 2~3 周为一疗程，可延长使用到 4~7 周，每日用量可增加至 60~80mg。

【临床配伍】见下配伍禁忌表。

配伍禁忌	本品与磺胺嘧啶、硝普钠、硝酸甘油、甘露醇存在配伍禁忌
注意事项	1. 溶媒选择：（1）0.9% 氯化钠注射液，（2）5% 葡萄糖注射液。 2. 静脉推注 20mg 溶于 0.9% 氯化钠注射液 20ml 中；静脉滴注 40mg 溶于 5% 葡萄糖注射液 250~500ml 中。 3. 静脉滴注时速度不应过快。 4. 大剂量静脉推注（按体重每分钟达 0.5mg/kg）时，可引起腹痛、头痛、肌痛、睾丸痛、背痛、四肢无力、恶心、手脚麻木、高热等。 5. 本品水溶液 pH 值 5.0~7.0（10mg/ml 水溶液）
合用提示	未见相关资料

环磷腺苷葡胺
Meglumine Adenosine Cyclophosphate

【其他名称】环磷腺苷葡甲胺，美乐心。

【主要作用】本品为非洋地黄类强心剂，具有正性肌力作用，能增强心肌收缩力，改善心肌泵血功能；有扩张血管作用，可降低心肌耗氧量；改善心肌细胞代谢，保护缺血、缺氧的心肌；能改善窦房结 P 细胞功能。

【适应症】用于心力衰竭、心肌炎、病窦综合征、冠心病及心肌病，也可用于心律失常的辅助治疗。

【用法用量】静脉滴注，每次 60~180mg，一日 1 次；静脉推注，每次 90mg，一日 1 次。

【临床配伍】见下配伍禁忌表。

配伍禁忌	本品禁与氨茶碱同时静脉给药
注意事项	1. 溶媒选择：（1）5% 葡萄糖注射液，（2）10% 葡萄糖注射液，（3）25% 葡萄糖注射液。 2. 静脉滴注，每次 60~180mg，加入 5% 葡萄糖注射液 200~500ml 中使用；静脉推注，每次 90mg，加入 25% 或 10% 葡萄糖注射液 20~40ml 中使用。 3. 滴注不应太快，用量在 150mg 以上应在 90min 以上滴完。 4. 如遇心悸、心慌应停止用药，停药后症状自行消失
合用提示	未见相关资料

硝酸甘油 [甲]
Nitroglycerin

【其他名称】三硝酸甘油酯。

【主要作用】松弛血管平滑肌。本品释放一氧化氮（NO），激活鸟苷酸环化酶，使平滑肌和其他组织内的环鸟苷酸（cGMP）增多，导致肌球蛋白轻链去磷酸化，调节平滑肌收缩状态，引起血管扩张。本品扩张动静脉血管床，以扩张静脉为主，其作用强度呈剂量相关性。外周静脉扩张，使血液潴留在外周，回心血量减少，左室舒张末压（前负荷）降低。扩张动脉使外周阻力（后负荷）降低。动静脉扩张使心肌耗氧量减少，缓解心绞痛。对心外膜冠状动脉分支也有扩张作用。治疗剂量可降低收缩压、舒张压和平均动脉压，有效冠状动脉灌注压常能维持，但血压过度降低或心率增快使舒张期充盈时间缩短时，有效冠状动脉灌注压则降低。使增高的中心静脉压与肺毛细血管楔嵌压、肺血管阻力与体循环血管阻力降低。心率通常稍增快，估计是血压下降的反射性作用。心脏指数可增加、降低或不变。左室充盈压和外周阻力增高伴心脏指数低的患者，心脏指数可能会有增高。相反，左室充盈压和心脏指数正常者，静脉注射用药可使心脏指数稍有降低。

【适应症】用于冠心病心绞痛的治疗及预防，也可用于降低血压或治疗充血性心力衰竭。在心脏手术中，本品可用来迅速控制高血压。在外科手术过程中，本品可用来降低血压，保持一种可控性的低血压状态。在心脏血管手术过程中和术后，本品可用来控制心肌缺血。对于不稳定型心绞痛，用β-受体阻滞剂和舌下含硝酸盐制剂无效时，可以用本品治疗。急性心肌梗死后继发的隐匿性充血性心力衰竭可以用本品治疗。

【用法用量】静脉滴注或输液泵缓慢静脉输注。剂量范围为10~200μg/min，外科手术过程中用量可增至400μg/min。用来控制高血压或在手术中保持低血压状态的初始剂量为25μg/min，每隔5min增加25μg/min直到血压稳定为止。治疗手术前心肌缺血的开始剂量为15~20μg/min，随后剂量可增加10~15μg/min直到获得所需的效果。隐匿性充血性心力衰竭初始剂量为20~25μg/min，可以降至10μg/min，也可以每15~30min增加20~25μg/min直到达到所需效果。不稳定型心绞痛初始剂量为10μg/min，根据需要隔30min以10μg/min速度加量一次。

【临床配伍】见下配伍禁忌表。

配伍禁忌	1. 本品禁与氨茶碱同时静脉给药。 2. 与盐酸曲马多注射液有配伍禁忌
注意事项	1. 溶媒选择：（1）0.9%氯化钠注射液，（2）5%葡萄糖注射液，（3）10%葡萄糖注射液。 2. 本品的用量应根据患者的个体需要进行调整，并应监测患者的血流动力学参数。如果出现视力模糊或口干，应停药。 3. 使用本品输注的过程中必须密切注意患者的脉搏和血压，剂量过大可引起剧烈头痛。 4. 静脉使用本品时须采用避光措施。 5. 本品配制后置室温下放置24h稳定。 6. 本品与玻璃输液瓶和聚乙烯做的输液塞有很好的相容性，而与聚氯乙烯不相容。 7. 本品水溶液pH值3.0~6.5
合用提示	1. 中度或过量饮酒时，使用本品可致低血压。 2. 同时服用其他降血压药物如β-受体阻滞剂、钙离子拮抗剂、血管扩张剂等，可以增加本品的降血压效应。 3. 与枸橼酸西地那非合用，降压作用加强。 4. 与乙酰胆碱、组胺及拟交感胺类药合用时，疗效可能减弱。 5. 与其他拟交感类药如去氧肾上腺素、麻黄碱或肾上腺素同时用可能降低心绞痛的疗效。 6. 与三环类抗抑郁药合用时，可加剧抗抑郁药的低血压和抗胆碱效应。 7. 5型磷酸二酯酶抑制剂也可增强本品的降血压效应。 8. 神经抑制药和三环类抗抑郁药能增强其降压效应。 9. 与双氢麦角胺合用时，本品能增加血液中双氢麦角胺的水平，从而增加它的升血压效应。 10. 本品与肝素合用时可导致肝素活性的部分丢失

硝酸异山梨酯[甲]
Isosorbide Dinitrate

【其他名称】异舒吉。

【主要作用】本品松弛血管平滑肌，继而引起外周动脉和静脉扩张，特别对后者有效。静脉扩张可促进外周血液聚集减少静脉回流，使心室末端舒张压和肺毛细血管楔压降低（前负荷）。松弛小动脉平滑肌，可降低系统血管阻力，动脉收缩压和平均动脉压（后负荷）。本品还可扩张冠状动脉。

【适应症】适用于急性心梗后继发左心室衰竭，各种不同病因所致左心室衰竭及严重性或不稳定型心绞痛。

【用法用量】静脉连续滴注。剂量，必须根据病情需要和临床反应进行调整，并要监测血流动力学参数。初始剂量从1~2mg/h开始，最大剂量不超过8~10mg/h。但当病人患有心衰时，可达到10mg/h，个别病例甚至可高达50mg/h。0.1%（10mg/10ml）本品经稀释后可利用自动输液装置静脉连续滴注，或在医院持续心电监护下不经稀释直接通过输液泵给药。下表为本品注射液剂量表，推荐浓度。

（100μg/ml）5×10ml 安瓿或1×50ml 瓶装本品混合至500ml 流速		本品剂量	（200μg/ml）10×10ml 安瓿或2×50ml 瓶装本品混合至500ml 流速	
微滴/min ml/h	标准滴/min	mg/h	微滴/min ml/h	标准滴/min
10	3~4	1	5	1~2
20	7	2	10	3
30	10	3	15	5
40	13	4	20	7
50	17	5	25	8
60	20	6	30	10
70	23	7	35	12
80	27	8	40	13
90	30	9	45	15
100	33	10	50	17

1ml=60 微滴 =20 标准滴。

剂量表：此剂量表显示浓度分别为100μg/ml 和200μg/ml 的输注液要达到指定 mg/h 的流速。举例：假设病人需要6mg/h 本品，浓度为100μg/ml，流速为60 微滴/min 或20 标准滴/min。若需同时限制液体摄入量，则用浓度为200μg/ml，流速需定为30 微滴/min 或10 标准滴/min。

【临床配伍】见下配伍禁忌表。

配伍禁忌	本品与氯米帕明、乙酰丙嗪、肾上腺素、去甲肾上腺素、去氧肾上腺素、麻黄碱、硝普钠、利血平、肼屈嗪、可乐定、甲基多巴、硝酸甘油存在配伍禁忌
注意事项	1. 溶媒选择：（1）0.9% 氯化钠注射液，（2）5% 葡萄糖注射液，（3）10% 葡萄糖注射液。 2. 本品打开后应立即在无菌条件下稀释至 500ml，使硝酸异山梨酯浓度为 100μg/ml（0.01%）或 200μg/ml（0.02%）备用。 3. 治疗期间，可出现暂时的低氧血症，这是因为血液在肺换气不足的肺泡区血流重新分布的所致。尤其对于有冠状动脉疾病的患者，可导致心肌缺氧。 4. 本品水溶液 pH 值 5.0~7.0
合用提示	1. 与其他降压药物合用，如 β-受体阻断剂、钙拮抗剂、血管扩张剂等，和/或酒精可加强本品的降压作用。 2. 和精神抑制药与三环类抗抑郁药合用加强本品的降压作用。 3. 和治疗勃起功能障碍的西地那非合用会加强本品的降压作用，可发生致命的心血管并发症。 4. 本品与双氢麦角胺合用，会增加血中双氢麦角胺的水平和它的升压作用

第七节　抗高血压药

硫酸镁[甲]
Magnesium Sulfate

【**主要作用**】镁离子可抑制中枢神经的活动，抑制运动神经-肌肉接头乙酰胆碱的释放，阻断神经肌肉连接处的传导，降低或解除肌肉收缩作用，同时对血管平滑肌有舒张作用，使痉挛的外周血管扩张，降低血压，因而对子痫有预防和治疗作用，对子宫平滑肌收缩也有抑制作用，可用于治疗早产。

【**适应症**】可作为抗惊厥药。常用于妊娠高血压。降低血压，治疗先兆子痫和子痫，也用于治疗早产。

【**用法用量**】1. 治疗中重度妊娠高血压征、先兆子痫和子痫：首次剂量为 2.5~4g，用 25% 葡萄糖注射液 20ml 稀释后，5min 内缓慢静脉推注，以后以 1~2g/h 静脉滴注维持，24h 总量为 30g。2. 治疗早产与妊娠高血压：首次负荷量为 4g，用 25% 葡萄糖注射液 20ml 稀释后，5min 内缓慢静脉推注，以后用本品 15g（2.5g/10ml）加于 5% 葡萄糖注射液 1000ml 中静脉滴注，速度为 2g/h，直到宫缩停止后 2h，以后口服 β-肾上腺受体激动药维持。3. 治疗小儿惊厥：肌内注射或静脉用药，每次 0.1~0.15g/kg，以 5%~10% 葡萄糖注射液将本品稀释成 1% 溶液，静脉滴注；或稀释成 5% 溶液，缓慢静脉推注；25% 溶液可作深层肌内注射。

【**临床配伍**】见下配伍禁忌表。

配伍禁忌	1. 本品与以下药物有配伍禁忌，硫酸多黏菌素 B、硫酸链霉素、葡萄糖酸钙、盐酸多巴酚丁胺、盐酸普鲁卡因、四环素、青霉素和萘夫西林（乙氧萘青霉素）。 2. 本品与含下列成分的溶液合用时可能形成沉淀：酒精（高浓度）、碱碳酸盐和碳酸氢盐、碱金属氢氧化物、砷酸盐、钡盐、克林霉素磷酸酯、酒石酸盐、重金属、氢化可的松琥珀酸钠、磷酸钠、水杨酸盐、锶盐

续表

注意事项	1. 溶媒选择：（1）5% 葡萄糖注射液；（2）10% 葡萄糖注射液；（3）25% 葡萄糖注射液。 2. 每次用药前和用药过程中，定时做膝腱反射检查，测定呼吸次数，观察排尿量，抽血查血镁浓度值。出现膝腱反射明显减弱或消失，或呼吸次数每分钟少于 14~16 次，每小时尿量少于 25~30ml 或 24h 少于 600ml，应及时停药。 3. 用药过程中突然出现胸闷、胸痛、呼吸急促，应及时听诊，必要时胸部 X 线摄片，以便及早发现肺水肿。 4. 如出现急性镁中毒现象，可用钙剂静注解救，常用的为 10% 葡萄糖酸钙注射液 10ml 缓慢注射。 5. 肾功能不全，用药剂量大，可发生血镁积聚，血镁浓度达 5mmol/L 时，可出现肌肉兴奋性受抑制，感觉反应迟钝，膝腱反射消失，呼吸开始受抑制；血镁浓度达 6mmol/L 时可发生呼吸停止和心律失常，心脏传导阻滞；浓度进一步升高，可使心跳停止。 6. 本品水溶液 pH 值 5.0~7.0
合用提示	保胎治疗时，不宜与肾上腺素 β-受体激动药，如利托君同时使用，否则容易引起心血管的不良反应

卡托普利
Captopril

【其他名称】开富林。

【主要作用】本品为竞争性血管紧张素转换酶抑制剂，使血管紧张素 I 不能转化为血管紧张素 II，从而降低外周血管阻力，并通过抑制醛固酮分泌，减少水钠潴留。本品还可通过干扰缓激肽的降解扩张外周血管。对心力衰竭患者，本品也可降低肺毛细血管楔压及肺血管阻力，增加心输出量及运动耐受时间。

【适应症】高血压急症；心力衰竭。

【用法用量】成人：25mg 溶于 10% 葡萄糖注射液 20ml 中，缓慢静脉注射（10min），随后 50mg 溶于 10% 葡萄糖注射液 500ml 中，静脉滴注（1~4h）。

【临床配伍】见下配伍禁忌表。

配伍禁忌	本品与麻黄碱、硝普钠、洋地黄毒苷、依那普利、氯化钾、西咪替丁、氯丙嗪、呋塞米、布美他尼、依地尼酸、阿糖胞苷、柔红霉素、紫杉醇、塞替派、丝裂霉素、伊达比星、放线菌素 D、长春碱、别嘌醇存在配伍禁忌
注意事项	1. 溶媒选择：10% 葡萄糖注射液。 2. 严格饮食限制钠盐或进行透析者，首剂可能发生突然而严重的低血压。 3. 肾功能差者应采用小剂量或减少给药次数，缓慢递增；若需同时用利尿药，建议用呋塞米而不用噻嗪类，血尿素氮和肌酐增高时，将本品减量或同时停用利尿剂。 4. 用药期间若蛋白尿渐增多或白细胞计数过低，暂停本品或减少用量。 5. 用药期间出现血管神经性水肿，应停用本品，迅速皮下注射 1∶1000 肾上腺素 0.3~0.5ml
合用提示	1. 与利尿药合用可使降压作用增强。 2. 与其他扩血管药合用可致低血压。 3. 与潴钾药物如螺内酯、氨苯蝶啶、阿米洛利合用可引起血钾过高。 4. 与内源性前列腺素合成抑制剂如吲哚美辛同用，使本品降压作用减弱。 5. 与其他降压药合用，降压作用加强；与引起肾素释放或影响交感活性的药物呈相加作用；与 β-受体阻滞剂呈小于相加的作用

依那普利拉
Enalaprilat

【主要作用】本品为口服血管紧张素转换酶抑制剂马来酸依那普利的活性代谢物。本品能抑制血管紧张素转化酶（ACE），ACE是一种使血管紧张素 I 转化成血管收缩物质——血管紧张素 II 的多肽脱肽酶。血管紧张素 II 也促进肾上腺皮质分泌醛固酮。ACE 的抑制作用可降低血管紧张素 II 的含量，从而减少醛固酮分泌，导致全身血管舒张，引起降压。

【适应症】用于不宜口服降压药的高血压急症的快速降压。

【用法用量】静脉推注。单次注射 1.25mg，与 0.9% 氯化钠注射液或 5% 葡萄糖注射液 20ml 混合后使用，推注时间不应少于 5min。大部分人单次注射血压明显下降，临床效应一般在 15min 内出现，最大作用出现在给药后 4h，维持 12~24h。若血压下降程度不够满意，可每 6h 重复用药，每日最大剂量不宜超过 10mg。

【临床配伍】见下配伍禁忌表。

配伍禁忌	本品与两性霉素 B、头孢吡肟、兰索拉唑、泮托拉唑、苯妥英钠有配伍禁忌
注意事项	1. 溶媒选择：（1）0.9% 氯化钠注射液，（2）5% 葡萄糖注射液。 2. 多次注射本品时首选剂量为 1.25mg，可防止个别病人引起低血压反应。每 6 小时调整剂量时应密切监测血压。但明显低盐或缩容状态如：血透病人、心衰、低血钠、服强利尿剂时易有低血压反应，应减量。如出现低血压反应，病人应平卧，必要时静脉内输入 0.9% 氯化钠注射液。 3. 肾功能不全、氮质血症的病人使用后，有血肌酐上升，但停药后即可恢复，上述情况在服用利尿剂、低血容量时更易发生，因此在最初用本品应监测肾功能及血钾。 4. 极个别人有面部、唇、舌、喉、四肢水肿时应考虑为血管神经性水肿，应立即停药，尤其注意上呼吸道堵塞，必要时皮下注射 1：1000 肾上腺素 0.3~0.5ml。 5. 本品含苯甲醇，禁忌用于儿童肌内注射。 6. 静脉注射本品后，可使立、卧位收缩压和舒张压降低
合用提示	1. 与呋塞米同用可增强本品降压作用及延长作用时间。 2. 与交感神经阻断剂和神经节阻滞剂合用，应谨慎。 3. 与某些 β－受体阻滞剂并用，能增强本品的抗高血压作用。 4. 与钾盐和含钾药物合用，会引起高钾血症。 5. 与锂制剂同服易产生锂中毒，因此必须合用时应监测血锂浓度

第八节　抗休克药

多巴胺[甲]
Dopamine

【其他名称】儿茶酚乙胺，3- 羟酪胺。

【主要作用】激动交感神经系统肾上腺素受体和位于肾、肠系膜、冠状动脉、脑动脉的多巴胺受体，其效应为剂量依赖性。1. 小剂量时（每分钟按体重 0.5~2μg/kg），主要作用于多巴胺受体，使肾及肠系膜血管扩张，肾血流量及肾小球滤过率增加，尿量及钠排泄量增加。2. 小到中等剂量（每分钟按体重 2~10μg/kg），能直接激动 β_1 受体及间接促使去甲肾上腺素自储藏部位释放，对心肌产生正性应力作用，使心肌收缩力及心搏量增加，最终使心排血量增加、收缩压升高、脉压可能增大，舒张压无变化或有轻度升高，外周总阻力常无改变，冠脉血流及耗氧改善。3. 大剂量时（每分钟按体重大于 10μg/kg），激动 α 受体，导致周围血管阻力增加，肾血管收缩，肾血流量及尿量反而减少。由于心排血量及周围血管阻力增加，致使收缩压及舒张压均增高。对心脏 β_1 受体激动，增加心肌收缩力作用强的多；由于增加肾和肠系膜的血流量，可防止由这些器官缺血所致的休克恶性发展。在相同的增加心肌收缩力情况下，致心律失常和增加心肌耗氧的作用较弱。总之，本品对于伴有心肌收缩力减弱、尿量减少而血容量已为补足的休克患者尤为适用。

【适应症】1. 适用于心肌梗死、创伤、内毒素败血症、心脏手术、肾功能衰竭、充血性心力衰竭等引起的休克综合征。2. 补充血容量后休克仍不能纠正者，尤其有少尿及周围血管阻力正常或较低的休克。3. 本品可增加心排血量，也用于洋地黄和利尿剂无效的心功能不全。

【用法用量】静脉推注。成人，开始时按每分钟 1~5μg/kg，10min 内以每分钟 1~4μg/kg速度递增，以达到最大疗效。慢性顽固性心力衰竭，开始时按每分钟 0.5~2μg/kg 逐渐递增，多数病人按每分钟 1~3μg/kg 给予即可生效；闭塞性血管病变患者，开始时按每分钟 1μg/kg，逐增至每分钟 5~10μg/kg，直到每分钟 20μg/kg，以达到最满意效应；如危重病例，先按每分钟 5μg/kg，然后以每分钟 5~10μg/kg 递增至每分钟 20~50μg/kg，以达到满意效应。静脉滴注。本品 20mg 加入 5% 葡萄糖注射液 200~300ml 中，开始时按 75~100μg/min 滴入，以后根据血压情况，可加快速度和加大浓度，但最大剂量不超过 500μg/min。

【临床配伍】见下配伍禁忌表。

配伍禁忌	1. 本品禁与 5% 碳酸氢钠注射液稀释。 2. 本品与阿昔洛韦、阿替普酶、氨苄西林、青霉素、胰岛素、兰索拉唑、两性霉素 B 有配伍禁忌
注意事项	1. 溶媒选择：5% 葡萄糖注射液。 2. 在滴注前必须稀释，稀释液的浓度取决于剂量及个体需要的液量，若不需要扩容，可用 0.8mg/ml 溶液，如有液体潴留，可用 1.6~3.2 mg/ml 溶液。中、小剂量对周围血管阻力无作用，用于处理低心排血量引起的低血压；较大剂量则用于提高周围血管阻力以纠正低血压。 3. 选用粗大的静脉作静脉推注或静脉滴注，以防药液外溢及产生组织坏死。如确已发生液体外溢，可用 5~10mg 酚妥拉明稀释溶液在注射部位作浸润。 4. 静脉滴注时应控制每分钟滴速，滴注的速度和时间需根据血压、心率、尿量、外周血管灌流情况、异位搏动出现与否而定，可能时应做心排血量测定。 5. 休克纠正时即减慢滴速。 6. 遇有血管过度收缩引起舒张压不成比例升高和脉压减小、尿量减少、心率增快或出现心律失常，滴注必须减慢或暂停滴注。 7. 如在滴注本品时血压继续下降或经调整剂量仍持续低血压，应停药改用更强的血管收缩药。 8. 突然停药可产生严重低血压，故停用时应逐渐递减。 9. 在滴注本品时须进行血压、心排血量、心电图及尿量的监测。 10. 本品水溶液 pH 值 3.0~4.5
合用提示	1. 与硝普钠、异丙肾上腺素、多巴酚丁胺合用，注意心排血量的改变，比单用本品时反应有异。 2. 大剂量本品与 α-受体阻滞剂如酚苄明、酚妥拉明、妥拉唑林等同用，后者的扩血管效应可被本品的外周血管的收缩作用拮抗。 3. 本品与全麻药（尤其是环丙烷或卤代碳氢化合物）合用可引起室性心律失常。

续表

合用提示	4. 与 β - 受体阻滞剂同用，可拮抗本品对心脏的 β₁ 受体作用。 5. 与硝酸酯类同用，可减弱硝酸酯的抗心绞痛及本品的升压效应。 6. 与利尿药同用，一方面由于本品作用于多巴胺受体扩张肾血管，使肾血流量增加，可增加利尿作用；另一方面本品自身还有直接的利尿作用。 7. 与胍乙啶同用时，可加强本品的升压效应，使胍乙啶的降压作用减弱，导致高血压及心律失常。 8. 与三环类抗抑郁药同时应用，可能增加本品的心血管作用，引起心律失常、心动过速、高血压。 9. 与单胺氧化酶抑制剂同用，可延长及加强本品的效应：已知本品是通过单胺氧化酶代谢，在给本品前 2~3 周曾接受单胺氧化酶抑制剂的病人，初量至少减到常用剂量的 1/10。 10. 与苯妥英钠同时静注可产生低血压与心动过缓。在用本品时，如必须应用苯妥英钠抗惊厥治疗时，则须考虑两药交替使用

多巴酚丁胺[甲]
Dobutamine

【其他名称】杜丁胺。

【主要作用】本品是一种直接影响肌肉收缩力的药物，它的主要活性来自于刺激心脏的肾上腺素能受体：它有轻度变时性、升高血压、致心律失常及扩张血管作用。与多巴胺比较，它并不促进去甲肾上腺素释放，而且它的作用也不依赖于蓄积在心脏内的去甲肾上腺素。

【适应症】用于心脏血液输出量不能满足体循环要求而出现低灌注状态，需要采用强心剂治疗的患者，以及由于心室充盈压异常升高，导致出现肺充血和肺水肿的危险，需要进行强心治疗的患者。

【用法用量】静脉滴注：速度为 2.5~10 μg/（kg·min）。要使血流动力学得到适当的改善，剂量常常需要高达 20 μg/（kg·min）。

【临床配伍】见下配伍禁忌表。

配伍禁忌	1. 不得将本品加入到含有 5% 碳酸氢钠的抑菌注射液或其他任何强碱性溶液中。 2. 由于可能存在物理上的不相容性，建议不要将其他药物与本品混合在同一种溶液中。 3. 不得将本品与其他药物或含有亚硫酸氢钠及乙醇的稀释液共同注射。 4. 本品与阿昔洛韦、阿替普酶、氨茶碱、地高辛、膦甲酸钠、呋塞米、兰索拉唑、泮托拉唑、哌拉西林 - 他唑巴坦存在配伍禁忌
注意事项	1. 溶媒选择：（1）0.9% 氯化钠注射液，（2）5% 葡萄糖注射液。 2. 如出现收缩压增加或心率增快，应减量或暂停用药。 3. 用药期间应定时或连续监测心电图、血压、心排血量，必要或可能时监测肺楔嵌压。 4. 用药前应先补充血容量、纠正血容量。药液的浓度随用量和患者所需液体量而定。治疗时间和给药速度按患者的治疗效应调整，如可依据心率、血压、尿量以及是否出现异位搏动等情况进行调整。 5. 逐渐减少剂量，不可突然停止使用本品治疗。 6. 配制好的静脉输注液必须在 24h 内使用，避免冷冻和高温。 7. 本品水溶液 pH 值 2.5~5.0
合用提示	1. 本品与全麻药尤其环丙烷、氟烷等同用，室性心律失常发生的可能性增加。 2. 与 β - 受体阻滞剂同用，可拮抗本品对 β₁ 受体的作用，导致 α 受体作用占优势，外周血管的总阻力加大。 3. 与硝普钠同用，可导致心排血量微增，肺楔嵌压略降

酚妥拉明[甲]
Phentolamine

【其他名称】立其丁，苄胺唑啉。

【主要作用】本品是短效的非选择性 α-受体（$α_1$、$α_2$）阻滞剂，能拮抗血液循环中肾上腺素和去甲肾上腺素的作用，使血管扩张而降低周围血管阻力；拮抗儿茶酚胺效应，用于诊治嗜铬细胞瘤，但对正常人或原发性高血压患者的血压影响甚少；能降低外周血管阻力，使心脏后负荷降低，左心室舒张末压和肺动脉压下降，心搏出量增加，可用于治疗心力衰竭。

【适应症】1. 用于诊断嗜铬细胞瘤及治疗其所致的高血压危象；2. 治疗左心室衰竭；3. 预防在静脉或静脉外注射去甲肾上腺素后出现的皮肤坏死或腐烂。

【用法用量】1. 成人：用于酚妥拉明试验，静脉推注 5mg，也可先注入 1mg，若反应阴性，再给 5mg，如此假阳性的结果可以减少，也减少血压剧降的危险性；用于防止皮肤坏死，静脉滴注，本品 10mg 加入 1000ml 含去甲肾上腺素溶液中；已经发生去甲肾上腺素外溢，用本品 5~10mg 加 10ml 氯化钠注射液作局部浸润，此法在外溢后 12h 内有效；用于嗜铬细胞瘤手术时血压升高，静脉推注 2~5mg 或滴注 0.5~1mg/min；用于心力衰竭时减轻心脏负荷，静脉滴注 0.17~0.4mg/min。2. 小儿：用于酚妥拉明试验，静脉推注 1 次 1mg，也可按体重 0.15mg/kg 或按体表面积 $3mg/m^2$ 给药；用于嗜铬细胞瘤手术中血压升高，静脉注射 1mg，也可按体重 0.1mg/kg 或按体表面积 $3mg/m^2$ 给药，必要时可重复或持续静脉滴注。

【临床配伍】见下配伍禁忌表。

配伍禁忌	1. 忌与铁剂配伍。 2. 本品与卡莫司汀、尼麦角林、丹红注射液存在配伍禁忌
注意事项	1. 溶媒选择：0.9% 氯化钠注射液。 2. 作酚妥拉明试验时，在给药前、静脉给药后至 3min 内每 30s、以后 7min 内每 1min 测一次血压，或在肌内注射后 30~45min 内每 5 min 测一次血压。 3. 降压药、巴比妥类、鸦片类镇痛药、镇静药都可以造成酚妥拉明试验假阳性，故试验前 24h 应停用；用降压药必须待血压回升至治疗水平方可给药。 4. 老年人用本品诱发低温的可能性增大，应适当减量。 5. 甲磺酸酚妥拉明注射液 pH 值 2.5~5.0，注射用甲磺酸酚妥拉明水溶液 10mg/ml 的 pH 值 4.5~6.5
合用提示	1. 与拟交感胺类药合用，使后者的周围血管收缩作用抵消或减弱。 2. 与胍乙啶合用，直立位性低血压或心动过缓的发生率增高。 3. 与二氮嗪合用，使二氮嗪抑制胰岛素释放的作用受抑制。 4. 与苯巴比妥类、导眠能等合用，可加强本品降压作用

去甲肾上腺素[甲]
Norepinephrine

【其他名称】正肾上腺素。

【主要作用】本品为肾上腺素受体激动药。是强烈的 α-受体激动药，同时也激动 β-受体。通过激动 α-受体，可引起血管极度收缩，使血压升高，冠状动脉血流增加；通过激动 β-受体，使心肌收缩加强，心排血量增加。用量按 0.4μg/（kg·min）时，以 β-受体激动为主；用较大剂量时，以 α-受体激动为主。

【适应症】急性心肌梗死、体外循环等引起的低血压；对血容量不足所致的休克、低血压或嗜铬细胞瘤切除术后的低血压。本品作为急救时补充血容量的辅助治疗，以使血压回升，暂时维持脑与冠状动脉灌注，直到补充血容量治疗发生作用；也可用于椎管内阻滞时的低血压及心跳骤停复苏后血压维持。

【用法用量】静脉滴注。成人：开始以 8~12 μg/min 速度滴注，调整滴速以达到血压升到理想水平，维持量为 2~4 μg/min。小儿：开始按体重以 0.02~0.1 μg/（kg·min）速度滴注，可按需要调节滴速。

【临床配伍】见下配伍禁忌表。

配伍禁忌	1. 禁止与含卤素的麻醉剂和其他儿茶酚胺类药合并使用。 2. 本品与胺碘酮、胰岛素、利多卡因、碳酸氢钠有配伍禁忌
注意事项	1. 溶媒选择：（1）5% 葡萄糖注射液，（2）葡萄糖氯化钠注射液。 2. 静脉输注时沿静脉路径出现皮肤发白，注射局部皮肤破溃，皮肤紫绀，发红，严重眩晕，上述反应虽属少见，但后果严重，应引起注意和重视。 3. 药液外漏可引起局部组织坏死。 4. 小儿应选粗大静脉注射并需更换注射部位，在应用中至今未发现特殊问题。 5. 用药过程中必须监测动脉压、中心静脉压、尿量、心电图。 6. 本品水溶液 pH 值 2.5~4.5
合用提示	1. 与全麻药如三氯甲烷、环丙烷、氟烷等合用，可使心肌对拟交感胺类药反应更敏感，容易发生室性心律失常，必须合用时应减量给药。 2. 与 β-受体阻滞剂合用，各自的疗效降低，β-受体阻滞后 α-受体作用突出，可发生高血压，心动过缓。 3. 与降压药合用可抵消或减弱降压药的作用。 4. 与甲基多巴合用可使本品加压作用增强。 5. 与洋地黄类合用，易致心律失常，需严密注意心电监测。 6. 与其他拟交感胺类合用，心血管作用增强。 7. 与麦角制剂如麦角胺、麦角新碱或缩宫素合用，促使血管收缩作用加强，引起严重高血压，心动过缓。 8. 与三环类抗抑郁药合用，由于抑制组织吸收本品或增强肾上腺素受体的敏感性，可加强本品的心血管作用，引起心律失常、心动过速、高血压或高热，如必须合用，则开始本品用量需小，并监测心血管作用。 9. 与甲状腺激素合用使二者作用均加强。 10. 与妥拉唑林合用可引起血压下降，继以血压过度反跳上升，故妥拉唑林逾量时不宜用本品

去氧肾上腺素[乙]
Phcnylephrine

【其他名称】新福林，苯福林，苯肾上腺素。

【主要作用】本品为 α-肾上腺素受体激动药，为直接作用于受体的拟交感胺类药，但有时也间接通过促进去甲肾上腺素自贮存部位释放而生效。作用于 α-受体（尤其皮肤、黏膜、内脏等处），引起血管收缩，外周阻力增加，使收缩压及舒张压均升高。随血压升高可激发迷走神经反射，使心率减慢，由此可治疗室上性心动过速。本品收缩血管的作用比肾上腺素或麻黄碱为长，在治疗剂量很少引起中枢神经系统兴奋作用；本品使肾、内脏、皮肤及肢体血流减少，但冠状动脉血流增加。作为血管收缩剂加入局麻药液可减慢后者的吸收，从而局限局麻的范围并延长其时效。

【适应症】用于治疗休克及麻醉时维持血压，也用于控制阵发性室上性心动过速的发作。

【用法用量】1. 血管收缩，局麻药液中每 20ml 加本品 1mg，达到 1∶20000 浓度；蛛网膜下腔阻滞时，每 2~3ml 达到 1：1000 浓度。2. 升高血压，轻或中度低血压，肌内注射 2~5mg，再次给药间隔不短于 10~15min；静脉推注一次 0.2mg，按需每隔 10~15min 给药一次。3. 阵发性室上性心动过速，初量静脉推注 0.5mg，20~30s 内注入，以后用量递增，每次加药量不超过 0.1~0.2mg，一次量以 1mg 为限。4. 严重低血压和休克（包括与药物有关的低血压），可静脉给药，5% 葡萄糖注射液或 0.9% 氯化钠注射液每 500ml 中加本品 10mg（1：50000 浓度），开始时滴速为 100~180 滴 / 分，血压稳定后递减至 40~60 滴 / 分，必要时浓度可加倍，滴速则根据血压而调节。5. 为了预防蛛网膜下腔阻滞期间出现低血压，可在阻滞前 3~4min 肌内注射本品 2~3mg。

【临床配伍】见下配伍禁忌表。

配伍禁忌	本品与阿昔洛韦、苯妥英钠、地西泮、二氮嗪、更昔洛韦、磺胺甲噁唑 / 甲氧苄啶、两性霉素 B、硫喷妥钠、兰索拉唑、硫唑嘌呤钠、米诺环素、喷他脒、丝裂霉素、吲哚美辛钠三水合物、胰岛素存在配伍禁忌
注意事项	1. 溶媒选择：（1）0.9% 氯化钠注射液，（2）5% 葡萄糖注射液。 2. 治疗期间除应经常测量血压外，须根据不同情况作其他必要的检查和监测。 3. 防止药液漏出血管，出现缺血性坏死。 4. 本品水溶液 pH 值 3.0~5.0
合用提示	1. 用 α－受体阻滞药如酚妥拉明、酚苄明、妥拉唑林、吩噻嗪类等后再给药时，可减弱本品的升压作用。 2. 与全麻药（尤其环丙烷或卤代碳氢化合物）同用，易引起室性心律失常；也不宜将本品加入局麻药液中用于指趾末端，以避免末梢血管极度收缩，引起组织坏死溃疡。 3. 与降压药同用，可使降压作用减弱。 4. 与胍乙啶同用，可降低后者作用，并使本品的升压作用增效。 5. 与催产药同用，可引起严重的高血压。 6. 与单胺氧化酶（MAO）抑制剂同用，可使本品的升压作用增强，在使用 MAO 抑制剂后 14 天内禁用本品。 7. 与拟交感神经药同用，可使这类药潜在的不良反应容易显现。 8. 与甲状腺激素同用，使二者的作用均加强。 9. 与三环类抗抑郁药同用，本品升压作用增强。 10. 与硝酸盐类同用，可使二者作用均减弱

肾上腺素 [甲]
Adrenaline

【其他名称】副肾素，副肾碱。

【主要作用】兼有 α－受体和 β－受体激动作用。α－受体激动引起皮肤、黏膜、内脏血管收缩。β－受体激动引起冠状血管扩张，骨骼肌、心肌兴奋，心率增快，支气管平滑肌、胃肠道平滑肌松弛。对血压的影响与剂量有关，常用剂量使收缩压上升而舒张压不升或略降，大剂量使收缩压、舒张压均升高。

【适应症】主要适用于因支气管痉挛所致严重呼吸困难，可迅速缓解药物等引起的过敏性休克，亦可用于延长浸润麻醉用药的作用时间。各种原因引起的心脏骤停进行心肺复苏的主要抢救用药。

【用法用量】皮下注射、肌内注射、静脉推注、静脉滴注。1. 抢救过敏性休克：皮下或肌内注射 0.5~1mg，也可用 0.1~0.5mg 以 0.9% 氯化钠注射液稀释到 10ml 缓慢静脉推注，如疗效不好，可改用 4~8mg 溶于 5% 葡萄糖注射液 500~1000ml 静脉滴注。2. 抢救心脏骤停：

以 0.25~0.5mg 以 0.9% 氯化钠注射液 10ml 稀释后静脉（或心内）推注。3. 治疗支气管哮喘：皮下注射 0.25~0.5mg，3~5min 见效，但仅能维持 1h。必要时每 4h 可重复注射一次。4. 治疗荨麻疹、枯草热、血清反应等：皮下注射 1∶1000 溶液 0.2~0.5ml，必要时再以上述剂量注射一次。5. 制止鼻黏膜和齿龈出血：将浸有 1∶20000~1∶1000 溶液的纱布填塞出血处。6. 与局麻药合用：加少量约 1∶（200000~500000）于局麻药中（如普鲁卡因），在混合药液中本品浓度为 2~5μg/ml，总量不超过 0.3mg，可减少局麻药的吸收而延长其药效，并减少其毒副作用，亦可减少手术部位的出血。

【临床配伍】见下配伍禁忌表。

配伍禁忌	1. 本品禁用 5% 碳酸氢钠注射液稀释。 2. 本品与氨茶碱、氨苄西林、盐酸利多卡因、硫喷妥钠有配伍禁忌
注意事项	1. 用药局部可有水肿、充血、炎症。 2. 用量过大或皮下注射时误入血管后，可引起血压突然上升而导致脑溢血。 3. 本品水溶液 pH 值 2.5~5.0
合用提示	1. 溶媒选择：（1）0.9% 氯化钠注射液，（2）5% 葡萄糖注射液。 2. α-受体阻滞剂以及各种血管扩张药可对抗本品的加压作用。 3. 与全麻药合用，易产生心律失常，直至室颤。用于指、趾部局麻时，药液中不宜加用本品，以免肢端供血不足而坏死。 4. 与洋地黄、三环类抗抑郁药合用，可致心律失常。 5. 与麦角制剂合用，可致严重高血压和组织缺血。 6. 与利血平、胍乙啶合用，可致高血压和心动过速。 7. 与 β-受体阻滞剂合用，两者的 β-受体效应互相抵消，可出现血压异常升高、心动过缓和支气管收缩。 8. 与其他拟交感胺类药物合用，心血管作用加剧，易出现副作用。 9. 与硝酸酯类合用，本品的升压作用被抵消，硝酸酯类的抗心绞痛作用减弱

异丙肾上腺素[甲]
Isoprenaline

【其他名称】喘息定

【主要作用】本品为 β-受体激动剂，对 β_1 和 β_2 受体均有强大的激动作用，对 α 受体几乎无作用。主要作用：作用于心脏 β_1 受体，使心收缩力增强，心率加快，传导加速，心输出量和心肌耗氧量增加。作用于血管平滑肌 β_2 受体，使骨骼肌血管明显舒张，肾、肠系膜血管及冠状动脉亦不同程度舒张，血管总外周阻力降低。其心血管作用导致收缩压升高，舒张压降低，脉压差变大。作用于支气管平滑肌 β_2 受体，使支气管平滑肌松弛。促进糖原和脂肪分解，增加组织耗氧量。

【适应症】治疗心源性或感染性休克。治疗完全性房室传导阻滞、心搏骤停。

【用法用量】心腔内注射或静脉滴注。心脏骤停，心腔内注射 0.5~1mg；三度房室传导阻滞，心率每分钟不及 40 次时，可以本品 0.5~1mg 加在 5% 葡萄糖注射液 200~300ml 内缓慢静脉滴注。

【临床配伍】见下配伍禁忌表。

配伍禁忌	1. 本品不宜用 5% 碳酸氢钠注射液稀释。 2. 本品与清开灵注射液、氨茶碱、呋塞米、盐酸利多卡因、泮托拉唑有配伍禁忌

注意事项	1. 溶媒选择：5% 葡萄糖注射液。 2. 遇有胸痛及心律失常应及早重视。 3. 本品水溶液 pH 值 2.5~4.5
合用提示	1. 与其他拟肾上腺素药物合用可增效，但不良反应也增多。 2. 并用普萘洛尔时本品的作用受到拮抗

间羟胺 [甲]
Metaraminol

【其他名称】阿拉明。

【主要作用】本品主要作用于 α-受体，直接兴奋 α-受体，较去甲肾上腺素作用为弱但较持久，对心血管的作用与去甲肾上腺素相似。能收缩血管，持续地升高收缩压和舒张压，也可增强心肌收缩力，正常人心输出量变化不大，但能使休克患者的心输出量增加。对心率的兴奋不很显著，很少引起心律失常，无中枢神经兴奋作用。由于其升压作用可靠，维持时间较长，较少引起心悸或尿量减少等反应。连续给药时，因本品间接在肾上腺素神经囊泡中取代递质，可使递质减少，内在效应减弱，故不能突然停药，以免发生低血压反跳。

【适应症】用于防治椎管内阻滞麻醉时发生的急性低血压；由于出血、药物过敏、手术并发症及脑外伤或脑肿瘤合并休克而发生的低血压，本品可用于辅助性对症治疗；也可用于心源性休克或败血症所致的低血压。

【用法用量】1. 成人用量：（1）肌内或皮下注射。每次 2~10mg，由于最大效应不是立即显现，在重复用药前对初始量效应至少应观察 10min。（2）静脉注射。初量 0.5~5mg，继而静脉滴注，用于重症休克。（3）静脉滴注。将间羟胺 15~100mg。成人极量一次 100mg（每分钟 0.3~0.4mg）。2. 小儿用量：（1）肌内或皮下注射：按 0.1mg/kg 给药，用于严重休克；（2）静脉滴注：0.4mg/kg 或按体表面积 12mg/m² 给药。

【临床配伍】见下配伍禁忌表。

配伍禁忌	本品与青霉素、阿洛西林、苯唑西林、美洛西林、头孢替唑、头孢唑林、头孢呋辛、头孢曲松有配伍禁忌
注意事项	1. 溶媒选择：（1）0.9% 氯化钠注射液，（2）5% 葡萄糖注射液。 2. 给药时应选用较粗大静脉注射，并避免药液外溢。 3. 小儿静脉滴注用 0.9% 氯化钠注射液稀释至每 25ml 中含间羟胺 1mg 的溶液，滴速以维持合适的血压水平为度
合用提示	1. 与环丙烷、氟烷或其他卤化烃类麻醉药合用，易致心律失常。 2. 与单胺氧化酶抑制剂并用，使升压作用增强，引起严重高血压。 3. 与洋地黄或其他拟肾上腺素药并用，可致异位心律。 4. 不宜与碱性药物共同滴注，因可引起本品分解

美芬丁胺
Mephentermine

【其他名称】甲苯丁胺。

【主要作用】本品为 α、β 受体激动剂，但主要作用于心脏 β-受体，增强心肌收缩力，增加心率，并使静脉血管收缩，静脉回流增加，从而增加心排血量，升高血压；对外周血管影响较小，不减少肾、脑、冠状动脉的血流量；其升压作用较去甲肾上腺素弱而持久，不易引起心律失常、血压突然过高和组织坏死等。

【适应症】用于心源性休克及严重内科疾病引起的低血压，也可用于麻醉后的低血压和消除鼻黏膜充血等。

【用法用量】1.肌内注射或静脉注射：每次 15~20mg，每隔 30~60min 可重复注射。2 静脉滴注：每次 15~30mg。

【临床配伍】见下配伍禁忌表。

配伍禁忌	本品与清开灵注射液存在配伍禁忌
注意事项	1. 溶媒选择：（1）5% 葡萄糖注射液，（2）10% 葡萄糖注射液。 2. 静脉滴注时，本品 15~30mg 加入 5%~10% 葡萄糖注射液 100ml 中，以 30~50 滴 / 分的速度滴入，视血压情况调整滴速及用量
合用提示	两周内用过单胺氧化酶抑制剂者禁用

第九节 其他循环系统药

妥拉唑林[甲]
Tolazoline

【其他名称】苄唑啉，妥拉苏林。

【主要作用】本品为短效 α- 受体阻滞剂。对 α- 受体的阻断作用比酚妥拉明弱，通过扩张外周血管而降压，但降压作用不稳定。本品通常降低肺动脉压及血管阻力。本品具有拟交感活性（兴奋心脏，变力与变时作用），也有罂粟碱样直接松弛血管平滑肌的作用，还有胆碱能样作用，能增强消化器官的蠕动、增进唾液和胆汁分泌，及组胺样促进胃液分泌作用。

【适应症】用于治疗经给氧和 / 或机械呼吸，系统动脉血氧浓度仍达不到理想水平的新生儿持续性肺动脉高压症。

【用法用量】1.初始剂量为 1~2mg/kg，10min 内静脉推注，维持剂量为 0.2mg/（kg·h）。2.静脉滴注。负荷量 1mg/kg，动脉血气稳定后逐渐减量，必要时在维持输注中可重复初始剂量。3. 肾功能不全和少尿患者应适当降低维持量，<0.9mg/（kg·h），且减慢输液速度。

【临床配伍】见下配伍禁忌表。

配伍禁忌	本品与苯妥英钠、地西泮、丹曲林、二氮唑、更昔洛韦、磺胺甲恶唑 / 甲氧苄啶、两性霉素 B、氯霉素、硫唑嘌呤钠、哌拉西林、泮托拉唑、丝裂霉素、头孢哌酮、酮咯酸、戊巴比妥、吲哚美辛钠三水合物、叶酸存在配伍禁忌
注意事项	1. 溶媒选择：（1）0.9% 氯化钠注射液，（2）5% 葡萄糖注射液，（3）10% 葡萄糖注射液。 2. 为理想地控制用量，应使用微量泵。 3. 使用本品期间需随访全血细胞计数、动脉血气、血压、心电图、血电解质、胃抽吸物的潜血试验、肾功能包括尿量

续表

合用提示	1. 本品可拮抗大剂量多巴胺所致的外周血管收缩作用。 2. 本品可降低麻黄碱的升压作用。 3. 大剂量的本品与肾上腺素或去甲肾上腺素合用可导致反常性的血压下降随后发生反跳性的剧烈升高。 4. 与间羟胺合用，降低其升压作用。 5. 应用本品后，再应用甲氧明或去甲肾上腺素将阻滞后者的升压作用，可能出现严重的低血压

藻酸双酯钠
Alginic Sodium Diester

【其他名称】海那，欣百昌。

【主要作用】本品是以海藻提取物为基础原料，经引入有效基团精制而得的多糖类化合物，属类肝素药。该药具有阴离子聚电解质纤维结构的特点，能沿链电荷集中，在其电斥力的作用下，可使富含负电荷的细胞表面增强相互间的排斥力，故能阻止红细胞之间和红细胞与血管壁之间的黏附，明显降低血液黏度，改善微循环。另外，本品能使凝血酶失活，抑制由于血管内膜受损、腺苷二磷酸（ADP）和凝血酶激活等所致的血小板聚集，具有抗凝血的作用。本品应用后还能使血浆中总胆固醇、三酰甘油和低密度脂蛋白（LDL）的含量降低，高密度脂蛋白（HDL）的水平升高，具有降血脂的作用。

【适应症】缺血性心、脑血管病（脑血栓、脑栓塞、冠心病）和高脂血症。

【用法用量】静脉滴注。成人，每次 1~3mg/kg，一日 1 次，10~14 日为一疗程，每日最大用量不超过 150mg。

【临床配伍】见下配伍禁忌表。

配伍禁忌	1. 本品属酸性黏多糖类化合物，不宜与其他药物合并使用，以免发生配伍禁忌。 2. 本品与阿米卡星存在配伍禁忌［丁珠云，魏淑娟，戴启凤.临床肺科杂志，2010（15）1：17］。 3. 本品与洛美沙星存在配伍禁忌［赖丽梅.中国误诊学杂志，2007，7（17）：3957］。 4. 本品与环丙沙星存在配伍禁忌［张晶，崔紫梅，魏占秋，等.齐齐哈尔医学院学报，2001，22（5）：568］。 5. 本品与庆大霉素存在配伍禁忌［董文琴.解放军护理杂志，2006，23（8）：96］
注意事项	1. 溶媒选择：0.9% 氯化钠注射液。 2. 临用前将本品稀释于 0.9% 氯化钠注射液 250~500ml 中，缓慢滴注［滴速不应大于 0.75 mg/（kg·h）］。 3. 本品禁用于静脉推注或肌内注射。 4. 使用过程中一般输入 1/2~2/3 液体量或出现不良反应时，可减慢滴速（每分钟不超过20滴），减低剂量，如发生过敏反应或不良反应严重者应立即停药。 5. 应用本品前，应明确诊断，严格排除出血性疾病，测试有关实验室指标，如血液黏度、血小板聚集度、凝血酶原时间等
合用提示	本品属类肝素药，具有抗凝血作用，与其他抗凝或抗血小板药物合用可能增加出血风险，应注意监测凝血功能

辅酶 A [乙]
Coenzyme A

【其他名称】达诺安，恒舒。

【主要作用】体内乙酰化反应的辅酶。参与体内乙酰化反应，对糖、脂肪和蛋白质的代谢起着重要的作用，如三羧酸循环、肝糖原积存、乙酰胆碱合成、降低胆固醇量、调节血脂含量及合成甾体物质等。

【适应症】用于白细胞减少症、原发性血小板减少性紫癜及功能性低热的辅助治疗。

【用法用量】静脉滴注或肌内注射。静脉滴注，每次 50~200IU，每日 50~400IU；肌内注射，每次 50~200IU，每日 50~400IU。

【临床配伍】见下配伍禁忌表。

配伍禁忌	本品与复方丹参注射液和氧氟沙星葡萄糖注射液联合给药有配伍禁忌［李咏霞，安鸿卯，姚秀彬.哈尔滨医药，2002,22（2）：69］
注意事项	1. 溶媒选择：（1）0.9% 氯化钠注射液，（2）5% 葡萄糖注射液。 2. 静脉滴注临用前用 5% 葡萄糖注射液 500ml 溶解；肌内注射临用前用氯化钠注射液 2ml 溶解
合用提示	与三磷酸腺苷、细胞色素 C 等合用，效果更好

复合辅酶
Coenzyme Complex

【其他名称】贝科能。

【主要作用】本品系用新鲜食用酵母为原料提取精制所得的多种辅酶和生物活性物质的复合物。其中辅酶 A、辅酶 I、还原型谷胱甘肽等成分大都是人体内乙酰化反应、氧化还原反应、转甲基反应和能量代谢的重要酶的辅酶，对体内糖、蛋白质、脂肪及能量代谢起着重要作用，与糖酵解、三羧酸循环、脂肪酸 β 氧化、肝糖原的合成和分解、乙酰胆碱的合成、组织呼吸、能量转移、保肝解毒、抗放射（辐射）作用等方面均密切相关。由于细胞内的大多数生化反应都是连续的多步骤的反应或链式反应环，反应的完成需要多种辅酶和相关活性物质的参与，因此这些辅酶的同时存在，可相互补充和协调，共同调控和保证机体代谢全过程的顺利进行，维持或恢复细胞的正常功能。

【适应症】用于急、慢性肝炎，原发性血小板减少性紫癜，化学治疗和放射治疗所引起的白细胞、血小板降低症；对冠状动脉硬化、慢性动脉炎、心肌梗死、肾功能不全引起的少尿、尿毒症等可作为辅助治疗药。

【用法用量】静脉滴注或肌内注射。静脉滴注，每次 1~2 支，一日 1~2 次或隔日 1 次，严重消耗性疾病、肿瘤患者遵医嘱酌情加量；肌内注射，每次 1~2 支。

【临床配伍】见下配伍禁忌表。

配伍禁忌	本品与多柔比星、含钙药物存在配伍禁忌
注意事项	1. 溶媒选择：（1）0.9% 氯化钠注射液，（2）5% 葡萄糖注射液。 2. 肌内注射用 0.9% 氯化钠注射液 1~2ml 溶解；静脉滴注用 5% 葡萄糖注射液溶解稀释。 3. 静脉滴注速度过快可引起短时低血压、眩晕、颜面潮红、胸闷、气促。 4. 严禁静脉推注
合用提示	1. 本品含还原型谷胱甘肽，酸性药物（如维生素 C）可降低还原型谷胱甘肽的作用。 2. 本品与茵栀黄注射液合用时应谨慎使用

磷酸肌酸钠
Creatine Phosphate Sodium

【其他名称】里尔统。

【主要作用】磷酸肌酸在肌肉收缩的能量代谢中发挥重要作用。它是心肌和骨骼肌的化学能量储备，并用于 ATP 的再合成，ATP 的水解为肌动球蛋白收缩过程提供能量。氧化代谢减慢导致的能量供给不足是肌细胞损伤形成和发展的重要因素。磷酸肌酸水平不足在肌收缩力和功能恢复能力的损伤中具有重要的临床意义。实际上，在心肌损伤中，细胞内高能磷酸化合物的数量，与细胞的存活和收缩功能恢复能力之间存在紧密关系。所以保持高能磷酸化合物的水平成为各种限制心肌损伤方法的基本原则，同时也是心脏代谢保护的基础。

【适应症】心脏手术时加入心脏停搏液中保护心肌及缺血状态下的肌代谢异常。

【用法用量】静脉滴注。每次 1g，一日 1~2 次，30~45min 内完成滴注。心脏手术时加入心脏停搏液中保护心肌，心脏停搏液中的浓度为 10mmol/L。

【临床配伍】见下配伍禁忌表。

配伍禁忌	1.本品与注射用头孢哌酮钠舒巴坦有配伍禁忌［连春莺，陈玉珍，苏桂兰.护理实践与研究，2015，12（7）：27］ 2.本品与长春西汀注射液有配伍禁忌［詹秀玲，王雪丽，焦聪聪.临床误诊误治，2011，24（9）：22］
注意事项	1.溶媒选择：（1）0.9%氯化钠注射液；（2）5%葡萄糖注射液；（3）10%葡萄糖注射液。 2.慢性肾功能不全患者禁止大剂量（5~10g）使用本品。 3.快速静脉注射 1g 以上的本品可能会引起血压下降。 4.大剂量（5~10g/d）给药引起大量磷酸盐摄入，可能会影响钙代谢和调节稳态的激素分泌，影响肾功能和嘌呤代谢。 5.上述大剂量需慎用且仅可短期使用
合用提示	未见相关资料

三磷酸腺苷二钠[乙]
Adenosine Disodium Triphosphate

【主要作用】本品为高能复合物，可透过各重要脏器的细胞膜，增加组织和细胞内 ATP 水平。在缺血缺氧状态下给细胞直接供能，从而改善细胞能量、代谢及细胞膜钠泵机制，减轻细胞肿胀，改善微循环障碍，恢复脏器功能。本品能改善细胞能量代谢、改善微循环障碍、改善巨噬细胞功能。本品能够进入缺血缺氧的心肌细胞线粒体，支持细胞功能，改善细胞内外的钠、钾、镁平衡失调，抑制细胞内 Ca^{2+} 聚集。本品有一定清除氧自由基的作用，保护细胞，促进功能恢复。

【适应症】用于进行性肌萎缩、脑出血后遗症、心功能不全、心肌疾患及肝炎等的辅助治疗。

【用法用量】肌内注射或静脉注射。一次 10~20mg，一日 10~40mg。

【临床配伍】见下配伍禁忌表。

配伍禁忌	1.本品不可与肝素合并使用。 2.本品与注射用长春西汀有配伍禁忌［刘娟，李红霞.当代护士（下旬刊），2011，（12）：173］

续表

注意事项	1. 静脉注射宜缓慢，以免引起头晕、头胀、胸闷及低血压等。 2. 心肌梗死和脑出血患者在发病期慎用。 3. 如遇变色、结晶、浑浊和异物应禁用。 4. 本品水溶液 pH 值 8.0~9.5
合用提示	1. 与冠状动脉扩张药合用可相互增强作用。 2. 双嘧达莫可阻断细胞对本品代谢产物腺苷的吸收，从而提高腺苷生理和药理作用，但也可能增加其不良反应；本品也可增强双嘧达莫扩张冠状动脉的作用。 3. 与阿托品合用，可防止发生严重的瞬间心律失常。 4. 与强心苷合用，可减轻强心苷的毒性反应，降低心律失常的发生率。 5. 与茶碱、咖啡因合用，因后者可对抗腺苷作用，从而降低本品疗效。 6. 与卡马西平合用，后者可加重腺苷对心脏的阻滞作用

丹参酮 II_A 磺酸钠 [乙]
Sulfotanshinone Sodium

【其他名称】诺新康。

【主要作用】本品能增加冠状动脉血流量，改善缺血区心肌的侧支循环及局部供血，改善缺氧心肌的代谢紊乱，提高心肌耐缺氧能力，抑制血小板聚集及抗血栓形成。

【适应症】用于冠心病、心绞痛、心肌梗死的辅助治疗。

【用法用量】静脉滴注，每次 40~80mg，一日 1 次。静脉注射，每次 40~80mg，一日 1 次。肌内注射，每次 40~80mg，一日 1 次。

【临床配伍】见下配伍禁忌表。

配伍禁忌	1. 本品为红色溶液，不宜与其他药物在注射器或输液瓶中混合，应尽可能单独使用。 2. 本品不可与盐酸氨溴索、西咪替丁、法莫替丁、盐酸甲氯芬酯、硫酸镁、盐酸克林霉以及甲磺酸帕珠沙星、甲磺酸培氟沙星等喹诺酮类抗生素和硫酸依替米星、硫酸妥布霉素等氨基糖苷类抗生素配伍使用，否则会使溶液产生浑浊或沉淀。 3. 本品为钙离子拮抗剂，其溶液与重金属离子接触会发生类似蛋白质样变性反应，使溶液变黏稠。故本品禁与含镁、铁、钙、铜、锌等重金属的药物配伍使用。 4. 本品具有较强的还原性，也不宜与具有强氧化性的药物配伍使用
注意事项	1. 溶媒选择：（1）0.9% 氯化钠注射液，（2）5% 葡萄糖注射液，（3）25% 葡萄糖注射液。 2. 静脉推注时以 25% 葡萄糖注射液 20ml 稀释后使用。 3. 静脉滴注时以 5% 葡萄糖注射液或 0.9% 氯化钠注射液 250~500ml 稀释后使用。 4. 本品配制成输液后若产生混浊或沉淀，应立即停止使用，重新调配
合用提示	本品可抑制血小板聚集及抗血栓形成，与其他抗血小板药物合用时可能会增加出血风险，应注意观察

丹参川芎嗪
Salviae Miltiorrhizae and Ligustrazine

【其他名称】威澳。

【主要作用】本品含有丹参、盐酸川芎嗪，有抗血小板聚集，扩张冠状动脉，降低血液黏度，加速红细胞流速，改善微循环，抗心肌缺血和心肌梗死的作用。

【适应症】用于闭塞性脑血管疾病，如脑供血不全、脑血栓形成、脑栓塞及其他缺血性心血管疾病，如冠心病的胸闷、心绞痛、心肌梗死、缺血性脑卒中、血栓闭塞性脉管炎等症。

【用法用量】静脉滴注。每次 5~10ml。

【临床配伍】见下配伍禁忌表。

配伍禁忌	1. 不宜与碱性注射剂一起配伍。 2. 本品与呋塞米存在配伍禁忌［韩晓云.山西医药杂志，2011，40（9）：939］。 3. 本品与注射用灯盏花素存在配伍禁忌［周建萍.临床合理用药杂志，2012，5（27）：30］
注意事项	1. 溶媒选择：（1）0.9% 氯化钠注射液，（2）5% 葡萄糖注射液，（3）10% 葡萄糖注射液。 2. 将本品用 250~500ml 溶媒稀释后静脉滴注。滴注速度不宜过快。 3. 如有结晶析出，温水加热溶解即可
合用提示	未见相关资料

葛根素[乙]
Puerarin

【其他名称】悦康通，麦普宁。

【主要作用】本品系从豆科植物野葛或甘葛藤根中提出的一种黄酮苷，为血管扩张药，有扩张冠状动脉和脑血管、降低心肌耗氧量、改善微循环和抗血小板聚集的作用。

【适应症】用于辅助治疗冠心病，心绞痛，心肌梗死，视网膜动、静脉阻塞，突发性耳聋。

【用法用量】静脉滴注。每次 200~400mg，一日 1 次，10~20 天为 1 个疗程，可连续使用 2~3 个疗程。对于心脏血管疾病，注射用葛根素，每次 400~600mg，一日 1 次，10~15 天为 1 个疗程；超过 65 岁的老年人连续使用总剂量不超过 5g。

【临床配伍】见下配伍禁忌表。

配伍禁忌	1. 本品为含酚羟基的化合物，遇碱溶液变黄，与金属离子形成络合物等。因此，使用过程中，不宜在碱液中长时间放置，应避免与金属离子接触。 2. 本品与吡硫醇存在配伍禁忌［王尽莲.解放军护理杂志 2005，22（3）：56］。 3. 本品与溴己新葡萄糖注射液有配伍禁忌［袁虹英，董娇.当代护士（中旬刊）2016（2）：74］
注意事项	1. 溶媒选择：（1）0.9% 氯化钠注射液，（2）5% 葡萄糖注射液。 2. 葛根素注射液：加入 5% 葡萄糖注射液 500ml 中静脉滴注。 3. 注射用葛根素：使用前用 5% 葡萄糖注射液或 0.9% 氯化钠注射液溶解稀释。 4. 合并糖尿病患者，应用 0.9% 氯化钠注射液稀释本品后静脉滴注。 5. 葛根素注射液长期低温（10℃）存放，可能析出结晶，可置温水中待结晶溶解后使用。 6. 葛根素注射液 pH 值 3.5~5.5。 7. 注射用葛根素水溶液 pH 值 7.5~9.0（1mg/ml）
合用提示	本品有抗血小板聚集的作用，与其他抗血小板药物合用时可能会增加出血风险，应注意观察

第四章　泌尿系统药物

呋塞米[甲]
Furosemide

【其他名称】速尿。

【主要作用】本品为强效利尿剂，其作用机制如下：1. 对水和电解质排泄的作用，能增加水、钠、氯、钾、钙、镁、磷等的排泄。随着剂量加大，利尿效果明显增强，且药物剂量范围较大。本品主要通过抑制肾小管髓袢厚壁段对氯化钠的主动重吸收，结果管腔液 Na^+、Cl^- 浓度升高，而髓质间液 Na^+、Cl^- 浓度降低，使渗透压梯度差降低，肾小管浓缩功能下降，从而导致水、Na^+、Cl^- 排泄增多。由于 Na^+ 重吸收减少，远端小管 Na^+ 浓度升高，促进 $Na^+ - K^+$ 和 $Na^+ - H^+$ 交换增加，K^+ 和 H^+ 排出增多。本品抑制肾小管髓袢升支厚壁段重吸收 Cl^- 的机制：研究表明该部位基底膜外侧存在与 Na^+，$K^+ - ATP$ 酶有关的 Na^+、Cl^- 配对转运系统，通过抑制该系统功能而减少 Na^+、Cl^- 的重吸收。另外，本品能抑制近端小管和远端小管对 Na^+、Cl^- 的重吸收，促进远端小管分泌 K^+。本品通过抑制亨氏袢对 Ca^{2+}、Mg^{2+} 的重吸收而增加 Ca^{2+}、Mg^{2+} 排泄。短期用药能增加尿酸排泄，而长期用药则可引起高尿酸血症。2. 对血流动力学的影响。本品能抑制前列腺素分解酶的活性，使前列腺素 E_2 含量升高，从而具有扩张血管作用。扩张肾血管，降低肾血管阻力，使肾血流量尤其是肾皮质深部血流量增加。另外，与其他利尿药不同，袢利尿药在肾小管液流量增加的同时肾小球滤过率不下降，可能与流经致密斑的氯减少，从而减弱或阻断了球－管平衡有关。本品能扩张肺部容量静脉，降低肺毛细血管通透性，加上其利尿作用，使回心血量减少，左心室舒张末期压力降低，有助于急性左心衰竭的治疗。

【适应症】1. 水肿性疾病：包括充血性心力衰竭、肝硬化、肾脏疾病（肾炎、肾病及各种原因所致的急、慢性肾功能衰竭），尤其是应用其他利尿药效果不佳时，应用本品仍可能有效。与其他药物合用治疗急性肺水肿和急性脑水肿等。2. 高血压：在高血压的阶梯疗法中，不作为治疗原发性高血压的首选药物，但当噻嗪类药物疗效不佳，尤其当伴有肾功能不全或出现高血压危象时，本品尤为适用。3. 预防急性肾功能衰竭：用于各种原因导致肾脏血流灌注不足，例如失水、休克、中毒、麻醉意外以及循环功能不全等，在纠正血容量不足的同时及时应用，可减少急性肾小管坏死的机会。4. 高钾血症及高钙血症。5. 稀释性低钠血症：尤其是当血钠浓度低于 120mmol/L 时。6. 抗利尿激素分泌过多症（SIADH）。7. 急性药物毒物中毒：如巴比妥类药物中毒等。

【用法用量】1. 静脉推注。成人：治疗水肿性疾病，开始 20~40mg，必要时每 2h 追加剂量，直至出现满意疗效，维持用药阶段可分次给药；治疗急性左心衰竭，起始 40mg，必要时每小时追加 80mg，直至出现满意疗效；治疗高血压危象，起始 40~80mg，伴急性左心衰竭或急性肾功能衰竭时，可酌情增加剂量；治疗高钙血症，每次 20~80mg。小儿：治疗水肿性疾病，起始按 1mg/kg，必要时每隔 2h 追加 1mg/kg，最大剂量可达每日 6mg/kg。2. 静脉滴注。成人：治疗急性肾功能衰竭，200~400mg 加于 0.9% 氯化钠注射液 100ml 内静脉滴注，滴注速度不超过 4mg/min，每日总剂量不超过 1g；治疗慢性肾功能不全，每日剂量 40~120mg。

【临床配伍】见下配伍禁忌表。

配伍禁忌	1. 本品为钠盐注射液，碱性较高，故静脉注射时宜用氯化钠注射液稀释，而不宜用葡萄糖注射液稀释。 2. 与重组人脑利钠肽、依替巴肽不相容，不允许在同一条静脉导管中同时输注。 3. 本品与阿奇霉素、环丙沙星、左氧氟沙星、地西泮、地尔硫䓬、艾司洛尔、非格司亭、氟康唑、吉西他滨、兰索拉唑、昂丹司琼、长春新碱、长春瑞滨有配伍禁忌
注意事项	1. 溶媒选择：0.9% 氯化钠注射液。 2. 药物剂量应从最小有效剂量开始，然后根据利尿反应调整剂量，以减少水、电解质紊乱等不良反应的发生。 3. 常规剂量静脉注射时间应超过 1~2min，大剂量静脉注射时每分钟不超过 4mg。静脉用药剂量的 1/2 时即可达到同样疗效。 4. 存在低钾血症或低钾血症倾向时，应注意补充钾盐。 5. 少尿或无尿患者应用最大剂量后 24h 仍无效时应停药。 6. 本品在新生儿的半衰期明显延长，故新生儿用药间隔应延长。 7. 本品水溶液 pH 值 8.5~9.5
合用提示	1. 肾上腺糖、盐皮质激素，促肾上腺皮质激素及雌激素能降低本品的利尿作用，并增加电解质紊乱尤其是低钾血症的发生机会。 2. 非甾体类消炎镇痛药能降低本品的利尿作用，肾损害机会也增加，这与前者抑制前列腺素合成，减少肾血流量有关。 3. 与拟交感神经药物及抗惊厥药物合用，利尿作用减弱。 4. 与氯贝丁酯合用，两药的作用均增强，并可出现肌肉酸痛、强直。 5. 与多巴胺合用，利尿作用加强。 6. 饮酒及含酒精制剂和可引起血压下降的药物能增强本品的利尿和降压作用；与巴比妥类药物、麻醉药合用，易引起直立性低血压。 7. 本品可使尿酸排泄减少，血尿酸升高，故与治疗痛风的药物合用时，后者的剂量应作适当调整。 8. 本品可降低降血糖药的疗效。 9. 本品可降低抗凝药物和抗纤溶药物的作用，主要与利尿后血容量下降，致血中凝血因子浓度升高，以及利尿使肝血液供应改善、肝脏合成凝血因子增多有关。 10. 本品加强非去极化肌松药的作用，与血钾下降有关。 11. 与两性霉素、头孢菌素、氨基糖苷类等抗生素合用，肾毒性和耳毒性增加，尤其是原有肾损害时。 12. 与抗组胺药物合用时耳毒性增加，易出现耳鸣、头晕、眩晕。 13. 与锂合用肾毒性明显增加，应尽量避免。 14. 服用水合氯醛后静脉注射本药可致出汗、面色潮红和血压升高，此与甲状腺素由结合状态转为游离状态增多，导致分解代谢加强有关。 15. 与碳酸氢钠合用发生低氯性碱中毒机会增加。 16. 与降压药合用时，后者剂量应酌情调整

布美他尼[乙]
Bumetanide

【其他名称】百畅，优布丁。

【主要作用】对水和电解质排泄的作用基本同呋塞米，其利尿作用为呋塞米 20~60 倍。主要抑制肾小管髓袢升支厚壁段对 NaCl 的主动重吸收，对近端小管重吸收 Na^+ 也有抑制作用，但对远端肾小管无作用，故排钾作用小于呋塞米。能抑制前列腺素的分解，使前列腺素 E_2 含量升高，从而具有扩张血管作用。扩张肾血管，降低肾血管阻力，增加肾血流量。

但对肾小球的滤过率无影响。

【适应症】1.水肿性疾病：包括充血性心力衰竭、肝硬化、肾脏疾病（肾炎、肾病及各种原因所致的急、慢性肾功能衰竭），尤其是应用其他利尿药效果不佳时，应用本品仍可能有效。与其他药物合用治疗急性肺水肿和急性脑水肿等。2.高血压：在高血压的阶梯疗法中，不作为治疗原发性高血压的首选药物，但当噻嗪类药物疗效不佳，尤其当伴有肾功能不全或出现高血压危象时，本品尤为适用。3.预防急性肾功能衰竭：用于各种原因导致肾脏血流灌注不足，例如失水、休克、中毒、麻醉意外以及循环功能不全等，在纠正血容量不足的同时及时应用，可减少急性肾小管坏死的机会。4.高钾血症及高钙血症。5.稀释性低钠血症：尤其是当血钠浓度低于120mmol/L时。6.抗利尿激素分泌过多症（SIADH）。7.急性药物（毒物）中毒如巴比妥类药物中毒等。8.对某些呋塞米无效的病例仍可能有效。

【用法用量】成人：治疗水肿性疾病或高血压，静脉推注或肌内注射，起始0.5~1mg，必要时每隔2~3h重复，最大剂量为每日10mg。治疗急性肺水肿，静脉推注，起始1~2mg，必要时隔20min重复；也可2~5mg稀释后缓慢滴注（不短于30~60min）。小儿：静脉推注或肌内注射，一次0.01~0.02mg/kg，必要时4~6h一次。

【临床配伍】见下配伍禁忌表。

配伍禁忌	与重组人脑利钠肽等不相容，不允许在同一条静脉导管中同时输注
注意事项	1.溶媒选择：0.9%氯化钠注射液。 2.本品用适量溶媒稀释后静脉或肌内注射（静脉推注：0.1mg/ml；肌内注射：0.25~0.5mg/ml）。 3.老年人应用本品时发生低血压、电解质紊乱、血栓形成和肾功能损害的机会增多。 4.无尿或严重肾功能损害者，后者因需加大剂量，故用药间隔时间应延长，以免出现耳毒性等副作用。 5.本品在新生儿的半衰期明显延长，故用药间隔应延长。 6.本品水溶液pH值6.5~8.5
合用提示	1.肾上腺糖、盐皮质激素，促肾上腺皮质激素及雌激素能降低本品的利尿作用，并增加电解质紊乱尤其是低钾血症的发生机会。 2.非甾体类消炎镇痛药能降低本品的利尿作用，肾损害机会也增加，与前者抑制前列腺素合成、减少肾血流量有关。 3.与拟交感神经药物及抗惊厥药物合用，利尿作用减弱。 4.与氯贝丁酯合用，两药的作用均增强，并可出现肌肉酸痛、强直。 5.与多巴胺合用，利尿作用加强。 6.饮酒及含酒精制剂和可引起血压下降的药物能增强本品的利尿和降压作用；与巴比妥类药物、麻醉药合用，易引起直立性低血压。 7.本品可使尿酸排泄减少，血尿酸升高，故与治疗痛风的药物合用时，后者的剂量应作适当调整。 8.本品可降低降血糖药的疗效。 9.本品可降低抗凝药物和抗纤溶药物的作用，主要与利尿后血容量下降，致血中凝血因子浓度升高，以及利尿使肝血液供应改善、肝脏合成凝血因子增多有关。 10.本品加强非去极化肌松药的作用，与血钾下降有关。 11.与两性霉素、头孢霉素、氨基糖苷类等抗生素合用，肾毒性和耳毒性增加，尤其是原有肾损害时。 12.与抗组胺药物合用时耳毒性增加，易出现耳鸣、头晕、眩晕。 13.与锂合用肾毒性明显增加，应尽量避免。 14.服用水合氯醛后静脉注射本品可致出汗、面色潮红和血压升高，此与甲状腺素由结合状态转为游离状态增多，导致分解代谢加强有关。 15.与碳酸氢钠合用发生低氯性碱中毒机会增加

托拉塞米[乙]
Torsemide

【其他名称】特苏尼，丽泉。

【主要作用】本品为磺酰脲吡啶类利尿药，其作用于亨氏髓袢升支粗段，抑制 $Na^+/K^+/2Cl^-$ 载体系统，使尿中 Na^+、Cl^- 和水的排泄增加，但对肾小球滤过率、肾血浆流量或体内酸碱平衡无显著影响。

【适应症】适用于需要迅速利尿或不能口服利尿剂的充血性心力衰竭、肝硬化腹水、肾脏疾病所致的水肿患者。

【用法用量】静脉推注或静脉滴注。充血性心力衰竭所致的水肿、肝硬化腹水：静脉推注，初始剂量为 5mg 或 10mg，一日 1 次，也可稀释后进行静脉滴注；如疗效不满意可增加剂量至 20mg，一日 1 次，最大剂量为 40mg/d，疗程不超过一周。肾脏疾病所致的水肿，初始剂量 20mg，一日 1 次，根据需要可增至最大剂量 100mg/d，疗程不超过一周。

【临床配伍】见下配伍禁忌表。

配伍禁忌	1. 本品与盐酸氨溴索注射液存在配伍禁忌［张金凤，李敏.实用医药杂志，2015，32（8）：766］。 2. 本品与帕珠沙星存在配伍禁忌［杨锁柱，王军梅，吴玲.西南国防医药，2010，20（12）：1396］。 3. 本品与多巴酚丁胺存在配伍禁忌［洪云.护理学报，2009，16（17）：16］。 4. 本品与盐酸多巴胺注射液存在配伍禁忌［覃槐英.当代护士（中旬刊），2016，（6）：67］。 5. 本品与盐酸溴己新注射液存在配伍禁忌［朵华，宋艳丽.中国实用护理杂志，2012，28（35）：42］。 6. 本品与参芎葡萄糖注射液存在配伍禁忌［李亚妹，金春霞，胡玉芬.中国实用护理杂志，2013，29（19）：64］。 7. 本品与注射用红花黄色素存在配伍禁忌［胡玉芬，李亚妹，温娜.中国实用护理杂志，2013，29（34）：40］。 8. 本品与长春西汀注射液存在配伍禁忌［李晓琴，孙小莉.中华现代护理杂志，2015，21（6）：662］
注意事项	1. 溶媒选择：（1）0.9% 氯化钠注射液，（2）5% 葡萄糖注射液。 2. 本品必须缓慢静脉推注，可根据需要用溶媒稀释后静脉滴注。 3. 使用本品者应定期检查电解质（特别是血钾）、血糖、尿酸、肌酐、血脂等。 4. 本品开始治疗前排尿障碍必须被纠正，特别对老年患者或治疗刚开始时要仔细监测电解质和血容量的不足及血液浓缩的有关症状。前列腺肥大的患者排尿困难，使用本品尿量增多可导致尿潴留和膀胱扩张。 5. 肝硬化腹水患者应用本品进行利尿时，应住院进行治疗，这些患者如利尿过快，可造成严重的电解质紊乱和肝昏迷。 6. 本品与醛固酮拮抗剂或与保钾药物一起使用可防止低钾血症和代谢性碱中毒。 7. 在刚开始用本品治疗或由其他药物转为使用本品治疗或开始一种新的辅助药物治疗时，个别患者警觉状态受到影响（如在驾驶车辆或操作机器时）。 8. 如需长期用药建议尽早从静脉给药转为口服给药，静脉给药疗程限于一周
合用提示	1. 本品引起的低血钾可加重强心苷类的不良反应。 2. 本品可加强盐和糖皮质类固醇和轻泻剂的钾消耗作用。 3. 非甾体类抗炎药（如吲哚美辛）和丙磺舒可降低本品的利尿和降压作用。 4. 本品可加强抗高血压药物的作用。 5. 本品连续用药或开始与一种血管紧张素转换酶抑制剂合并用药可能会使血压过度降低。 6. 本品可降低抗糖尿病药物的作用。

续表

合用提示	7. 在高剂量使用时可能会加重氨基糖苷类抗生素（如卡那霉素、庆大霉素、妥布霉素）、顺铂类制剂和头孢类的耳毒性与肾毒性。 8. 本品可加强箭毒样肌松药和茶碱类药物的作用。 9. 本品可降低去甲肾上腺素和肾上腺素的作用。 10. 本品可增加水杨酸盐类的毒性

依他尼酸
Etacrynate

【其他名称】利尿酸。

【主要作用】1. 对水和电解质排泄的作用：能增加水、钠、氯、钾、钙、镁、磷等的排泄。与噻嗪类利尿药不同，依他尼酸等祥利尿药存在明显的剂量 – 效应关系。随着剂量加大，利尿效果明显增强，且药物剂量范围较大。本类药物主要通过抑制肾小管髓祥厚壁段对 NaCl 的主动重吸收，结果管腔液 Na^+、Cl^- 浓度升高，而髓质间液 Na^+、Cl^- 浓度降低，使渗透压梯度差降低，肾小管浓缩功能下降，从而导致水、Na^+、Cl^- 排泄增多。由于 Na^+ 重吸收减少，远端小管 Na^+ 浓度升高，促进 Na^+–K^+ 和 Na^+–H^+ 交换增加，K^+ 和 H^+ 排出增多。另外，依他尼酸可能尚能抑制近端小管和远端小管对 Na^+、Cl^- 的重吸收，促进远端小管分泌 K^+。依他尼酸通过抑制亨氏祥对 Ca^{2+}、Mg^{2+} 的重吸收而增加 Ca^{2+}、Mg^{2+} 排泄。短期用药能增加尿酸排泄，而长期用药则可引起高尿酸血症。2. 对血流动力学的影响：依他尼酸能抑制前列腺素分解酶的活性，使前列腺素 E_2 含量升高，从而具有扩张血管作用。扩张肾血管，降低肾血管阻力，使肾血流量尤其是肾皮质深部血流量增加，在依他尼酸的利尿作用中具有重要意义，也是其用于预防急性肾功能衰竭的理论基础。另外，与其他利尿药不同，祥利尿药在肾小管液流量增加的同时肾小球滤过率不下降，可能与流经致密斑的氯减少，从而减弱或阻断了球 – 管平衡有关。依他尼酸能扩张肺部容量静脉，降低肺毛细血管通透性，加上其利尿作用，使回心血量减少，左心室舒张末期压力降低，有助于急性左心衰竭的治疗。由于依他尼酸可降低肺毛细血管通透性，为其治疗成人呼吸窘迫综合征提供了理论依据。

【适应症】1. 用于水肿性疾病，包括充血性心力衰竭、肝硬化、肾脏疾病（肾炎、肾病及各种原因所致的急、慢性肾功能衰竭），尤其是应用其他利尿药效果不佳时，应用本类药物仍可能有效。与其他药物合用治疗急性肺水肿和急性脑水肿等。2. 高血压。在高血压的阶梯疗法中，不作为治疗原发性高血压的首选药物，但当噻嗪类药物疗效不佳，尤其当伴有肾功能不全或出现高血压危象时，本类药物尤为适用。3. 预防急性肾功能衰竭。用于各种原因导致肾脏血流灌注不足，例如失水、休克、中毒、麻醉意外以及循环功能不全等，在纠正血容量不足的同时及时应用，可减少急性肾小管坏死的机会。4. 高钾血症及高钙血症。5. 稀释性低钠血症尤其是当血钠浓度低于 120mmol/L 时。6. 抗利尿激素分泌过多症（SIADH）。7. 急性药物（毒物）中毒如巴比妥类药物中毒等。

【用法用量】1. 成人：水肿性疾病，静脉用药，起始剂量为 50mg 或 0.5~1mg/kg，必要时 2~4h 后重复，有反复者可每 4~6h 重复 1 次，危重情况可每小时重复 1 次，一般每日剂量不超过 100mg。2. 儿童：2 岁以上小儿，静脉用药剂量按体重每日 1mg/kg 给药。

【临床配伍】见下配伍禁忌表。

配伍禁忌	本品与重组人脑利钠肽有配伍禁忌
注意事项	1. 溶媒选择：（1）0.9% 氯化钠注射液；（2）5% 葡萄糖注射液。 2. 成人静脉滴注时将起始剂量溶于 5% 葡萄糖注射液或 0.9% 氯化钠注射液中，配制成浓度为 1mg/ml 的溶液，缓慢滴注，一般在 30min 注射完毕。反复用药应更换注射部位，以免引起血管炎。 3. 肠道外用药宜静脉给药，不主张肌内注射。常规剂量静脉注射时间应超过 1~2min，大剂量静脉注射时每分钟不超过 4mg。静脉用药剂量为口服的 1/2 时即可达到同样疗效。 4. 本品为加碱制成的钠盐注射液，碱性较高，故静脉注射时宜用氯化钠注射液稀释，而不宜用葡萄糖注射液稀释
合用提示	以下药物与依他尼酸合用时可能使肾毒性增加：头孢拉定、头孢替唑、头孢噻吩、头孢孟多、妥布霉素、依替米星、庆大霉素、阿米卡星、卡那霉素、小诺霉素、西索米星、异帕米星、卷曲霉素

第五章　血液系统药物

第一节　促凝血药

人凝血酶原复合物[乙]
Human Prothrombin Complex

【其他名称】康舒宁。

【主要作用】本品含有维生素 K 依赖的在肝脏合成的四种凝血因子 Ⅱ、Ⅶ、Ⅸ、Ⅹ。维生素 K 缺乏和严重肝脏疾患均可造成这四个因子的缺乏。而上述任何一个因子的缺乏都可导致凝血障碍。输注本品能提高血液中凝血因子 Ⅱ、Ⅶ、Ⅸ、Ⅹ的浓度。

【适应症】用于治疗先天性和获得性凝血因子 Ⅱ、Ⅶ、Ⅸ、Ⅹ缺乏症；抗凝剂过量、维生素 K 缺乏症；肝病导致的出血患者需要纠正凝血功能障碍时；各种原因所致的凝血酶原时间延长而拟作外科手术患者；治疗已产生因子Ⅷ抑制物的甲型血友病患者的出血症状；逆转香豆素类抗凝剂诱导的出血。

【用法用量】静脉滴注。使用剂量随因子缺乏程度而异，一般 10~20IU/kg，以后凝血因子Ⅸ缺乏者每隔 24h，凝血因子 Ⅱ 和凝血因子 Ⅹ缺乏者每隔 24~48h，凝血因子Ⅶ缺乏者每隔6~8h，可减少或酌情减少剂量输用，一般历时 2~3 天。

【临床配伍】见下配伍禁忌表。

配伍禁忌	1. 不可与其他药物合用。 2. 本品与氨甲苯酸存在配伍禁忌［孙伟燕，孙丽．护理与康复，2010，9（10）：844］。 3. 本品与氢化可的松存在配伍禁忌［韩晋，蔡光明，张嘉麟．中国医院药学杂志，1994，14（4）：167］
注意事项	1. 溶媒选择：（1）0.9% 氯化钠注射液，（2）5% 葡萄糖注射液。 2. 用前应先将本品及其溶解液预温至 20~25℃，按瓶标示量注入预温的溶解液，轻轻转动直至本品完全溶解（注意勿使产生很多泡沫）。 3. 可用溶媒 50~100ml 稀释。滴注速度开始要缓慢，约 15 滴 /min，15min 后稍加快滴注速度（40~60 滴 /min），一般在 30~60min 滴完。溶解后用带有滤网装置的输血器进行静脉滴注。 4. 本品不得用于静脉外的注射途径。 5. 本品一旦开瓶应立即使用（一般不得超过 3h），未用完部分不能保留再用。 6. 如发现瓶子破裂、产品过有效期或溶解后出现摇不散沉淀等不可再使用。 7. 如发现制剂瓶内已失去真空度，也请勿使用。 8. 在出血量较大或大手术时可根据病情适当增加剂量。凝血酶原时间延长患者如拟作脾切除者要先于手术前用药，术中或术后根据病情决定。 9. 静脉滴注时，密切观察，若发现弥散性血管内凝血（DIC）或血栓的临床症状和体征，要立即终止使用，并用肝素拮抗。本品含有凝血因子Ⅸ的一半效价的肝素，可降低血栓形成的危险性。但是，一旦发现任何可疑情况，即使患者病情不允许完全使用，也要大幅度减少用量。

续表

注意事项	10. 快速滴注时可引起发热、潮红、头痛等，减缓或停止滴注后，上述症状即可消失。 11. 药物过量有引起血栓的危险性。 12. 本品 pH 值 6.5~7.5
合用提示	未见相关资料

氨基己酸[乙]
Aminocaproic Acid

【其他名称】氨己酸，6- 氨基己酸，抗血纤溶酸。

【主要作用】本品是抗纤维蛋白溶解药。纤维蛋白原通过其分子结构中的赖氨酸结合部位特异性地与纤维蛋白结合，然后在激活物作用下变为纤溶酶，该酶能裂解纤维蛋白中精氨酸和赖氨酸肽链，形成纤维蛋白降解产物，使血凝块溶解。本品的化学结构与赖氨酸相似，能定性阻抑纤溶酶原与纤维蛋白结合，防止其激活，从而抑制纤维蛋白溶解，高浓度（100mg/L）则直接抑制纤溶酶活力，达到止血效果。

【适应症】用于预防及治疗血纤维蛋白溶解亢进引起的各种出血。1. 前列腺、尿道、肺、肝、胰、脑、子宫、肾上腺、甲状腺等富有纤溶酶原激活物脏器的外伤或手术出血，组织纤溶酶原激活物（t-PA）、链激酶或尿激酶过量引起的出血。2. 弥散性血管内凝血晚期，以防继发性纤溶亢进症。3. 可作为血友病患者拔牙或口腔手术后出血或月经过多的辅助治疗。4. 可用于上消化道出血、咯血、原发性血小板减少性紫癜和白血病等各种出血的对症治疗，对一般慢性渗血效果显著；对凝血功能异常引起的出血疗效差；对严重出血、伤口大量出血及癌肿出血等无止血作用。

【用法用量】1. 静脉滴注：初量可取 4~6g（20% 溶液），持续剂量为 1g/h，维持 12~24h 或更久。本品在体内抑制纤维蛋白溶解的有效浓度至少为 130μg/ml。对外科手术出血或内科大量出血者，迅速止血，要求迅速达到上述血液浓度。2. 局部应用: 0.5% 溶液冲洗膀胱，用于术后膀胱出血，拔牙后可用 10% 溶液漱口和蘸药的棉球填塞伤口，亦可用 5%~10% 溶液纱布浸泡后敷贴伤口。

【临床配伍】见下配伍禁忌表。

配伍禁忌	1. 不宜与酚磺乙胺混合注射 2. 不宜与果糖注射液配伍
注意事项	1. 溶媒选择：（1）0.9% 氯化钠注射液；（2）5% 葡萄糖注射液；（3）10% 葡萄糖注射液。 2. 本品溶于 100ml 溶媒中，静脉滴注，于 15~30min 滴完。 3. 因本品排泄快，需持续给药才能维持稳定的有效浓度，故一般皆用静脉滴注法。 4. 本品静脉滴注过快可引起明显血压降低，心动过速和心律失常。 5. 当每日剂量超过 16g 时，不良反应尤易发生。 6. 大剂量或疗程超过 4 周可产生肌痛、软弱、疲劳、肌红蛋白尿，甚至肾功能衰竭等，停药后可缓解恢复。 7. 本品 pH 值 7.0~8.0
合用提示	1. 使用避孕药或雌激素的女性患者，本品可增加血栓形成的倾向。 2. 链激酶或尿激酶的作用可被本品对抗，故前者过量时亦可使用本品进行对抗

氨甲苯酸[甲、乙]
Aminomethylbenzoic Acid

【其他名称】止血芳酸，对羟基苄胺，抗纤溶芳酸。

【主要作用】本品为促凝血药，其立体构型与赖氨酸（1，5-二氨基己酸）相似，能竞争性阻抑纤溶酶原吸附在纤维蛋白网上，从而防止其激活，保护纤维蛋白不被纤溶酶降解而达到止血作用。

【适应症】用于因原发性纤维蛋白溶解过度所引起的出血，包括急性和慢性、局限性或全身性的高纤溶出血，后者常见于癌肿、白血病、妇产科意外、严重肝病出血等。

【用法用量】静脉推注或滴注：每次 0.1~0.3g，一日不超过 0.6g。

【临床配伍】见下配伍禁忌表。

配伍禁忌	与青霉素或尿激酶等溶栓剂有配伍禁忌
注意事项	1. 溶媒选择：（1）0.9% 氯化钠注射液，（2）5% 葡萄糖注射液，（3）10% 葡萄糖注射液。 2. 使用前请详细检查，如发现药液混浊或有异物、瓶盖松动等切勿使用。 3. 本品应一次用完，不得贮藏再用。 4. 慢性肾功能不全时用量酌减，因给药后尿液浓度常较高。治疗前列腺手术出血时，用量也应减少
合用提示	1. 口服避孕药、雌激素或凝血酶原复合物浓缩剂与本品合用，有增加血栓形成的危险。 2. 与其他凝血因子（如因子Ⅸ）等合用，应警惕血栓形成，一般认为在凝血因子使用后 8h 再用本品较为妥善

氨甲环酸[甲、乙]
Tranexamic Acid

【其他名称】妥塞敏，孚亢。

【主要作用】本品的化学结构与赖氨酸（1，5-二氨基己酸）相似，因此也能竞争性阻抑纤溶酶原在纤维蛋白上吸附，从而防止其激活，保护纤维蛋白不被纤溶酶所降解和溶解，最终达到止血效果。本品尚能直接抑制纤溶酶活力，减少纤溶酶激活补体的作用，从而达到防止遗传性血管神经性水肿的发生。

【适应症】用于治疗急性或慢性、局限性或全身性原发性纤维蛋白溶解亢进所致的各种出血，弥散性血管内凝血所致的继发性高纤溶状态，在未肝素化前，一般不用本品。还可用于前列腺、尿道、肺、脑、子宫、肾上腺、甲状腺等富有纤维溶酶原激活物脏器的外伤或手术出血；组织型纤维酶原激活物（t-PA）链激酶及尿激酶的拮抗物；人工流产、胎盘早期剥落、死胎和羊水栓塞引起的纤溶性出血，以及病理性宫腔内局部纤溶性增高的月经过多症；防止或减轻凝血因子Ⅶ或因子Ⅸ缺乏的血友病患者拔牙或口腔手术后的出血；中枢神经病变所致轻症出血，如蛛网膜下腔出血和颅内动脉瘤出血；治疗遗传性血管神经性水肿，可减少其发作次数和严重度；血友病患者发生活动性出血，可联合应用本品。

【用法用量】静脉滴注或静脉注射。每次 0.25~0.5g，一日 0.75~2g。治疗原发性纤维蛋白溶解所致出血时，剂量可酌情加大。

【临床配伍】见下配伍禁忌表。

配伍禁忌	1. 本品与青霉素、尿激酶等溶栓剂或输注血液有配伍禁忌。 2. 本品与盐酸尼卡地平存在配伍禁忌，不能混合使用
注意事项	1. 溶媒选择：（1）0.9% 氯化钠注射液，（2）5% 葡萄糖注射液，（3）10% 葡萄糖注射液，（4）25% 葡萄糖注射液。 2. 静脉滴注时以 0.9% 氯化钠注射液、5%~10% 葡萄糖注射液稀释。 3. 静脉推注时以 25% 葡萄糖注射液稀释。由于静脉注射速度过快可能引起眩晕或低血压，因此建议静脉注射速度不超过 1ml/min。 4. 一般高龄患者、慢性肾功能不全者用量酌减，因给药后尿液中药物浓度常较高。 5. 本品注射液 pH 值 6.5~8.0
合用提示	1. 口服避孕药、雌激素或凝血酶原复合物浓缩剂与本品合用，有增加血栓形成的危险。 2. 与其他凝血因子（如因子Ⅸ）等合用，应警惕血栓形成，一般认为在凝血因子使用后 8h 再用本品较为安全

酚磺乙胺[乙]
Etamsylate

【其他名称】艾分，迅迪。

【主要作用】本品能增强毛细血管抵抗力，降低毛细血管通透性，并能增强血小板聚集性和黏附性，促进血小板释放凝血活性物质，缩短凝血时间，达到止血效果。

【适应症】用于防治各种手术前后的出血，也可用于血小板功能不良、血管脆性增加而引起的出血，亦可用于呕血、尿血等。

【用法用量】静脉滴注，每次 0.25~0.75g，一日 2~3 次；肌内注射或静脉推注，每次 0.25~0.5g，一日 0.5~1.5g。预防手术后出血时，术前 15~30min 静脉滴注或肌内注射 0.25~0.5g，必要时 2h 后再注射 0.25g。

【临床配伍】见下配伍禁忌表。

配伍禁忌	1. 不可与氨基己酸注射液混合使用。 2. 不得与碳酸氢钠注射液配伍使用，以免引起变色反应。 3. 勿与氨基酸混合注射，以免引起中毒
注意事项	1. 溶媒选择：（1）0.9% 氯化钠注射液，（2）5% 葡萄糖注射液。 2. 静脉滴注时，以适量溶媒溶解稀释。 3. 使用前如发现溶液浑浊，瓶身细微破裂者，均不可使用
合用提示	右旋糖酐抑制血小板聚集，延长出血及凝血时间，理论上与本品呈拮抗作用。必须合用时，尽量先使用本品，间隔一定时间后再使用右旋糖酐

醋酸去氨加压素[甲]
Desmopressin Acetate

【其他名称】依他停，弥柠。

【主要作用】本品是血管升压素的衍生物，具有较强的抗利尿作用及较弱的加压作用，对神经垂体功能不足引起的中枢性尿崩症具有良好的抑制作用，可减少尿量，提高尿渗透压，降低血浆渗透压。血友病 A 患者缺乏 F Ⅷ：C，血管性血友病患者缺乏 vWF 抗原（或结构异常）。本品可促进内皮细胞释放 F Ⅷ：C，也可促进 vWF 释放而增加 F Ⅷ：C 的稳定性，使 F Ⅷ：C 活性升高，故可用于治疗血友病 A 和血管性血友病。

【**适应症**】在介入性治疗或诊断性手术前，使延长的出血时间缩短或恢复正常；适用于先天性或药物诱发的血小板功能障碍、尿毒症、肝硬化及不明原因而引起的出血时间延长的患者。使延长的出血时间缩短或恢复正常；轻度甲型血友病及血管性血友病的患者，可用于控制及预防小型手术时的出血；可用于治疗中枢性尿崩症；可用作测试肾尿液浓缩功能。

【**用法用量**】1. 静脉给药。成人常规剂量：（1）中枢性尿崩症：每次 1~4μg，一日 1~2 次。（2）治疗和预防出血：①通常每次 0.3μg/kg，溶于 0.9% 氯化钠注射液 50~100ml 在 15~30min 内静脉滴注。若效果显著，可间隔 6~12h 重复 1~2 次；若再多次重复此剂量，效果将会降低。②血友病 A：通常每次 16~32μg，溶于 0.9% 氯化钠注射液 30ml 内快速滴入，每 12h 一次。③血管性血友病：按体重 0.4μg/kg，溶于 0.9% 氯化钠注射液 30ml 内快速滴入，每 8~12h 一次。2. 皮下注射。（1）中枢性尿崩症：一日 2~4μg，通常早晚各 1 次。（2）血友病 A：剂量同"静脉给药"。（3）血管性血友病：用于轻度出血者，剂量同"静脉给药"。（4）肾脏浓缩功能试验：4μg。

【**临床配伍**】见下配伍禁忌表。

配伍禁忌	本品与注射用甲泼尼龙琥珀酸钠有配伍禁忌［王德丽，钱先中. 中国药物经济学，2014，9（12）：50］
注意事项	1. 溶媒选择：0.9% 氯化钠注射液。 2. 大剂量可见疲劳、短暂的血压降低、反射性心跳加快及眩晕。 3. 注射给药时，可致注射部位疼痛、肿胀。 4. 必须特别注意水潴留的危险性，应尽量减少水的摄入量并定期测体重。 5. 本品 pH 值 3.5~5.0
合用提示	1. 辛伐他汀、吲哚美辛增强患者对本品的反应，但不影响本品作用的持续时间。 2. 与利尿药、三环类抗抑郁药、氯丙嗪、氯磺丙脲、氯贝丁酯和卡马西平等合用可增加水潴留或抗利尿作用，应避免合用。必需合用时，本品的剂量要从较小剂量开始，逐渐调整至最适剂量。 3. 格列本脲可抑制本品效应

维生素 K₁[甲]
Vitamin K₁

【**其他名称**】叶绿基甲萘醌，叶绿醌。

【**主要作用**】本品为维生素类药。维生素 K 是肝脏合成因子 Ⅱ、Ⅶ、Ⅸ、Ⅹ 所必需的物质。维生素 K 缺乏可引起这些凝血因子合成障碍或异常，临床可见出血倾向和凝血酶原时间延长。

【**适应症**】用于维生素 K 缺乏引起的出血，如梗阻性黄疸、胆瘘、慢性腹泻等所致出血，香豆素类、水杨酸钠等所致的低凝血酶原血症，新生儿出血以及长期应用广谱抗生素所致的体内维生素 K 缺乏。

【**用法用量**】1. 低凝血酶原血症：肌内或深部皮下注射，每次 10mg，一日 1~2 次，24h 内总最不超过 40mg。2. 预防新生儿出血：可于分娩前 12~24h 给母亲肌内注射或缓慢静脉推注 2~5mg。也可在新生儿出生后肌内或皮下注射 0.5~1mg，8h 后可重复。3. 新生儿出血症：肌内或皮下注射，每次 1mg，8h 可重复给药。

【**临床配伍**】见下配伍禁忌表。

配伍禁忌	1. 本品与苯妥英钠混合 2h 后可出现颗粒沉淀。 2. 本品与维生素 C、维生素 B_{12}、右旋糖酐混合易出现混浊
注意事项	1. 本品用于静脉推注宜缓慢，给药速度不应超过 1mg/min。 2. 静脉推注过快，超过 5mg/min，可引起面部潮红、出汗、支气管痉挛、心动过速、低血压等，曾有快速静脉注射致死的报道。 3. 肌内注射可引起局部红肿和疼痛。 4. 本品遇光快速分解，使用过程中应避光。 5. 本品应避免冻结，如有油滴析出或分层则不宜使用，但可在避光条件下加热至 70~80℃，振摇使其自然冷却，如澄明度正常则仍可继续使用。 6. 本品 pH 值 5.0~6.5
合用提示	1. 与双香豆类口服抗凝剂合用，作用相互抵消。 2. 水杨酸类、磺胺、奎宁、奎尼丁等也影响本品的效果

白眉蛇毒血凝酶[乙]
Hemocoagulase

【其他名称】邦亭。

【主要作用】本品是从长白山白眉蝮蛇冻干蛇毒中提取分离得到的血凝酶，其中含有类凝血酶，两种类酶为相似的酶作用物，在 Ca^{2+} 存在下，能活化因子 V、Ⅶ和Ⅷ，并刺激血小板的凝集；类凝血激酶在血小板因子Ⅲ存在下，可促使凝血酶原变成凝血酶，也可活化因子 V，并影响因子 X。

【适应症】用于需减少流血或止血的各种医疗情况，如外科、内科、妇产科、眼科、耳鼻喉科、口腔科等临床科室的出血及出血性疾病；也可用来预防出血，如手术前用药，可避免或减少手术部位及手术后出血。

【用法用量】静脉推注、肌内注射或皮下注射，也可局部用药。1. 一般出血：成人 1~2 单位；儿童 0.3~0.5 单位。2. 紧急出血：立即静脉推注 0.25~0.5 单位，同时肌内注射 1 单位。3. 各类外科手术：术前一天晚肌内注射 1 单位，术前 1h 肌内注射 1 单位，术前 15min 静脉推注 1 单位，术后 3 天，每日肌内注射 1 单位。4. 咯血：每 12h 皮下注射 1 单位，必要时，开始时再加静脉推注 1 单位，最好加入 10ml 的 0.9% 氯化钠注射液中，混合注射。5. 异常出血：剂量加倍，间隔 6h 肌内注射 1 单位，至出血完全停止。

【临床配伍】见下配伍禁忌表。

配伍禁忌	1. 为防止药效降低，不宜与其他药物混合静脉注射。 2. 本品与艾司奥美拉唑存在配伍禁忌［魏海霞，杨援，陈君怡.医药导报，2018，37（增刊）：77］。 3. 本品与泮托拉唑存在配伍禁忌［赵娜.山西医药杂志，2013，42（4）：368］
注意事项	1. 溶媒选择：0.9% 氯化钠注射液。 2. 本品溶解后，如果发生浑浊或沉淀，禁止使用。 3. 本品溶解后应当日用完。 4. 使用期间还应注意观察患者的出、凝血时间
合用提示	在原发性纤溶系统亢进（如内分泌腺、癌症手术等）的情况下，宜与血抗纤溶酶的药物联合应用

矛头蝮蛇血凝酶 [乙]
Hemocoagulase Bothrops Atrox

【其他名称】 血凝酶。

【主要作用】 注射 1 单位的本品后 20min，健康正常成年人的出血时间测定会缩短至 1/2 或 1/3，这种止血能维持 2~3 天。

【适应症】 用于需减少流血或止血的各种医疗情况，如外科、内科、妇产科、眼科、耳鼻喉科、口腔科等临床科室的出血及出血性疾病；也可用来预防出血，如手术前用药，可避免或减少手术部位及手术后出血。

【用法用量】 静脉注射、肌内注射或皮下注射，也可局部用药。1. 一般出血：成人 1~2 单位；儿童 0.3~0.5 单位。2. 紧急出血：立即静脉注射 0.25~0.5 单位，同时肌内注射 1 单位。3. 各类外科手术：术前一天晚肌内注射 1 单位，术前 1h 肌内注射 1 单位，术前 15min 静脉注射 1 单位，术后 3 天，每日肌内注射 1 单位。4. 咯血：每 12h 皮下注射 1 单位，必要时，开始时再加静脉注射 1 单位，加入 10ml 的 0.9% 氯化钠注射液中，混合注射。5. 异常出血：剂量加倍，间隔 6h 肌内注射 1 单位，至出血完全停止。

【临床配伍】 见下配伍禁忌表。

配伍禁忌	1. 本品与地塞米松注射液存在配伍禁忌［高桂芳，高玲．西南国防医药，2014，24（12）：1363］。 2. 本品与注射用艾司奥美拉唑钠存在配伍禁忌［魏海霞，杨援，陈君怡．医药导报，2018，37（增刊）：77］。 3. 本品与注射用兰索拉唑存在配伍禁忌［谢春华，田宏．解放军护理杂志，2015，32（14）：15］
注意事项	1. 溶媒选择：0.9% 氯化钠注射液。 2. 应注意防止用药过量，否则其止血作用会降低。 3. 使用期间还应注意观察患者的出、凝血时间
合用提示	在原发性纤溶系统亢进（如内分泌腺、癌症手术等）的情况下，宜与抗纤溶酶的药物联合应用

硫酸鱼精蛋白 [甲]
Protamine Sulfate

【主要作用】 本品具有强碱性基团，在体内可与强酸性的肝素结合，形成稳定的复合物。这种直接拮抗作用使肝素失去抗凝活性。肝素与抗凝血酶Ⅲ结合，加强其对凝血酶的抑制作用。个别实验证实，本品可分解肝素与抗凝血酶Ⅲ的结合，从而消除其抗凝作用。本品尚具有轻度抗凝血酶原激酶作用，但临床一般不用于对抗非肝素所致抗凝作用。

【适应症】 抗肝素药。用于因注射肝素过量所引起的出血。

【用法用量】 1. 静脉推注：抗肝素过量。用量与最后一次肝素使用量相当（1mg 硫酸鱼精蛋白可中和 100 单位肝素）。每次不超过 50mg。2. 儿童静脉滴注：抗自发性出血，每日 5~8mg/kg，分 2 次，间隔 6h，3 日后改用半量，一次用量不超过 25mg。3. 儿童静脉推注：抗肝素过量。用量与最后一次使用肝素量相当（1mg 硫酸鱼精蛋白可中和 100 单位肝素），一般用其 1% 溶液，每次不超过 25mg，缓慢静脉推注。

【临床配伍】 见下配伍禁忌表。

配伍禁忌	1. 本品禁与碱性物质接触，且注射器具不能带有碱性，碱性药物可使其失去活性。 2. 本品宜单独使用，与某些抗生素（如青霉素、头孢菌素等）理化性质不相容。 3. 本品与舒肝宁注射液存在配伍禁忌［龙枚飞，龙雄初，赵社海. 山西医药杂志，2014，43（22）：2720］
注意事项	1. 溶媒选择：0.9% 氯化钠注射液。 2. 静脉推注应缓慢：一般以 5mg/min 的速度静脉推注，在 10min 内注入量以不超过 50mg 为度。2h 内不宜超过 100mg。除非另有确凿依据，不得加大剂量。 3. 儿童静脉滴注时每次以 300~500ml 0.9% 氯化钠注射液稀释后使用。 4. 本品易破坏，口服无效。 5. 静脉推注速度过快可致热感、皮肤发红、低血压心动过缓等。 6. 本品 pH 值 2.5~3.5
合用提示	未见相关资料

第二节　抗凝血药

阿替普酶[乙]
Alteplase

【其他名称】爱通立。

【主要作用】本品是一种糖蛋白，可直接激活纤溶酶原转化为纤溶酶。当静脉给予时，本品在循环系统中表现出相对非活性状态。一旦与纤维蛋白结合后，本品被激活，诱导纤溶酶原转化为纤溶酶，导致纤维蛋白降解，血块溶解。

【适应症】急性心肌梗死；血流不稳定的急性大面积肺栓塞；急性缺血性脑卒中。

【用法用量】应在症状发生后尽快给药，用灭菌注射用水溶解为 1mg/ml 或 2mg/ml 的浓度。1. 心肌梗死：（1）对于在症状发生 6h 以内的患者，采取 90min 加速给药法；15mg 静脉推注，随后 50mg 静脉滴注 30min，剩余的 35mg 持续滴注 60min，直到最大剂量 100mg。体重在 65kg 以下的患者，给药总剂量应调整，15mg 静脉推注，然后按 0.75mg/kg 的剂量持续静脉滴注 30min（最大剂量 50mg），剩余的按 0.5mg/kg 的剂量持续静脉滴注 60min（最大剂量 35mg）。（2）对于症状发生 6~12h 以内的患者，采取 3h 给药法：10mg 静脉推注，随后 50mg 静脉滴注 1h，然后 10mg/30min 滴注 3h，直到最大剂量 100mg。体重在 65kg 以下的患者，给药总剂量不应超过 1.5mg/kg。本品最大剂量为 100mg。2. 肺栓塞：本品 100mg 应持续 2h 静脉滴注。10mg 在 1~2min 内静脉推注，随后 90mg 在 2h 内持续静脉滴注。体重不足 65kg 的患者，给药总剂量不应超过 1.5mg/kg。3. 急性缺血性脑卒中：0.9mg/kg（最大剂量为 90mg），总剂量的 10% 先从静脉推入，剩余剂量在随后 60min 持续静脉滴注。治疗应在症状发作后的 3h 内开始。

【临床配伍】见下配伍禁忌表。

配伍禁忌	1. 配制的溶液可用 0.9% 氯化钠注射液稀释至 0.2mg/ml 的最小浓度。但是不能继续使用灭菌注射用水或碳水化合物注射液如葡萄糖注射液对配制的溶液作进一步稀释，因可能导致溶液混浊。 2. 本品不能与其他药物混合，既不能用于同一输液瓶也不能应用同一输液管道，肝素亦不可。 3. 本品与盐酸尼卡地平存在配伍禁忌，不能混合使用
注意事项	1. 溶媒选择：0.9% 氯化钠注射液。 2. 若配制最终浓度为 1mg/ml 的溶液，全部溶剂需被转入含干粉的小瓶中。本品 20mg 和 50mg 两种规格中配以移液管以完成上述操作。若是 10mg 的规格，应使用注射器。 3. 若配制最终浓度为 2mg/ml 的溶液，仅需使用半量的溶剂。这种情况下通常需要使用注射器将所需的溶剂量移入含干粉的小瓶。 4. 配制溶液时，轻柔的旋转使干粉全部溶解，不要震摇，因会产生泡沫，如出现泡沫，将溶液静置几分钟使泡沫消失。配制的溶液呈清澈无色至淡黄色，不含颗粒。 5. 配制好的溶液仅可单次使用，任何未使用的溶液均应废弃。 6. 溶液配制后，立即使用，如不能立即使用，在 2~8℃ 可保存 24h，勿冷冻。 7. 滴注过程中避免使用硬质导管。 8. 治疗急性心肌梗死时本品的用量不应超过 100mg，否则颅内出血的发生率可能增高。 9. 本品可导致注射部位处出血，穿刺部位处出血，导管放置部位处血肿、出血。 10. 预先经阿司匹林治疗的患者可能有更大的脑出血的风险，尤其是在症状发生后没有及时给予本品治疗时。在这种情况下，本品的用量不得超过 0.9mg/kg（最大剂量 90mg）
合用提示	1. 在应用本品治疗前、治疗同时或治疗后 2h 内使用香豆素类衍生物、口服抗凝剂、血小板聚集抑制剂、普通肝素、低分子肝素和其他抑制凝血的药物可增加出血危险。同时使用血管紧张素转换酶抑制剂的治疗。在出现如此反应的患者中，有大部分患者正在同时使用血管紧张素转换酶抑制剂的治疗。 2. 由于可能导致出血风险增加，在本品溶栓后的 24h 内不得使用血小板聚集抑制剂治疗。 3. 合并 GP Ⅱ b/ Ⅲ a 拮抗剂治疗可增加出血的危险

瑞替普酶
Reteplase（rPA）

【其他名称】派通欣。

【主要作用】本品可以使纤维蛋白溶解酶原激活为有活性的纤溶蛋白溶解酶，以降解血栓中的纤维蛋白，发挥溶栓作用。

【适应症】适用于成人由冠状动脉血栓引起的急性心肌梗死的溶栓疗法，能够改善心肌梗死后的心室功能。本品应在症状发生后 12h 内，尽可能早期使用。发病后 6h 内比发病后 7~12h 之间使用，治疗效果更好。

【用法用量】静脉推注。20MU 分两次静脉推注，每次 10MU，两次间隔为 30min。

【临床配伍】见下配伍禁忌表。

配伍禁忌	1. 注射时应该使用单独的静脉通路，不能与其他药物混合后给药，也不能与其他药物使用共同的静脉通路。 2. 配制溶液时，肝素和本品有配伍禁忌，不能在同一静脉通路给药，如需共用一条静脉通路先后注射时，需用 0.9% 氯化钠注射液或 5% 葡萄糖注射液冲洗管道
注意事项	1. 溶媒选择：灭菌注射用水。 2. 只能静脉使用。 3. 本品 10MU 应溶于 10ml 灭菌注射用水中，缓慢推注 2min 以上
合用提示	在本品治疗前及治疗后使用肝素、维生素 K 拮抗剂及抗血小板药（阿司匹林、双嘧达莫等）可能增加出血的危险

重组人组织型纤溶酶原激酶衍生物[乙]
Recombinant Human Tissue-type Plasminogen Actvator

【其他名称】瑞通立。

【主要作用】本品可以使纤维蛋白溶解酶原激活为有活性的纤溶蛋白溶解酶，以降解血栓中的纤维蛋白，发挥溶栓作用。

【适应症】用于成人由冠状动脉血栓引起的急性心肌梗死的溶栓疗法，能够改善心肌梗死后的心室功能。本品应在症状发生后 12h 内，尽可能早期使用。

【用法用量】静脉推注。36mg 分 2 次静脉推注，每次缓慢推注 2min 以上，两次间隔为30min。

【临床配伍】见下配伍禁忌表。

配伍禁忌	1. 注射时应使用单独的静脉通路，不能与其他药物混合后给药，也不能与其他药物使用共同的静脉通路。 2. 配制溶液时，肝素和本品存在配伍禁忌，不能在同一静脉通路给药，如需共用一条静脉通路先后注射时，需用 0.9% 氯化钠注射液或 5% 葡萄糖注射液冲洗管道
注意事项	1. 溶媒选择：（1）0.9% 氯化钠注射液；（2）5% 葡萄糖注射液。 2. 本品只能静脉使用
合用提示	在本品治疗前及治疗后使用肝素、维生素 K 拮抗剂及抗血小板药（阿司匹林、双嘧达莫等）可能增加出血的危险

阿加曲班[乙]
Argatroban

【其他名称】诺保思泰，达贝。

【主要作用】本品是一种凝血酶抑制剂，可逆地与凝血酶活性位点结合，其抗血栓作用不需要辅助因子抗凝血酶Ⅲ。本品通过抑制凝血酶催化或诱导的反应，包括血纤维蛋白的形成，凝血因子Ⅴ、Ⅷ和Ⅷ的活化，蛋白酶 C 的活化及血小板聚集发挥其抗凝血作用。本品对凝血酶具有高度选择性。另外本品还具有以下作用：1. 延长体内外血液凝固时间；2. 对患肢组织氧分压等的波及作用，慢性动脉闭塞症患者使用本品后，患肢的经皮组织氧分压、皮肤温度、深部温度均有明显升高；3. 具有选择性抗凝血酶作用；4. 抑制末梢动脉闭塞症病变进展。

【适应症】阿加曲班（诺保思泰）：用于改善慢性动脉闭塞症（血栓闭塞性脉管炎、闭塞性动脉硬化症）患者的四肢溃疡、静息痛及冷感等症状。

阿加曲班（达贝）：用于发病 48h 内的缺血性脑梗死急性期患者的神经症状（运动麻痹）、日常活动（步行、起立、坐位保持、饮食）的改善。

【用法用量】阿加曲班（诺保思泰）：成人，一次 10mg，一日 2 次，稀释后进行 2~3h 静脉滴注，疗程在 4 周以内。

阿加曲班（达贝）：成人在开始 2 日内，每日 60mg 以适当量的溶液稀释，24h 持续静脉滴注。其后的 5 日，每次 10mg，一日 2 次。

【临床配伍】见下配伍禁忌表。

配伍禁忌	本品与苯妥英钠、地西泮、头孢吡肟存在配伍禁忌
注意事项	1. 溶媒选择：（1）0.9%氯化钠注射液，（2）5%葡萄糖注射液，（3）10%葡萄糖注射液。 2. 本品使用"易折安瓿"，应将安瓿颈部上端的白色标志朝上，然后向相反方向折断。 3. 为避免在折断安瓿时混入异物，应用酒精消毒棉等擦净后再折断。 4. 本品不可直接静脉给药，需稀释后使用，稀释后进行2~3h静脉滴注，如果未稀释而直接使用本品原液，有引起溶血的危险。 5. 通常老年人的生理功能下降，需减量用药
合用提示	与以下药物合用时有加剧出血倾向的危险，应注意减少药量：（1）抗凝血剂，如肝素、华法林等；（2）抑制血小板聚集作用的药物，如阿司匹林、奥扎格雷钠、盐酸噻氯匹定、磷酸氯吡格雷、西洛他唑、双嘧啶氨醇等；（3）血栓剂，如重组人组织型纤溶酶原激活剂、尿激酶等；（4）具有降低纤维蛋白原作用的酶制剂，如巴曲酶

重组葡激酶
Recombinant Staphylokinase（R–Sak）

【其他名称】施爱克。

【主要作用】本品是利用基因重组技术生产，具有溶栓作用。本品与血浆中纤溶酶原形成复合物，激活纤溶系统，促使纤溶酶原转化为纤溶酶，特异性地降解纤维蛋白，使血栓溶解。

【适应症】用于成人由冠状动脉血栓引起的急性心肌梗死溶栓治疗。本品应在症状发生后，尽可能早期使用。

【用法用量】静脉滴注。500 000AU（5mg）用0.9%氯化钠注射液50ml溶解，30min内静脉滴入，给药前先静脉注射肝素钠60U/kg，给药后用静脉输液泵滴注肝素钠，第1h 12U/kg，以后按APTT维持在50~70s为标准调整肝素剂量，最高剂量不超过1000U/h，维持48h，此后皮下注射低分子肝素7500U，每12h一次，连续3天。另外，在本品静脉滴入前嚼服阿司匹林0.3g，以后每日0.3g，一日1次，晨服，直至出院。

【临床配伍】见下配伍禁忌表。

配伍禁忌	本品与苯妥英钠、地西泮、头孢吡肟存在配伍禁忌
注意事项	1. 溶媒选择：0.9%氯化钠注射液。 2. 本品只能静脉滴注。 3. 本品溶解后，为澄明液体，不含有肉眼可见的不溶物，且必须在6h内应用。 4. 如发现药瓶破裂、注入溶液后溶解不全或有异物，则禁止使用。 5. 作为急性心肌梗死的溶栓治疗，应该在症状开始后尽早使用，临床研究结果表明，症状出现后6h内用药的疗效优于6~12h用药。不推荐用于发病时间超过12h者。 6. 在溶栓治疗期间，必须仔细观察所有潜在出血点，如导管插入部位、穿刺点、切开点及肌注部分，如有大血管不可压迫的穿刺应尽量避免，如颈静脉或锁骨下静脉。 7. 用药期间如必须进行动脉穿刺，最好采用上肢末端的血管，便于压迫止血。穿刺后至少压迫30min，敷料加压包扎，反复观察有无渗血。 8. 用药期间患者应尽量避免肌内注射和非必须的搬动。 9. 在使用本品两周后，由于可能产生中和抗体，故不宜再次使用，如再发生栓塞，则应采用其他溶栓药物
合用提示	1. 与阿司匹林同时使用治疗急性心肌梗死具有良好的效果。 2. 根据病情需要可用硝酸酯类、β–受体阻滞剂、ACE抑制剂、调脂药或抗心律失常药

比伐芦定
Bivalirudin

【**其他名称**】泽郎，泰加宁。

【**主要作用**】本品为凝血酶的直接抑制剂，与游离及血栓上凝血酶的催化位点和阴离子外结合位点特异结合起抑制作用。凝血酶是一种丝氨酸蛋白酶，在血栓形成过程中起重要的作用，它首先将纤维蛋白原分解为纤维蛋白单体，然后将凝血酶因子 XIII 激活为 XIII a，使纤维蛋白之间共价连接成为稳定的网架，形成血栓。凝血酶同时还可激活凝血酶因子 V 和 VIII，进一步促进凝血酶的形成，还可激活血小板导致血小板凝聚，释放血小板聚集物。本品与凝血酶的结合过程是可逆的，凝血酶通过缓慢的酶解本品 Arg3-Pro4 之间的肽键可使凝血酶恢复原来的生物活性。

【**适应症**】作为抗凝剂用于成人择期经皮冠状动脉介入治疗（PCI）。

【**用法用量**】1. 进行 PCI 前静脉推注 0.75mg/kg，然后立即静脉滴注 1.75mg/（kg·h）至手术完毕（不超过 4h）。静脉推注 5min 后，需监测活化凝血时间，如果需要，再静脉推注 0.3mg/kg 剂量。4h 后如有必要再以低剂量 0.2mg/（kg·h）滴注不超过 20h。2. 患有 HIT/HITTS 的患者行 PCI 时，先静脉推注 0.75mg/kg，然后在行 PCI 期间以 1.75mg/（kg·h）静脉滴注。建议本品与阿司匹林（每日 300~325mg）合用。3. 肾功能损伤患者：肾功能中度损伤患者（30~59ml/min）给药剂量为 1.75mg/（kg·h），如果肌酸酐清除率 <30ml/min，剂量减为 1.0mg/（kg·h），接受透析的患者，静脉滴注剂量减为 0.25mg/（kg·h），静脉推注剂量不变。输液剂量参考下表。

体重（kg）	浓度 5 mg/ml		浓度 0.5 mg/ml
	静脉推注剂量（0.75 mg/kg）（ml）	静脉滴注剂量 [1.75 mg/（kg·h）]（ml/h）	后续低剂量静脉滴注 [0.2 mg/（kg·h）]（ml/h）
43~47	7	16	18
48~52	7.5	17.5	20
53~57	8	19	22
58~62	9	21	24
63~67	10	23	26
68~72	10.5	24.5	28
73~77	11	26	30
78~82	12	28	32
83~87	13	30	34
88~92	13.5	31.5	36
93~97	14	33	38
98~102	15	35	40
103~107	16	37	42
108~112	16.5	38.5	44
113~117	17	40	46

续表

体重（kg）	浓度 5 mg/ml		浓度 0.5 mg/ml
	静脉推注剂量 （0.75 mg/kg）（ml）	静脉滴注剂量 ［1.75 mg/（kg·h）］（ml/h）	后续低剂量静脉滴注 ［0.2 mg/（kg·h）］（ml/h）
118~122	18	42	48
123~127	19	44	50
128~132	19.5	45.5	52
133~137	20	47	54
138~142	21	49	56
143~147	22	51	58
148~152	22.5	52.5	60

【临床配伍】见下配伍禁忌表。

配伍禁忌	本品与胺碘酮、阿替普酶、苯妥英钠、地西泮、卡泊芬净、两性霉素B、链激酶、兰索拉唑、氯丙嗪、喷他脒、葡萄糖酸奎尼丁、喷他佐辛、瑞替普酶、万古霉素存在配伍禁忌
注意事项	1. 溶媒选择：（1）0.9% 氯化钠注射液，（2）5% 葡萄糖注射液。 2. 本品一支加入溶媒5ml，摇动使药物完全溶解，然后继续稀释至浓度为5mg/ml使用。如果还需输入低剂量的本品，则每支加入5ml溶媒溶解，然后继续稀释至浓度为0.5mg/ml使用。 3. 本品溶解后要检查溶液是否有微粒和颜色，如有则禁止使用。 4. 新配制的溶液应是透明稍呈乳白色、无色或微黄色的溶液，请勿使用放置过的溶液。 5. 本品不能用于肌内注射。 6. 对以前曾用本品者，已产生抗体的患者要引起注意。 7. 接受 γ 射线近距离治疗的患者使用本品时有增加血栓形成的风险，甚至会导致死亡。 8 不明原因的红细胞容积、血红蛋白或血压下降提示可能有出血，如果出现出血或怀疑出血应停止给药
合用提示	1. 在静脉推注完肝素30min后或皮下注射完低分子量肝素8h后可使用本品。 2. 本品与血小板抑制剂如阿司匹林、噻氯匹定、氯吡格雷、阿昔单抗、埃替非巴肽或替罗非班的相互作用研究，结果显示，上述联合用药没有药效学上的相互作用。 3. 从药物作用机理可知，本品与抗凝药物（肝素、华法林、血小板球蛋白或血小板抑制剂）联合用药可能会增加出血的危险，在任何情况下，当本品与血小板抑制剂或抗凝药物联合用药时，要经常监测临床和生物学的凝血参数。 4. 本品可与糖蛋白Ⅱb/Ⅲa抑制剂（GPI）联合用药

卡络磺钠 [乙]
Carbazochrome Sodium Sulfonate

【其他名称】洛叶，永瑞纳。

【主要作用】本品能降低毛细血管通透性，增进毛细血管断裂端的回缩作用，增加毛细血管对损伤的抵抗力，常用于毛细血管通透性增加而产生的多种出血。

【适应症】用于泌尿系统、上消化道、呼吸道和妇产科出血疾病，对泌尿系统疗效较为显著，亦可用于手术出血的预防及治疗等。

【用法用量】静脉滴注，每次60~80mg；肌内注射，每次20mg，一日2次。

【临床配伍】 见下配伍禁忌表。

配伍禁忌	本品与盐酸尼卡地平存在配伍禁忌，不能混合使用
注意事项	1. 溶媒选择：0.9% 氯化钠注射液。 2. 临用前加灭菌注射用水或氯化钠注射液溶解。 3. 老年患者一般生理功能下降，使用本品时应注意考虑减量。 4. 注射后可出现恶心、眩晕及注射部位红、痛。 5. 本品发生性状改变时禁止使用。 6. 用药过程中如观察到异常，应停止用药并进行适当处理。 7. 本品 pH 值 4.5~6.5（10mg/ml 水溶液）
合用提示	未见相关资料

尿激酶[甲]
Urokinase

【其他名称】 洛欣。

【主要作用】 本品直接作用于内源性纤维蛋白溶解系统，能催化裂解纤溶酶原成纤溶酶，后者不仅能降解纤维蛋白凝块，亦能降解血液循环中的纤维蛋白原、凝血因子 V 和凝血因子 Ⅷ 等，从而发挥溶栓作用。本品对新形成的血栓起效快、效果好。本品还能提高血管 ADP 酶活性，抑制 ADP 诱导的血小板聚集，预防血栓形成。

【适应症】 用于血栓栓塞性疾病的溶栓治疗。包括急性广泛性肺栓塞、胸痛 6~12h 内的冠状动脉栓塞和心肌梗死、症状短于 3~6h 的急性期脑血管栓塞、视网膜动脉栓塞和其他外周动脉栓塞症状严重的髂－股静脉血栓形成者；用于人工心瓣手术后预防血栓形成，保持血管插管和胸腔及心包腔引流管的通畅等；溶栓的疗效均需后继的肝素抗凝加以维持。

【用法用量】 1. 肺栓塞：初次剂量 4400 单位 /kg，以 0.9% 氯化钠注射液或 5% 葡萄糖注射液配制，以 90ml/h 速度在 10min 内滴完；其后以 4400 单位 /h 的给药速度，连续静脉滴注 2h 或 12h。也可按 15000 单位 /kg 0.9% 氯化钠注射液配制后肺动脉内注入，间隔 24h 重复一次，最多使用 3 次。2. 心肌梗死：以 0.9% 氯化钠注射液配制后，按 6000 单位 /min 速度冠状动脉内连续滴注 2h，滴注前应先行静脉给予肝素 2500~10000 单位。也可将本品 200 万 ~300 万单位配制后静脉滴注，45~90min 滴完。3. 外周动脉血栓：以 0.9% 氯化钠注射液配制（浓度 2500 单位 /ml）4000 单位 /min 速度经导管注入血凝块。每 2h 夹闭导管 1 次；可调整滴入速度为 1000 单位 /min，直至血块溶解。4. 防治心脏瓣膜替换术后的血栓形成：4400 单位 /kg，0.9% 氯化钠注射液配制后 10~15min 滴完。然后以 4400 单位 /（kg·h）静脉滴注维持。当瓣膜功能正常后即停止用药；如用药 24h 仍无效或发生严重出血倾向应停药。5. 脓胸或心包积脓：胸腔或心包腔内注入灭菌注射用水配制（5000 单位 /ml）的本品 10000~250000 单位。6. 眼科：常用量为 5000 单位用 2ml 0.9% 氯化钠注射液配制冲洗前房。

【临床配伍】 见下配伍禁忌表。

配伍禁忌	1. 本品不得用酸性溶液稀释，以免药效下降。 2. 本品与盐酸尼卡地平存在配伍禁忌，不能混合使用。 3. 本品与氨甲苯酸有配伍禁忌

续表

注意事项	1. 溶媒选择：（1）0.9% 氯化钠注射液，（2）5% 葡萄糖注射液。 2. 已配制的注射液在室温下（25℃）8h 内使用；冰箱内（2~5℃）可保存 48h。 3. 应用本品前，应对患者进行红细胞比容、血小板计数、凝血酶时间（TT）、凝血酶原时间（PT）、激活的部分凝血激活酶时间（APTT）及优球蛋白溶解时间（ELT）的测定。TT 和 APTT 应小于 2 倍延长的范围内。 4. 用药期间应密切观察患者反应，如脉率、体温、呼吸频率和血压、出血倾向等，至少每 4h 记录 1 次。 5. 本品 pH 值 6.0~7.5（水溶液）
合用提示	1. 本品为溶栓药，与影响血小板功能的药物，如阿司匹林、吲哚美辛、保泰松等不宜合用。 2. 肝素和口服抗凝血药不宜与大剂量本品同时使用，以免增加出血危险

重组链激酶[甲]
Recombinant Streptokinase

【其他名称】思凯通。

【主要作用】本品与纤溶酶原以 1：1 克分子比结合成复合物，然后把纤溶酶原激活成纤溶酶，纤溶酶催化血栓主要基质纤维蛋白水解，从而使血栓溶解，血管再通；同时重组链激酶的溶栓作用因纤维蛋白的存在而增强，因此重组链激酶能有效特异地溶解血栓或血块，能治疗以血栓形成为主要病理变化的疾病。

【适应症】急性心肌梗死等血栓性疾病。

【用法用量】急性心肌梗死静脉溶栓治疗：每次 150 万 IU。急性心肌梗死溶栓治疗应尽早开始，争取发病 12h 内开始治疗。对于特殊患者（如体重过低或明显超重），医生可根据具体情况适当增减剂量（按 2 万 IU/kg 给药）。

【临床配伍】见下配伍禁忌表。

配伍禁忌	本品与苯妥英钠、比伐芦定、地西泮、二氮嗪、更昔洛韦、磺胺甲噁唑 / 甲氧苄啶、硫酸鱼精蛋白、氯丙嗪、米诺环素、纳布啡、喷他脒、盐酸羟嗪、万古霉素、异丙嗪存在配伍禁忌
注意事项	1. 溶媒选择：5% 葡萄糖注射液。 2. 将本品溶解于 100ml 溶媒中，静脉滴注 1h。 3. 溶解后的本品应在 4~6h 内使用。 4. 使用链激酶后 5 天至 12 个月内不能用重组链激酶
合用提示	与阿司匹林同时使用治疗急性心肌梗塞具有良好的效果。同时事先使用抗凝剂或右旋糖酐，可增加出血危险

重组人尿激酶原[乙]
Recombinant Human Prourokinase

【其他名称】普佑克。

【主要作用】本品是一种纤溶酶原激活剂，能够直接激活血栓表面的纤溶酶原转变为纤溶酶，静脉给予该药物，在循环系统中本品表现相对非活性状态，对血浆内源性纤溶酶原影响很小，只有在血栓表面，被激肽酶或纤溶酶激活，部分变成双链 UK，后者激活结合在血栓表面构型有所改变的纤溶酶原变成纤溶酶，使血栓纤维蛋白部分溶解，当血栓纤维蛋白暴露出 E– 片段，本品能直接激活在该片段 C– 端两个赖氨酸残基上的纤溶酶原，其活性增加 500 倍，产生大量纤溶酶使血栓纤维蛋白迅速降解，血栓溶解。本品是特异性的纤溶酶原激活剂，可以特异性的溶解体内血栓。

【适应症】用于急性 ST 段抬高型心肌梗死。本品应在症状发生后时间窗内尽可能早期使用。

【用法用量】急性 ST 段抬高型心肌梗死治疗：一次 50mg，先将 20mg 用 10ml 0.9% 氯化钠注射液溶解后，3min 静脉推注完毕，其余 30mg 溶于 90ml 生理盐水，于 30min 内滴注完毕。

【临床配伍】见下配伍禁忌表。

配伍禁忌	1. 本品不能与其他药物混合，既不能用于同一输液瓶，也不能应用同一输液管道。 2. 本品不可与肝素配伍使用
注意事项	1. 溶媒选择：0.9% 氯化钠注射液。 2. 配制时，加入 0.9% 氯化钠注射液后轻轻翻倒 1~2 次，不可剧烈摇荡，以免溶液产生泡沫，降低疗效。 3. 治疗过程同时使用肝素者，应注意肝素滴注剂量，并监测 APTT 值，APTT 值控制在肝素给药前的 1.5~2.5 倍为宜。 4. 如果出现明显内脏出血，尤其是脑出血时，应该停止溶栓治疗。 5. 本品的用量不要超过 50mg，否则会引起颅内出血的几率增高。 6. 本品是一种对纤维蛋白有选择的溶栓药物，对凝血系统影响轻微，一般不用给予凝血因子
合用提示	本品与阿加曲班合用时，有加剧出血倾向的危险，应注意减少阿加曲班药量

第三节　抗贫血药

蔗糖铁^[乙]
Iron Sucrose

【其他名称】维乐福。

【主要作用】多核氢氧化铁（Ⅲ）核心表面被大量非共价结合的蔗糖分子所包围，从而形成一个平均分子量为 43kDa 的复合物。这种大分子结构可以避免从肾脏被消除。这种复合物结构稳定，在生理条件下不会释放出铁离子。多核核心的铁被环绕的结构与生理状态下的铁蛋白结构相似。使用本品会引起人体生理的改变，其中包括对铁的摄入。

【适应症】用于口服铁剂效果不好而需要静脉给予铁剂治疗的病人。如：口服铁剂不能耐受的患者；口服铁剂吸收不好的患者。

【用法用量】1. 成人：每次 5~10ml（100~200mg 铁），每周 2~3 次。给药频率应不超过每周 3 次。儿童：每次 0.15ml/kg。2. 最大耐受单剂量：成人和老年人，静脉注射，本品 10ml（200mg 铁）至少注射 10min。静脉滴注，单剂量可增加到 0.35ml/kg，最多不可超过 25ml（500mg 铁），应稀释到 0.9% 氯化钠注射液 500ml 中，至少滴注 3.5h，每周 1 次。

【临床配伍】见下配伍禁忌表。

配伍禁忌	1. 本品不能与其他的治疗药物混合使用。 2. 本品禁用葡萄糖溶液稀释
注意事项	1. 溶媒选择：0.9% 氯化钠注射液。 2. 本品只能与 0.9% 氯化钠注射液混合使用。 3. 本品应以滴注或缓慢推注的方式静脉给药，或直接注射到透析器的静脉端，该药不适合肌内注射或按照患者需要铁的总量一次全剂量给药。 4. 静脉推注患者时本品应 10ml（200mg 铁）至少注射 10min。 5. 静脉滴注：1ml 本品最多只能稀释到 0.9% 氯化钠注射液 20ml 中，稀释液配好后应立即使用（如：5ml 本品最多稀释到 100ml 0.9% 氯化钠注射液中，而 25ml 本品最多稀释到 500ml 0.9% 氯化钠注射液中）。静脉滴注速度应为：100mg 至少滴注 15min；200mg 至少滴注 30min；300mg 至少滴注 1.5h；400mg 至少滴注 2.5h；500mg 至少滴注 3.5h。 6. 如果临床需要，本品的 0.9% 氯化钠注射液的稀释液体积可以小于特定的数量，配成较高浓度的本品药液。然而，滴注的速度必须根据每分钟给予铁的剂量来确定（如：10ml 本品 =200mg 铁应至少 30min 滴完；25ml 本品 =500mg 铁应至少 3.5h 滴完）。为保证溶液的稳定，不允许将本品配成更稀的溶液。 7. 本品不可不经稀释缓慢静脉注射，速度为 1ml/min，每次的最大注射剂量 10ml（200mg 铁）。静脉注射后，应伸展患者的胳膊。 8. 本品可直接注射到透析器的静脉端。 9. 为了减少低血压发生和静脉外的注射危险，本品的首选给药方式是静脉滴注。 10. 如果本品注射速度太快，会引发低血压。 11. 若发现本品玻璃瓶出现裂纹、破损；药物颜色发生变化、溶液发生浑浊、有异物等异常现象，禁止使用。 12. 本品的容器被打开后应立即使用，如果在日光中 4~25℃ 的温度下贮存，0.9% 氯化钠注射液稀释后的本品应在 12h 内使用。 13. 谨防静脉外渗漏。如果遇到静脉外渗漏，应按以下步骤进行处理：若针头仍然插者，用少量 0.9% 氯化钠注射液清洗。为了加快铁的清除，指导患者用黏多糖软膏或油膏涂在针眼处。轻涂抹黏多糖软膏或油膏。禁止按摩以避免铁的进一步扩散。 14. 用药过量会导致急性铁过载，表现为高铁血症。用药过量应采用有效的方法进行处理，必要时使用铁螯合剂。
合用提示	本品会减少口服铁剂的吸收，所以本品不能与口服铁剂同时使用。因此口服铁剂的治疗应在注射完本品的 5 天之后开始使用

第四节　抗血小板药

阿魏酸钠
Sodium Ferulate

【其他名称】古比宁，益欣乐。

【主要作用】动物研究结果显示阿魏酸钠能抑制丙二醛及血栓素 B_2 的产生，减轻心肌水肿及乳酸脱氢酶的释放，并能促进 6- 酮 - 前列腺 $F_{1\alpha}$ 的产生，具有抗血小板聚集、舒张血管及心肌保护作用。

【适应症】用于缺血性心脑血管病的辅助治疗。

【用法用量】静脉滴注：一次 0.1~0.3g，一日 1 次。肌内注射：一次 0.1g，一日 1~2 次。建议疗程为 10 天。

【临床配伍】见下配伍禁忌表。

配伍禁忌	1.本品与维生素 B₆注射液存在配伍禁忌［牟小娟，汤玲.中国实用护理杂志,2013,29(31）：31］。 2.本品与异甘草酸镁注射液存在配伍禁忌［叶容.中国实用护理杂志，2013，29（29）：21］。 3.本品与奥硝唑存在配伍禁忌［时彩燕，李秀芹.全科护理，2008，6（10）：858］
注意事项	1.溶媒选择：（1）0.9% 氯化钠注射液，（2）5% 葡萄糖注射液，（3）10% 葡萄糖注射液，（4）葡萄糖氯化钠注射液。 2.注射用阿魏酸钠临用前以 0.9% 氯化钠注射液 2~4ml 溶解。 3.0.9% 氯化钠注射液溶解时少许沉淀不影响使用，摇匀后即可。 4.本品溶解后加入葡萄糖注射液、氯化钠注射液或葡萄糖氯化钠注射液 100~500ml 静脉滴注。 5.当药物性状发生改变时：如瓶内有异物、颜色改变请勿使用。 6.如发现安瓿破裂或药物出现浑浊、沉淀者不得使用。 7.注射用本品 pH 值 6.0~7.5（50mg/ml 水溶液）
合用提示	本品具有抗血小板聚集作用，与其他抗血小板聚集药物合用可能会增加出血风险，应注意观察

前列地尔
Alprostadil

【其他名称】凯时，凯彤。

【主要作用】本品是以脂微球为药物载体的静脉注射用前列地尔制剂，由于脂微球的包裹，前列地尔不易失活，且具有易于分布到受损血管部位的靶向特性，从而发挥本品扩张血管、抑制血小板聚集的作用。另外，本品还具有稳定肝细胞膜及改善肝功能的作用。

【适应症】1.治疗慢性动脉闭塞症（血栓闭塞性脉管炎、闭塞性动脉硬化症等）引起的四肢溃疡及微小血管循环障碍引起的四肢静息疼痛，改善心脑血管微循环障碍。2.脏器移植术后抗栓治疗，用以抑制移植后血管内的血栓形成。3.动脉导管依赖性先天性心脏病，用以缓解低氧血症，保持导管血流以等待时机手术治疗。4.用于慢性肝炎的辅助治疗。

【用法用量】成人，每次 1~2ml（前列地尔 5~10μg），一日 1 次。

【临床配伍】见下配伍禁忌表。

配伍禁忌	本品不能与输液以外的药物混合使用，避免与血浆增溶剂（右旋糖酐、明胶制剂等）混合
注意事项	1.溶媒选择：（1）0.9% 氯化钠注射液，（2）5% 葡萄糖注射液。 2.本品加入 10ml 溶媒中，缓慢静脉推注，或直接入小壶缓慢静脉滴注。 3.本品与输液混合后在 2h 内使用，残液不能再使用。 4.小儿先天性心脏病患者用药，推荐静脉滴注速度为 5ng/（kg·min）。 5.不能使用冻结的药物。 6.打开安瓿时，用酒精棉擦净后，把安瓿上的标记点朝上，向下掰。 7.注射部位有时出现血管疼、发红，偶见发硬、瘙痒等。 8.一旦出现加重心衰、肺水肿、胸部发紧感、血压下降等症状，立即停药。 9.出现不良反应时，应采取减慢给药速度、停止给药等适当措施。 10.本品注射液 pH 值 4.5~6.0
合用提示	本品具有抗血小板聚焦作用，与其他抗血小板聚集药物合用可能会增加出血风险，应注意观察

替罗非班[乙]
Tirofiban

【其他名称】艾卡特。

【主要作用】本品是一种非肽类的血小板糖蛋白Ⅱb/Ⅲa受体拮抗剂，该受体是与血小板聚集过程有关的主要血小板表面受体。本品可阻止纤维蛋白原与糖蛋白Ⅱb/Ⅲa结合，因而阻断血小板的交联及血小板的聚集。

【适应症】本品与肝素联用，用于不稳定型心绞痛或非Q波心肌梗死患者，预防心脏缺血事件，同时也适用于冠脉缺血综合征患者进行冠脉血管成形术或冠脉内斑块切除术，以预防与经治冠脉突然闭塞有关的心脏缺血并发症。

【用法用量】1.不稳定型心绞痛或非Q波心肌梗死：本品与肝素联用应静脉滴注，起始30min滴注速率为0.4μg/（kg·min），起始输注量完成后，继续以0.1μg/（kg·min）的速度维持滴注。本品与肝素联用滴注一般至少持续48h。在血管造影术期间可持续滴注，并在血管成形术/动脉内斑块切除术后持续滴注12~24h。当患者激活凝血时间小于180s或停用肝素后2~6h应撤去动脉鞘管。下表可作为按体重调整剂量的指南。

患者体重（kg）	大多数患者		严重肾功能不全患者	
	30min 负荷滴注速度（ml/h）	维持滴注速度（ml/h）	30min 负荷滴注速度（ml/h）	维持滴注速度（ml/h）
30~37	16	4	8	2
38~45	20	5	10	3
46~54	24	6	12	3
55~62	28	7	14	4
63~70	32	8	16	4
71~79	36	9	18	5
80~87	40	10	20	5
88~95	44	11	22	6
96~104	48	12	24	6
105~112	52	13	26	7
113~120	56	14	28	7
121~128	60	15	30	8
129~137	64	16	32	8
138~145	68	17	34	9
146~153	72	18	36	9

2.血管成形术/动脉内斑块切除术：本品与肝素联用应静脉滴注，起始推注剂量为10μg/kg，3min内推注完毕，而后以0.15μg/（kg·min）的速率维持滴注。本品维持量滴注应持续36h。此后，停用肝素。如果患者激活凝血时间小于180s应撤掉动脉鞘管。下表可作为按体重调整剂量的指南。

患者体重（kg）	大多数患者		严重肾功能不全患者	
	3min 内推注量（ml）	维持滴注速度（ml/h）	3min 内推注量（ml）	维持滴注速度（ml/h）
30~37	7	6	4	3
38~45	8	8	4	4
46~54	10	9	5	5
55~62	12	11	6	6
63~70	13	12	7	6
71~79	15	14	8	7
80~87	17	15	9	8
88~95	18	17	9	9
96~104	20	18	10	9
105~112	22	20	11	10
113~120	23	21	12	11
121~128	25	23	13	12
129~137	26	24	13	12
138~145	28	26	14	13
146~153	30	27	15	14

3. 严重肾功能不全患者（肌酐清除率小于 30ml/min）：剂量应减少 50%。

【临床配伍】见下配伍禁忌表。

配伍禁忌	1. 本品不能与地西泮在同一条静脉输液管路中使用。 2. 本品可以与下列药物在同一条静脉输液管路中使用，如硫酸阿托品、多巴酚丁胺、多巴胺、盐酸肾上腺素、呋塞米、利多卡因、盐酸咪达唑仑、硫酸吗啡、硝酸甘油、氯化钾、盐酸普萘洛尔、法莫替丁
注意事项	1. 溶媒选择：（1）0.9% 氯化钠注射液；（2）5% 葡萄糖注射液。 2. 本品使用前必须稀释。 3. 本品可与肝素联用，从同一输液管路输入。 4. 本品仅供静脉使用，必须注意避免长时间负荷输入。注意根据患者体重调整静脉推注剂量和滴注速率。 5. 过量使用本品时，应根据患者的临床情况适当中断治疗或调整滴注剂量。 6. 本品可通过血液透析清除
合用提示	1. 因本品抑制血小板聚集，所以与其他影响止血的药物（如华法林）合用时应当谨慎。 2. 肝素与影响止血的其他产品如血小板糖蛋白 IIb/IIIa 受体拮抗剂联用时，有可能发生潜在致命性出血。 3. 本品与肝素和阿司匹林联用时，比单独使用肝素和阿司匹林出血的发生率增加。 4. 在临床研究中，本品已与 β-受体阻滞剂、钙拮抗剂、非甾体类抗炎药（NSAIDs）及硝酸酯类联用，未见有临床意义的不良相互作用。 5. 以下这些药物对本品的血浆清除率无具有临床意义的相互作用：醋丁洛尔、醋氨酚、阿普唑仑、氨氯地平、阿司匹林、阿替洛尔、溴西泮、卡托普利、地西泮、地高辛、地尔硫䓬、多库酯钠、依那普利、呋塞米、优降糖、肝素、胰岛素、异山梨酯、左旋甲状腺素、劳拉西泮、洛伐他汀、甲氧氯普胺、美托洛尔、吗啡、硝苯地平、硝酸酯类、奥美拉唑、奥沙西泮、氯化钾、普萘洛尔、雷尼替丁、辛伐他汀、硫糖铝和替马西泮

依替巴肽 [乙]
Eptifibatide

【其他名称】翰安，泽悦。

【主要作用】本品通过阻止纤维蛋白原，von Willebrand 因子和其他黏附因子配体结合到血小板 GP Ⅱ b/ Ⅲ a 受体而可逆性抑制血小板聚集。静脉给药后，本品呈浓度和剂量依赖性抑制体外血小板聚集，停止输注本品后，血小板聚集抑制变为可逆，认为是由于本品从血小板中分离所致。

【适应症】用于治疗急性冠状动脉综合征（不稳定型心绞痛 / 非 ST 段抬高型心肌梗死），包括将接受药物治疗或拟行经皮冠状动脉介入术（PCI）的患者。

【用法用量】1. 急性冠状动脉综合征患者。肾功能正常：诊断后及早快速静脉推注 180 μg/kg，继之持续静脉滴注 2.0μg/（kg·min）；肌酐清除率 <50ml/min：诊断后及早快速静脉推注 180μg/kg，继之立即持续静脉滴注 1.0μg/（kg·min）。静脉滴注至开始行冠状动脉旁路移植术（CABG）或患者出院（以时间短者为准），时间可长达 72h。如患者进行 PCI 术，静脉滴注持续至出院或 PCI 术后 18~24h（以时间短者为准），治疗总时程可达 96h。2. 接受 PCI 术的患者。肾功能正常：接受 PCI 术前，两次快速静脉推注 180μg/kg（间隔 10min），继以 2.0μg/（kg·min）持续静脉滴注；肌酐清除率 <50ml/mim：接受 PCI 术前，两次快速静脉推注 180μg/kg（间隔 10min），继以 1.0μg/（kg·min）持续静脉滴注。静脉滴注应持续至出院或术后 18~24h（以时间短者为准），建议至少静脉滴注 12h。如准备接受冠状动脉旁路移植术（CABG），静脉滴注应持续至 CABG 术前。本品的用药剂量表如下。

患者体重（kg）	180μg/kg （2mg/ml）	2.0μg/（kg·min） （0.75mg/ml）	1.0μg/（kg·min） （0.75mg/ml）
37~41	3.4ml	6.0ml/h	3.0ml/h
42~46	4.0ml	7.0ml/h	3.5ml/h
47~53	4.5ml	8.0ml/h	4.0ml/h
54~59	5.0ml	9.0ml/h	4.5ml/h
60~65	5.6ml	10.0ml/h	5.0ml/h
66~71	6.2ml	11.0ml/h	5.5ml/h
72~78	6.8ml	12.0ml/h	6.0ml/h
79~84	7.3ml	13.0ml/h	6.5ml/h
85~90	7.9ml	14.0ml/h	7.0ml/h
91~96	8.5ml	15.0ml/h	7.5ml/h
97~103	9.0ml	16.0ml/h	8.0ml/h
104~109	9.5ml	17.0ml/h	8.5ml/h
110~115	10.2ml	18.0ml/h	9.0ml/h
116~121	10.7ml	19.0ml/h	9.5ml/h
>121	11.3ml	20.0ml/h	10.0ml/h

【临床配伍】 见下配伍禁忌表。

配伍禁忌	本品不可与呋塞米经同一静脉通路给药
注意事项	1. 溶媒选择：（1）0.9% 氯化钠注射液；（2）0.9% 氯化钠 /5% 葡萄糖注射液。 2. 本品静脉推注给药后，要立即持续静脉滴注。在使用输液装置输注给药时，30 ml（30mg）加到 50 ml 的 0.9% 氯化钠注射液或 0.9% 氯化钠 /5% 葡萄糖注射液中，摇匀后，用于静脉滴注。 3. 在行经皮冠状动脉介入术（PCI）的患者中，如果压迫不能止血，本品以及合用的肝素必须立即停止使用
合用提示	1. 依诺肝素按 1.0 μg/kg，皮下注射，每 12h 一次，给药 4 次，并不改变依替巴肽的药代动力学或健康成人的血小板凝集水平。 2. 与其他影响止血功能药物如溶栓剂、口服抗凝血药、非甾体类抗炎药以及双嘧达莫，合用时需谨慎。 3. 为免产生累积药理作用，避免与其他血小板受体 GP Ⅱb/ Ⅲa 抑制剂联合用药。 4. 本品可与阿替普酶、阿托品、多巴酚丁胺、肝素、利多卡因、哌替啶、美托洛尔、咪达唑仑、吗啡、硝酸甘油或维拉帕米经同一静脉通路给药

第六章　呼吸系统药物

第一节　平喘药

氨茶碱[甲]
Aminophylline

【其他名称】茶碱乙烯双胺，茶碱乙二胺盐。

【主要作用】本品为茶碱和乙二胺的复合物，乙二胺可增加茶碱的水溶性。茶碱通过松弛支气管平滑肌和抑制肥大细胞释放过敏性介质。在解痉的同时还可减轻支气管的充血和水肿，解除多种原因引起的支气管痉挛；并有舒张冠状动脉、外周血管和胆管平滑肌作用；增加心肌收缩力和轻微的利尿作用。

【适应症】用于支气管哮喘、慢性喘息性支气管炎、慢性阻塞性肺病等缓解喘息症状；也可用于心功能不全和心源性哮喘。

【用法用量】静脉滴注，成人，一次 0.25~0.5g，一日 0.5~1g。静脉给药极量：一次 0.5g，一日 1g；静脉注射，成人，一次 0.125~0.25g，一日 0.5~1g；小儿常用量，一次 2~4mg/kg。

【临床配伍】见下配伍禁忌表。

配伍禁忌	1. 静脉用药时，应避免与维生素 C、促皮质激素、去甲肾上腺素、四环素类盐酸盐配伍。 2. 本品与胺碘酮、青霉素、头孢吡肟、头孢曲松、头孢替唑、头孢噻肟、头孢呋辛、头孢哌酮舒巴坦钠、头孢噻利、头孢米诺、环丙沙星、克林霉素、万古霉素、盐酸多巴酚丁胺、盐酸异丙肾上腺素、兰索拉唑、盐酸哌替啶、去甲肾上腺素、盐酸多柔比星、酒石酸长春瑞滨、炎琥宁、吗啡、银杏叶提取物、清开灵、舒血宁、普鲁卡因、尼卡地平有配伍禁忌。 3. 本品禁与环磷腺苷葡胺同时静脉给药
注意事项	1. 溶媒选择：（1）5% 葡萄糖注射液，（2）10% 葡萄糖注射液，（3）25% 葡萄糖注射液，（4）50% 葡萄糖注射液。 2. 本品用于成人静脉推注时以 50% 葡萄糖注射液稀释至 20~40ml，注射时间不得短于 10min；静脉滴注时以 5%~10% 葡萄糖注射液稀释后缓慢静脉滴注。用于儿童静脉推注时，应以 5%~25% 葡萄糖注射液稀释后缓慢静脉推注。 3. 老年人因血浆清除率降低，潜在毒性增加，55 岁以上患者慎用或酌情减量。 4. 茶碱制剂可致心律失常和（或）使原有的心律失常加重；患者心率和（或）节律的任何改变均应进行监测。 5. 应定期监测血清茶碱浓度，以保证最大的疗效而不发生血药浓度过高的危险。 6. 本品 pH 值不超过 9.6
合用提示	1. 与麻黄碱及其他拟交感胺类支气管扩张药合用疗效增加但毒性亦增强。 2. 与别嘌醇（大剂量）、西咪替丁、普萘洛尔及口服避孕药合用可使本品清除率降低，血清浓度增高。 3. 与利福平合用可使本品血清浓度降低，与苯妥英钠合用时，两药血清浓度均降低。 4. 对于需用本品的患者，最好避免使用非选择性 β - 受体阻滞药（如普萘洛尔），因它们的药理作用相互拮抗，本品的支气管扩张作用可能受到抑制。 5. 与巴比妥类、卡马西平及其他肝药酶诱导剂合用可加快本品的代谢和清除。 6. 与克林霉素、林可霉素及某些大环内酯类（红霉素、罗红霉素、克拉霉素）、喹诺酮类抗菌药（伊诺沙星、环丙沙星）合用时，可降低本品在肝脏的清除率，使血药浓度升高，甚至出现毒性反应，应在给药时调整本品的用量。 7. 与锂盐合用时，可加速肾脏对锂的排出，后者疗效因而降低。 8. 与其他茶碱类药合用时，不良反应可增多。 9. 吸烟者茶碱的肝代谢加强，需增加本品用药剂量

多索茶碱^[乙]
Doxofylline

【其他名称】安赛玛，索雯，枢维新。

【主要作用】本品是甲基黄嘌呤的衍生物，它是一种支气管扩张剂，可直接作用于支气管，松弛支气管平滑肌。通过抑制平滑肌细胞内的磷酸二酯酶等作用，松弛平滑肌，从而达到抑制哮喘的作用。

【适应症】支气管哮喘、喘息性慢性支气管炎及其他支气管痉挛引起的呼吸困难。

【用法用量】缓慢静脉推注，成人，一次 200mg，12h 一次，5~10 日为一疗程；缓慢静脉滴注，成人，一次 300mg，一日 1 次。

【临床配伍】见下配伍禁忌表。

配伍禁忌	1. 本品与盐酸氨溴索有配伍禁忌［赵改梅.内蒙古中医药，2013，32（28）：181］。 2. 本品与美罗培南有配伍禁忌［刘凤平.临床军医杂志，2011，39（4）：614］。 3. 本品与呋塞米有配伍禁忌［乔晓娇.慢性病学杂志，2010，12（7）：757］。 4. 本品与头孢哌酮–舒巴坦钠有配伍禁忌［秦晓娜，杨鲜苹.慢性病学杂志，2010，12（7）：766］。 5. 本品与注射用美洛西林钠有配伍禁忌［张帅.护理实践与研究，2011，8（12）：79］。 6. 本品与注射用头孢替唑钠有配伍禁忌［曾宝丽.中国误诊学杂志，2011，11（22）：5302］。 7. 本品与注射用多烯磷脂酰胆碱有配伍禁忌［张靖.临床护理杂志，2014，13（5）：79–80］
注意事项	1. 溶媒选择：（1）0.9% 氯化钠注射液，（2）5% 葡萄糖注射液，（3）25% 葡萄糖注射液。 2. 本品以 25% 葡萄糖注射液稀释至 40ml，缓慢静脉推注，注射时间应在 20min 以上。 3. 本品加入 5% 葡萄糖注射液或 0.9% 氯化钠注射液 100ml 中，静脉滴注，滴注速度不宜过快，一般应在 45min 以上。 4. 本品在低温放置时会有析出现象，使用前应认真检查。如发现药液浑浊切勿使用。在外界温度较低时，使用本品前应将其放置到室温使用。 5. 如过量使用会出现严重心律失常、阵发性痉挛等。此表现为初期中毒症状，此时应暂停用药，监测血药浓度。但在上述中毒迹象和症状完全消失后仍可继续使用。 6. 茶碱类药物个体差异较大，本品的剂量亦要视个体病情变化选择最佳剂量和用药方法，并监测血药浓度。 7. 多索茶碱注射液 pH 值 4.5~6.5。 8. 注射用多索茶碱 pH 值 5.0~7.0（1mg/ml 水溶液）。 9. 多索茶碱葡萄糖注射液 pH 值 3.5~6.0
合用提示	1. 与麻黄碱或其他肾上腺素类药物同时使用时须慎重。 2. 巴比妥类药物对本品代谢影响不明显。 3. 与氟喹诺酮类药物如伊诺沙星、环丙沙星合用宜减量。 4. 红霉素、醋竹桃霉素、林可霉素、克林霉素、别嘌呤醇、西咪替丁、普萘洛尔和流感疫苗等与本品同时使用，可能会减弱黄嘌呤类药物的肝脏清除率，引起血液浓度的增加

二羟丙茶碱^[乙]
Diprophylline

【其他名称】阿圣诺奇。

【主要作用】本品平喘作用与茶碱相似。心脏兴奋作用仅为氨茶碱的 1/20~1/10。对心脏和神经系统的影响较少。尤适用于伴心动过速的哮喘患者。本品对呼吸道平滑肌有直接松弛作用。

【适应症】用于支气管哮喘、喘息型支气管炎、阻塞性肺气肿等以缓解喘息症状。也用于心源性肺水肿引起的哮喘。

【用法用量】静脉滴注。每次 0.25~0.75g。

【临床配伍】见下配伍禁忌表。

配伍禁忌	本品与环丙沙星、磷霉素、磺胺嘧啶、利巴韦林、甲硝唑、氟罗沙星、红霉素、吉他霉素、林可霉素、克林霉素、环丙沙星、氧氟沙星、左氧氟沙星、培氟沙星、氟康唑、异烟肼、阿奇霉素、福诺沙星、依诺沙星、普萘洛尔、异丙肾上腺素、美西律、普罗帕酮、丙泊酚、利多卡因、苯巴比妥、苯妥英钠、西咪替丁、法莫替丁、氨茶碱、沙丁胺醇、特布他林存在配伍禁忌
注意事项	1. 溶媒选择：（1）5% 葡萄糖注射液，（2）10% 葡萄糖注射液。 2. 静脉滴注时以适量溶媒稀释后使用。 3. 大剂量可致中枢兴奋，预服镇静药可防止。 4. 静脉滴注太快可引起一过性低血压和周围循环衰竭。 5. 如遇变色、结晶、浑浊、异物应禁用。 6. 本品 pH 值 4.0~7.0
合用提示	1. 与锂盐合用时，可使锂的肾排泄增加，影响锂盐的作用。 2. 与咖啡因或其他黄嘌呤类药并用，可增加其作用和毒性。 3. 与克林霉素、林可霉素及某些大环内酯类、喹诺酮类抗生素合用时，可降低本品在肝脏的清除率，使血液浓度升高，甚至出现毒性反应，应在给药前后调整本品的用量。 4. 与普萘洛尔合用时，本品的支气管扩张作用受到抑制

特布他林[乙]
Terbutaline Sulfate

【其他名称】苏顺。

【主要作用】本品是一种肾上腺素能激动剂。可选择性激动 β_2 受体，舒张支气管平滑肌，抑制内源性致痉挛物质的释放及内源性介质引起的水肿，提高支气管黏膜纤毛上皮廓清能力，也可舒张子宫平滑肌。

【适应症】用于预防和缓解支气管哮喘、与支气管和肺气肿有关的可逆性支气管痉挛患者。

【用法用量】静脉滴注。成人每日 0.5~0.75mg，分 2~3 次给药。

【临床配伍】见下配伍禁忌表。

配伍禁忌	本品与二羟丙茶碱、普萘洛尔、博来霉素、垂体后叶素、缩宫素、麦角新碱存在配伍禁忌
注意事项	1. 溶媒选择：0.9% 氯化钠注射液。 2. 将本品 0.25mg 加入溶媒 100ml 中，以 $2.5\mu g/min$ 的速度缓慢静脉滴注。 3. 不推荐小于 12 岁的儿童和大于 60 岁的老年人使用本品。 4. 本品 pH 值 3.0~5.0
合用提示	1. 与其他拟交感神经药合用可加重副作用。 2. 不宜与 β-受体阻滞剂合用。 3. β-受体激动剂应用于正在接受单胺氧化酶抑制剂和三环类抗抑郁药治疗的患者时应谨慎，因为联用会使 β-受体激动剂对心血管系统的作用加强。 4. 本品在临床使用时，雾化吸收和静脉滴注不建议同时使用，以防药性叠加产生不良后果

沙丁胺醇[乙]
Salbutamol

【其他名称】羟甲叔丁肾上腺素，柳丁氨醇。

【主要作用】本品为选择性 β_2 受体激动剂，能选择性激动支气管平滑肌的 β_2 - 受体，有较强的支气管扩张作用。对心脏的兴奋作用比异丙肾上腺素小。

【适应症】用于治疗支气管哮喘或喘息性支气管炎等伴有支气管痉挛的呼吸道疾病。

【用法用量】静脉推注或静脉滴注：一次 0.4mg；肌内注射：一次 0.4mg，必要时 4h 可重复注射。

【临床配伍】见下配伍禁忌表。

配伍禁忌	本品与苯海拉明、泮托拉唑、氨苄西林存在配伍禁忌
注意事项	1. 溶媒选择：（1）0.9% 氯化钠注射液，（2）5% 葡萄糖注射液。 2. 本品静脉推注时用溶媒 20ml 稀释后缓慢推注。 3. 静脉滴注时用 5% 葡萄糖注射液 100ml 稀释后使用。 4. 本品 pH 值 3.0~4.5
合用提示	1. 同时应用其他肾上腺素受体激动剂者，其作用可增加，不良反应也可能加重。 2. 与茶碱类药合用时，可增加松弛支气管平滑肌的作用，也可能增加不良反应

第二节　祛痰药

氨溴索[乙]
Ambroxol

【其他名称】沐舒坦，兰苏，开顺。

【主要作用】本品具有黏液排除促进作用及溶解分泌物的特性。它可促进呼吸道内黏稠分泌物的排除及减少黏液的滞留，因而显著促进排痰，改善呼吸状况。应用本品治疗时，患者黏液的分泌可恢复至正常状况。咳嗽及咳痰量通常显著减少，呼吸道黏膜的表面活性物质因而发挥其正常的保护功能。

【适应症】用于伴有痰液分泌不正常及排痰功能不良的急性、慢性肺部疾病。例如慢性支气管炎急性加重、喘息型支气管炎及支气管哮喘的祛痰治疗；手术后肺部并发症的预防性治疗；早产儿及新生儿的婴儿呼吸窘迫综合征（IRDS）的治疗。

【用法用量】1. 静脉注射。成人及 12 岁以上儿童：每日 2 次，每次 30mg。预防治疗：（1）成人及 12 岁以上儿童：每日 2~3 次，每次 15mg，严重病例可以增至每次 30mg。（2）6~12 岁儿童：每日 2~3 次，每次 15mg。（3）2~6 岁儿童：每日 3 次，每次 7.5mg。（4）2 岁以下儿童：每日 2 次，每次 7.5mg。2. 注射器泵给药。婴儿呼吸窘迫综合征的治疗：每日 30mg/kg，分 4 次给药。

【临床配伍】见下配伍禁忌表。

配伍禁忌	1. 禁止本品与其他药物在同一容器内混合，注意配伍用药，应特别注意避免与头孢类抗生素、中药注射剂等配伍应用。 2. 不可与丹参酮 II_A 磺酸钠配伍使用，否则会使溶液产生浑浊或沉淀
注意事项	1. 溶媒选择：（1）0.9% 氯化钠注射液，（2）5% 葡萄糖注射液，（3）10% 葡萄糖注射液，（4）果糖注射液，（5）林格溶液，（6）灭菌注射用水。 2. 静脉推注时将本品用灭菌注射用水 5ml 溶解后缓慢推注。 3. 本品用于预防治疗时均应慢速静脉推注或输注。 4. 本品用于婴儿 IRDS 治疗时注射器泵给药时间至少 5min。 5. 本品亦可与葡萄糖、果糖、氯化钠或林格液混合静脉滴注使用。 6. 本品不能与 pH 大于 6.3 的其他偏碱性溶液混合，因为 pH 值增加会导致产生氨溴索游离碱沉淀。 7. 若静脉用药时注射速度过快，可引起头痛、疲劳、精疲力竭、下肢沉重等感觉。 8. 盐酸氨溴索注射液 pH 值 3.5~5.5。 9. 注射用盐酸氨溴索 pH 值 4.5~6.0（10mg/ml 水溶液）
合用提示	1. 本品与抗生素（阿莫西林、头孢呋辛、红霉素、强力霉素）协同治疗可升高抗生素在肺组织浓度。 2. 应避免同时服强力镇咳药

溴己新 [乙]
Bromhexine

【其他名称】傲群，普尼克斯，伏枝。

【主要作用】本品是从鸭咀花碱（Vasicine）得到的半合成品，具有减少和断裂痰液中黏多糖纤维的作用，使痰液黏度降低，痰液变薄，易于咳出。其次是它能抑制黏液腺和杯状细胞中酸性糖蛋白的合成，使痰液中的唾液酸（酸性黏多糖成分之一）含量减少，痰液黏度下降，有利于痰咳出。本品的祛痰作用尚与其促进呼吸道黏膜的纤毛运动及具有恶性祛痰作用有关。由于痰液咳出，使患者的通气得到了改善。

【适应症】用于慢性支气管炎及其他呼吸道疾病如哮喘、支气管扩张、矽肺等有黏痰不易咳出的患者。

【用法用量】肌内注射或静脉滴注。每次 4mg，一日 8~12mg。

【临床配伍】见下配伍禁忌表。

配伍禁忌	1. 本品与头孢米诺钠有配伍禁忌［范勤梅.中国医药指南，2012，10（24）：687］。 2. 本品与阿莫西林钠舒巴坦钠有配伍禁忌［李红，吕樱.哈尔滨医药，2011，31（1）：78］。 3. 本品与奥硝唑氯化钠注射液有配伍禁忌［李红.西南国防医药，2012，22（3）：242］。 4. 本品与更昔洛韦有配伍禁忌［张兰，邓兰.基层医学论坛，2012，16（20）：2673］。 5. 本品与阿昔洛韦有配伍禁忌［许朝霞.临床护理杂志，2012，11（6）：80-81］。 6. 本品与美罗培南有配伍禁忌［葛春璐.护理学报，2009，16（22）：51］。 7. 本品与碳酸氢钠注射液有配伍禁忌［李庆.云南医药，2015，36（5）：576］。 8. 本品与阿莫西林钠氟氯西林钠有配伍禁忌［周旭红，曾芳.当代护士（中旬刊），2013，（8）：157］。 9. 本品与注射用葛根素有配伍禁忌［袁虹英，董娇.当代护士（中旬刊），2016（2）：74］。 10. 本品与注射用甲泼尼龙琥珀酸钠有配伍禁忌[张泰，申红霞，刘杰.中国现代应用药学，2015，32（11）：1400］。 11. 本品与注射用泮托拉唑钠有配伍禁忌［楚晓霞.中国误诊学杂志，2010，10（3）：591］。

配伍禁忌	12. 本品与注射用头孢哌酮舒巴坦钠有配伍禁忌［张秀霞，魏宗婷. 护理研究，2009，23（15）：1401］。 13. 本品与兰索拉唑有配伍禁忌［李媛媛，孟英涛，王莹莹，等. 护士进修杂志，2017，32（24）：2284］。 14. 本品与磷霉素钠有配伍禁忌［余世荣，勾荣. 中国医药导刊，2008，10（8）：1259］
注意事项	1. 溶媒选择：（1）0.9% 氯化钠注射液，（2）5% 葡萄糖注射液。 2. 静脉滴注时用适量溶媒稀释后使用。 3. 当药物性状发生改变时禁止使用
合用提示	本品能增加四环素类抗生素在支气管中的分布浓度，故二者并用时能增强此类抗生素的疗效

第七章 消化系统药物

第一节 解痉药

阿托品^[甲]
Atropine

【其他名称】混旋莨菪碱。

【主要作用】本品为典型的 M 胆碱受体阻滞剂。除具有一般的抗 M 胆碱作用，如解除胃肠平滑肌痉挛、抑制腺体分泌、扩大瞳孔、升高眼压、调节视力麻痹、加快心率、扩张支气管等外，大剂量时能作用于血管平滑肌，扩张血管、解除痉挛性收缩，改善微循环。此外本品能兴奋或抑制中枢神经系统，具有一定的剂量依赖性。对心脏、肠和支气管平滑肌作用比其他颠茄生物碱更强而持久。

【适应症】用于各种内脏绞痛，如胃肠绞痛及膀胱刺激症状。对胆绞痛、肾绞痛的疗效较差；全身麻醉前给药、严重盗汗和流涎症；迷走神经过度兴奋所致的窦房阻滞、房室阻滞等缓慢型心律失常，也可用于继发于窦房结功能低下而出现的室性异位节律；抗休克；解救有机磷酸酯类中毒。

【用法用量】1.皮下、肌内或静脉推注：成人常用量，每次 0.3~0.5mg，一日 0.5~3mg；极量：每次 2mg。儿童皮下注射：0.01~0.02mg/kg，一日 2~3 次。静脉推注：用于治疗阿－斯综合征，每次 0.03~0.05mg/kg，必要时 15min 重复 1 次。2.抗心律失常：成人静脉推注 0.5~1mg，按需可 1~2h 一次，最大量为 2mg。3.解毒：用于锑剂引起的阿－斯综合征，静脉推注 1~2mg，15~30min 后再注射 1mg；有机磷中毒，肌内注射或静脉推注 1~2mg（严重有机磷中毒可加大 5~10 倍），每 10~20min 重复。4.抗休克改善循环：成人 0.02~0.05mg/kg，用 50% 葡萄糖注射液稀释后静脉推注或用葡萄糖注射液稀释后静脉滴注。5.麻醉前用药：成人术前 0.5~1h，肌内注射 0.5mg；小儿皮下注射，体重 3kg 以下者为 0.1mg，7~9kg 为 0.2mg，12~16kg 为 0.3mg，20~27kg 为 0.4mg，32kg 以上为 0.5mg。

【临床配伍】见下配伍禁忌表。

配伍禁忌	本品禁止与肌苷配伍
注意事项	1.溶媒选择：（1）5% 葡萄糖注射液，（2）10% 葡萄糖注射液，（3）50% 葡萄糖注射液。 2.孕妇静脉注射阿托品可使胎儿心动过速。 3.老年人容易发生抗 M 胆碱样副作用，如排尿困难、便秘、口干（特别是男性），也易诱发未经诊断的青光眼，一经发现，应即停药。 4.本品 pH 值 3.5~5.5
合用提示	1.与尿碱化药包括含镁或钙的制酸药、碳酸酐酶抑制药、碳酸氢钠、枸橼酸盐等合用时，阿托品排泄延迟，作用时间和（或）毒性增加。 2.与金刚烷胺、吩噻嗪类药、其他抗胆碱药、扑米酮、普鲁卡因胺、三环类抗抑郁药合用，阿托品的毒副反应可加剧。 3.与单胺氧化酶抑制剂（包括呋喃唑酮、丙卡巴肼等）合用时，可加强抗 M 胆碱作用的副作用。 4.与甲氧氯普胺合用时，后者的促进肠胃运动作用可被拮抗。 5.不宜与香丹注射液合用

间苯三酚[乙]
Phloroglucinol

【其他名称】艾朴，斯帕丰。

【主要作用】本品能直接作用于胃肠道和泌尿生殖道的平滑肌，是亲肌性、非阿托品、非罂粟碱类平滑肌解痉药。与其他平滑肌解痉药相比，其特点是不具有抗胆碱作用，在解除平滑肌痉挛的同时，不会产生一系列抗胆碱样副作用，不会引起低血压、心率加快、心律失常等症状，对心血管功能没有影响。

【适应症】用于消化系统和胆道功能障碍引起的急性痉挛性疼痛；急性痉挛性尿道、膀胱、肾绞痛，妇科痉挛性疼痛。

【用法用量】静脉滴注：每日 200mg；肌内注射或静脉推注：一次 40~80mg，一日 40~120mg。

【临床配伍】见下配伍禁忌表。

配伍禁忌	不能与安乃近在同一注射器混合使用（可引起血栓性静脉炎）
注意事项	1. 溶媒选择：（1）5% 葡萄糖注射液；（2）10% 葡萄糖注射液。 2. 本品稀释于 5% 或 10% 葡萄糖注射液中静脉滴注。 3. 本品长期低温（10℃以下）存放可能析出结晶，使用前可微温（40~50℃）溶解，待结晶溶解后，冷至 37℃，仍可使用
合用提示	避免与吗啡及其衍生物类药物同用，因这类药有致痉挛作用

消旋山莨菪碱
Raceanisodamine

【其他名称】654-2。

【主要作用】本品具有外周抗 M 胆碱受体作用，能解除乙酰胆碱所致平滑肌痉挛，也能解除微血管痉挛，改善微循环。对胃肠道平滑肌有松弛作用，并抑制其蠕动，作用较阿托品稍弱，其抑制消化道腺体分泌作用为阿托品 1/10。抑制唾液腺分泌及扩瞳作用较弱，为阿托品的 1/20~1/10。因不易通过血－脑脊液屏障，故中枢作用亦弱于阿托品。

【适应症】主要用于解除平滑肌痉挛，胃肠绞痛、胆道痉挛以及急性微循环障碍及有机磷中毒等。

【用法用量】肌内注射：成人一次 5~10mg，小儿 0.1~0.2mg/kg，一日 1~2 次。静脉推注：抗休克及有机磷中毒，成人一次 10~40mg，小儿一次 0.3~2mg/kg，必要时每隔 10~30min 重复给药，也可增加剂量。病情好转后应逐渐延长给药间隔，至停药。

【临床配伍】见下配伍禁忌表。

配伍禁忌	本品与奥美拉唑、多烯磷脂酰胆碱存在配伍禁忌
注意事项	1. 如遇变色、结晶、浑浊、异物应禁用。 2. 夏季用药时，因其闭汗作用，可使体温升高。 3. 静脉滴注过程中若出现排尿困难，成人可肌内注射新斯的明 0.5~1.0mg 或氢溴酸加兰他敏 2.5~5mg，小儿可肌内注射新斯的明 0.01~0.02mg/kg，以解除症状。 4. 剂量过大可出现阿托品样中毒症状，可用 1% 毛果芸香碱注射液解救，每次 0.25~0.5ml，皮下注射，每 15min 一次，直至症状缓解。 5. 本品 pH 值 4.0~6.0

续表

合用提示	1. 与金刚烷胺、吩噻嗪类药、三环类抗抑郁药、扑米酮、普鲁卡因胺及其他抗胆碱药合用，可使不良反应增加。 2. 与单胺氧化酶制剂（包括呋喃唑酮和甲基苄肼）合用，可加强抗毒蕈碱作用的副作用。 3. 能减弱胃肠运动和延迟胃排空，对一些药物产生影响，如红霉素在胃内停留过久降低疗效，对乙酰氨基酚吸收延迟，地高辛、呋喃妥因等药物的吸收增加

丁溴东莨菪碱[乙]
Scopolamine Butylbromide

【其他名称】百舒平。

【主要作用】本品为 M 胆碱受体阻滞药。其外周作用与阿托品相似，仅在作用程度上略有不同：本品对平滑肌解痉作用较阿托品为强，能选择性地缓解胃肠道、胆道及泌尿道平滑肌痉挛和抑制其蠕动，亦可用于解除血管平滑肌痉挛及改善微循环；其对心脏、眼平滑肌（散瞳及调节麻痹）和唾液腺等腺体分泌的抑制作用较阿托品弱。其中枢作用主要有：对呼吸中枢具有兴奋作用；抗眩晕及抗震颤麻痹作用较阿托品强；但对中枢神经系统具有显著的镇静作用，应用较大剂量后多可产生催眠作用。因此，应用本品很少出现类似阿托品引起的中枢神经兴奋、扩瞳、抑制唾液分泌等副反应。

【适应症】1.用于胃、十二指肠、结肠内镜检查的术前准备，内镜逆行胰胆管造影和胃、十二指肠、结肠的气钡低张造影或腹部 CT 扫描的术前准备，可减少或抑制胃肠道蠕动。2.用于各种病因引起的胃肠道痉挛、胆绞痛、肾绞痛或胃肠道蠕动亢进等。

【用法用量】肌内注射、静脉注射或静脉滴注。成人每次 10~20mg，或每次 10mg，间隔 20~30min 后再用 10mg。

【临床配伍】见下配伍禁忌表。

配伍禁忌	本品禁与碱性药物、碘及鞣酸配伍
注意事项	1. 溶媒选择：（1）0.9% 氯化钠注射液，（2）5% 葡萄糖注射液。 2. 本品可溶于溶媒中静脉滴注。 3. 皮下或肌内注射时要注意避开神经与血管，如需反复注射应不在同一部位，宜左右交替注射。 4. 对于血压偏低者应用本品时，应注意防止产生直立性低血压
合用提示	1. 与其他抗胆碱能药、吩噻嗪类等药物合用时会增加毒性。 2. 可拮抗甲氧氯普胺、多潘立酮等的促胃肠动力作用。 3. 某些抗心律失常药（如奎尼丁、丙吡胺等）与本品合用要谨慎，因前者具有阻滞迷走神经作用，故能增强本品的抗胆碱能效应，导致口干、视力模糊、排尿困难，老年人尤当注意。 4. 与拟肾上腺素能药物合用（如右旋苯丙胺 5mg），可增强止吐作用，减少本品的嗜睡作用，但口干更显著。 5. 与三环类抗抑郁药（阿米替林等）合用时，两者均具有抗胆碱能效应，口干、便秘、视力模糊等副作用加剧，可使老年患者发生尿潴留，诱发急性青光眼及麻痹性肠梗阻等，故而禁止这两种药物合用。 6. 本品与地高辛、呋喃妥因、维生素 B_2 等合用时，会明显增加后者的吸收。 7. 应用本品或其他抗胆碱能药物期间，舌下含化硝酸甘油预防或治疗心绞痛时，因唾液减少使后者崩解减慢，从而影响其吸收，作用有可能推迟及（或）减弱

第二节　抗溃疡药

艾司奥美拉唑[乙]
Esomeprazole

【其他名称】 耐信。

【主要作用】 本品为质子泵抑制剂，是奥美拉唑的 S-异构体，为壁细胞质子泵的特异性抑制剂。本品呈弱碱性，能在壁细胞泌酸微管的高酸环境中浓集并转化为活性物次磺酸酰胺，从而抑制该部位的 H^+，K^+-ATP 酶（质子泵），对基础胃酸分泌和刺激引起的胃酸分泌均产生抑制。

【适应症】 1. 作为当口服疗法不适用时，胃食管反流病的替代疗法。2. 用于口服疗法不适用的急性胃或十二指肠溃疡出血的低危患者（胃镜下 Forrest 分级 Ⅱc~Ⅲ）。3. 用于降低成人胃和十二指肠溃疡出血内镜治疗后再出血风险。

【用法用量】 静脉推注或静脉滴注。每次 20~40mg，一日 1 次；对于经内镜治疗胃和十二指肠溃疡急性再出血，静脉滴注 80mg，持续时间 30min，然后持续静脉滴注 8mg/h。伴有轻至中度肝损害（Child-Pugh A 和 B 级），最大持续滴注速度不超过 6mg/h；伴有严重肝损害患者（Child-Pugh C 级）最大持续滴注速度不超过 4mg/h。

【临床配伍】 见下配伍禁忌表。

配伍禁忌	1. 配制的溶液不应与其他药物混合或在同一输液装置中合用。 2. 本品与生长抑素、白眉蛇毒血凝酶、果糖二磷酸钠、替加环素存在配伍禁忌
注意事项	1. 溶媒选择：0.9% 氯化钠注射液。 2. 本品只能溶于 0.9% 氯化钠注射液中供静脉使用。 3. 静脉推注时，加入 0.9% 氯化钠注射液 5ml 至本品小瓶中（8mg/ml），推注时间应至少在 3min 以上。 4. 静脉滴注时，溶于 100ml 溶媒中，滴注时间应在 30min 以内。 5. 配制后的溶液是无色至极微黄色的澄清溶液，应在 12h 内使用，最好立即使用。 6. 严重肝功能损害的患者每日剂量不应超过 20mg。 7. 配制溶液的降解对 pH 值的依赖性很强，因此必须按照使用指导应用。 8. 不应与四环素类药物通过同一 Y 型管同时给药
合用提示	1. 在本品治疗期间，由于胃酸下降，可增加或减少吸收过程受胃酸影响的药物的吸收。如酮康唑、依曲康唑和厄洛替尼等药物的吸收会降低，而地高辛的吸收将增加。 2. 治疗期间增加了肠胃 pH 值，可能会改变其他蛋白酶抑制剂的吸收，其他可能的机制则为通过抑制 CYP2C19 酶引起药物相互作用。 3. 本品与经 CYP2C19 代谢的药物（如地西泮、西酞普兰、丙米嗪、氯米帕明、苯妥英等）合用时，这些药物的血浆浓度可被升高，可能需要降低剂量。 4. 研究表明，本品对阿莫西林或奎尼丁的药代动力学没有具有临床相关性的影响。 5. 未对高剂量静脉给药方案（80mg+8mg/h）进行体内相互作用的研究，在该给药方案下，艾司奥美拉唑对经由 CYP2C19 代谢的药物的影响可能会更加显著，在为期 3 天的静脉给药期间，应密切监测患者的不良反应。

合用提示	6. 健康受试者中的研究结果显示，氯吡格雷（300mg 负荷剂量 /75mg 日维持剂量）和艾司奥美拉唑（40mg p.o. 日剂量）之间会发生药代动力学（PK）/药效学（PD）相互作用。 7. 据报道，与艾司奥美拉唑合并用药可增加他克莫司的血清水平。 8. 已有报道，与 PPI 合并用药时，甲氨蝶呤水平升高。在服用高剂量甲氨蝶呤的情况下，可能需考虑暂停艾司奥美拉唑治疗。 9. 已知可诱导 CYP2C19 或 CYP3A4 或同时诱导两者的药物（如利福平和贯叶连翘）可通过增强艾司奥美拉唑的代谢而导致艾司奥美拉唑血清水平降低

奥美拉唑[乙]
Omeprazole

【其他名称】洛赛克。

【主要作用】本品为质子泵抑制剂，是苯并咪唑类化合物，是包含两种活性对映体的消旋体，通过对壁细胞质子泵的特异性作用降低胃酸的分泌。奥美拉唑对胃酸分泌的作用是可逆的。奥美拉唑是一种弱碱性物质，在壁细胞内的酸性环境中浓集并转化为活性物质，抑制 H^+，K^+-ATP 酶。奥美拉唑的抑制作用呈剂量相关性，并抑制基础胃酸分泌和刺激性胃酸分泌，但与刺激类型无关。

【适应症】1. 消化性溃疡出血、吻合口溃疡出血。2. 应激状态时并发的急性胃黏膜损害、非甾体类抗炎药引起的急性胃黏膜损伤。3. 预防重症疾病（如脑出血、严重创伤等）应激状态及胃手术后引起的上消化道出血等。4. 全身麻醉或大手术后以及衰弱昏迷患者预防胃酸反流所致的吸入性肺炎。5. 作为当口服疗法不适用时下列病症的替代疗法：十二指肠溃疡、胃溃疡、反流性食管炎及 Zollinger-Ellison 综合征。

【用法用量】静脉滴注。每次 40mg，一日 1~2 次。Zollinger-Ellison 综合征患者，静脉滴注 60mg 作为起始剂量，一日 1 次，当每日剂量超过 60mg 时分 2 次给予。

【临床配伍】见下配伍禁忌表。

配伍禁忌	1. 禁止用其他溶剂或药物溶解和稀释。 2. 配制的溶液不应与其他药物混合或在同一输液装置中合用。 3. 本品与复方甘草酸苷、复方甘草酸单铵、果糖二磷酸钠、奥硝唑、替加环素、美西律、消旋山莨菪碱、阿柔比星存在配伍禁忌。 4. 本品与中药注射剂舒血宁、红花黄色素、银杏叶提取物存在配伍禁忌
注意事项	1. 溶媒选择：（1）0.9% 氯化钠注射液，（2）5% 葡萄糖注射液。 2. 静脉滴注时，本品 40mg 完全溶于 100ml 溶媒中使用。 3. 本品仅供静脉滴注用，不能用于静脉推注。 4. 本品溶于 5% 葡萄糖注射液后应在 6h 内使用，而溶于 0.9% 氯化钠注射液后可在 12h 内使用。 5. 不应与四环素类药物通过同一 Y 型管同时给药。 6. 不能与银杏叶提取物、舒血宁配伍使用。 7. 本品 pH 值为 10.1~11.1（4.0mg/ml 水溶液）
合用提示	1. 本品可影响酮康唑/伊曲康唑的吸收，从而降低其血浆浓度，故本品应避免与酮康唑/伊曲康唑合用。 2. 本品会抑制 CYP2C19 酶，因此会增加其他通过该酶代谢药物的血浆浓度，如地西泮、苯妥英、华法林（R-华法林、低活性）。对正在接受苯妥英、华法林或其他维生素 K-拮抗剂治疗的患者，开始或停用奥美拉唑时应进行监测。

续表

合用提示	3. 本品（每日 40mg）使伏立康唑（CYP2C19 底物）的 C_{max} 和 AUC 分别增加 15% 和 41%。伏立康唑使奥美拉唑的 AUC 增加 280%，在进行联合治疗和长期治疗时，对肝功能损伤严重的患者应考虑调整奥美拉唑的剂量。 4. 当本品与克拉霉素或红霉素合用时，奥美拉唑血浆浓度会增加。但本品与阿莫西林或甲硝唑合用时奥美拉唑血浆浓度无影响。 5. 本品（40mg，一日 1 次）与阿扎那韦 300mg/ 利托那韦 100mg 合用会降低健康人群阿扎那韦的暴露量（AUC，C_{max} 和 C_{min} 约 75%）。阿扎那韦剂量增加至 400mg 不能补偿本品对阿扎那韦暴露量的影响。所有质子泵抑制剂不应与阿扎那韦合用。 6. 也有报道奥美拉唑在与奈非那韦和沙奎那韦（伴随与利托那韦联用）联合给药时，奈非那韦血清浓度会降低，沙奎那韦血清浓度会增加。 7. 本品与他克莫司合用可能会增加后者血药浓度。在开始合用或停用本品时，建议监测他克莫司的血药浓度。 8. 本品与抑制 CYP2C19 或 CYP3A4 酶的药物（HIV 蛋白酶抑制剂、酮康唑、伊曲康唑）合用可能会使奥美拉唑的血浆浓度升高。 9. 本品与下列酶底物无代谢性相互作用，如 CYP1A2(咖啡因、非那西丁、茶碱)、CYP2C9(S- 华法林、吡罗昔康、双氯芬酸和萘普生)、CYP2D6(美托洛尔、普萘洛尔)、CYP2E1(乙醇) 和 CYP3A(环孢菌素、利多卡因、奎尼丁、雌二醇、红霉素、布地奈德)

兰索拉唑[乙]
Lansoprazole

【其他名称】诺嘉，悦康，奥维加。

【主要作用】本品属于质子泵抑制剂，分布于胃黏膜壁细胞的酸性环境后，转变为有活性的代谢物。这种代谢物与存在于酸生成部位的 H^+，K^+-ATP 酶的巯基结合，通过抑制 H^+，K^+-ATP 酶的活性而抑制酸分泌。

【适应症】用于口服疗法不适用的伴有出血的十二指肠溃疡。

【用法用量】静脉滴注。每次 30mg，一日 2 次，疗程不超过 7 天。

【临床配伍】见下配伍禁忌表。

配伍禁忌	1. 避免与 0.9% 氯化钠注射液以外的液体和其他药物混合静脉滴注。 2. 本品与氨苄西林 / 舒巴坦、替卡西林 / 克拉维酸、头孢唑肟、头孢吡肟、头孢他啶、头孢西丁、亚胺培南西司他丁、氨曲南、万古霉素、克林霉素、左氧氟沙星、环丙沙星、甲硝唑存在配伍禁忌。 3. 本品与法莫替丁、雷尼替丁、西咪替丁存在配伍禁忌。 4. 本品与环磷酰胺、阿糖胞苷、氟尿嘧啶、吉西他滨、多柔比星、依托泊苷、顺铂、昂丹司琼、格拉司琼存在配伍禁忌。 5. 本品与普萘洛尔、拉贝洛尔、艾司洛尔、地尔硫䓬、尼卡地平、维拉帕米、依那普利拉、多巴胺、多巴酚丁胺、去氧肾上腺素、呋塞米有配伍禁忌。 6. 本品与哌替啶和咪达唑仑有配伍禁忌。 7. 本品与比伐卢定、葡萄糖酸钙、氨茶碱、溴己新存在配伍禁忌
注意事项	1. 溶媒选择：0.9% 氯化钠注射液。 2. 临用前将瓶中内容物用灭菌注射用水 5ml 溶解，再用 0.9% 氯化钠注射液 100ml 稀释，静脉滴注，给药时间不少于 30min。 3. 一旦患者可以口服药物，应改换为口服剂型。经本品治疗的前 3 日内达到止血效果的，应改用口服用药，不可无限制静脉给药。 4. 本品静脉滴注使用时应配有孔径为 1.2μm 的过滤器，以便去除输液过程中可能产生的沉淀物。这些沉淀物有可能引起小血管栓塞而产生严重后果。 5. 本品仅用于静脉滴注。溶解后应尽快使用，勿保存。 6. 本品 pH 值为 10.5~12.5（3mg/ml 水溶液）

续表

合用提示	1. 本品的胃酸分泌抑制作用能够降低阿扎那韦的溶解度，使血药浓度下降，减弱疗效，正在使用硫酸阿扎那韦的患者禁止使用本品。 2. 本品可诱导肝脏药物代谢酶，可促进茶碱的代谢，使其血药浓度下降。 3. 本品可竞争性阻断肝脏药物代谢酶对他克莫司的代谢，使其血药浓度升高。 4. 由于本品的胃酸分泌抑制作用，抑制地高辛水解，有使地高辛、甲基地高辛血药浓度升高的可能性。 5. 由于本品的胃酸分泌抑制作用，存在使伊曲康唑、吉非替尼的血药浓度下降的可能性

雷贝拉唑
Rabeprazole

【其他名称】雷贝拉唑，奥加明，澳博平。

【主要作用】雷贝拉唑为苯并咪唑类化合物，是第二代质子泵抑制剂，通过特异性地抑制胃壁细胞 H^+，K^+-ATP 酶系统而阻断胃酸分泌的最后步骤。该作用呈剂量依赖性，并可使基础胃酸分泌和刺激状态下的胃酸分泌均受抑制。

【适应症】用于口服疗法不适用的胃、十二指肠溃疡出血。

【用法用量】静脉滴注。每次 20mg，一日 1~2 次，疗程不超过 5 天。

【临床配伍】见下配伍禁忌表。

配伍禁忌	本品避免与 0.9% 氯化钠注射液以外的液体和其他药物混合静脉滴注
注意事项	1. 溶媒选择：0.9% 氯化钠注射液。 2. 临用前以 0.9% 氯化钠注射液 5ml 溶解，溶解后的药液加入 0.9% 氯化钠注射液 100ml 中，稀释后供静脉滴注，静脉滴注要求 15~30min 内完成。 3. 本品溶解和稀释后 2h 内使用
合用提示	1. 本品产生的抑制胃酸分泌作用可以引起胃内 pH 升高，降低硫酸阿扎那韦的溶解度，导致硫酸阿扎那韦的血药浓度降低。 2. 可能引起地高辛及甲基地高辛的血药浓度升高。 3. 可能引起伊曲康唑、酮康唑及吉非替尼的血药浓度降低。 4. 曾有报道质子泵抑制剂包括本品与华法林合用，使患者凝血酶原时间或 INR 增加。 5. 体外肝微粒体研究表明，在给予 20mg/d，14d 后，在 IC_{50} 或 62μmol 浓度下抑制环孢素代谢，其浓度超过健康志愿者 C_{max} 的 50 倍，抑制作用与奥美拉唑相当。 6. 雷贝拉唑、阿莫西林、克拉霉素联合用药增加雷贝拉唑和 14- 羟基克拉霉素的血药浓度。 7. PPI 和甲氨蝶呤（尤其是高剂量甲氨蝶呤）合用时，会增加或延长甲氨蝶呤和 / 或其他代谢产物羟基甲氨蝶呤的血药浓度。 8. 氯吡格雷与雷贝拉唑合用时不需要调整剂量

泮托拉唑[乙]
Pantoprazole

【其他名称】潘妥洛克。

【主要作用】泮托拉唑为质子泵抑制剂，通过与胃壁细胞的 H^+，K^+-ATP 酶系统的两个位点共价结合而抑制胃酸产生的最后步骤。该作用呈剂量依赖性并使基础和刺激状态下的胃酸分泌均受抑制。本品与 H^+，K^+-ATP 酶的结合可导致其抗胃酸分泌作用持续 24h 以上。

【适应症】十二指肠溃疡，胃溃疡，中或重度反流性食管炎，以及十二指肠溃疡、胃溃疡、急性胃黏膜病变、复合性胃溃疡等所致急性上消化道出血。

【用法用量】静脉滴注。每次 40~80mg，一日 1~2 次。

【临床配伍】见下配伍禁忌表。

配伍禁忌	1. 本品不宜用 0.9% 氯化钠注射液、5% 葡萄糖注射液之外的液体配制。 2. 本品与昂丹司琼注射液有配伍禁忌［孙凤华，王书秀．中国药物与临床，2010，10（4）：403］。 3. 本品与痰热清注射液有配伍禁忌［冯丽梅，万蓉，古丽萍．全科护理，2009，7（13）：1188］。 4. 本品与注射用果糖二磷酸钠有配伍禁忌［王晓岩．解放军护理杂志，2010，27（3）：165］。 5. 本品与谷氨酸钠注射液有配伍禁忌［刘莎娜，李复华，谢丽．护理学杂志，2009，24（9）：92］。 6. 本品与维生素 B6 注射液有配伍禁忌［李顺爱．护理学实践与研究，2009，6（22）：126］。 7. 本品与碳酸氢钠注射液有配伍禁忌［程大红，王招玲．医药世界，2009，11（2）：96］。 8. 本品与注射用白眉蛇毒血凝酶存在配伍禁忌［赵娜．山西医药杂志，2013，42（4）：368］
注意事项	1. 溶媒选择：（1）0.9% 氯化钠注射液，（2）5% 葡萄糖注射液。 2. 临用前将 0.9% 氯化钠注射液 10ml 注入冻干粉小瓶内，此液可直接输注，时间须超过2min；也可将溶解后的药液加入 0.9% 氯化钠注射液 100~250ml 中稀释后静脉滴注，15~60min 内滴完。 3. 配制液的 pH 值应不小于 9。 4. 配制液需在 12 小时内使用。 5. 静脉推注本品可能引起血栓性静脉炎。 6. 本品 pH 值 9.5~11（4mg/ml 水溶液）
合用提示	1. 不建议将质子泵抑制剂和阿扎那韦或奈非那韦联合使用，若将阿扎那韦或奈非那韦与质子泵抑制剂合用，将大幅降低阿扎那韦或奈非那韦的血药浓度而可能降低疗效以及产生耐药性。 2. 使用质子泵抑制剂，包括本品和同时使用华法林的患者，其凝血酶原时间、国际标准化比值增加。使用质子泵抑制剂并伴随华法林治疗的患者应监测凝血酶原时间、INR是否增加。 3. 本品将长期抑制胃酸分泌，因此本品可能会干扰受胃液的 pH 影响的药物的吸收而影响生物利用度（如酮康唑、氨苄西林酯、铁盐、地高辛）。 4. 接受质子泵抑制剂包括本品在内治疗的患者尿检四氧大麻酚呈假阳性，应考虑使用一个替代性检验方法来验证真正的阳性

法莫替丁[甲]
Famotidine

【其他名称】京瑞凌，澳远，信法丁。

【主要作用】本品是呱基噻唑类的 H_2 受体拮抗剂，具有对 H_2 受体亲和力高的特点，对胃酸分泌有明显的抑制作用，对基础分泌及因各种刺激而引起的胃酸及胃蛋白酶增加有抑制作用。

【适应症】1. 消化性溃疡出血。2. 应激状态时并发的急性胃黏膜损害和非甾体类抗炎药引起的消化道出血。

【用法用量】静脉推注、静脉滴注或肌内注射。成人：每次 20mg，一日 2 次；儿童：每次 0.4mg/kg，一日 2 次。疗程 5 天。

【临床配伍】见下配伍禁忌表。

配伍禁忌	1. 与阿奇霉素、罗库溴铵、头孢吡肟、哌拉西林–他唑巴坦钠、兰索拉唑有配伍禁忌。 2. 本品可以与盐酸替罗非班在同一条静脉输液管路中使用。 3. 不可与丹参酮 II_A 磺酸钠注射液配伍使用，否则会使溶液产生浑浊或沉淀
注意事项	1. 溶媒选择：（1）0.9% 氯化钠注射液，（2）5% 葡萄糖注射液，（3）10% 葡萄糖注射液。 2. 静脉推注时用 0.9% 氯化钠注射液或葡萄糖注射液 20ml 进行溶解，缓慢静脉推注，时间不少于 3min。 3. 静脉滴注时用 0.9% 氯化钠注射液或葡萄糖注射液 250ml 进行溶解，滴注时间维持 30min 以上。 4. 肌内注射：用灭菌注射用水 1~1.5ml 溶解。 5. 本品 pH 值 5.0~6.0
合用提示	本品对茶碱、华法林、地西泮和硝苯吡啶的药代动力学有轻度影响。 丙磺舒会抑制本品从肾小管的排泄

雷尼替丁[甲]
Ranitidine

【其他名称】奇迪。

【主要作用】本品为 H₂ 受体拮抗剂，以呋喃环取代了西咪替丁的咪唑环，对 H₂ 受体具有更高的选择性，能显著抑制正常人和溃疡病患者的基础和夜间胃酸分泌，以及五肽胃泌素、组胺和进餐引起的胃酸分泌，其抑制胃酸作用较西咪替丁强 5~12 倍。静脉注射本品可使胃酸分泌降低 90%；对胃蛋白酶原的分泌有一定的抑制作用。对实验性胃黏膜损伤和急性溃疡有保护作用。对胃泌素和性激素的分泌无影响。

【适应症】1. 消化性溃疡出血、弥漫性胃黏膜病变出血、吻合口溃疡出血、胃手术后预防再出血等。2. 应激状态时并发的急性胃黏膜损害和阿司匹林引起的急性胃黏膜损伤。3. 亦常用于预防重症疾病（如脑出血、严重创伤等）应激状态下应激性溃疡大出血的发生。4. 全身麻醉或大手术后以及衰弱昏迷患者防止胃酸反流合并吸入性肺炎。

【用法用量】1. 成人。（1）上消化道出血：每次 50mg，稀释后缓慢静脉滴注（1~2h），或缓慢静脉推注（超过 10min），或肌内注射，一日 2 次或每 6~8h 给药 1 次；（2）术前给药：全身麻醉或大手术前 60~90min 缓慢静脉推注 50~100mg，或 5% 葡萄糖注射液 200ml 稀释后缓慢静脉滴注 1~2h。2. 小儿。静脉推注，每次 1~2mg/kg，每 8~12h 一次；静脉滴注：每次 2~4mg/kg，24h 连续滴注。

【临床配伍】见下配伍禁忌表。

配伍禁忌	本品与两性霉素 B、头孢孟多、依他尼酸钠、兰索拉唑、泮托拉唑、苯巴比妥钠、维生素 K₁ 有配伍禁忌
注意事项	1. 溶媒选择：（1）0.9% 氯化钠注射液，（2）5% 葡萄糖注射液，（3）10% 葡萄糖注射液。 2. 严重肝、肾功能不全患者慎用，必须使用时应减少剂量和进行血药浓度监测。 3. 对于 8 岁以下儿童禁用。 4. 本品溶液 pH 值为 6.5~7.5
合用提示	1. 本品能减少肝血流量，当与某些经肝代谢、受肝血流影响较大的药物伍用时，如华法林、利多卡因、环孢素、地西泮、普萘洛尔（心得安）等，可增加上述药物的血浓度，延长其作用时间和强度，有可能增加某些药物的毒性，值得注意。 2. 与抗凝药或抗癫痫药伍用时，要比西咪替丁安全。

续表

合用提示	3. 本品对华法林的清除率与凝血酶原时间均无影响。本品的给药剂量超过每日 400mg 时是否会与华法林发生药物相互作用则没有作过研究。 4. 与普鲁卡因胺合用，可使普鲁卡因胺的消除率降低。 5. 本品减少胃酸分泌可能导致三唑仑的生物利用度增加，二者之间这种药物相互作用的临床意义不明。 6. 静脉注射本品使伊班膦酸生物利用度增加约 20%（在伊班膦酸生物利用度的正常范围内），这可能是由胃酸减少引起

西咪替丁
Cimetidine

【其他名称】尤尼丁，东药，汉森。

【主要作用】西咪替丁为组胺 H_2 受体拮抗剂，本品通过竞争性抑制机制最先用于阻断组织胺对壁细胞 H_2 受体的作用。西咪替丁没有出现典型的抗胆碱能药理作用。研究表明，西咪替丁抑制白天和夜间基础胃酸分泌。西咪替丁也抑制由食物、组胺、五肽胃泌素、咖啡因和胰岛素所引起的胃酸分泌。

【适应症】1. 治疗已明确诊断的十二指肠溃疡、胃溃疡。2. 十二指肠溃疡短期治疗后复发的患者。3. 持久性胃食道反流性疾病，对抗反流措施和单一药物治疗如抗酸剂无效的患者。4. 预防危急病患者发生应激性溃疡及出血。5. 胃泌素瘤（卓林格 - 艾利森综合征）。

【用法用量】静脉滴注，每次 0.2~0.6g；静脉推注或肌内注射，每次 0.2g，每 6h 一次。

【临床配伍】见下配伍禁忌表。

配伍禁忌	1. 本品与米卡芬净钠、丹参酮 II_A 磺酸钠混合后会立即产生浑浊或沉淀。 2. 本品与头孢吡肟、兰索拉唑、戊巴比妥钠、利福平、己酮可可碱、卡托普利、二羟丙茶碱有配伍禁忌
注意事项	1. 溶媒选择：（1）0.9% 氯化钠注射液，（2）5% 葡萄糖注射液。 2. 本品 0.2g 用 250~500ml 溶媒稀释后静脉滴注，滴速为 1~4mg/（kg·h）。 3. 静脉推注时间：西咪替丁注射液 2~3min；注射用西咪替丁不少于 5min。 4. 本品制备的注射液 pH 为 3.8~6.0
合用提示	1. 与抗酸药合用，对十二指肠溃疡有缓解疼痛之效，但西咪替丁的吸收可能减少，故一般不提倡。 2. 本品与硫糖铝合用可能降低硫糖铝疗效（因硫糖铝需经胃酸水解后才能发挥作用）。加重镇静及其他中枢神经抑制症状，并可发展为呼吸及循环衰竭。如必须与抗酸药合用，两者应至少相隔 1h。 3. 与香豆素类抗凝药合用时，凝血酶原时间可进一步延长，因此须密切注意病情变化，并调整抗凝药用量。 4. 与其他肝内代谢药合用均应慎用。 5. 与苯妥英钠伍用时，后者血药浓度增高，毒性可能增强，注意定期复查周围血象。 6. 本品可使维拉帕米的绝对生物利用度提高近一倍，应注意。 7. 患者同时服用地高辛和奎尼丁时，不宜再用本品。 8. 本品可减弱四环素的作用及增强阿司匹林的作用。 9. 可干扰酮康唑的吸收，降低其抗真菌活性。 10. 本品与卡托普利合用有可能引起精神病症状。 11. 由于本品与氨基糖苷类相似的肌神经接头阻断作用，这种作用不被新斯的明对抗，只能被氯化钙对抗，因此与氨基糖苷类抗生素合用时可能导致呼吸抑制或呼吸停止。 12. 与普萘洛尔、美托洛尔、甲硝唑合用时，血药浓度可能增高。 13. 与茶碱、咖啡因、氨茶碱等黄嘌呤类药合用时，肝代谢降低，可导致清除延缓，血药浓度升高，可能发生中毒反应。 14. 应避免本品与中枢抗胆碱药同时使用，以防加重中枢神经毒性反应。 15. 奥曲肽可推迟对西咪替丁的吸收

第三节 肝胆疾病辅助用药及其他

促肝细胞生长素[乙]
Hepatocyte Growth-Promoting Factors

【其他名称】威佳，精泰，迪龙。

【主要作用】本品系从新鲜乳猪或未哺乳新生牛肝脏中提取纯化制备而成的小分子多肽类活性物质，具备以下生物效应：1. 能明显刺激新生肝细胞的DNA合成，促进损伤的肝细胞线粒体、粗面内质网恢复，促进肝细胞再生，加速肝脏组织的修复，恢复肝功能。2. 改善肝脏库普弗细胞的吞噬功能，防止来自肠道的毒素对肝细胞的进一步损害，抑制肿瘤坏死因子（TNF）活性和 Na^+，K^+-ATP 酶活性抑制因子活性，从而促进肝坏死后的修复。同时具有降低转氨酶、血清胆红素和缩短凝血酶原时间的作用。3. 对四氯化碳诱导的肝细胞损伤有较好的保护作用。4. 对 D- 氨基半乳糖诱致的肝衰竭有明显的提高存活力的作用。

【适应症】用于各种重型病毒性肝炎（急性、亚急性、慢性重症肝炎的早期或中期）的辅助治疗。

【用法用量】1. 静脉滴注。（1）注射用促肝细胞生长素：每次 80~100mg，一日 1 次；静脉滴注极量，一次 160mg。疗程视病情而定，一般为 4~6 周；慢性重型肝炎，疗程为 8~12 周。（2）促肝细胞生长素注射液：每次 120μg，一日 1 次或分 2 次静脉滴注，疗程一般为 4~8 周，或遵医嘱。2. 肌内注射。注射用促肝细胞生长素：每次 40mg，一日 2 次。

【临床配伍】见下配伍禁忌表。

配伍禁忌	本品与前列地尔注射液有配伍禁忌［翁优娟.解放军护理杂质，2013，30（2）：18］
注意事项	1. 溶媒选择：（1）0.9% 氯化钠注射液，（2）10% 葡萄糖注射液。 2. 静脉滴注时，加入 10% 葡萄糖注射液 250ml 稀释后缓慢滴注。肌内注射时，临用前，每支加 2ml 灭菌 0.9% 氯化钠注射液稀释。 3. 现用现溶，溶后为淡黄色透明液体，如有沉淀、混浊禁用。 4. 冻干制品已变棕黄色时忌用。 5. 肌内注射用的制剂不能用于静脉滴注。 6. 本品 pH 值 6.0~7.0（含多肽 2.5mg/ml 水溶液）
合用提示	未见相关资料

多烯磷脂酰胆碱[乙]
Polyene Phosphatidylcholine

【其他名称】易善复，易必生。

【主要作用】多烯磷脂酰胆碱注射液可提供高剂量容易吸收利用的高能多烯磷脂酰胆碱，这些多烯磷脂酰胆碱在化学结构上与重要的内源性磷脂一致，而且在功能上优于后者。它们主要进入肝细胞，并以完整的分子与肝细胞膜及细胞器膜相结合，另外，这些磷脂分子尚可分泌入胆汁。因此多烯磷脂酰胆碱注射液具有下列生理功能：1. 通过直接影响膜结构使受损的肝功能和酶活力恢复正常。2. 调节肝脏的能量平衡。3. 促进肝组织再生。4. 将中性脂肪和胆固醇转化成容易代谢的形式。5. 稳定胆汁。

【适应症】各种类型的肝病，如肝炎、慢性肝炎、肝坏死、肝硬化、肝昏迷（包括前驱肝昏迷）、脂肪肝（也见于糖尿病患者）；胆汁阻塞；中毒；预防胆结石复发；手术前后的治疗，尤其是肝胆手术；妊娠中毒，包括呕吐；银屑病，神经性皮炎，放射综合征。

【用法用量】1. 静脉推注。成人和青少年一般每日缓慢静推 5~10ml，严重病例每日注射 10~20ml。一次可同时注射 10ml 的量。2. 静脉滴注。严重病例每日输注 10~20ml。如需要，每日剂量可增加至 30~40ml。

【临床配伍】见下配伍禁忌表。

配伍禁忌	1. 不可与其他任何注射液混合注射。 2. 严禁用电解质溶液（0.9% 氯化钠注射液，林格注射液等）稀释。 3. 本品与利巴韦林、多索茶碱、消旋山莨菪碱、丹参注射液、氨甲环酸、复方氨基酸、硫普罗宁有配伍禁忌
注意事项	1. 溶媒选择：（1）5% 葡萄糖注射液；（2）10% 葡萄糖注射液；（3）5% 木糖醇注射液。 2. 只可用不含电解质的葡萄糖注射液稀释。若用其他输液配制，混合液 pH 值不得低于 7.5，配制好的溶液在输注过程中保持澄清。 3. 静脉推注要缓慢。 4. 注射液中含有苯甲醇，新生儿和早产儿禁用。 5. 若发现本品玻璃瓶出现裂纹、破损，药物颜色发生变化、溶液发生浑浊、有异物等异常现象，禁止使用
合用提示	本品可能会影响抗凝药物的作用，注意监测出血倾向

复方甘草酸单铵
Compound Ammonium Glycyrrhetate

【其他名称】力克敏，强力宁。

【主要作用】本品为甘草酸单铵盐、盐酸半胱氨酸与甘氨酸组成的复方制剂。甘草酸单铵对肝脏胆固醇代谢酶有较强的亲和力，从而阻碍皮质醇与醛固酮的灭活，使用后显示明显的皮质激素样效应，如抗炎作用、抗过敏及保护膜结构等作用，无明显皮质激素样副作用。本品可促进胆色素代谢，减少 ALT、AST 释放；诱生 γ-IFN 及白细胞介素-2，提高 NK 细胞活性和 OKT4/OKT8 比值及激活网状内皮系统；抑制肥大细胞释放组胺；抑制细胞膜磷脂酶 A_2（PLA_2）和前列腺素 E_2（PGE_2）的形成和肉芽肿性反应；抑制自由基和过氧化脂的产生和形成，降低脯氨酸羟化酶的活性；调节钙离子通道，保护溶酶体膜及线粒体，减轻细胞的损伤和坏死；促进上皮细胞产生黏多糖。盐酸半胱氨酸在体内可转换为蛋氨酸。是一种必需氨基酸，在人体内可合成胆碱和肌酸。胆碱是一种高脂肪肝物质，对由砷剂、巴比妥类药物、四氯化碳等有机物质引起的中毒性肝炎，蛋氨酸有治疗和保护肝功能作用。

【适应症】用于急、慢性，迁延型肝炎引起的肝功能异常；对中毒性肝炎、外伤性肝炎以及癌症有一定的辅助治疗作用。亦可用于食物中毒、药物中毒、药物过敏等。

【用法用量】1.静脉滴注：每次 20~80ml，一日 1 次。2.静脉推注。每次 20~80ml，一日 1 次。3.肌内或皮下注射：每次 2~4ml，小儿一次 2ml 或遵医嘱，一日 1~2 次。

【临床配伍】见下配伍禁忌表。

配伍禁忌	本品与奥美拉唑有配伍禁忌［吴莉君.护理研究，2006，20（8）：2209］
注意事项	1.溶媒选择：（1）0.9% 氯化钠注射液，（2）5% 葡萄糖注射液，（3）25% 葡萄糖注射液。 2.静脉滴注：加入 5% 葡萄糖注射液或 0.9% 氯化钠注射液 250~500ml 稀释后，缓慢滴注。 3.静脉注射：加入等量 25% 葡萄糖注射液，缓慢静脉注射。 4.性状发生改变时禁用
合用提示	与呋塞米（速尿）、噻嗪类利尿剂合用易出现低血钾

复方甘草酸单铵 S
Compound Ammonium Glycyrrhetate S

【其他名称】甘木舒，诺豪，宇立森。

【主要作用】本品为甘草酸单铵 S、盐酸半胱氨酸与甘氨酸组成的复方制剂。作用机制同复方甘草酸单铵。

【适应症】用于急、慢性，迁延型肝炎引起的肝功能异常；对中毒性肝炎、外伤性肝炎以及癌症有一定的辅助治疗作用。亦可用于食物中毒、药物中毒、药物过敏等。

【用法用量】静脉滴注，每次 40~160mg（以甘草酸单铵 S 计），一日 1 次；静脉推注，每次 40~160mg（以甘草酸单铵 S 计），一日 1 次。

【临床配伍】见下配伍禁忌表。

配伍禁忌	1.本品与环丙沙星有配伍禁忌［马静，张惠敏，谢玲玲.护理实践与研究，2016，13（12）：107］。 2.本品与盐酸表柔比星有配伍禁忌［陈国华，丰蕊，杨艳，等.山西医药杂志，2012，41（8）：761］。 3.本品与依诺沙星有配伍禁忌［王秋霞，王萍.中国误诊学杂志，2012，12（9）：2148］
注意事项	1.溶媒选择：（1）0.9% 氯化钠注射液，（2）5% 葡萄糖注射液。 2.静脉滴注时，临用前用适量灭菌注射用水溶解后，加入 5% 葡萄糖注射液或 0.9% 氯化钠注射液 250~500ml 稀释后，缓慢滴注。 3.静脉推注时，按每 40mg 加入 5% 葡萄糖注射液 40ml 稀释后，缓慢推注。 4.性状发生改变时禁止使用
合用提示	与依他尼酸、呋塞米等噻嗪类及三氯甲噻嗪、氯噻酮等降压利尿剂并用时，其利尿作用可增强本品的排钾作用，易导致血钾下降

复方甘草酸苷 [乙]
Compound Glycyrrhizin

【其他名称】美能，派甘能，卫伊兴。

【主要作用】本品为甘草酸苷、盐酸半胱氨酸与甘氨酸组成的复方制剂。甘草酸苷具有抗炎症、免疫调节等作用，甘氨酸及盐酸半胱氨酸可以抑制或减轻由于大量长期使用甘草酸苷可能出现的电解质代谢异常所致假性醛固酮症状。

【适应症】1.治疗慢性肝病，改善肝功能异常。2.可用于治疗湿疹、皮炎、荨麻疹。

【用法用量】静脉推注或者静脉滴注。成人通常每次 5~20ml，一日 1 次。可依年龄、症状适当增减。慢性肝病，每次 40~60ml，一日 1 次。可依年龄、症状适当增减，增量时用药剂量限度为一日 100ml。

【临床配伍】见下配伍禁忌表。

配伍禁忌	1. 本品与氨溴索注射液有配伍禁忌［田姣龙.当代护士（下旬刊），2018，25（10）：191］。 2. 本品与氟罗沙星有配伍禁忌［杨哨燕.现代中西医结合杂志，2009，18（22）：2705］。 3. 本品与法莫替丁有配伍禁忌［王莹，郭丽英.解放军护理杂志，2011，28（18）：32］。 4. 本品与甲磺酸加贝酯有配伍禁忌［徐嵘，霍炎，万丽丽，等.药学实践杂志，2011，29（2）：152］。 5. 本品与加替沙星葡萄糖注射液有配伍禁忌［郝莉燕，鲁晶，宋敏.护理研究，2009，23（27）：2454］。 6. 本品与注射用奥美拉唑钠有配伍禁忌［陈芳，鲁晶，郝莉燕.全科护理，2011，9（31）：2874］。 7. 本品与注射用硫酸依替米星有配伍禁忌［李慧敏，王燕青，田飞，等.护理学报，2009，16（19）：43］
注意事项	1. 溶媒选择：（1）0.9% 氯化钠注射液；（2）5% 葡萄糖注射液；（3）10% 葡萄糖注射液。 2. 给药后，患者需保持安静，并密切观察患者状态，并事先准备急救用品，以便发生休克时能及时抢救。 3. 静脉内给药时，应注意观察患者的状态，尽量减慢速度给药。用酒精棉消毒安瓿切口后，再切瓶口
合用提示	1. 与含甘草制剂并用时，由于本品亦为甘草酸苷制剂，容易出现假性醛固酮增多症，应予注意。 2. 与利尿剂（袢利尿剂：利尿酸、呋塞米等；苯噻嗪类及其类似降压利尿剂：三氯甲噻嗪、氯噻酮等）合用可增强本品中所含的甘草酸苷的排钾作用，而使血清钾进一步降低。 3. 由于本制剂的排钾作用可引起血钾下降，可能导致服用盐酸莫西沙星引起室性心动过速（含尖端扭转型室性心动过速），Q-T 间期延长

甘草酸二铵 [乙]
Diammonium Glycyrrhizinate

【其他名称】甘利欣，甘复平，知甘保。

【主要作用】本品是中药甘草有效成分的第三代提取物，具有较强的抗炎、保护肝细胞膜及改善肝功能的作用。

【适应症】本品适用于伴有丙氨酸氨基转移酶（ALT）升高的急、慢性病毒性肝炎的治疗。

【用法用量】静脉滴注。每次 150mg，一日 1 次。

【临床配伍】见下配伍禁忌表。

配伍禁忌	1. 本品与冠心宁注射液有配伍禁忌［董伟凤.中国民康医学，2008，20（10）：1088］。 2. 本品与环丙沙星、阿米卡星有配伍禁忌［区海玲，孔雪容，潘琴.中国疗养医学，2011，20（9）：828］。 3. 本品与盐酸左氧氟沙星氯化钠注射液有配伍禁忌［陶丽娟，周立英.内蒙古中医药，2013，32（13）：85-86］。 4. 本品与加替沙星葡萄糖注射液有配伍禁忌［翟庆慧，王岩.全科护理，2011，9（31）：2892］。 5. 本品与氟罗沙星葡萄糖注射液有配伍禁忌［王开辉，栾海霞.医药世界，2009，11（10）：608］。 6. 本品与昂丹司琼有配伍禁忌［石兰.华北国防医药，2006，18（6）：439］。 7. 本品与葡萄糖酸钙有配伍禁忌［韩晓莉，尹国莲.中国误诊学杂志，2009，9（26）：6377］
注意事项	1. 溶媒选择：10% 葡萄糖注射液。 2. 本品以 250ml 溶媒稀释后缓慢滴注，未经稀释不得进行注射。 3. 治疗过程中应定期监测血压，血清钾、钠浓度，如出现高血压、血钠潴留、低血钾等情况应停药或适当减量。 4. 需增量时，每日最大用量为 300mg。 5. 本品 pH 值 5.0~7.0
合用提示	与利尿酸、呋塞米、乙噻嗪、三氯甲氢氯噻嗪等利尿剂并用时，其利尿作用可增强本品所含甘草酸二铵的排钾作用，而导致血清钾值的下降，应特别注意观察血清钾值的测定

异甘草酸镁[乙]
Magnesium Isoglycyrrhizinate

【其他名称】天晴甘美。

【主要作用】异甘草酸镁是一种肝细胞保护剂，具有抗炎、保护肝细胞膜及改善肝功能的作用。

【适应症】本品适用于慢性病毒性肝炎和急性药物性损伤。改善肝功能异常。

【用法用量】静脉滴注。每次 0.1~0.2g，一日 1 次，4 周为一疗程或遵医嘱。

【临床配伍】见下配伍禁忌表。

配伍禁忌	1. 本品与硫酸依米星氯化钠注射液有配伍禁忌［李华芳.中国乡村医药，2016，23（3）：48］。 2. 本品与乳酸环丙沙星氯化钠注射液有配伍禁忌［惠连，黄榕，吕鸿文.中国误诊学杂志，2011，11（8）：1978］。 3. 本品与盐酸氨溴索注射液有配伍禁忌［谢泸兰.西南军医，2017，19（2）：190-200］。 4. 本品与盐酸昂丹司琼注射液有配伍禁忌［何雪梅.当代护士（中旬刊），2016，（9）：62］。 5. 本品与加替沙星氯化钠注射液有配伍禁忌［李亚，牛小霞.解放军护理杂志，2009，26（9）：48］
注意事项	1. 溶媒选择：10% 葡萄糖注射液。 2. 用 250ml 溶媒稀释后静脉滴注。 3. 治疗过程中，应定期监测血压和血清钾、钠浓度
合用提示	与依他尼酸、呋塞米等噻嗪类及三氯甲氢氯噻嗪、氯噻酮等降压利尿剂并用时，其利尿作用可增强本品的排钾作用，易导致血钾下降

肝水解肽
Heparolysate

【其他名称】朗度，苷乐宁，甘顺。

【主要作用】本品能促进蛋白质合成、减少蛋白质分解，促进正常肝细胞的增殖和再生。对四氯化碳诱导的肝细胞损伤有较好的保护作用，降低丙氨酸氨基转移酶，促进病变组织恢复。

【适应症】用于慢性肝炎、肝硬化等疾病的辅助治疗。

【用法用量】静脉滴注，每次 100mg，一日 1 次；肌内注射，每次 20~40mg，一日 1 次。

【临床配伍】见下配伍禁忌表。

配伍禁忌	1. 本品与对氨基水杨酸注射剂存在配伍禁忌，同时使用该两种药物时，应在其中间加输其他液体冲管过渡。 2. 据有关文献报道肝水解肽注射液与地塞米松混合后，立即出现白色物絮状沉淀。所以临床使用时应避免同时和连续使用，如需联合使用，必须延长两种药物滴入的时间间隔
注意事项	1. 溶媒选择：（1）5% 葡萄糖注射液，（2）10% 葡萄糖注射液。 2. 用 250~500ml 溶媒稀释后缓慢静脉滴注。 3. 两种以上注射液序贯使用时，应使用间隔液。 4. 本品应避免直接光照和高温保存（不超过 20℃）。 5. 用药前和配制后应认真检查本品及滴注液，发现药液出现浑浊、沉淀、变色、结晶等药物性状改变以及瓶身有裂纹、漏药等现象时，均不得使用。 6. 稀释液应配即用，不可长时间放置
合用提示	未见相关资料

还原型谷胱甘肽 [乙]
Reduced Glutathione

【其他名称】阿拓莫兰，泰特。

【主要作用】还原型谷胱甘肽是人类细胞中自然合成的一种肽，由谷氯酸、半胱氨酸和甘氨酸组成，含有巯基，广泛分布于机体各器官内，对维持细胞生物功能具有重要作用。它是甘油醛磷酸脱氢酶的辅基，又是乙二醛酶及丙糖脱氢酶的辅酶，参与体内三羧酸循环及糖代谢。本品能激活多种酶（如巯基酶等），从而促进糖、脂肪及蛋白质代谢，并能影响细胞的代谢过程。它可通过巯基与体内的自由基结合，转化成容易代谢的酸类物质，从而加速自由基的排泄，有助于减轻化疗、放疗的毒副作用，而对化疗、放疗的疗效无明显影响。且对放射性肠炎治疗效果较明显；对于贫血、中毒或组织炎症造成的全身或局部低氧血症患者应用，可减轻组织损伤，促进修复。通过转甲基及转丙氨基反应，本品还能保护肝脏的合成、解毒、灭活激素等功能，并促进胆酸代谢，有利于消化道吸收脂肪及脂溶性维生素。

【适应症】1. 酒精及某些药物（化疗药、抗肿瘤药、抗结核药、精神抑郁药、抗抑郁药、扑热息痛）导致的中毒的辅助治疗。2. 酒精、病毒、药物及其他化学物质导致的肝损伤的辅助治疗。3. 电离射线所致治疗性损伤的辅助治疗。4. 各种低氧血症的辅助治疗。

【用法用量】1. 用于化疗（顺铂、环磷酰胺、多柔比星、柔红霉素、博来霉素）的辅助用药，可以减轻化疗造成的损伤而不影响疗效，从而增加化疗的剂量。首次给药剂量 1500mg/m^{2}溶于 0.9% 氯化钠注射液或 5% 葡萄糖注射液 100ml，15min 内静脉滴注，在第 2~5 天，肌内注射，600mg/d。环磷酰胺治疗后，应立即静脉输注本品，15min 内输注完毕以减轻化疗对泌尿系统的影响。用顺铂铵铂治疗，还原型谷胱甘肽剂量不超过 35mg/mg 顺铂铵铂，以免影响化疗效果。2. 用于酒精、病毒、药物及其他化学物质导致的肝损伤的辅助治疗。静脉推注。（1）病毒性肝炎，每次 1200mg，一日 1 次，30 天；（2）重症肝炎，每次 1200~2400mg，一日 1 次，30 天；（3）活动性肝硬化，每次 1200mg，一日 1 次，30 天；（4）脂肪肝，每次 1800mg，一日 1 次，30 天；（5）酒精性肝炎，每次 1800mg，一日 1 次，14~30 天；（6）药物性肝炎，每次 1200~1800mg，一日 1 次，14~30 天。3. 用于放疗辅助用药，照射后给药，剂量 1500mg/m^2。4. 对于低氧血症的治疗，剂量 1500mg/m^2，溶于 0.9% 氯化钠注射液 100ml，静脉给药，以后每日肌内注射维持 300~600mg。

【临床配伍】见下配伍禁忌表。

配伍禁忌	1. 本品不得与维生素 B$_{12}$、甲萘醌、泛酸钙、乳清酸、抗组胺制剂、磺胺药及四环素等混合使用。 2. 本品与茵栀黄注射液联合应用时应谨慎
注意事项	1. 溶媒选择：（1）0.9% 氯化钠注射液，（2）5% 葡萄糖注射液，（3）10% 葡萄糖注射液。 2. 本品（300~600mg）肌内注射时必须完全溶于溶解液，溶解液需清澈无色。溶解后的本品在室温下可保存 2h，0~5℃保存 8h。 3. 静脉推注给药，药物能够被溶解液溶解然后缓慢注射，静脉滴注给药至少需要 20ml 溶解液。 4. 肌内注射仅限于需要此途径给药使用，并避免同一部位反复注射
合用提示	未见相关资料

精氨酸 [甲]
Arginine

【其他名称】先丁，净宁。

【主要作用】本品为氨基酸类药。在人体内参与鸟氨酸循环，促进尿素的形成，使人体内产生的氨经鸟氨酸循环转变成无毒的尿素，由尿中排出，从而降低血氨浓度。

【适应症】用于肝性脑病，适用于忌钠的患者，也适用于治疗其他原因引起血氨增高所致的精神症状。

【用法用量】静脉滴注。一次 15~20g。

【临床配伍】见下配伍禁忌表。

配伍禁忌	本品与清开灵注射液、痰热清注射液存在配伍禁忌
注意事项	1. 溶媒选择：5% 葡萄糖注射液。 2. 将本品用 1000ml 溶媒稀释后应用，并于 4h 内滴完。静脉滴注速度过快，可引起流涎、面部潮红及呕吐等。 3. 静脉滴注本品可引起肢体麻木和头痛、恶心、呕吐及局部静脉炎。静脉给予大剂量本品可使外周血管扩张而引起低血压。 4. 用药期间宜进行血气监测，注意患者的酸碱平衡。 5. 本品 pH 值为 3.0~5.0。
合用提示	1. 本品与谷氨酸钠、谷氨酸钾合用，可增加疗效。 2. 本品与螺内酯合用可引起高钾血症，特别是合并严重肝脏疾病的患者。 3. 本品禁忌与强心苷类药物联合应用。 4. 用于抢救肝昏迷有缺钙者，可与谷氨酸合用

硫普罗宁[乙]
Tiopronin

【其他名称】 凯西莱，诺百力，诺宁。

【主要作用】 硫普罗宁是一种与青霉胺性质相似的含巯基药物，具有保护肝脏组织及细胞的作用。

【适应症】 1. 用于改善各类急慢性肝炎患者的肝功能。2. 用于脂肪肝、酒精肝、药物性肝损伤的治疗及重金属的解毒。3. 用于降低放化疗的不良反应。并可预防放化疗所致的外周白细胞减少。4. 用于老年性早期白内障和玻璃体浑浊。

【用法用量】 静脉滴注。每次 0.2g，一日 1 次，连续 4 周。

【临床配伍】 见下配伍禁忌表。

配伍禁忌	1. 本品不应与具有氧化作用的药物合用。 2. 本品与头孢哌酮 / 舒巴坦存在配伍禁忌［朱广微.中国误诊学杂志，2012，12（3）：522］。 3. 本品与头孢匹安钠存在配伍禁忌［程晓慧，徐莲琴，王玉华.齐齐哈尔医学院学报，2009，30（15）：1882］。 4. 本品与头孢地嗪钠存在配伍禁忌［文艺英.吉林医学，2009，30（24）：3118］。 5. 本品与阿洛西林钠存在配伍禁忌［朴明玉，朱虹.吉林医学，2011，32（8）：1501］。 6. 本品与呋塞米存在配伍禁忌［袁金明，张金安，刘晖.解放军护理杂志，2010，27（21）：1673］。 7. 本品与多烯磷脂酰胆碱存在配伍禁忌［蒋迪.当代护士（下旬刊），2012，（10）：190］。 8. 本品与亮菌甲素、灯盏花素、利福霉素存在配伍禁忌
注意事项	1. 溶媒选择：（1）0.9% 氯化钠注射液，（2）5% 葡萄糖注射液，（3）10% 葡萄糖注射液。 2. 注射用硫普罗宁配制方法：临用前将每 0.1g 本品先用 5% 的碳酸氢钠注射液（pH=8.5）2ml 溶解，再扩溶至 5%~10% 的葡萄糖注射液或 0.9% 氯化钠注射液 250~500ml 中，按常规静脉滴注。 3. 对于曾出现过青霉胺毒性的患者，使用本品应从较小的剂量开始。 4. 儿童禁用。 5. 本品水溶液 pH 值 1.5~2.5（50mg/ml 水溶液）
合用提示	本品不得与具有氧化作用的药物合并使用

门冬氨酸鸟氨酸[乙]
L-ornithine L-aspartate

【其他名称】 雅博司，瑞甘。

【主要作用】 在体内，门冬氨酸鸟氨酸通过产生两种氨基酸，即鸟氨酸和门冬氨酸，作用于两个主要的氨解毒途径：尿素合成和谷酰胺合成。尿素合成发生在门脉周围的肝细胞内，鸟氨酸同时作为鸟氨酸氨基甲酰转移酶和氨基甲酰－磷酸盐合成酶的催化剂和底物，参与氨合成尿素的过程。谷酰胺的合成发生在肝静脉周围的肝细胞内，尤其是在病理的状态下，门冬氨酸盐和其他二羧化物，如鸟氨酸的代谢产物，被肝静脉周围的肝细胞摄入，合成谷酰胺，并以谷酰胺的形式结合氨。在生理和病理状态下，谷酰胺都作为一种能结合氨的氨基酸，它不仅能让氨以无毒的形式排出，同时也能激活重要的尿素循环（即细胞间的谷酰胺交换）。

【适应症】 因急、慢性肝病（如各型肝炎、肝硬化、脂肪肝、肝炎后综合征）引发的血氨升高及治疗肝性脑病，如伴发或继发于肝脏解毒功能受损（如肝硬化）的潜在性或发作期肝性脑病，尤其适用于治疗肝昏迷早期或肝昏迷期的意识模糊状态。

【用法用量】静脉滴注。1. 急性肝炎，一日 5~10g。2. 慢性肝炎或肝硬化，一日 10~20g。（病情严重者可酌量增加，但根据目前的临床经验，每日以不超过 100g 为宜。）3. 对于其他情况除非医嘱特殊说明，每日用量为至少 20g。4. 对于肝昏迷早期或肝昏迷期出现意识模糊状态的患者，应该根据病情的严重程度，在 24h 内给予至少 40g 本品。

【临床配伍】见下配伍禁忌表。

配伍禁忌	本品与维生素 K_1 有配伍禁忌［李今女 . 医学信息（中旬刊），2010，5（9）：2434］
注意事项	1. 溶媒选择：（1）0.9% 氯化钠注射液，（2）5% 葡萄糖注射液，（3）10% 葡萄糖注射液。 2. 使用注射用门冬氨酸鸟氨酸时先将本品用适量灭菌注射用水充分溶解，再加入到 0.9% 的氯化钠注射液或 5% 葡萄糖注射液、10% 葡萄糖注射液中，最终门冬氨酸鸟氨酸的浓度不超过 2%，缓慢静脉滴注。 3. 本品输入速度最大不要超过 5g/h
合用提示	未见相关资料

谷氨酸钾
Potassium Glutamate

【其他名称】卫甲。

【主要作用】肝功能严重损害时体内氨代谢紊乱，导致肝昏迷。本品静脉滴注后，能与血中过多的氨结合成无毒的谷氨酰胺，后者在肾脏经谷胺酰胺酶作用将氨解离，由尿排出，因此可减轻肝昏迷症状。本品还参与脑蛋白代谢和糖代谢，促进氧化过程，改善中枢神经系统的功能。

【适应症】用于血氨过多所致的肝性脑病、肝昏迷及其他精神症状。

【用法用量】静脉滴注。每次 18.9g，一日 1~2 次。

【临床配伍】见下配伍禁忌表。

配伍禁忌	本品与培氟沙星、吉他霉素、四环素、咪康唑、酚磺乙胺、异烟肼、洛贝林、哌替啶、罗通定、美沙酮、异戊巴比妥、苯扎托品、氯丙嗪、乙酰丙嗪、氟哌啶醇、利多卡因、氯胺酮、利血平、去甲肾上腺素、肾上腺素、异丙肾上腺素、促皮质素、氢化可的松、环磷酰胺、塞替派、异丙嗪、维生素 B2、维生素 B6、维生素 C、氯化铵存在配伍禁忌
注意事项	1. 溶媒选择：（1）5% 葡萄糖注射液，（2）10% 葡萄糖注射液。 2. 将本品溶于 500~1000ml 溶媒中缓慢滴注。 3. 静脉滴注期间应注意电解质平衡，可能时测血二氧化碳结合力及钾、钠、氯含量。 4. 为维持电解质平衡，谷氨酸钾常与谷氨酸钠合用，以 1∶3 或 1∶2 混合应用
合用提示	本品与抗胆碱药合用有可能减弱后者的药理作用

肌苷 [甲]
Inosine

【其他名称】迪力，卫每加，奇方能。

【主要作用】肌苷为人体正常成分，参与体内核酸代谢、蛋白质合成和能量代谢，可提高辅酶 A 与丙酮酸氧化酶的活性，从而使细胞在缺氧状态下进行正常代谢。肌苷有助于受损肝细胞功能的恢复。

【适应症】辅酶类药，具有改善机体代谢的作用。用于各种原因所致的白细胞减少和血小板减少、心力衰竭、心绞痛、肝炎等的辅助治疗。也可用于视神经萎缩、中心性视网膜炎的辅助治疗。

【用法用量】静脉注射或静脉滴注，每次 200~600mg，一日 1~2 次；肌内注射，每次 100~200mg，一日 1~2 次。

【临床配伍】见下配伍禁忌表。

配伍禁忌	本品禁与下列注射液配伍：氯霉素、双嘧达莫、盐酸山梗菜碱、硫酸阿托品、氢溴酸东莨菪碱、盐酸氯丙嗪、盐酸异丙嗪、马来酸麦角新碱、盐酸普鲁卡因、硫喷妥钠、苯妥英钠、氯氮䓬、盐酸去甲肾上腺素、盐酸丁卡因、利血平、硝普钠、降压嗪、呋塞米、利尿酸钠、促皮质素、维生素 B_{12}、盐酸苯海拉明、马来酸氯苯那敏、细胞色素 C、盐酸万古霉素、盐酸四环素、二盐酸奎宁、盐酸阿糖胞苷、硫酸长春新碱以及所有菌苗和疫苗、清开灵、香丹注射液
注意事项	1. 溶媒选择：（1）0.9% 氯化钠注射液，（2）5% 葡萄糖注射液，（3）10% 葡萄糖注射液。 2. 盐酸多巴胺、止血敏和维生素 C 注射液应先稀释后再与本品混合。 3. 静脉注射偶有恶心、颜面潮红。 4. 本品溶液 pH 值为 8.5~9.5。
合用提示	未见相关资料

苦参素
Marine

【其他名称】天晴复欣，库森，美地兰。

【主要作用】本品能降低乙型肝炎病毒（DHBV）感染鸭血清 DHBV-DNA 水平，对 CCl_4 和 D- 半乳糖胺所致的小鼠中毒性肝损伤具有保护作用。

【适应症】用于慢性乙型病毒性肝炎及肿瘤放疗、化疗引起的白细胞低下和其他原因引起的白细胞减少症。

【用法用量】静脉滴注，用于慢性乙肝，每次 0.6g，一日 1 次，2 个月为一疗程；肌内注射，用于慢性乙肝，每次 0.4~0.6g，一日 1 次，用于升高白细胞，每次 0.2g，一日 2 次。

【临床配伍】见下配伍禁忌表。

配伍禁忌	1. 本品与多烯磷脂酰胆碱注射液存在配伍禁忌［陈丹. 中国护理杂志，2006，（11）：143］ 2. 本品与注射用丹参存在配伍禁忌［贺立明，韩二英. 中国误诊学杂志，2011，11（9）：2121］
注意事项	1. 溶媒选择：（1）0.9% 氯化钠注射液，（2）5% 葡萄糖注射液。 2. 静脉滴注时，可溶于 100~250ml 溶媒中，滴注速度以每分钟约 60 滴为宜。 3. 本品 pH 值为 4.0~7.0
合用提示	1. 与水合氯醛等中枢抑制剂有协同作用。 2. 对苯丙胺等中枢兴奋剂有拮抗作用。 3. 可易化士的宁的惊厥反应

亮菌甲素
Armillarisin Anatricome

【其他名称】丽生。

【主要作用】本品由亮菌（即环菌属假密环菌，Armillariella tabescens）中提取，亦可人工合成。能促进胆汁分泌，对胆道口括约肌有明显的解痉作用。降低十二指肠紧张度，调节胆道系统压力，促进胆道内容物排泄。调节并促进免疫功能及增强吞噬细胞的作用而产生抑菌作用，并能改善蛋白质代谢，调节肝功能。

【适应症】用于急性胆囊炎、慢性胆囊炎发作，以及其他胆道疾病并发急性感染及慢性浅表性胃炎、慢性浅表性萎缩性胃炎。

【用法用量】1. 静脉滴注，每次 2.5~5mg，一日 1 次。2. 肌内注射，每次 1mg，一日 2~4 次；急性胆道感染，每次 1~2mg，一日 3~4 次，急性症状控制后改为一日 2 次。一个疗程为 7~10 日。

【临床配伍】见下配伍禁忌表。

配伍禁忌	1. 本品与硫普罗宁及生物制品有配伍禁忌［张红梅，郑虹英.护理与康复，2008，7（4）：319］。 2. 本品与质子泵抑制剂有配伍禁忌［章敏，孙利萍，姚爱芳.护理研究，2006，20（3）：709］
注意事项	1. 溶媒选择：（1）0.9% 氯化钠注射液，（2）5% 葡萄糖注射液。 2. 肌内注射时，每 1mg 以 1ml 氯化钠注射液或苯甲醇注射液溶解。 3. 本品发生性状改变时禁止使用
合用提示	未见相关资料

乌司他丁[乙]
Ulinastatin

【其他名称】天普洛安。

【主要作用】本品系从人尿提取精制的糖蛋白，属蛋白酶抑制剂，具有抑制胰蛋白酶等各种胰酶活性的作用。此外，本品尚有稳定溶酶体膜、抑制溶酶体酶的释放、抑制心肌抑制因子产生作用，故可用于急性循环衰竭的抢救治疗。

【适应症】用于急性胰腺炎、慢性复发性胰腺炎的急性恶化期、急性循环衰竭的抢救辅助用药。

【用法用量】静脉滴注，初期每次 100 000 单位，一日 1~3 次，以后随症状消退而减量；静脉推注，每次 100 000 单位，一日 1~3 次缓慢静脉推注。

【临床配伍】见下配伍禁忌表。

配伍禁忌	1. 本品避免与加贝酯或 globulin 制剂混合使用。 2. 本品与复方氨基酸存在配伍禁忌［赵丽萍.当代护士（中旬刊），2016，（7）：120］
注意事项	1. 溶媒选择：（1）0.9% 氯化钠注射液，（2）5% 葡萄糖注射液。 2. 静脉滴注时，溶于 5% 葡萄糖注射液或 0.9% 氯化钠注射液 500ml 中，每次静脉滴注 1~2h。首次用药时建议缓慢滴注，并加强观察。 3. 静脉推注时，以 0.9% 氯化钠注射液 2ml 溶解使用。 4. 本品用于急性循环衰竭时，应注意不能代替一般的休克疗法（输液、吸氧、外科处理、抗菌素等），休克症状改善后即终止给药。 5. 本品溶解后应迅速使用。 6. 本品 pH 值为 6.0~7.5
合用提示	未见相关资料

奥曲肽[乙]
Octreotide

【其他名称】善宁，启文。

【主要作用】奥曲肽是人工合成的天然生长抑素的八肽衍生物，其药理作用与生长抑素相似但作用持续时间更长。它抑制生长激素（GH）和胃肠胰（GEP）内分泌系统肽的病理性分泌增加。

【适应症】1.肢端肥大症：对手术治疗或放疗失败，或不能、不愿接受手术以及放射治疗尚未生效的间歇期患者，奥曲肽可以控制症状并降低生长激素和胰岛素样生长因子–1 的水平。2.缓解与功能性胃肠胰内分泌瘤有关的症状和体征。

【用法用量】1.肢端肥大症：（1）开始每次 0.05~0.1mg，每 8h 皮下注射 1 次，然后每个月依循环 GH、IGF–1 水平和临床反应及耐受性做相应调整（目标：GH 小于 2.5ng/ml；IGF 正常范围）。（2）多数患者每日最适剂量为 0.2~0.3mg。（3）对长期接受同一剂量治疗的患者每 6 个月测定 1 次 GH 浓度。（4）每日不得超过 1.5mg 的最大剂量，通过监测血浆 GH 水平，治疗数月后可酌情减量。（5）如果用药一个月后仍无 GH 水平的降低和无临床反应，应考虑停药。2.胃肠胰内分泌肿瘤：（1）皮下注射，最初每次 0.05mg，一日 1~2 次，根据临床反应和肿瘤分泌的激素浓度（在类癌的情况下，根据 5– 羟吲哚乙酸的尿液排泄量）以及耐受性，渐增至每次 0.2mg，一日 3 次。（2）用药后临床症状和实验室检查未改善时，奥曲肽用药不能超过 1 周。3.预防胰腺手术后并发症：皮下注射，每次 0.1mg，一日 3 次，连续 7 天，第一次用药至少在术前 1h 进行。4.食管胃底静脉曲张出血：连续静脉滴注 0.025mg/h，最多治疗 5 天。在患有食管胃底静脉曲张出血的肝硬化患者中，奥曲肽连续静脉滴注，0.05mg/h 持续 5 天，都可以被良好地耐受。

【临床配伍】见下配伍禁忌表。

配伍禁忌	1. 本品与注射用头孢替安存在配伍禁忌［倪裕玲，陈良夏 . 中华现代护理杂志，2016，22（9）：1318］ 2. 本品与胰岛素存在配伍禁忌［臧明翠，朴丽，雷雪雪，等 . 中华现代护理杂志，2014，20（6）：739］
注意事项	1. 溶媒选择：0.9% 氯化钠注射液。 2. 皮下注射 （1）为降低局部不适，在注射前使药液温度达到室温，避免在短时间内在同一注射部位多次注射。 （2）为防止污染，多剂药瓶不应穿刺超过 10 次。 3. 静脉滴注 （1）使用前应用肉眼观察是否有颜色改变和颗粒出现； （2）在 0.9% 氯化钠注射液或 5% 葡萄糖注射液中可保持理化性质稳定性达 24h。但由于奥曲肽会影响葡萄糖体内平衡，故建议使用 0.9% 氯化钠注射液而不用 5% 葡萄糖注射液； （3）配制好的药液应当立即使用，如不立即使用，应于 2~8℃的条件下保存； （4）使用前药液需达到室温； （5）在通常情况下，需将一个 0.5mg 安瓿中内容物用 0.9% 氯化钠注射液 60ml 稀释，以达到推荐使用的剂量 0.025mg/h，而用输液泵持续滴注 20h； （6）奥曲肽在全肠外营养液中是不稳定的。 4. pH 值为 3.7~4.7（醋酸奥曲肽注射液）；pH 值为 4.0~6.0（0.05mg/ml 水溶液）（注射用醋酸奥曲肽）

续表

合用提示	1. 与溴隐亭合用会增加溴隐亭的生物利用度。 2. 仅有少量数据表明，生长抑素类似物会降低细胞色素 P450 酶参与代谢物质的清除率。这是由于其抑制生长激素分泌造成的，所以不排除奥曲肽也会有此作用。与其他主要通过 GYP3A4 代谢且疗效范围较窄的药物如特非那定合用时应小心。 3. 本品可减少肠道对环孢素的吸收。 4. 本品可推迟对西咪替丁的吸收。 5. 本品可改变营养物质的吸收，也能影响某些口服药物的吸收。对正在使用胰岛素、口服降糖药物、β–受体阻滞剂、钙通道拮抗剂以及控制体液和电解质失衡药物的患者来说，接受本品治疗时应考虑调整这些药物的剂量

加贝酯[乙]
Gabexate

【其他名称】钦克。

【主要作用】加贝酯是一种非肽类蛋白酶的抑制剂，可抑制胰蛋白酶、激肽释放酶、纤维蛋白溶酶、凝血酶等蛋白酶的活性，从而制止这些酶所造成的病理生理变化。

【适应症】用于急性轻型（水肿型）胰腺炎的治疗，也可用于急性出血坏死型胰腺炎的辅助治疗。

【用法用量】本品仅供静脉滴注使用。每次 100mg，治疗开始 3 日，300mg/ 日，症状减轻后改为 100mg/ 日，疗程 6~10 日。

【临床配伍】见下配伍禁忌表。

配伍禁忌	1. 本品因在与头孢噻利、米卡芬净配合使用时，易发生效价降低或生成沉淀，请勿配合使用。 2. 避免与异甘草酸镁、乌司他丁混合使用
注意事项	1. 溶媒选择：（1）5% 葡萄糖注射液，（2）林格注射液。 2. 以 5ml 灭菌注射用水注入加贝酯冻干粉针瓶内，待溶解后即移注于 500ml 溶媒中，供静脉滴注用。静脉滴注速度不宜过快，应控制 1mg/(kg·h)以内，不宜超过 2.5mg/(kg·h)。 3. 本品使用过程中，应注意观察，谨防过敏，一旦发现应及时停药或抢救。勿将药液注入血管外。 4. 稀释液应新鲜配制，即配即用。 5. 本品 pH 值为 4.0~5.0
合用提示	未见相关资料

第八章 骨代谢调节药

骨肽
Ossotide

【其他名称】古欣太，关康，西若非。

【主要作用】本品为含多种骨代谢的活性肽类。具有调节骨代谢，刺激成骨细胞增殖，促进新骨形成，以及调节钙、磷代谢，增加骨钙沉积，防治骨质疏松作用。

【适应症】用于增生性骨关节疾病及风湿性关节炎、类风湿关节炎等，并能促进骨折愈合。

【用法用量】1.静脉滴注。每次 50~100mg，一日 1 次，15~30 日为一疗程。2.肌内注射。每次 10mg，一日 1 次，20~30 日为一疗程。3.亦可在痛点和穴位注射。

【临床配伍】见下配伍禁忌表。

配伍禁忌	1.本品与果糖注射液有配伍禁忌［朱红燕，童玮.临床合理用药杂志，2014，7（5）：12］。 2.本品与泮托拉唑、甲泼尼龙琥珀酸钠存在配伍禁忌
注意事项	1.溶媒选择：0.9% 氯化钠注射液。 2.静脉滴注时，溶于 200ml 溶媒中使用。 3.当药品性状发生改变时，如瓶内有异物、颜色改变请勿使用
合用提示	未见相关资料

帕米膦酸二钠[乙]
PamidronateDisodium

【其他名称】博宁，金达伟。

【主要作用】本品是一种强效的破骨细胞性骨吸收抑制剂。帕米膦酸二钠能够抑制破骨细胞前体附着骨并抑制其转化为成熟的、有功能的破骨细胞。无论在体内和体外，与骨结合的双膦酸盐的局部和直接抗骨吸收效应是其主要作用模式。

【适应症】恶性肿瘤并发的高钙血症和溶骨性癌转移引起的骨痛。

【用法用量】静脉滴注。1.治疗骨转移性疼痛：每次 30~60mg。2.治疗高钙血症：应严格按照血钙浓度，在医生指导下酌情用药。一般推荐剂量：

治疗前血清钙浓度 （mmol/L）	总钙量 = 游离钙 + 蛋白结合钙 * （mg%）	推荐的总剂量 （mg）
<3.0	<12.0	15~30
3.0~3.5	12.0~14.0	30~60
3.5~4.0	14.0~16.0	60~90**
>4.0	>16.0	90**

* 本用量指导原则是根据未校正的血清钙值而制定的，准确的标准宜按照血清蛋白校正的钙值（离子钙）来确定。

** 这一剂量的使用经验有限。

【临床配伍】见下配伍禁忌表。

配伍禁忌	由于与二价阳离子形成复合物，因此帕米膦酸二钠不应加入含钙静脉注射溶液中
注意事项	1. 溶媒选择：（1）0.9% 氯化钠注射液，（2）5% 葡萄糖注射液。 2. 本品干粉剂溶解后，应使用无钙注射液。滴注速度不应超过 60mg/h（1mg/min）。 3. 本品滴注液的最大浓度为 90mg/250ml 滴注液，正常情况下，90mg 剂量稀释于 250ml 注射液，应滴注 2h 以上。 4. 治疗多发性骨髓瘤和肿瘤引起的高钙血症时，药物推荐浓度不应超过 90mg/500ml，滴注时间应超过 4h。 5. 治疗骨转移性疼痛，静脉缓慢滴注 4h 以上，浓度不得超过 15mg/125ml，滴速不得大于 15~30mg/2h。 6. 本品严禁静脉注射。 7. 因该药与骨结合，故本品干扰骨同位素扫描图像。 8. pH 值 5.0~7.0（帕米膦酸二钠注射液）；pH 值 6.0~7.4（1.5mg/ml 水溶液）（注射用帕米膦酸二钠）
合用提示	1. 本品与常见抗肿瘤药合用（如三苯氧胺、苯丙氨酸氮芥），未见药物相互作用。 2. 发生严重高钙血症时，本品与降钙素合用可有协同作用，血钙降低更迅速。 3. 本品与其他潜在肾毒性药物合用时应予以注意。 4. 当本品与沙利度胺合用治疗多发性骨髓瘤时，发生肾功能恶化风险增加。 5. 本品不得与其他种类双膦酸类药物合并使用

伊班膦酸钠[乙]
Sodium Ibandronate

【其他名称】邦罗力，艾本。

【主要作用】伊班膦酸属双膦酸盐化合物，能特异地作用于骨组织，对骨骼的特异性选择作用是由于双膦酸盐对骨骼中的无机物具有高度亲和性。双膦酸盐通过抑制破骨细胞的活性起作用，但其确切的作用机制尚不清楚。

【适应症】肿瘤引起的病理性（异常）血钙升高（高钙血症）；治疗绝经后骨质疏松症；用于治疗恶性肿瘤溶骨性骨转移引起的骨痛。

【用法用量】静脉滴注。1. 用于治疗恶性肿瘤引起的高钙血症：推荐剂量详见下表。

高钙血症严重程度	严重高钙血症	中度高钙血症
	白蛋白纠正的血清钙浓度 * ≥ 3mmol/L 或 ≥ 12mg/dl	白蛋白纠正的血清钙浓度 <3mmol/L 或 <12mg/dl
推荐单次剂量	4mg	2mg

* 白蛋白纠正的血清钙浓度（mmol/L）= 血清钙浓度（mmol/L）–［0.02 × 白蛋白浓度（g/L）］+0.8 或白蛋白纠正的血清钙浓度（mg/dl）
白蛋白纠正的血清钙浓度（mmol/L）= 血清钙浓度（mg/dl）+0.8 ×［4– 白蛋白浓度（g/dl）］

2. 用于治疗绝经后骨质疏松症：推荐剂量为一次 2mg，每 3 个月一次。患者必须补充钙和维生素 D。如果错过了一次滴注，在方便时应该尽快补上。此后，从最后一次静脉滴注之日起，应该安排好每 3 个月静脉滴注一次。3. 用于治疗恶性肿瘤骨转移引起的骨痛：推荐剂量为 4mg，每 3~4 周一次。国外说明书推荐的用法用量为一次 6mg。临床试验中的最高单次剂量为 6mg，但并未提高疗效。

【临床配伍】见下配伍禁忌表。

配伍禁忌	为避免配伍禁忌，本品只允许与 0.9% 氯化钠注射液或 5% 葡萄糖注射液混合，不能与含钙溶液混合静脉输注
注意事项	1. 溶媒选择：（1）0.9% 氯化钠注射液，（2）5% 葡萄糖注射液。 2. 用于治疗恶性肿瘤引起的高钙血症时，将本品加入 500ml 溶媒中静脉滴注 2h。接受本品治疗前必须给患者用 0.9% 氯化钠注射液充分水化。 3. 特别说明不推荐本品经动脉给药治疗高钙血症，如不小心经动脉或静脉外途径给药可以引起组织损伤，因此，必须确保本品经静脉给药。 4. 由于缺乏临床资料，有严重肝脏疾病（肝功能不全）时不应按上述推荐剂量给药。有心衰危险性的患者应避免过度水化。 5. 本品 pH 值 3.5~4.5
合用提示	1. 在多发性骨髓瘤患者中，没有观察到本品与美法仑 / 泼尼松龙并用时产生相互作用。 2. 其他在绝经后妇女中进行的药物相互作用研究显示，本品与他莫昔芬或者激素替代治疗（雌激素）之间没有任何潜在的相互作用。 3. 建议双膦酸盐与氨基糖苷类药物并用时应当谨慎，因为两者均可导致延迟性血钙降低。还应当注意可能伴发的低镁血症。 4. 在临床研究当中，本品还与常规抗癌药物、利尿药、抗生素和镇痛药并用，未出现临床显著的相互作用

唑来膦酸[乙]
Zoledronic Acid

【其他名称】盖柠，择泰。

【主要作用】唑来膦酸的主要药理作用是抑制骨重吸收。唑来膦酸抑制由肿瘤释放的多种刺激因子引起的破骨细胞活性增加和骨钙释放。

【适应症】与标准抗肿瘤药物治疗合用，用于治疗实体肿瘤骨转移患者和多发性骨髓瘤患者的骨骼损害；用于治疗恶性肿瘤引起的高钙血症。

【用法用量】静脉滴注。推荐剂量为 4mg，每 3~4 周给药一次或遵医嘱。

【临床配伍】见下配伍禁忌表。

配伍禁忌	1. 本品不得与含钙或者其他二价阳离子的输注溶液（例如乳酸林格液）配伍使用。 2. 使用与其他药物分开的输液管进行单次静脉输注
注意事项	1. 溶媒选择：（1）0.9% 氯化钠注射液，（2）5% 葡萄糖注射液。 2. 用溶媒 100ml 稀释，静脉滴注 15min 以上。 3. 给药前必须对患者进行适当的补水，对于老年患者和接受利尿剂治疗的患者尤为重要。 4. 禁用于严重肾功能损害（肌酐清除率 <35ml/min）的患者。
合用提示	1. 不应与其他双膦酸盐药物合用，因为尚不知两者之间的协同效应。 2. 静脉给予的双膦酸盐类药物与反应停（沙利度胺）合用时，可能增加多发性骨髓瘤患者发生肾功能不全的危险。 3. 临床研究表明，本品与常用的抑制细胞生长药物（如抗癌药、利尿药、抗生素和止痛药等）合用时未发现明显的相互作用。 4. 由于双膦酸盐类药物与氨基糖苷类药物同时使用能够产生降低血钙的叠加作用，从而导致长期低血钙。因而建议使用时需格外小心。 5. 本品与其他潜在对肾脏有害的药物一起使用时，应小心谨慎。当唑来膦酸与抗血管生成药物合用时应当谨慎，因为在合用这些药物治疗的患者中观察到颌骨坏死的发生率增加

氯膦酸二钠[乙]
Clodronate Disodium

【其他名称】固令，洛屈，德维。

【主要作用】本品是骨代谢调节剂，能进入骨基质羟磷灰石晶体中，当破骨细胞溶解晶体，药物被释放，能抑制破骨细胞活性，并通过成骨细胞间接起抑制骨吸收作用。

【适应症】恶性肿瘤引起的高钙血症；溶骨性癌转移引起的骨痛；可避免或延迟恶性肿瘤溶骨性骨转移；各种类型骨质疏松。

【用法用量】静脉滴注。每日 300mg，共 3~5 日，以后改口服；或每次 1.5g，血钙正常后改口服。肾衰竭患者，建议按照下述方法减少氯膦酸盐输注剂量：

肾衰竭程度	肌酐清除率（ml/min）	剂量减少（%）
轻度	50~80	25
中度	12~50	25~50
重度	<12	50

【临床配伍】见下配伍禁忌表。

配伍禁忌	本品可与二价金属阳离子如钙、镁等形成复合物，而降低其活性，故禁与这些药配伍
注意事项	1. 溶媒选择：（1）0.9% 氯化钠注射液，（2）5% 葡萄糖注射液，（3）10% 葡萄糖注射液。 2. 一般静脉滴注时间在 3h 以上。 3. 静脉输注仅适用于短期治疗，后改为口服。 4. 必须保证足够的水量摄入，并应在治疗前和治疗期间监测肾功能和血清钙浓度。 5. 氯膦酸盐静脉给药剂量明显高于推荐剂量时可能会引起重度的肾功能障碍，尤其当输注速度太快时。 6. 用于治疗骨质疏松症时，应遵医嘱决定是否需要补钙。如需补钙，本品与钙剂应分开应用，用本品后 2h 再用钙剂，以免影响本品的吸收，降低疗效。 7. 本品 pH 值 4.5~5.5。
合用提示	1. 不得与其他二磷酸盐同时使用。 2. 氯膦酸盐与非甾体类药物合用，最常见双氯芬酸，有引起肾功能不全的报告。 3. 与氨基糖苷类抗生素同时使用，增加低钙血症发生的风险。 4. 曾有报告，氯膦酸盐与磷酸雌莫司汀同时使用时，磷酸雌莫司汀的血清浓度增加 80%

第九章 麻醉及辅助用药

丙泊酚[甲]
Propofol

【其他名称】 竟安，静安，得普利麻。

【主要作用】 丙泊酚是一种起效迅速的短效全身静脉麻醉药，起效时间为 30~40s。由于药物被迅速代谢和清除，单次快速给药后麻醉时间很短，为 4~6min。

【适应症】 全身麻醉诱导和维持；重症监护患者辅助通气治疗时的镇静；单独或与局部麻醉药联合使用，用于诊断和手术过程中的镇静。

【用法用量】 1. 全麻诱导。缓慢静脉推注或静脉滴注。一般成年人，每 10s 给药 40mg，直到临床体征显示麻醉作用已经产生；小于 55 岁的成人，1.5~2.5mg/kg；超过 55 岁的成人以及 ASA Ⅲ－Ⅳ患者，特别是心功能不全的患者，需要量也明显减少，总剂量最低可到 1mg/kg，给药速度应更加缓慢（每 10s 约 20mg）。2. 全麻维持。通过持续静脉输注或重复单次注射本品来维持麻醉深度。成人：连续静脉输注，4~12mg/（kg·h），在应激小的手术过程中，如微创手术，4mg/（kg·h）；重复单次静脉推注给药，单次剂量 25~50mg。小儿：9~15mg/（kg·h）。3. 重症监护期间的镇静。持续静脉滴注。成人：0.3~4.0mg/（kg·h）的剂量给药。4. 外科手术及诊断时的清醒镇静。成人：镇静开始的 1~5min 内，0.5~1.0mg/kg 的剂量给药；镇静的维持阶段，1.5~4.5mg/（kg·h）；如果需要快速强化镇静，可以附加单次静脉推注给药 10~20mg。

【临床配伍】 见下配伍禁忌表。

配伍禁忌	1. 肌松药阿曲库铵和米库氯铵不应使用与输注本品所用的同一静脉输液管线输入。 2. 本品与左氧氟沙星存在配伍禁忌
注意事项	1. 溶媒选择：（1）0.9% 氯化钠注射液，（2）5% 葡萄糖注射液。 2. 输注本品可以不用稀释，也可在玻璃输液瓶中用 5% 葡萄糖注射液或 0.9% 氯化钠注射液稀释后滴注。 3. 给药前配制，稀释液在 6h 内稳定。静脉滴注时间不超过 12h。 4. 连续应用不得超过 7 天。 5. 本品可与其他麻醉药物一起使用（术前用药、吸入麻醉剂、镇痛剂、肌松剂或局部麻醉药）
合用提示	1. 局部麻醉合并全身麻醉时，所需本品药量减少。 2. 本品与苯二氮䓬类药物、副交感神经阻滞剂或吸入麻醉药合用时，可延长麻醉时间并降低呼吸频率。 3. 应用阿片类药物作为术前用药后，使用本品时可能发生呼吸暂停，并且暂停次数逐渐增加及暂停时间逐渐延长。 4. 本品和琥珀胆碱或新斯的明合用后，可能出现心动过缓或心跳骤停。 5. 本品与术前用药、吸入麻醉剂、镇痛剂、肌松剂或局部麻醉药合用时能加深麻醉并增加心血管方面的不良反应；与中枢神经系统抑制剂，如乙醇、全身麻醉药、麻醉性镇痛药等合用时，可加深镇静作用；与肠外使用的中枢抑制剂合用时，可能发生严重的呼吸及心血管抑制。 6. 应用芬太尼后，丙泊酚的血药浓度可短暂性升高

氯胺酮[甲]
Ketamine

【其他名称】克他命。

【主要作用】本品主要是选择性的抑制丘脑内侧核，阻滞脊髓至网状结构的上行传导，兴奋边缘系统，并对中枢神经和脊髓中的阿片受体有亲和力。产生麻醉作用，主要是抑制兴奋性神经递质（乙酰胆碱、L-谷氨酸）及 N-甲基-D-天门冬酸受体的结果；镇痛作用主要由于阻滞脊髓至网状结构对痛觉传入的信号及与阿片受体的结合，而对脊髓丘脑传导无影响，故对内脏疼痛改善有限。对交感神经和循环系统有兴奋作用，表现在血压升高、心率加快、眼内压和颅内压升高、肺动脉压及心排血量升高。但它对心肌有直接抑制作用，在循环衰竭患者更为突出。大剂量应用时，可出现呼吸抑制和呼吸暂停。可使儿茶酚胺增高、血糖上升、内分泌亢进。不影响子宫收缩，但在剖宫产时，应用本品，因血压升高而致出血量较多。

【适应症】本品适用于各种表浅、短小手术麻醉、不合作小儿的诊断性检查麻醉及全身复合麻醉。

【用法用量】1. 全麻诱导：成人按体重静脉注射 l~2mg/kg，维持可采用连续静脉注射，每分钟不超过 1~2mg，即按体重 10~30μg/kg 给药。2. 镇痛：成人先按体重静脉注射 0.2~0.75mg/kg，2~3min 注完，而后连续静脉滴注每分钟按体重 5~2μg/kg 给药。3. 基础麻醉：临床个体间差异大，小儿肌内注射按体重 4~5mg/kg 给药，必要时追加 1/2~1/3 量。

【临床配伍】见下配伍禁忌表。

配伍禁忌	本品与氨苄西林、阿昔洛韦、苯妥英钠、呋塞米、肝素钠、磺胺甲噁唑/甲氧苄啶、磷酸钾、美罗培南、氨基丁酸、碳酸氢钠、胰岛素存在配伍禁忌
注意事项	1. 溶媒选择：（1）0.9% 氯化钠注射液，（2）5% 葡萄糖注射液，（3）10% 葡萄糖注射液。 2. 全麻诱导：成人维持可采用连续静脉滴注，每分钟不超过 1~2mg，即按体重 10~30μg/kg 给药。 3. 镇痛：成人先按体重静脉注射 0.2~0.75mg/kg，2~3min 注完，而后连续静脉滴注，每分钟按体重 5~2μg/kg 给药
合用提示	1. 与苯二氮䓬类及阿片类药物合用时，可延长作用时间并减少不良反应的发生，剂量应酌情减少。 2. 与氟烷等含卤素全麻药同用时，本品的作用延长，苏醒迟延。 3. 与抗高血压药或中枢神经抑制药合用时，尤其是氯胺酮用量偏大，静脉注射过快，可导致血压剧降或/呼吸抑制。 4. 服用甲状腺素的患者，本品有可能引起血压过高和心动过速。 5. 与肌松药（如阿曲库铵、罗库溴铵、米库溴铵、维库溴铵）合用可以增强肌松药的作用

氯化琥珀胆碱[甲]
Suxamethonium Chloride

【其他名称】司可林。

【主要作用】本品与烟碱样受体结合后，产生稳定的除极作用，引起骨骼肌松弛。本品进入体内能迅速被血中假性胆碱酯酶水解，其中间代谢物琥珀酰单胆碱肌松作用很弱。

【适应症】去极化型骨骼肌松弛药。可用于全身麻醉时气管插管和术中维持肌松。

【用法用量】本品必须在具备辅助或控制呼吸的条件下使用：1. 静脉滴注。维持肌松：每次 150~300mg。2. 静脉推注或深部肌内注射。气管插管时，1~1.5mg/kg，最高 2mg/kg；小儿 1~2mg/kg，肌内注射一次不可超过 150mg。

【临床配伍】见下配伍禁忌表。

配伍禁忌	本品在碱性溶液中分解，故不宜与硫喷妥钠混合注射
注意事项	1. 溶媒选择：（1）0.9% 氯化钠注射液，（2）5% 葡萄糖注射液，（3）10% 葡萄糖注射液，（4）1% 盐酸普鲁卡因注射液。 2. 静脉滴注时溶于 5%~10% 葡萄糖注射液或 1% 盐酸普鲁卡因注射液混合溶液 500ml 中。 3. 静脉推注或深部肌内注射时用 0.9% 氯化钠注射液稀释为 10mg/ml 使用。 4. 不具备控制或辅助呼吸条件时，严禁使用。 5. 忌在患者清醒下给药。 6. 接触有机农药患者，已证明无血浆胆碱酯酶减少或抑制者，方能使用至足量。 7. 为了解除本品肌松作用引起的短暂纤维颤动，可预先静脉推注小剂量非去极化肌松药（维库溴铵 0.5mg）。 8. 预先给予阿托品可防止本品对心脏的作用。 9. 出现长时间呼吸停止，必须用人工呼吸，亦可输血，注射干血浆或其他拟胆碱酯酶药，但不可用新斯的明。 10. 本品 pH 值 3.0~5.0（20mg/ml 水溶液）
合用提示	1. 抗胆碱酯酶药，环磷酰胺、氮芥、塞替派等抗肿瘤药，普鲁卡因等局麻药，单胺氧化酶抑制剂，雌激素等，可降低假性胆碱酯酶活性，而增强本品的作用。 2. 与下列药物合用也须谨慎，如吩噻嗪类、普鲁卡因胺、奎尼丁、卡那霉素、多黏菌素 B、新霉素等有去极化型肌松作用，能增强本品作用

苯磺顺阿曲库铵 [乙]
Cisatracurium Besilate

【其他名称】顺苯磺阿曲库铵。

【主要作用】本品是神经肌肉阻滞剂，在运动终板上与胆碱能受体结合，以拮抗乙酰胆碱的作用，从而产生竞争性的神经肌肉传导阻滞作用。

【适应症】本品用于手术和其他操作以及重症监护治疗。作为全麻的辅助用药或在重症监护时起镇静作用，它可以松弛骨骼肌，使气管插管和机械通气易于进行。

【用法用量】1. 静脉单次推注给药。成人剂量。气管插管：0.15mg/kg；维持用药：对以阿片类或丙泊酚麻醉的患者，给予 0.03mg/kg 的本品可以继续产生大约 20min 临床有效的神经肌肉阻滞作用；2~12 岁儿童的给药剂量，首剂 0.1mg/kg，在 5~10s 内进行；维持用药：以氟烷麻醉时，0.02mg/kg，可以继续维持约 9min 临床有效的神经肌肉阻滞。2. 静脉滴注。成人和 2~12 岁儿童的用药剂量：开始以 3μg/（kg·min）[0.18mg/（kg·h）] 的速度输注，一旦达到稳定状态后，大部分患者只需要以 1~2μg/（kg·min）]（0.06~0.12mg/（kg·h）] 的速度连续输注，即可维持阻滞作用。

【临床配伍】见下配伍禁忌表。

配伍禁忌	1. 本品不可与丙泊酚注射乳剂或碱性溶液（如硫喷妥钠）在同一注射器中混合或用同一个针头同时注射。 2. 本品在乳酸林格注射液及 5% 葡萄糖和林格注射液中出现降解产物的速度较快，因此不推荐乳酸林格注射液及 5% 葡萄糖和林格注射液作为本品的稀释液。 3. 与甲泼尼龙琥珀酸钠、酮咯酸氨丁三醇不相容

续表

注意事项	1. 溶媒选择：（1）0.9% 氯化钠注射液，（2）5% 葡萄糖注射液，（3）氯化钠（0.18%）和葡萄糖（4%）注射液，（4）氯化钠（0.45%）和葡萄糖（2.5%）注射液。 2. 与其他神经肌肉传导阻滞剂一样，建议在使用本品过程中监测神经肌肉功能以满足个体化剂量的要求。 3. 使用本品的推荐起始剂量为不大于 0.02mg/kg。 4. 本品为低渗液，不可应用于输血的输注管。 5. 本品不含防腐抗菌剂，因此仅供患者单次使用。 6. 本品 pH 值 3.5~5.0（10mg/ml 水溶液）
合用提示	1. 增强本品疗效的药物： （1）麻醉剂：如恩氟烷、异氟烷和氟烷、氯胺酮； （2）抗生素：包括氨基糖苷类、多黏菌素、大观霉素、四环素、林可霉素和克林霉素； （3）抗心律失常药物：包括普萘洛尔、钙通道阻滞剂、利多卡因、普鲁卡因酰胺和奎尼丁； （4）利尿剂：包括呋塞米、噻嗪类利尿剂、甘露醇和乙酰唑胺； （5）镁盐； （6）锂盐； （7）神经节阻滞剂：三甲噻方、六甲铵； （8）其他非去极化神经肌肉阻滞药。 2. 降低本品疗效的药物： （1）对于曾长期使用苯妥英和卡马西平的患者，使用本品疗效可能降低； （2）合用琥珀酰胆碱来延长非去极化神经肌肉阻滞剂的效应可能导致延长的复合性阻滞作用而难以用抗胆碱酯酶药物逆转。罕见有某些药可加剧或诱发隐性重症肌无力发作，或实际上是诱发一种肌无力综合征；在此情况下，患者对非去极化神经肌肉阻滞剂的敏感性可能增加，这些药物包括各种抗生素、β-受体阻滞剂（普萘洛尔、氧烯洛尔）、抗心律失常药（普鲁卡因酰胺、奎尼丁）、抗风湿药（氯喹、D-青霉胺）、三甲噻方、氯丙嗪、类固醇，苯妥英和锂剂

罗库溴铵[乙]
Rocuronium Bromide

【其他名称】爱可松。

【主要作用】罗库溴铵是一种起效迅速、中时效的非去极化肌松药，具有该类药物所有的药理作用特效（箭毒样作用）。通过与运动终板处 N 型乙酰胆碱受体竞争性结合产生作用。

【适应症】全身麻醉辅助用药，用于常规诱导麻醉期间气管插管，以及维持术中骨骼肌松弛。

【用法用量】本品的给药剂量应个体化。在确定用药剂量时应适当考虑以下因素：麻醉方法、手术时间、镇静方法和机械通气的时间，同时应用的其他药物的相互作用以及患者情况等。建议采用适当的肌松监测技术，以评定肌松深度和恢复状况。1. 气管插管：0.6mg/kg。2. 维持剂量：0.15mg/kg，在长时间吸入麻醉患者可适当减少至 0.075~0.1mg/kg。3. 连续输注：静脉注射负荷剂量 0.6mg/kg，当肌松开始恢复时再行连续输注。在成人静脉麻醉下，维持该水平肌松时的滴注速率范围为 5~10μg/（kg·min），吸入麻醉下 5~6μg/（kg·min）。4. 老年患者、肝脏和/或胆道疾病，和/或肾衰竭患者在常规麻醉期间气管插管的标准剂量为 0.6mg/kg。无论采取何种麻醉方法，推荐用于这些患者的维持剂量均为 0.075~0.1mg/kg，滴注速率为 5~6μg/（kg·min）。5. 儿童，静脉推注或连续输注。

【临床配伍】见下配伍禁忌表。

配伍禁忌	本品与下列药物存在配伍禁忌：两性霉素、硫唑嘌呤、头孢唑林、邻氯青霉素、地塞米松、地西泮、依诺昔酮、红霉素、法莫替丁、呋塞米、加拉碘铵、琥珀酸钠氢化可的松、胰岛素、甲乙炔巴比妥、甲泼尼龙、琥珀酸钠泼尼松龙、硫喷妥钠、三甲氧苄氨嘧啶、万古霉素及英脱利匹特
注意事项	1. 在0.5mg/ml和2.0mg/ml浓度下，罗库溴铵可与下列液体配伍：0.9%氯化钠注射液、5%葡萄糖注射液、5%葡萄糖氯化钠注射液、灭注射用水、乳酸林格液和海脉素。 2. 稀释后的液体尽快使用，并在24h内用完。未用完的液体应予以丢弃。 3. 神经肌肉药物能诱发注射部位和全身的组胺释放。因此当使用该类药物时，应时刻注意可能在注射部位发生瘙痒和红斑和（或）发生全身类组胺（类过敏）反应。 4. 由于输注量因人及麻醉方法而异，输注给药时建议采用连续监测肌松。 5. 本品pH值3.8~4.2
合用提示	1. 增强本品作用的药物 （1）卤化挥发性麻醉剂和乙醚； （2）其他非去极化肌松药； （3）大剂量硫喷妥钠、甲乙炔巴比妥钠、氯胺酮、芬太尼、γ-羟基丁酸钠、依托醚酯及异丙酚等； （4）预先给予琥珀酰胆碱； （5）抗生素：氨基糖苷类、林可酰胺和多肽类抗生素、酰胺-青霉素族抗生素、四环素和大剂量甲硝唑等； （6）利尿药、硫胺、单胺氧化酶抑制剂、奎尼丁、鱼精蛋白、α-受体阻滞剂、镁盐、钙离子拮抗剂和锂盐等。 2. 减弱本品作用的药物： （1）新斯的明、依酚氯胺、吡斯的明、氨基吡啶衍生物； （2）长期应用类固醇激素、苯妥英钠或酰胺咪嗪； （3）去甲肾上腺素、硫唑嘌呤（仅短暂和有限的作用）、茶碱、氯化钙等

米库氯铵[乙]
Mivacurium Chloride

【其他名称】美维松。

【主要作用】本品是短效的非去极化骨骼肌弛药物，可被血浆胆碱酯酶水解。米库氯铵与运动神经终板膜上的胆碱能受体竞争性结合，导致神经肌肉信号传递的阻滞，这种作用可以被胆碱酯酶抑制剂新斯的明和依酚氯胺快速逆转。

【适应症】米库氯铵是高选择性的、短效、非去极化神经肌肉阻滞剂，具有作用后恢复快的特点。本品可作为全身麻醉的辅助用药，使骨骼肌松弛，以利于气管插管和机械通气。

【用法用量】1. 成年人静脉推注。一次0.07~0.25mg/kg。剂量在0.15mg/kg以内时，注射时间为5~15s；剂量更高时，注射时间需要在30s以上。气管插管时推荐使用下列剂量方案：（1）剂量0.2mg/kg，注射时间30s以上，在2~2.5min内可以产生良好的气管插管条件。（2）剂量0.25mg/kg，分次给药（先用0.15mg/kg，30s后再注射0.1mg/kg），在完成第1次注射给药后的1.5~2.0min内可产生良好的气管插管条件。2. 成人输注给药。本品当首剂用药后出现自行恢复的早期证据时，输注给药的速度为8~10μg/（kg·min）[0.5~0.6mg/（kg·h）]，输注给药的速度应调整，每次增加约1μg/（kg·min）[0.06mg/（kg·h）]。一般情况下，在改变输注速度以前，现有的输注速度应保持至少3min。3. 2个月到12岁的婴儿和儿童使用剂量如下：

首剂用药剂量：

年龄	气管插管的用药剂量	达到最大神经肌肉阻滞所需时间（min）	临床有效阻滞的持续时间（min）
2~6 个月	0.15mg/kg	1.4	9
7 个月 ~12 岁	0.2mg/kg	1.7	9

维持剂量：

年龄	维持剂量	临床有效阻滞的持续时间（min）	维持 89%~99% 神经肌肉阻滞所需要的平均滴注速度
2 个月 ~12 岁	0.1mg/kg	6~9	11~14 μg/（kg·min）［0.7~0.9mg/（kg·h）］

【临床配伍】见下配伍禁忌表。

配伍禁忌	1. 本品溶液为酸性，不能与强碱性溶液（如巴比妥盐溶液）在同一个注射器中混合，或通过同一个针头同时用药。 2. 其他麻醉剂与本品通过同一个留置针或套管给药，或者相容性不明的情况下，建议每种药物滴入后，应分别用 0.9% 氯化钠注射液冲洗。
注意事项	1. 溶媒选择：（1）0.18% 氯化钠注射液和 4% 葡萄糖注射液，（2）0.9% 氯化钠注射液，（3）5% 葡萄糖注射液，（4）乳酸钠林格注射液。 2. 本品（2mg/ml）可以不经稀释用于输注给药。 3. 稀释后的本品（即稀释为 0.5mg/ml）的理化性质在 30℃ 至少可保持稳定 48h。 4. 因本品中不含抗菌防腐剂，所以应在使用前随时稀释，稀释好的溶液亦应尽快给药，未用完的剩余溶液要丢弃。 5. 本品溶液 pH 值约为 4.5
合用提示	1. 本品与下列药物发生相互作用，其非去极化神经肌肉阻滞作用的强度和 / 或持续时间可能会增加，维持剂量可能需要降低，包括： （1）抗生素：包括氨基糖苷类、多黏菌素、大观霉素、四环素类、林可霉素和克林霉素； （2）抗心律失常药物：普萘洛尔、钙通道阻滞剂、利多卡因、普鲁卡因胺和奎尼丁； （3）利尿剂：呋塞米、噻嗪类利尿剂、甘露醇和乙酰唑胺； （4）镁盐； （5）氯胺酮； （6）锂盐； （7）神经节阻滞药物：三甲硫吩、六甲双铵。 2. 降低血浆胆碱酯酶活性的药物可以延长本品的神经肌肉阻滞作用时间，这些药物包括：抗有丝分裂药物、单胺氧化酶抑制剂、碘依昔酯、泮库溴铵、有机磷酸盐、抗胆碱酯酶、某些激素和班布特罗及选择性 5- 羟色胺再吸收抑制剂。 3. 罕见的情况下，某些药物可能加重或掩盖隐匿的重症肌无力，或者引起重症肌无力综合征，从而导致患者对米库氯铵的敏感性升高。这类药物包括各种抗生素、β- 受体阻滞剂（普萘洛尔、氧烯洛尔）、抗心律失常药物（普鲁卡因胺、奎尼丁）、抗风湿药物（氯喹、D- 青霉胺）、三甲硫吩、氯丙嗪、类固醇药物、苯妥英和锂。 4. 非去极化神经肌肉阻滞剂与本品联用给药，可能产生一定程度的超过等效总剂量本品所产生的神经肌肉阻滞作用。 5. 不能用去极化神经肌松弛药物，如氯化琥珀胆碱，来延长非去极化肌松药的神经肌肉阻滞作用，因为这样会导致神经肌肉阻滞时间过长和复杂化，很难用抗胆碱酯酶药物来逆转

维库溴铵 [甲]
Vecuronim Bromide

【其他名称】唯诚，万可松。

【主要作用】本品为单季铵类固醇类中效非去极化肌松药，结构与泮库溴铵相似，通过与乙酰胆碱竞争位于横纹肌运动终板的烟碱样受体而阻断神经末梢与横纹肌之间的传导。

【适应症】主要作为全麻辅助用药，用于全麻时的气管插管及手术中的肌肉松弛。

【用法用量】静脉推注或静脉滴注。1. 成人常用量。气管插管，0.08~0.12mg/kg，3min 内达插管状态；肌肉松弛维持在神经安定镇痛麻醉时，0.05mg/kg，吸入麻醉为 0.03mg/kg。2. 1 岁以下婴儿，首次 0.01~0.02mg/kg。3. 肥胖患者用量酌减；剖宫产和新生儿手术不应超过 0.1mg/kg。

【临床配伍】见下配伍禁忌表。

配伍禁忌	本品与甲泼尼龙琥珀酸钠不相容
注意事项	1. 溶媒选择：（1）0.9% 氯化钠注射液；（2）5% 葡萄糖注射液；（3）葡萄糖氯化钠注射液；（4）乳酸钠林格注射液；（5）葡萄糖林格注射液；（6）灭菌注射用水。 2. 本品仅供静脉推注或静脉滴注，不可肌内注射。 3. 与吸入麻醉药同用时，本品应减量 15%。 4. 本品 pH 值 3.8~4.2（4mg/ml 水溶液）
合用提示	1. 下列药物可使本品作用增强： （1）吸入麻醉药，如氟烷、安氟醚、异氟醚等； （2）大剂量硫喷妥钠、氯胺酮、芬太尼、γ-羟基丁酸、伊托咪酯、异丙酚； （3）其他非去极化类肌肉松弛剂以及琥珀酰胆碱； （4）抗生素，如氨基糖苷类、多肽类、酰脲青霉素类以及大剂量甲硝唑； （5）其他如利尿剂、β-受体阻滞剂、硫胺、单胺氧化酶抑制剂、奎尼丁、鱼精蛋白、α-受体阻滞剂、镁盐等。 2. 下列药物可使本品作用减弱： （1）新斯的明、依酚氯铵（腾喜龙）、吡斯的明、氨基吡啶衍生物； （2）长期使用皮质甾类药物或卡马西平后； （3）去甲肾上腺素、硫唑嘌呤（仅有短暂、有限的作用）、茶碱、氯化钙。 3. 下列药物可使本品作用变异：使用本品后，再给予去极化肌肉松弛药，如琥珀酰胆碱，可能加强或减弱其神经肌肉阻断作用

第十章 激素及相关物质

第一节 肾上腺皮质激素

甲泼尼龙琥珀酸钠[乙]
Methylprednisolone Sodium Succinate

【其他名称】甲强龙，米乐松。

【主要作用】本品是一种合成的糖皮质激素。具有很强的抗炎、免疫抑制及抗过敏活性。糖皮质激素不仅对炎症和免疫过程有重要作用，而且影响碳水化合物、蛋白质和脂肪代谢，并且对心血管系统、骨骼肌肉系统及中枢神经系统也有作用。

【适应症】1. 抗炎治疗：风湿性疾病，作为短期使用的辅助药物；胶原疾病，用于疾病危重期或维持治疗；皮肤疾病；过敏状态，用于控制如下以常规疗法难以处理的严重的或造成机能损伤的过敏性疾病：支气管哮喘、接触性皮炎、异位性皮炎、血清病、季节性或全年过敏性鼻炎、药物过敏反应、荨麻疹样输血反应和急性非感染性喉头水肿（肾上腺素为首选药）；眼部疾病；严重的眼部急、慢性过敏和炎症；胃肠道疾病；呼吸道疾病；水肿状态。2. 免疫抑制治疗：器官移植、血液疾病、肿瘤，成人白血病和淋巴瘤及儿童急性白血病的姑息治疗。

【用法用量】1. 作为对生命构成威胁情况的辅助药物时：15~30mg/kg，应至少30min作静脉推注。可在医院内48h内每隔4~6h重复一次。2. 冲击疗法：类风湿关节炎：每日1g，静脉推注，用1、2、3或4日；或每个月1g，静脉推注，用6个月。每次给药应至少用时30min。3. 预防肿瘤化疗引起的恶心及呕吐：在化疗前1h，静脉推注250mg，注射时间至少5min。4. 化疗引起的重度致吐：在化疗前1h、化疗开始时及结束时分别静脉推注250mg。5. 急性脊髓损伤：8h内开始，初始剂量为30mg/kg，以15min静脉推注。45min后以5.4mg/（kg·h）的速度持续静脉滴注23h。6. 其他适应症的初始剂量从10~500mg不等。初始剂量≤250mg的，应至少用5min静脉推注；>250mg的初始剂量应至少用30min静脉推注。根据患者的反应及临床需要，间隔一段时间后可静脉推注或肌内注射下一剂量。儿童用药：每24h的总量不应少于0.5mg/kg。

【临床配伍】见下配伍禁忌表。

配伍禁忌	1. 禁止对正在接受皮质类固醇类免疫抑制剂治疗的患者使用活疫苗或减毒活疫苗。 2. 为避免相容性和稳定性问题，应尽可能将本品与其他药物分开给药。 3. 本品在溶液中物理不相容的药物包括但不限于：别嘌呤醇钠、盐酸多沙普仑、替加环素、盐酸地尔硫䓬、葡萄糖酸钙、维库溴铵、罗库溴铵、顺苯磺酸阿曲库铵、甘罗溴铵、异丙酚
注意事项	1. 溶媒选择：（1）0.9%氯化钠注射液，（2）5%葡萄糖注射液，（3）5%葡萄糖和0.45%氯化钠注射液。 2. 以溶媒溶解稀释后尽快使用，配制后的溶液在48h内物理和化学性质保持稳定。

注意事项	3. 本品含有苯甲醇，禁止用于儿童肌内注射。 4. 本品溶液 pH 值为 7~8
合用提示	1. 阿司匹林和非类固醇抗炎药应慎与皮质类固醇联合用药。 2. 甲泼尼龙是 CYPP450 酶底物，主要经 CYP3A4 代谢。与 CYP3A4 抑制剂，例如异烟肼、葡萄柚汁等合用，可增加其血浆浓度，应注意调整剂量，避免类固醇毒性。 3. 与 CYP3A4 底物，例如阿瑞吡坦、酮康唑、地尔硫䓬、环磷酰胺、克拉霉素等合用，可能会使本品肝脏清除受影响，应注意不良反应发生率升高。 4. 与 CYP3A4 诱导剂，例如利福平、苯巴比妥等合用，导致本品血浆浓度降低，联用时需增加本品剂量，以达到预期效果。 5. 与排钾药物（利尿剂，两性霉素 B）合用，会增加低钾血症风险。 6. 可能会影响抗胆碱药物作用

地塞米松磷酸钠[甲]
Dexamethasone Sodium Phosphate

【其他名称】众益美松。

【主要作用】本品为肾上腺皮质激素类药。具有抗炎、抗过敏、抗风湿、免疫抑制作用。

【适应症】用于过敏性与自身免疫性炎症性疾病。多用于结缔组织病、活动性风湿病、类风湿关节炎、红斑狼疮、严重支气管哮喘、严重皮炎、溃疡性结肠炎、急性白血病等，也用于某些严重感染及中毒、恶性淋巴瘤的综合治疗。

【用法用量】1. 一般剂量：静脉推注或静脉滴注，每次 2~20mg，静脉滴注时，可 2~6h 重复给药至病情稳定，但大剂量连续给药一般不超过 72h。2. 缓解恶性肿瘤所致的脑水肿：首剂静脉推注 10mg，随后每 6h 肌内注射 4mg，一般 12~24h 患者可有所好转，2~4 日后逐渐减量，5~7 日停药。3. 不宜手术的脑肿瘤：首剂可静脉推注 50mg，以后每 2h 重复给予 8mg，数天后再减至每日 2mg，分 2~3 次静脉给予。4. 鞘内注射：每次 5mg，间隔 1~3 周注射一次。5. 关节腔内注射：一般每次 0.8~4mg，按关节腔大小而定。

【临床配伍】见下配伍禁忌表。

配伍禁忌	1. 本品与盐酸普鲁卡因、罗库溴铵存在配伍禁忌。 2. 本品与柔红霉素、托烷司琼、达卡巴嗪、羟考酮、肝水解肽存在配伍禁忌
注意事项	1. 溶媒选择：5% 葡萄糖注射液。 2. 本品 pH 值为 7.0~8.5
合用提示	1. 与肝药酶诱导剂如巴比妥类、苯妥英、利福平、卡马西平等合用，可促进代谢，可能需要增加糖皮质激素剂量；与肝药酶抑制剂如红霉素、酮康唑合用，可能增加糖皮质激素血药浓度，合用时应注意。 2. 与水杨酸类药合用，增加其毒性。 3. 可减弱抗凝血剂、口服降糖药作用，应调整剂量。 4. 与香豆素抗凝剂(如华法林)合用，可增加或减弱抗凝作用，因此可能需要调整药物剂量。 5. 与乙酰唑胺、髓袢利尿药、噻嗪类利尿药和甘草酸钠合用，可加重低钾血症。同时使用糖皮质激素与强心苷有增加与低钾血症有关的心律失常或洋地黄中毒的可能。使用上述药物，应密切监测血钾浓度。 6. 与非甾体抗炎药同时使用，可增加消化性溃疡的发生率

氢化可的松[甲]
Hydrocortisone

【其他名称】可的索，皮质酮，氢可的松。

【主要作用】本品为糖皮质激素，具有抗炎、免疫抑制、抗毒素和抗休克作用。

【适应症】肾上腺皮质功能减退症及垂体功能减退症，也用于过敏性和炎症性疾病，抢救危重中毒性感染。

【用法用量】静脉滴注，每次 100mg，一日 1 次。肌内注射，每日 20~40mg。

【临床配伍】见下配伍禁忌表。

配伍禁忌	1. 本品与维生素 B_6 有配伍禁忌［环小琴.中国误诊学杂志，2011，11（30）：7440］。 2. 本品与拉氧头孢、高三尖杉酯碱、舒必利、谷氨酸钾存在配伍禁忌
注意事项	1. 溶媒选择：（1）0.9% 氯化钠注射液，（2）5% 葡萄糖注射液。 2. 静脉滴注，临用前加 25 倍的氯化钠注射液或 5% 葡萄糖注射液 500ml 稀释
合用提示	1. 非甾体消炎镇痛药可加强本品致消化道溃疡作用。 2. 本品可增强对乙酰氨基酚的肝毒性。 3. 与两性霉素 B 或碳酸酐酶抑制剂合用，可加重低钾血症，长期与碳酸酐酶抑制剂合用，易发生低血钙和骨质疏松。 4. 与蛋白质同化激素合用，可增加水肿的发生率，使痤疮加重。 5. 与抗胆碱能药（如阿托品）长期合用，可致眼压增高。 6. 三环类抗抑郁药可使本品引起的精神症状加重。 7. 与降糖药如胰岛素合用时，因本品可使糖尿病患者血糖升高，应适当调整降糖药剂量。 8. 甲状腺激素可使本品代谢清除率增加，故与甲状腺激素或抗甲状腺药合用，应适当调整后者的剂量。 9. 与避孕药或雌激素制剂合用，可加强本品治疗作用和不良反应。 10. 与强心苷合用，可增加洋地黄毒性及心律失常的发生。 11. 与排钾利尿药合用，可致严重低钾血症，并由于水钠潴留而减弱利尿药的排钠利尿效应。 12. 与麻黄碱合用，可增强其代谢清除。 13. 与免疫抑制剂合用，可增加感染的危险性，并可能诱发淋巴瘤或其他淋巴细胞增生性疾病。 14. 本品可增加异烟肼在肝脏的代谢和排泄，降低异烟肼的血药浓度和疗效。 15. 本品可促进美西律在体内代谢，降低血药浓度。 16. 与水杨酸盐合用，可减少血浆水杨酸盐的浓度。 17. 与生长激素合用，可抑制后者的促生长作用

氢化可的松琥珀酸钠[甲]
Hydrocortisone Sodium Succinate

【其他名称】氢可的松琥珀酸钠。

【主要作用】肾上腺皮质激素类药。氢化可的松琥珀酸钠是氢化可的松的盐类化合物，具有抗炎、抗过敏和抑制免疫等多种药理作用。

【适应症】用于抢救危重病患者如中毒性感染、过敏性休克、严重的肾上腺皮质功能减退症、结缔组织病、严重的支气管哮喘等过敏性疾病，并可用于预防和治疗移植物急性排斥反应。

【用法用量】1.静脉滴注。用于治疗成人肾上腺皮质功能减退及垂体前叶功能减退危象，严重过敏反应，哮喘持续状态、休克，每次 100mg，可用至每日 300~400mg，疗程不超过3~5 日。2.软组织或关节腔内注射。用于治疗类风湿关节炎、骨关节炎、腱鞘炎、肌腱劳损等。

关节腔内注射，每次 25~50mg；鞘内注射，每次 25mg。3. 肌内注射。一日 50~100mg，分 4 次注射。

【临床配伍】见下配伍禁忌表。

配伍禁忌	本品与环丙沙星、地西泮、多柔比星、兰索拉唑、泮托拉唑、罗库溴铵、硫酸镁、肝素钠、右旋糖酐 20、五水头孢唑林、头孢呋辛、头孢米诺、盐酸甲砜霉素、甘氨酸酯存在配伍禁忌
注意事项	1. 溶媒选择：（1）0.9% 氯化钠注射液，（2）5% 葡萄糖注射液。 2. 本品 pH 值为 7.0~8.0
合用提示	1. 非甾体消炎镇痛药可加强其致溃疡作用。 2. 本品可增强对乙酰氨基酚的肝毒性。 3. 与两性霉素 B 或碳酸酐酶抑制剂合用，可加重低钾血症，长期与碳酸酐酶抑制剂合用，易发生低血钙和骨质疏松。 4. 与蛋白质同化激素合用，可增加水肿的发生率，使痤疮加重。 5. 与抗胆碱能药（如阿托品）长期合用，可致眼压增高。 6. 三环类抗抑郁药可使其引起的精神症状加重。 7. 与降糖药如胰岛素合用时，因可使糖尿病患者血糖升高，应适当调整降糖药剂量。 8. 甲状腺激素可使其代谢清除率增加，故甲状腺激素或抗甲状腺药与其合用，应适当调整后者的剂量。 9. 与避孕药或雌激素制剂合用，可加强其治疗作用和不良反应。 10. 与强心苷合用，可增加洋地黄毒性及心律紊乱的发生。 11. 与排钾利尿药合用，可致严重低血钾，并由于水钠潴留而减弱利尿药的排钠利尿效应。 12. 与麻黄碱合用，可增强其代谢清除。 13. 与免疫抑制剂合用，可增加感染的危险性，并可能诱发淋巴瘤或其他淋巴细胞增生性疾病。 14. 可增加异烟肼在肝脏代谢和排泄，降低异烟肼的血药浓度和疗效。 15. 可促进美西律在体内代谢，降低血药浓度。 16. 与水杨酸盐合用，可减少血浆水杨酸盐的浓度。 17. 与生长激素合用，可抑制后者的促生长作用。 18. 本品与下列药物混合可形成颗粒：茶苯海明、盐酸万古霉素、含维生素 C 的复合维生素 B、盐酸氯丙嗪、盐酸异丙嗪和硫酸卡那霉素。 19. 与达卡巴嗪混合，溶液立即产生粉红色的沉淀

氢化泼尼松[乙]
Hydroprednisone

【其他名称】泼尼松龙，强的松龙，氢化强的松。

【主要作用】本品可减轻和防止组织对炎症的反应，从而减轻炎症的表现；可防止或抑制细胞介导的免疫反应，延迟性的过敏反应，并减轻原发免疫反应的扩展；可对抗细菌内毒素对机体的刺激反应，减轻细胞损伤，发挥保护机体的作用。

【适应症】用于肾上腺皮质功能减退症，如活动性风湿病、类风湿关节炎、全身性红斑狼疮等胶源性疾病以及严重的支气管哮喘、皮炎、过敏性疾病、急性白血病及感染性休克等。

【用法用量】静脉滴注，每次 10~20mg。静脉推注，用于危重病患，每次 10~20mg。

【临床配伍】见下配伍禁忌表。

配伍禁忌	本品与多黏菌素、异丙嗪存在配伍禁忌
注意事项	溶媒选择：5% 葡萄糖注射液

续表

合用提示	1. 甾体抗炎药可加强其致溃疡作用。 2. 本品可增加对乙酰氨基酚的肝毒性。 3. 与两性霉素 B 或碳酸酐酶抑制剂合用，可加重低钾血症，长期与碳酸酐酶抑制剂合用，易发生低血钙和骨质疏松症。 4. 与蛋白质同化激素合用，可增加水肿的发生率，使痤疮加重。 5. 与抗胆碱药（如阿托品）长期合用，可致眼压增高。 6. 三环类抗抑郁药可使其引起的精神症状加重。 7. 与降糖药合用时，因可使糖尿病患者血糖升高，应适当调整降糖药剂量。 8. 甲状腺激素可使本品代谢清除率增加，故甲状腺激素或甲状腺药与其合用，应适当调整本品的剂量。 9. 与避孕药或雌激素制剂合用，可加强其治疗作用和不良反应。 10. 与强心苷合用，可增加洋地黄毒性及心律失常的发生。 11. 与排钾利尿药合用，可致严重低血钾，并由于水钠潴留而减弱利尿药的排钠利尿效应。 12. 与麻黄碱合用，可增强其代谢清除。 13. 与免疫抑制剂合用，可增加感染的危险性，并可能诱发淋巴瘤或其他淋巴细胞增生性疾病。 14. 可增加异烟肼在肝脏的代谢和排泄，降低异烟肼的血药浓度和疗效。 15. 可促进美西律在体内代谢，降低血药浓度。 16. 与水杨酸盐合用，可减少血浆水杨酸盐的浓度。 17. 与生长激素合用，可抑制生长激素的促生长作用

第二节 下丘脑－垂体激素及类似物

垂体后叶[甲]
Posterior Pituitary

【其他名称】必妥生，垂体素。

【主要作用】垂体后叶注射液对平滑肌有强烈收缩作用，尤其对血管及子宫基层作用更强，由于剂量不同，可引起子宫节律收缩至强直收缩。对于肠道及膀胱亦能增加张力而使其收缩。此外，垂体后叶尚能抑制排尿。

【适应症】用于肺、支气管出血（如咯血），消化道出血（呕血、便血），并适用于产科催产，及产后收缩子宫、止血等。对于腹腔手术后肠道麻痹等亦有功效。本品尚对尿崩症有减少排尿量作用。

【用法用量】肌内、皮下注射或稀释后静脉滴注。1. 引产或催产：静脉滴注。（1）一次 2.5~5 单位，静脉滴注开始时每分钟不超过 0.001~0.002 单位，每 15~30min 增加 0.001~0.002 单位，至达到宫缩与正常分娩期相似，最快每分钟不超过 0.02 单位，通常为每分钟 0.002~0.005 单位。(2)控制产后出血每分钟静脉滴注 0.02~0.04 单位，胎盘排出后可肌内注射 5~10 单位。2. 呼吸道或消化道出血：一次 6~12 单位。3. 产后子宫出血：一次 3~6 单位。

【临床配伍】见下配伍禁忌表。

配伍禁忌	本品与清开灵注射液、异烟肼、胞磷胆碱、特布他林存在配伍禁忌
注意事项	1. 溶媒选择：0.9% 氯化钠注射液。 2. 静脉滴注：用于引产或催产，用溶媒稀释至每 1ml 中含有 0.01 单位后使用。 3. 本品 pH 值为 3.0~4.0

合用提示	1. 环丙烷等碳氢化合物吸入全麻时、使用缩宫素可导致产妇出现低血压、窦性心动过缓或/和房室节律失常。恩氟烷浓度>1.5%，氟烷浓度>1.0%吸入全麻时，子宫对缩宫素的效应减弱。恩氟烷浓度>3.0%可消除反应，并可导致子宫出血。 2. 其他宫缩药与缩宫素同时用，可使子宫张力过高，产生子宫破裂或/和宫颈撕裂

生长抑素[乙]
Somatostatin

【其他名称】思他宁，山迪，善亭。

【主要作用】本品为人工合成的环状十四氨基酸，其与天然生长抑素在化学结构和作用方面完全相同。通过静脉注射，生长抑素可抑制生长激素、甲状腺刺激激素、胰岛素和胰高血糖素的分泌，并抑制胃酸的分泌；还影响胃肠道的吸收、动力、内脏血流和营养功能。

【适应症】严重急性食管静脉曲张出血；严重急性胃或十二指肠溃疡出血，或并发性急性糜烂性胃炎或出血性胃炎；胰、胆和肠瘘的辅助治疗；胰腺手术后并发症的预防和治疗；糖尿病酮症酸中毒的辅助治疗。

【用法用量】静脉给药。1. 严重急性上消化道出血（包括食管静脉曲张出血）：首先进行缓慢静脉推注负荷剂量0.25mg，而后立即进行0.25mg/h的静脉滴注给药。当大出血被止住以后（一般在12~24h内），应继续进行治疗48~72h，以防再次出血。对于上述病例，通常的治疗时间是120h。2. 胰瘘、胆瘘、肠瘘的辅助：0.25mg/h的速度静脉连续滴注给药，直到瘘管闭合（2~20天）。当瘘管闭合后，生长抑素静脉滴注应继续进行1~3天，而后逐渐停药，以防反跳作用。3. 胰腺手术后并发症的预防和治疗：生长抑素在手术开始时作为辅助治疗，静脉滴注0.25mg/h。手术后持续静脉滴注5日。4. 糖尿病酮症酸中毒的辅助治疗：以0.1~0.5mg/h的速度连续静脉滴注，作为胰岛素治疗（10U冲击后1~4.8U/h静脉滴注）的辅助措施。

【临床配伍】见下配伍禁忌表。

配伍禁忌	本品与艾司奥美拉唑有配伍禁忌［施李娟. 解放军护理杂质，2015，32（2）：49］
注意事项	1. 溶媒选择：0.9%氯化钠注射液。 2. 临用前用溶媒溶解，慢速冲击注射0.25mg/3~5min，或连续滴注0.25mg/h［相当于按体重3.5μg/（kg·h）］。在两次输液给药间隔大于3~5min时，应采取重新静脉推注0.25mg本品的措施，以确保给药的连续性 3. 本品pH值为4.5~6.5（0.5mg/ml水溶液）
合用提示	1. 本品可延长环己烯巴比妥的睡眠时间，加剧戊烯四唑的作用，因此，本品不应与此类药或产生相同作用的药物同时使用。 2. 仅有少量数据表明，生长抑素类似物会降低细胞色素P450酶参与代谢物质的清除率

第十一章　抗肿瘤药

第一节　烷化剂

达卡巴嗪 [乙]
Dacarbazine

【其他名称】达卡比嗪。

【主要作用】本品为嘌呤生物合成的前体，进入体内后由肝微粒体去甲基形成单甲基化合物，具有直接细胞毒作用，抑制嘌呤、RNA、DNA 和蛋白质的合成。

【适应症】用于治疗黑色素瘤，也用于软组织瘤和恶性淋巴瘤等。

【用法用量】1.静脉推注：每次 200mg/m^2，一日 1 次，连用 5 日，每 3~4 周重复给药。单次大剂量：650~1450mg/m^2，每 4~6 周 1 次。2.静脉滴注：每次 2.5~6mg/kg 或 200~400mg/m^2，一日 1 次，连用 5~10 日为 1 疗程。3.动脉灌注：位于四肢的恶性黑色素瘤，可用同样剂量动脉注射。

【临床配伍】见下配伍禁忌表。

配伍禁忌	1.本品与阿米卡星、氨苄西林、氨苄西林/舒巴坦、哌拉西林/他唑巴坦、氯霉素、硫酸妥布霉素、庆大霉素、美罗培南、头孢曲松、头孢哌酮、头孢吡肟、头孢唑肟、替卡西林、替卡西林/克拉维酸、头孢唑林、头孢噻肟、亚胺培南/西司他丁、米诺环素、阿昔洛韦、更昔洛韦、磺胺甲噁唑/甲氧苄啶、两性霉素 B、两性霉素 B 脂质体存在配伍禁忌。 2.本品与雷尼替丁、泮托拉唑、苯妥英钠、地西泮、多巴酚丁胺、多巴胺、甲泼尼龙琥珀酸钠、地塞米松、去甲肾上腺素、肾上腺素、甲氨蝶呤、硫喷妥钠、葡萄糖酸奎尼丁、喷他佐辛、酮咯酸氨丁三醇、美司钠、培美曲塞、丝裂霉素、别嘌醇钠存在配伍禁忌
注意事项	1.溶媒选择：（1）0.9% 氯化钠注射液，（2）5% 葡萄糖注射液。 2.静脉推注时以 0.9% 氯化钠注射液 10~15ml 溶解。 3.以 5% 葡萄糖注射液 250ml 稀释后静脉滴注，滴注速度不宜太快，滴注 30min 以上，且 2h 内用完。 4.临时配制，溶解后立即注射。 5.本品对光和热极不稳定、遇光或热易变红，在水中不稳定，放置后溶液变浅红色。 6.防止药物外漏，避免对局部组织刺激
合用提示	1.与其他对骨髓有抑制作用的药物或放疗联合应用时，应减少本品的剂量。 2.用药期间禁止接种活性病毒疫苗。 3.大剂量本品与福莫司汀在同一天同时应用时偶尔会发生肺毒性。 4.与氢化可的松琥珀酸钠混合，溶液立即产生粉红色的沉淀

福莫司汀 [乙]
Fotemustine

【其他名称】武活龙。

【主要作用】本品为亚硝基脲类抗肿瘤药物，具有烷基化和氨甲酰化活性，从而抑制细胞增殖。

【适应症】用于治疗原发性恶性脑肿瘤和播散性恶性黑色素瘤。

【用法用量】静脉滴注。1. 单药治疗：每次 $100mg/m^2$；诱导治疗：每周 1 次，连续 3 次后，停止用药 4~5 周。2. 维持治疗：每 3 周治疗 1 次。3. 联合化疗：去掉诱导治疗中的第 3 次给药，剂量维持 $100mg/m^2$。

【临床配伍】见下配伍禁忌表。

配伍禁忌	本品与氯化钠等含氯离子溶液存在配伍禁忌
注意事项	1. 溶媒选择：5% 葡萄糖注射液。 2. 用 4ml 安瓿瓶内的无菌乙醇溶液将本品瓶中的内容物溶解，然后根据用药量将溶液稀释成 250ml 后静脉滴注，滴注时间 1h 以上。 3. 现用现配，一经配制，必须在避光条件下给予
合用提示	1. 与口服抗凝血剂合用时，需要增加 INR 检验的次数。 2. 本品可导致苯妥英钠在消化道吸收的减少，从而诱发惊厥的发作，可短时间与抗惊厥的苯二氮䓬类药合用。 3. 与黄热病疫苗合用，可引致广泛致命的疫苗疾病的危险。 4. 与环孢菌素、多柔比星、依托泊苷合用，可能发生过度的免疫抑制，导致淋巴组织增生。 5. 与大剂量达卡巴嗪在同一天应用时偶尔会发生肺毒性

卡莫司汀 [乙]
Carmustine

【其他名称】双氯乙亚硝脲，卡氮芥。

【主要作用】本品是一种烷化剂，其自身及其代谢物可通过烷化作用与核酸交链，亦有可能因改变蛋白而产生抗癌作用；其在体内能与 DNA 聚合酶作用，对增殖期细胞各期都有作用。

【适应症】对脑瘤、脑转移瘤和脑膜白血病有效；用于治疗恶性淋巴瘤、多发性骨髓瘤，与其他药物合用对恶性黑色素瘤有效。

【用法用量】静脉滴注。每次 $100mg/m^2$，一日 1 次，连用 2~3 日；或 $200mg/m^2$，用 1 次。每 6~8 周重复。

【临床配伍】见下配伍禁忌表。

配伍禁忌	本品与别嘌醇钠、苯巴比妥、苯妥英钠、地西泮、多巴酚丁胺、甲磺酸酚妥拉明、甲氧氯普胺、硫喷妥钠、普鲁卡因胺、肾上腺素、异丙嗪、碳酸氢钠存在配伍禁忌
注意事项	1. 溶媒选择：（1）0.9% 氯化钠注射液；（2）5% 葡萄糖注射液。 2. 以 150ml 溶媒溶解后快速静脉滴注
合用提示	1. 以本品组成联合化疗方案时，应避免合用有严重降低白细胞、血小板作用，或产生严重胃肠反应的抗癌药。 2. 本品可抑制人体免疫机制，化疗结束后三个月内不宜接种活疫苗

环磷酰胺 [甲]
Cyclophosphamide

【其他名称】安道生。

【主要作用】本品属于烷化剂类的细胞毒性药物，其细胞毒作用基于其烷化代谢物与DNA 的相互作用，从而使 DNA 链断裂及与 DNA- 蛋白交联的联结，导致细胞周期中 G_2 被延迟。

【适应症】适用于白血病、恶性淋巴瘤、转移性和非转移性的恶性实体瘤、进行性自身免疫性疾病、器官移植时的免疫抑制治疗、儿童横纹肌肉瘤及骨肉瘤。

【用法用量】静脉滴注。1. 持续治疗：每日 3~6mg/kg。2. 间断性治疗：10~15mg/kg，间隔 2~5 天。3. 大剂量间断性治疗和大剂量冲击治疗（如对于骨髓移植前冲击）：20~40mg/kg，间隔 21~28 天。

【临床配伍】见下配伍禁忌表。

配伍禁忌	1. 苯甲醇能降低本品的稳定性，故不应与含苯甲醇的溶液混合。 2. 本品与兰索拉唑有配伍禁忌
注意事项	1. 溶媒选择：（1）0.9% 氯化钠注射液，（2）5% 葡萄糖注射液，（3）10% 葡萄糖注射液，（4）林格溶液。 2. 根据容量不同，输注持续时间 0.5~2h。 3. 本品水溶液仅能稳定 2~3h，最好现用现配。 4. 静脉滴注优选使用输液泵或配套装置
合用提示	1. 本品与磺脲类抗糖尿病药物同时给予时，可能加强后者的降血糖作用。 2. 本品与别嘌醇或双氢氯噻嗪同时给药可能加重骨髓抑制。 3. 本品与苯巴比妥、苯妥英、苯二氮䓬类、水合氯醛合用或之前用过这些药物，均可能造成肝脏线粒体酶的诱导，从而影响本品代谢。 4. 本品有免疫抑制作用，注射活疫苗可能发生疫苗所致的感染。 5. 本品与去极化肌松药物（如琥珀酰胆碱卤化物）同时应用，可降低假胆碱酯酶水平，引起呼吸暂停延长。 6. 本品与氯霉素合用，可导致本品的半衰期延长与代谢延迟。 7. 本品与蒽环类和戊糖苷合用，可能会加强本品潜在的心脏毒性。 8. 接受本品化疗期间，应禁忌饮酒及含酒精饮料。 9. 若与其他相同细胞毒性药物合用，需减少剂量或延长给药间期

异环磷酰胺 [乙]
Ifosfamide

【其他名称】和乐生。

【主要作用】本品在体外无抗癌活性，进入体内被肝脏或肿瘤内存在的磷酰胺酶或磷酸酶水解，变为活化作用型的磷酰胺氮芥而起作用。其作用机制为与 DNA 发生交义联结，抑制 DNA 的合成，也可干扰 RNA 的功能，属细胞周期非特异性药物。本品抗瘤谱广，对多种肿瘤有抑制作用。

【适应症】1. 睾丸肿瘤：用于按照 TNM 分级（精原细胞瘤和非精原细胞瘤）属于 Ⅱ 到 Ⅳ 期的对初始治疗不应答或应答不足的晚期肿瘤患者的联合化疗。2. 宫颈癌：FIGO 分期 Ⅳ B 期宫颈癌（如果通过手术或放疗进行本病的根治疗法已不可能）的姑息性顺铂 / 异环磷酰胺联合化疗（单独使用；不再用其他联合药物）——作为姑息性放疗的替代治疗。3. 乳腺癌：用于晚期的难治性或复发性乳腺癌的姑息性治疗。4. 非小细胞肺癌：用于不能手术或转移性肿瘤患者的单独或联合化疗。5. 小细胞肺癌：用于联合化疗。6. 软组织肉瘤（包括骨肉瘤和横纹肌肉瘤）：用于横纹肌肉瘤或标准治疗失败后的骨肉瘤的单独或联合化疗。用于手术或放疗失败后的其他软组织肉瘤的单独或联合化疗。7. 尤文肉瘤：用于细胞生长抑制剂的初始治疗失败后的联合化疗。8. 非霍奇金淋巴瘤：用于对初始治疗不应答或应答不够的高度恶性非霍奇金淋巴瘤患者的联合化疗。用于复发肿瘤患者的联合治疗。9. 霍奇金淋巴瘤：用于治疗初始化疗或放疗失败后的进展初期或早期复发（完全缓解的持续时间短于一年）的霍奇金淋巴瘤患者，在已制定的联合化疗方案，比如 MINE 方案的框架下实施。

【用法用量】成人单药治疗中，最普遍采用的给药方式是分次给药。分次给药方式一般采用异环磷酰胺每天剂量按体表面积为 1.2~2.4 g/m²，最高为 60 mg/kg（体重），以静脉输注的形式连续使用 5 天。本品也可以以单一大剂量作 24 小时的连续性静脉输注方式给药，剂量一般为每疗程 5g/m²（体表面积）［125mg/kg（体重）］，不应高于 8g/m²（体表面积）［200mg/kg（体重）］。单一大剂量给药可能导致更严重的血液、泌尿、肾和中枢神经毒性。

【临床配伍】见下配伍禁忌表。

配伍禁忌	本品与头孢吡肟、甲氨蝶呤、高三尖杉酯碱有配伍禁忌
注意事项	1. 溶媒选择：（1）0.9% 氯化钠注射液；（2）5% 葡萄糖注射液；（3）林格注射液。 2. 输注液的浓度不能超过 4%，将双蒸馏水注入干粉中，用力摇匀，在 0.5~1min 之后，迅速溶解。如果药物没有立即完全溶解，可将溶液放置数分钟有助于溶解。 3. 当静脉输注 30~120min 时，可将上述已配制的药液稀释于 250ml 的溶媒中；如输注时间达 1~2h 以上则推荐将本溶液稀释于 500ml 的溶媒中。对于 24h 连续输注大剂量的异环磷酰胺（如 5g/m²）时，配制好的异环磷酰胺药液，需以 5% 葡萄糖溶液或 0.9% 氯化钠注射液稀释到 3000ml。 4. 本品一定要由有经验的肿瘤医生给药，并需根据患者的个体情况作适当的剂量调整。疗程可以在 3~4 周后重复。间隔时间应根据血象情况和其他不良反应或伴随症状作调整。 5. 本品水溶液不稳定，须现配现用。 6. 在治疗期间如出现膀胱炎伴镜下血尿或肉眼血尿时，应该将治疗暂时中止直到恢复正常。 7. 本品 pH 值 4.0~7.0（100mg/ml 水溶液）
合用提示	1. 由于本品具有泌尿道毒性，使用本品治疗肿瘤应该经常同时联合使用美司钠。美司钠不影响本品的疗效及其毒性。 2. 如与任何其他细胞生长抑制药物联合使用，使用本品时必须在每次化疗周期前和周期间期监控血细胞计数。使用剂量应根据血象经常调整。 3. 如患者曾经或同时接受具有肾毒性的药物如顺铂、氨基糖苷类、阿昔洛韦或两性霉素 B 等药物时，异环磷酰胺的肾毒性会加剧，继之骨髓毒性和神经（中枢神经）毒性也会加剧。 4. 因异环磷酰胺对免疫系统产生抑制，所以有可能减弱患者对疫苗的反应，接种活性疫苗时会加剧疫苗引起的损害。 5. 与华法林同时使用，可能增强后者的抗凝血作用而导致出血的危险性增加。 6. 使用作用于中枢神经系统的药物（如止吐药、镇静药、麻醉药或抗组胺药）应非常谨慎或在必要时停止使用，尤其在本品引发的脑病患者中。 7. 与环磷酰胺类似，本品与下列药物可能会有相互作用： （1）别嘌醇及氢氯噻嗪可能加重本品的骨髓抑制毒性。 （2）氯丙嗪、三碘甲状腺素及醛脱氢酶抑制剂如双硫仑可增强本品效能及毒性。 （3）本品能增强磺胺类药物的降血糖作用。 （4）如之前或同时使用苯巴比妥、苯妥英、水合氯醛有诱导肝微粒体酶的风险。 （5）本品能加强氯化琥珀胆碱的肌松效能。 （6）由于西柚中有某种物质可能影响本品的活化而减弱其治疗效果，因此患者须避免食用或饮用西柚和西柚汁

第二节　抗代谢药

阿糖胞苷[甲]
Cytarabine

【其他名称】爱力生，赛德威。

【主要作用】本品为嘧啶类抗代谢性抗肿瘤药，主要作用于细胞 S 增殖期，进入人体后经激酶磷酸化后转为阿糖胞苷三磷酸及阿糖胞苷二磷酸，前者能强有力地抑制 DNA 聚合酶的合成，后者能抑制二磷酸胞苷转变为二磷酸脱氧胞苷，从而抑制细胞 DNA 聚合及合成。

【适应症】与其他细胞抑制剂一起，用于治疗白血病和淋巴瘤。

【用法用量】静脉滴注、静脉推注、皮下注射或鞘内注射。1.急性髓细胞白血病、急性淋巴细胞性白血病：诱导缓解，成人每日 $200mg/m^2$，连续 5 日，每 2 周重复一次；高剂量化疗，每次 $2\sim3g/m^2$，每 12h 1 次。2.脑膜白血病：鞘内应用，$5\sim75mg/m^2$，给药次数可从每日 1 次共 4 日至 4 日 1 次。3.急性白血病诱导缓解治疗：每日 $100\sim200mg/m^2$，连续滴注或快速推注 $5\sim10$ 日；维持治疗：每日 $70\sim200mg/m^2$，快速静脉推注或皮下注射 5 日，间隔 4 周进行一次。4.非霍奇金淋巴瘤：成人联合化疗：$300mg/m^2$，每周期的第 8 日给药；儿童治疗按病期及组织学类型而定；高剂量治疗：$1\sim3g/m^2$，滴注 $1\sim3h$，每 12h 1 次，持续 $4\sim6$ 日；鞘内治疗：每次 $5\sim30mg/m^2$，每 $2\sim7$ 日进行一次。

【临床配伍】见下配伍禁忌表。

配伍禁忌	1.本品的物理性质与兰索拉唑、更昔洛韦、肝素、胰岛素、氟尿嘧啶、青霉素类药物（例如苯唑西林和青霉素）以及甲基强的松龙琥珀酸钠有配伍禁忌。 2.本品不能与氟胞嘧啶合用。 3.本品不可与其他药物混合注射
注意事项	1.溶媒选择：（1）0.9% 氯化钠注射液，（2）5% 葡萄糖注射液，（3）乳酸钠林格注射液。 2.由于神经毒性，一般鞘内治疗间隔不应低于 $3\sim5$ 日。通常每次 $30mg/m^2$，每 4 日进行 1 次。 3.本品能被血液透析除去，透析前后不能使用本品。 4.在 5% 葡萄糖注射液中，可与头孢噻吩钠、泼尼松龙磷酸钠和硫酸长春新碱保持相容达 8h。 5.用于鞘内注射时，不能用苯甲醇作稀释剂，应采用无防腐作用的稀释剂，且配制后立刻应用。 6.静脉注射阿糖胞苷与鞘内注射甲氨蝶呤合用会增加严重神经系统不良反应的风险，如头痛、瘫痪、昏迷和卒中样发作
合用提示	1.本品与肿瘤抑制剂和放疗联用时对骨髓产生抑制作用。 2.本品可能导致氟胞嘧啶的吸收受到竞争性的抑制，从而影响疗效。 3.本品可使细胞部分同步化，继续应用柔红霉素、多柔比星、环磷酰胺及亚硝脲类药物时可以增效。 4.本品治疗期间，不能接种活菌疫苗

氟达拉滨[乙]
Fludarabine

【其他名称】福达华。

【主要作用】本品为抗病毒药阿糖腺苷的氟化核苷酸类似物，进入体内后先经去磷酸化，后经磷酸化后成为有活性的三磷酸盐 2F-ara-ATP，该代谢产物可以通过抑制核苷酸还原酶，DNA 聚合酶 α、δ 和 ε，DNA 引物酶和 DNA 连接酶从而抑制 DNA 的合成，还可以部分抑制 RNA 聚合酶Ⅱ从而减少蛋白质的合成。

【适应症】用于至少接受过一个包含烷化剂的标准方案的治疗，但病情没有改善或仍持续进展的 B 细胞性慢性淋巴细胞白血病（CLL）患者的治疗。

【用法用量】静脉推注或静脉滴注。每次 25mg/m²，每 28 天连续给药 5 天，直到取得最佳治疗效果。

【临床配伍】见下配伍禁忌表。

配伍禁忌	1. 不可与其他药物混合使用。 2. 本品与阿昔洛韦、更昔洛韦、氨苄西林、两性霉素 B、柔红霉素有配伍禁忌
注意事项	1. 溶媒选择：0.9% 氯化钠注射液。 2. 每小瓶用 2ml 灭菌注射用水配制，固体块应在 15s 内完全溶解，配制本品溶液浓度为 25mg/ml，如静脉推注需再用 0.9% 氯化钠注射液 10ml 稀释；如静脉滴注需 0.9% 氯化钠注射液 100ml 稀释，滴注时间 30min。 3. 本品必须在配制后 8h 以内使用。 4. 如果溶液接触到皮肤或黏膜，应该用水和肥皂彻底清洗；如果接触到眼睛，应该用大量的水彻底清洗。 5. 肌酐清除率为 30~70ml/min 时，剂量减少 50%；肌酐清除率小于 30ml/min 时，禁用本品。 6. 本品水溶液 pH 值范围为 7.2~8.2
合用提示	1. 本品合用喷司他丁治疗慢性淋巴细胞白血病时，可能出现致命性肺毒性，不推荐合用。 2. 在接受本品治疗期间或治疗后，应该避免接种活疫苗。 3. 双嘧达莫及其他腺苷吸收抑制剂可以减弱本品的治疗效果

氟脲苷
Floxuridine

【其他名称】氟尿苷，氟脲嘧啶脱氧核苷。

【主要作用】本品在体内可转化为活性型氟脲苷单磷酸盐，抑制脱氧胸苷酸合成酶，阻止脱氧尿苷酸甲基化转变为脱氧胸苷酸，从而阻断 DNA 的合成和抑制 RNA 的形成，致使肿瘤细胞死亡。

【适应症】用于肝癌、直肠癌、食管癌、胃癌、乳腺癌和肺癌等，对无法手术切除的原发性肝癌疗效显著。

【用法用量】静脉滴注。每次 15mg/kg，一日 1 次，滴注 2~8h，连续使用 5 日，后剂量减半，隔日 1 次。

【临床配伍】见下配伍禁忌表。

配伍禁忌	本品与酸性药物，含钙、镁离子药物、别嘌醇钠、头孢吡肟存在配伍禁忌
注意事项	1. 溶媒选择：（1）0.9% 氯化钠注射液，（2）5% 葡萄糖注射液。 2. 每瓶（0.25g）用 2.5ml 的灭菌注射用水溶解制成 100mg/ml 的溶液，使用时适当稀释。 3. 本品溶解后在 2~10℃下至多可保存 2 周。 4. 治疗肝癌以肝动脉插管给药疗效较好，每次 250~500mg
合用提示	本品与索立夫定合用时，骨髓移植作用显著，出现严重血液毒性而导致死亡

氟尿嘧啶[甲]
Fluorouracil

【其他名称】氟优，5- 氟尿嘧啶。

【主要作用】本品在体内先转变为 5- 氟 -2- 脱氧尿嘧啶核苷酸，后者抑制胸腺嘧啶核苷酸合成酶，阻断脱氧尿嘧啶核苷酸转变为脱氧胸腺嘧啶核苷酸，从而抑制 DNA 的生物合成。此外，还可通过阻止尿嘧啶和乳清酸渗入 RNA，从而抑制 RNA 的合成。

【适应症】用于治疗消化道肿瘤，或较大剂量治疗绒毛膜上皮癌。亦常用于治疗乳腺癌、卵巢癌、肺癌、宫颈癌、膀胱癌及皮肤癌等。

【用法用量】1. 静脉推注。10~20mg/（kg·d），连用 5~10 日，每疗程 5~7g（不超过10g）。2. 静脉滴注。300~500mg/（m^2·d），连用 3~5 日。静脉滴注时可用输液泵连续给药维持 24h。3. 腹腔内注射：每次 500~600mg/m^2，一周 1 次，2~4 次为一疗程。

【临床配伍】见下配伍禁忌表。

配伍禁忌	1. 与万古霉素混合使用引起配伍变化，所以不能混注。 2. 本与盐酸阿扎司琼氯化钠注射液配伍会发生浑浊或结晶析出，应避免配伍使用。 3. 本品不得与甲氨蝶呤、奥沙利铂、亚叶酸钙、卡铂、阿糖胞苷、地西泮、多柔比星、表柔比星、非格司亭、兰索拉唑、昂丹司琼、拓扑替康配伍
注意事项	1. 溶媒选择：（1）0.9% 氯化钠注射液，（2）5% 葡萄糖注射液。 2. 缓慢静脉滴注，滴注时间 6~8h，可用输液泵连续给药维持 24h。 3. 本品能生成神经毒性代谢产物氟代柠檬酸而致脑瘫，故不能作鞘内注射。 4. 用于原发性或转移性肝癌，多采用动脉插管注药。 5. 本品水溶液 pH 8.4~9.2
合用提示	1. 本品与甲氨蝶呤合用时，应先给甲氨蝶呤 4~6h 后再给予本品，以避免减效。 2. 本品与四氢叶酸合用时，先给予四氢叶酸，再给本品可增加其疗效。 3. 别嘌醇可以减低本品所引起的骨髓抑制。 4. 本品与奥沙利铂合用时，奥沙利铂应先于本品使用

吉西他滨[乙]
Gemcitabine

【其他名称】健择。

【主要作用】本品为嘧啶类抗代谢物，在细胞内经核苷激酶作用转化为具有活性的二磷酸（dFdCDP）及三磷酸核苷（dFdCTP）。dFdCDP 可抑制核苷酸还原酶的活性，致使合成 DNA 所必需的三磷酸脱氧核苷（dCTP）的生成受到抑制；其次，dFdCTP 与 dCTP 竞争掺入至 DNA 链中；此外，少量的本品可以掺入 RNA 分子中；从而引起细胞凋亡。

【适应症】局部晚期或已转移的非小细胞肺癌；局部晚期或已转移的胰腺癌。

【用法用量】静脉滴注。一次 1000mg/m²，滴注 30min，一周 1 次，连续 3 周，休息 1 周。

【临床配伍】见下配伍禁忌表。

配伍禁忌	1. 避免与其他药物配伍使用。 2. 本品与阿昔洛韦、更昔洛韦、两性霉素 B、哌拉西林、哌拉西林 – 他唑巴坦钠、头孢噻肟、亚胺培南 – 西司他丁、兰索拉唑、呋塞米、丝裂霉素有配伍禁忌
注意事项	1. 溶媒选择：0.9% 氯化钠注射液。 2. 为避免药物溶解不完全，稀释后的药物浓度不应超过 40mg/ml。 3. 稀释药物时，应先将至少 5ml 或 25ml 的 0.9% 氯化钠注射液分别注入 200mg 或 1000mg 规格瓶中，振摇至完全溶解后，进一步稀释。 4. 配制好的溶液应贮存在室温并于 24h 内使用，不得冷藏，以防结晶析出。 5. 根据患者的耐受性可降低给药剂量。 6. 本品水溶液 pH 2.7~3.3（40mg/ml 生理盐水溶液）
合用提示	1. 本品与其他的抗肿瘤药物配伍进行联合或序贯化疗时，会引起骨髓抑制作用蓄积。 2. 本品具有放疗增敏作用，但应在放疗急性反应好转以后或者放疗结束至少 1 周之后才能进行

门冬酰胺酶[甲]
Asparaginase

【其他名称】优适宝，立益。

【主要作用】本品为取自大肠埃希菌的酶制剂类抗肿瘤药物，能将血清中的门冬酰胺水解为门冬氨酸和氨。而门冬酰胺是细胞合成蛋白质及增殖生长所必需的氨基酸，而急性白血病等肿瘤细胞没有自身合成门冬酰胺的功能，从而使其蛋白质的合成障碍，增殖受抑制。本品亦可能作用于细胞 G_1 增殖周期中，干扰细胞 DNA、RNA 的合成。

【适应症】用于治疗急性淋巴细胞性白血病、急性粒细胞性白血病、急性单核细胞性白血病、慢性淋巴细胞性白血病、霍奇金病及非霍奇金病淋巴瘤、黑色素瘤等。

【用法用量】静脉滴注、静脉推注或肌内注射给药。每日 500~1000 单位 /m²，最高可达 2000 单位 /m²，以 10~20 日为一疗程。

【临床配伍】见下配伍禁忌表。

配伍禁忌	本品与酒石酸布托啡诺、苯妥英钠、地西泮、环磷酰胺、硫喷妥钠、硫酸多黏菌素 B、氯丙嗪、尼卡地平、普萘洛尔、头孢哌酮、头孢吡肟、酮咯酸氨丁三醇、盐酸异丙嗪、酒石酸左啡诺存在配伍禁忌
注意事项	1. 溶媒选择：（1）0.9% 氯化钠注射液，（2）5% 葡萄糖注射液。 2. 静脉推注时，每 1 万单位必须用灭菌注射用水或 0.9% 氯化钠注射液 5ml 加以稀释，时间不得短于 0.5h。 3. 肌内注射时，每 1 万单位加入 0.9% 氯化钠注射液 2ml 加以稀释，每一个注射部位每一次的注射量不应超过 2ml。 4. 不论经静脉给药或肌内注射，稀释液一定要澄清，且在稀释后 8h 内使用。 5. 应从静脉大量补充液体，碱化尿液，口服别嘌醇，以预防白血病或淋巴瘤患者发生高尿酸血症和尿酸性肾病。 6. 根据不同病种，不同的治疗方案，本品的用量差异较大

续表

合用提示	1. 本品与泼尼松、促皮质素或长春新碱合用时，后者会增强本品的致高血糖作用，并能增加神经病变及红细胞生成紊乱的危险。 2. 本品可增高血尿酸的浓度，当与别嘌醇或秋水仙碱、磺吡酮等抗痛风药合用时，要调节抗痛风药的剂量以控制高尿酸血症及痛风。 3. 糖尿病患者使用本品时及治疗后，均须注意调节口服降糖药或胰岛素的剂量。 4. 本品与硫唑嘌呤、苯丁酸氮芥、环磷酰胺、环孢素、巯嘌呤、单克隆抗体 CD3 或放射疗法合用，可提高疗效，应考虑减少化疗药物、免疫抑制剂或放射疗法的剂量。 5. 本品可通过抑制细胞复制作用而阻断甲氨蝶呤的抗肿瘤作用，但有研究显示在给甲氨蝶呤 9~10 日前或之后 24h 内应用，可避免该现象，并可减少甲氨蝶呤对胃肠道和血液系统的不良反应

培美曲塞二钠[乙]
Pemetrexed Disodium

【其他名称】力比泰。

【主要作用】本品为含有吡咯嘧啶基团的抗叶酸制剂，通过破坏细胞内叶酸依赖性的正常代谢过程，抑制细胞复制，从而抑制肿瘤的生长。

【适应症】本品联合顺铂用于治疗无法手术的恶性胸膜间皮瘤；用于局部晚期或转移性非鳞状细胞型非小细胞肺癌一线及继续维持治疗。

【用法用量】静脉滴注。1. 恶性胸膜间皮瘤：联合顺铂用于治疗恶性胸膜间皮瘤，推荐剂量为每 21 天 500mg/ m^2，滴注 10min，顺铂的推荐剂量为 75mg/ m^2 滴注超过 2h，应在培美曲塞给药结束 30min 后再给予顺铂滴注。2. 非小细胞肺癌：500mg/m^2，每 21 天为一周期，在每周期的第 1 天给药。

【临床配伍】见下配伍禁忌表。

配伍禁忌	1. 本品与含钙稀释剂物理性质不相容，包括乳酸钠林格注射液和林格注射液。 2. 不推荐与其他药物配伍使用
注意事项	1. 溶媒选择：0.9% 氯化钠注射液。 2. 本品 200mg 用溶媒 8ml 溶解成浓度为 25mg/ml 的溶液，再进一步稀释至 100ml 静脉滴注。 3. 静脉滴注时间应在 10min 以上，每 21 天为一周期，在每周期的第 1 天给药。 4. 预服地塞米松（或相似药物）可以降低皮肤反应的发生率及其严重程度。给药方法：地塞米松 4mg，口服，每日 2 次，培美曲塞给药前 1 天、给药当天和给药后 1 天连服 3 天。 5. 为了减轻毒性，指导患者接受培美曲塞治疗的每日口服低剂量的叶酸制剂或含叶酸的复合维生素。 6. 本品不含抗菌防腐剂，仅供一次使用，未使用的溶液应废弃。 7. 肌酐清除率 <45ml/min 的患者，不应给予本品治疗。 8. 本品溶液 pH 值为 6.6~7.8
合用提示	1. 预服地塞米松等皮质类固醇药物可以降低皮肤反应的发生率及其严重程度。 2. 为了减少毒性反应，使用本品治疗必须按要求服用低剂量叶酸或其他含有叶酸的复合维生素制剂

替加氟[乙]
Tegafur

【其他名称】方克。

【主要作用】本品为氟尿嘧啶的衍生物，在体内经肝脏活化逐渐转变为氟尿嘧啶，能干扰和阻断 DNA、RNA 及蛋白质合成，主要作用于 S 期，是抗嘧啶类的细胞周期特异性药物。

【适应症】用于治疗消化道肿瘤，如胃癌、直肠癌、胰腺癌、肝癌，亦可用于乳腺癌。

【用法用量】静脉滴注。每日 800~1000mg 或 15~20mg/kg，一日 1 次，总量 20~40g 为一疗程。

【临床配伍】见下配伍禁忌表。

配伍禁忌	本品呈碱性且含碳酸盐，应避免与含钙、镁离子及酸性较强的药物配伍使用
注意事项	1. 溶媒选择：（1）0.9% 氯化钠注射液，（2）5% 葡萄糖注射液。 2. 以 500ml 溶媒稀释；若溶液遇冷析出结晶，可温热使其溶解并摇匀使用。 3. 本品 pH 值：9.5~10.5
合用提示	本品与左亚叶酸钙合用，可能导致严重的血液学毒性和腹泻、口腔黏膜炎等消化道反应，至少 7 天内不能同时使用

托泊替康[乙]
Topotecan

【其他名称】和美新。

【主要作用】本品是半合成喜树碱衍生物，是一种具有抑制拓扑异构酶 I 活性作用的抗肿瘤药。拓扑异构酶 I 通过诱导 DNA 单链可逆性断裂，使 DNA 螺旋松解。本品与拓扑异构酶 I–DNA 复合物结合，从而阻碍断裂 DNA 单链的重新连接。

【适应症】用于初始化疗或序贯化疗失败的转移性卵巢癌患者；化疗敏感，一线化疗失败的小细胞肺癌患者。

【用法用量】静脉滴注。每次 1.25mg/m²，一日 1 次，连用 5 日，每 21 日为一个疗程。出现严重中性粒细胞减少，下一疗程剂量减少 0.25mg/m²，或下一疗程第 6 日使用 G–CSF；如血小板数低于 25000 个 /mm³，下一疗程剂量减少 0.25mg/m²。肌酐清除率为 20~39ml/min 时，剂量为 0.75mg/m²。

【临床配伍】见下配伍禁忌表。

配伍禁忌	本品与氨磷汀存在配伍禁忌
注意事项	1. 溶媒选择：（1）0.9% 氯化钠注射液，（2）5% 葡萄糖注射液。 2. 本品应先用灭菌注射用水配成 1mg/ml 的溶液，然后再次稀释为 25~50μg/ml 的溶液。 3. 静脉滴注时间 30min。 4. 在首次使用本品前，患者基础中性粒细胞数需 >1500 个 /mm³，血小板数需 >10 万个 /mm³；对病情未进展的病例，建议至少使用本品四个疗程。 5. 本品不含抗菌防腐剂，配制后的溶液应立即使用。 6. 本品 pH 值：2.0~4.0（0.2~0.4mg/ml 水溶液）
合用提示	1. 本品与其他细胞毒药物（如紫杉醇、依托泊苷）联合时，骨髓抑制作用可能更严重，需要进行减量。 2. 本品与铂类制剂合用时，其药物相互作用有明显的顺序依赖，在本品给药后第 1 天给予铂类药物时的剂量应低于在第 5 天给予铂类药物的剂量

第三节 抗肿瘤抗生素

阿柔比星[乙]
Aclarubicin

【其他名称】安乐霉素，阿克拉霉素。

【主要作用】本品是一种新蒽环类抗肿瘤抗生素，能抑制癌细胞的生物大分子合成，特别对 RNA 合成的抑制作用强。

【适应症】急性白血病、恶性淋巴瘤，也可试用于其他实体恶性肿瘤。

【用法用量】静脉推注或静脉滴注。1. 白血病与淋巴瘤：每日 15~20mg，连用 7~10 日，间隔 2~3 周后重复。2. 实体瘤：每次 30~40mg，一周 2 次，连用 4~8 周。

【临床配伍】见下配伍禁忌表。

配伍禁忌	1. 本品与注射用奥美拉唑钠有配伍禁忌［许雅萍，罗晓华 . 医疗装备，2016，29（7）：120］。 2. 本品与注射用泮托拉唑钠有配伍禁忌［赵薇，浦晓瑜 . 当代护士（下旬刊），2016，（5）：180］
注意事项	1. 溶媒选择：（1）0.9% 氯化钠注射液，（2）5% 葡萄糖注射液。 2. 本品注射若漏于血管外，会引起局部坏死。 3. 本品 pH 值：5.0~6.5（2mg/ml 水溶液）
合用提示	未见相关资料

吡柔比星[乙]
Piraruhicin

【其他名称】吡喃阿霉素、依比路。

【主要作用】本品为半合成的蒽环类抗癌药，进入细胞核内迅速嵌入 DNA 核酸碱基对间，干扰转录过程，阻止 mRNA 合成，抑制 DNA 聚合酶及 DNA 拓扑异构酶 II 活性，干扰 DNA 合成，在细胞分裂的 G_2 期阻断细胞周期而抑制肿瘤生长。

【适应症】治疗乳腺癌、恶性淋巴瘤、急性白血病、膀胱癌、肾盂输尿管癌、卵巢癌、子宫内膜癌、子宫颈癌、头颈部癌、胃癌。

【用法用量】1. 静脉给药：一次 25~40mg/m²。2. 动脉给药：7~20mg/m²，一日 1 次，连用 5~7 日，或 14~25mg/m²，一周 1 次。3. 膀胱内给药：15~30mg/m²，每周 3 次为一个疗程，可用 2~3 个疗程。

【临床配伍】见下配伍禁忌表。

配伍禁忌	1. 本品与氨苄西林/舒巴坦、哌拉西林/他唑巴坦、美洛西林、头孢唑林、头孢他啶、头孢吡肟、庆大霉素、克林霉素、万古霉素、阿昔洛韦有配伍禁忌。 2. 本品与哌替啶、呋塞米、地塞米松、氢化可的松琥珀酸钠、长春新碱、甲氨蝶呤、别嘌醇、替尼泊苷有配伍禁忌
注意事项	1. 溶媒选择：5% 葡萄糖注射液。 2. 溶解本品只能用 5% 葡萄糖注射液或灭菌注射用水，以免 pH 的原因影响效价或浑浊。溶解后药液，及时用完，室温下放置不得超过 6h。 3. 膀胱内给药时将本品稀释至 500~1000μg/ml 浓度，注入膀胱腔内保留 1~2h。 4. 本品 pH 值：4.5~6.0（2.0mg/ml 水溶液）
合用提示	已使用过大剂量蒽环类药物者，不宜使用本品

表柔比星 [乙]
Epirulbicin

【其他名称】法玛新。

【主要作用】本品为细胞周期非特异性药物，其主要作用部位是细胞核。本品能进入细胞核与 DNA 结合，从而抑制核酸的合成和有丝分裂。

【适应症】治疗恶性淋巴瘤、乳腺癌、肺癌、软组织肉瘤、食管癌、胃癌、肝癌、胰腺癌、黑色素瘤、结肠直肠癌、卵巢癌、多发性骨髓瘤、白血病。膀胱内给药有助于浅表性膀胱癌、原位癌的治疗和预防其经尿道切除术后的复发。

【用法用量】1. 静脉给药：（1）常规剂量：单独用药，一次 60~120mg/m²；联合化疗用于辅助治疗腋下淋巴结阳性的乳腺癌，100~120mg/m²；根据患者血象可间隔 21 天重复使用，每个疗程起始剂量可一次给药或者连续 2~3 天分次给药。（2）高剂量治疗肺癌和乳腺癌：单独用药，最高 135mg/m²，每个疗程的第 1 天给药或在每疗程的前 3 天分次给药，3~4 周 1 次；联合化疗，120mg/m²，每个疗程的第 1 天给药，3~4 周一次。2. 膀胱灌注：（1）浅表性膀胱癌，50mg 溶于 25~50ml 灭菌注射用水中，一周 1 次，灌注 8 次。（2）有局部毒性的膀胱炎，30mg，一周 1 次，灌注 8 次或 50mg，一周 1 次，灌注 4 次，然后每月 1 次，共 11 次。3. 中度肝功能受损剂量减少 50%；重度肝功能受损剂量减少 75%。

【临床配伍】见下配伍禁忌表。

配伍禁忌	1. 不可与肝素混合注射，在一定浓度时会发生沉淀反应。 2. 与其他抗肿瘤药物联用药时，不得在同一注射器内使用。 3. 本品与复方甘草酸单铵 S 存在配伍禁忌
注意事项	1. 溶媒选择：0.9% 氯化钠注射液。 2. 静脉输注药液浓度不超过 2mg/ml。 3. 静脉给药前，建议先注入 0.9% 氯化钠注射液检查输液管通畅性及注射针头确实刺入静脉，以减少药物外溢的危险，并确保给药后静脉用盐水冲洗。 4. 小静脉注射或反复注射同一血管会造成静脉硬化，建议选用中心静脉。 5. 膀胱灌注时，用导管灌注并应在膀胱内保持 1h 左右。 6. 本品不可肌内注射和鞘内注射。 7. 本品 pH 值：4.5~6.0（2 mg/ml 水溶液）
合用提示	1. 本品不能与其他具有心脏毒性的药物同时使用，除非心功能得到严密监测。 2. 停用曲妥珠单抗之后的 24 周内避免使用本品，病情需要时，须仔细监测心功能。 3. 正在接受本品治疗的患者应避免接种活疫苗。 4. 本品与其他抗肿瘤药物合用时，用量应减少。 5. 本品主要在肝脏代谢，伴随治疗中任何能引起肝功能改变的药物将会影响本品的代谢和药效或毒性。 6. 本品与紫杉醇类药物合用时，应先给本品，否则会引起本品及代谢物浓度升高

博来霉素[乙]
Bleomycin

【其他名称】争光霉素，博莱霉素。

【主要作用】本品为抗肿瘤抗生素，通过其二噻唑环嵌入 DNA 的 G-C 碱基对之间，同时末端三肽氨基酸的正电荷和 DNA 磷酸基作用，使其解链。此外，本品与铁的复合物可导致超氧或羟自由基的生成，从而引起 DNA 链断裂。

【适应症】适用于头颈部、食管、皮肤、宫颈、阴道、外阴、阴茎的鳞癌，霍奇金病及恶性淋巴瘤，睾丸癌及癌性胸腔积液等。

【用法用量】1.肌内或皮下注射：15~30mg（效价）。2.动脉内注射：5~15mg（效价），缓慢注射。3.静脉推注：15~30mg（效价）缓慢推注；如果明显发烧时，则应减少单次使用量为 5mg（效价）或更少，同时可以增加使用次数。4.胸腔注射：治疗癌性胸膜炎时，60mg（效价），溶解后缓慢注入胸腔内，保留 4~6h 后，抽出残留积液，一般一次可缓解。

【临床配伍】见下配伍禁忌表。

配伍禁忌	1.禁止与其他药物配伍使用。 2.本品与特布他林存在配伍禁忌
注意事项	1.溶媒选择：（1）0.9% 氯化钠注射液，（2）5% 葡萄糖注射液，（3）灭菌注射用水。 2.肌内或皮下注射时用不超过 5ml 的溶媒溶解，以 1mg（效价）/ml 以下浓度为宜；静脉推注时用 5~20ml 适合的溶媒溶解，缓慢推注。 3.注射频率：一般为每周 2 次，可根据病情调节、一日 1 次至一周 1 次不同。 4.使用总量以肿瘤消失为目标，总量一般为 300~400mg（效价）。即使肿瘤消失后，有时也应适当的追加治疗，如每周 1 次，一次为 15mg（效价）静脉推注，共 10 次
合用提示	1.与顺铂合用，可降低本品的消除率。 2.本品可降低地高辛的治疗作用，继发心脏代偿失调，如确需合用，须对患者进行密切监测。 3.本品可降低苯妥英在肠内的吸收，与苯妥英合用治疗期间应监测苯妥英的血药浓度水平，必要时可增加苯妥英的剂量。 4.使用本品时禁止注射活疫苗，且处于缓解期的白血病患者，化疗结束后至少间隔 3 个月才能注射活疫苗

平阳霉素[甲]
Bleomycin A5

【其他名称】平阳星。

【主要作用】平阳霉素是由平阳链霉菌产生的博来霉素类抗肿瘤抗生素，能抑制癌细胞 DNA 的合成和切断 DNA 链，影响癌细胞代谢功能，促进癌细胞变性、坏死。

【适应症】主治唇癌、舌癌、齿龈癌、鼻咽癌等头颈部鳞癌。亦可用于治疗皮肤癌、乳腺癌、宫颈癌、食管癌、阴茎癌、外阴癌、恶性淋巴癌和坏死性肉芽肿等。对肝癌也有一定疗效。对翼状胬肉有显著疗效。

【用法用量】静脉内、肌内、动脉内注射。1.成人每次剂量为 8mg（效价），通常每周给药 2~3 次。根据患者情况可增加或减少至每日 1 次到每周 1 次。显示疗效的剂量一般为 80~160mg（效价）。一个疗程的总剂量为 240mg（效价）。2.肿瘤消失后，应适当追加给药，如每周 1 次 8mg（效价）静脉注射 10 次左右。 3.治疗血管瘤及淋巴管瘤。平阳霉素瘤体内注射治疗淋巴管瘤：每次 4~8mg，溶入灭菌注射用水 2~4ml，有囊者尽可能抽尽囊内液后注药，间歇期至少 1 个月，5 次为 1 个疗程。3 个月以下新生儿暂不使用或减量使用。治疗血管瘤：每次注射平阳霉素 4~8mg，用生理盐水或利多卡因注射液 3~5ml 稀释。注入瘤体内，注射 1 次未愈者，间歇 7~10 天重复注射，药物总量一般不超过 70mg（效价）。4.治疗鼻息肉：取平阳霉素 1 支（含 8mg）用 0.9% 氯化钠注射液 4ml 溶解，用细长针头进行息肉内注射，每次息肉注射 2~4ml，即一次注射 1~2 个息肉。观察 15~30min 有无过敏反应，每周 1 次，5 次为 1 个疗程，一般 1~2 疗程。 5.肿瘤患者，尤其是恶性淋巴肿瘤患者，在初次和第 2 次给予本品时，应以 4mg（效价）以下剂量给药，以观察和增强患者的耐受能力，当患者无急性反应时，方可增至正常剂量。

【临床配伍】见下配伍禁忌表。

配伍禁忌	本品与羧苄西林、头孢噻肟、头孢哌酮、头孢美唑、吉他霉素、青霉素钠、萘夫西林、头孢唑林、多黏菌素 B、磺胺嘧啶、两性霉素 B、罂粟碱、地西泮、甲硫酸新斯的明、氨茶碱、呋塞米、依地尼酸、甘露醇、肌酐、氢化可的松琥珀酸钠、硝普钠、果糖二磷酸钠、阿糖胞苷、甲氨蝶呤、长春新碱、丝裂霉素、吉西他滨、维生素 C、氯化钙存在配伍禁忌
注意事项	1.溶媒选择：（1）0.9% 氯化钠注射液；（2）葡萄糖注射液。 2.静脉注射：用 5~20ml 溶媒溶解本品 4~15mg（效价）/ml 的浓度注射。 3.肌内注射：用 0.9% 氯化钠注射液 5ml 以下溶解本品 4~15mg（效价）/ml 的浓度注射。 4.动脉注射：用 3~25ml 添加有抗凝血剂（如肝素）的 0.9% 氯化钠注射液溶解本品 4~8mg（效价）作一次动脉内注射或持续动脉内注射。 5.本品 pH 值 4.5~6.0（4mg/ml 水溶液）
合用提示	未见相关资料

多柔比星 [甲]
Doxorubicin

【其他名称】阿霉素。

【主要作用】本品为蒽环类抗生素，可直接作用于 DNA，插入 DNA 的双螺旋链，使后者解开，改变 DNA 的模板性质，抑制 DNA 聚合酶，从而既抑制 DNA，也抑制 RNA 合成。此外，本品具有形成超氧基自由基的功能，并有特殊破坏细胞膜结构和功能的作用。

【适应症】本品能成功地诱导多种恶性肿瘤的缓解，包括急性白血病、淋巴瘤、软组织和骨肉瘤、儿童恶性肿瘤及成人实体瘤，尤其用于乳腺癌和肺癌。

【用法用量】1.静脉给药或动脉注射。（1）盐酸多柔比星注射液：①单一用药时，50~60mg/m^2，每 3~4 周 1 次或每日 20mg/m^2，连用 3 日，停用 2~3 周后重复；②联合用药：40mg/m^2，每 3 周 1 次，或 25mg/m^2，每周 1 次，连用 2 周，3 周后重复；③总剂量不超过 400mg/m^2。（2）注射用盐酸多柔比星：①单一用药时，60~75mg/m^2，每 3 周 1 次；②当与其他有重叠毒性的抗肿瘤制剂合用时，30~40mg/m^2，每 3 周 1 次；根据体重计算给药量时，1.2~2.4mg/kg，每 3 周 1 次；③肝肾功能受损时：血清胆红素水平 1.2~3.0mg/100ml，磺溴酞钠（BSP）潴留 9%~15%，减为 50%；血清胆红素水平 3.0mg/100ml，BSP 潴留 >15%，减为 25%。2.膀胱内灌注。注射用盐酸多柔比星：本品在膀胱内的浓度应为 50mg/50ml；药物在一个位置停留 15min 后，患者转体 90°，通常接触药物 1h 已足够，并告知患者在结束时排尿。

【临床配伍】见下配伍禁忌表。

配伍禁忌	1. 本品与肝素、氨茶碱、氟尿嘧啶、更昔洛韦、兰索拉唑、丙泊酚、哌拉西林 – 他唑巴坦、头孢菌素等混合会产生沉淀，因此不能混合使用。 2. 本品不建议与其他药物混合。 3. 本品应避免与碱性溶液长期接触
注意事项	1. 溶媒选择：（1）0.9% 氯化钠注射液，（2）5% 葡萄糖注射液，（3）葡萄糖氯化钠注射液。 2. 配制药液时，以 5ml 灭菌注射用水或 0.9 氯化钠注射液溶解，轻摇小瓶半分钟以使内容物溶解，但不要倒转小瓶。 3. 配制后的溶液通过通畅的输液管进行静脉输注，约 2~3min，可减少血栓形成和由药物外溢导致的蜂窝织炎和水疱的危险。 4. 膀胱内灌注时，为了避免尿液稀释，应告知患者灌注前 12h 不要服用任何液体，灌注时尿量应限制在 50ml/h 左右。 5. 膀胱内灌注不可用于已穿透膀胱壁的侵袭性肿瘤的治疗。 6. 动脉内注射通常用来加强局部活性，使总剂量降低，从而减少全身毒性，但动脉内注射只可由技术熟练掌握的人员使用，并采取适当的预防措施，否则被灌注的组织会产生广泛的坏死。 7. 本品 pH 值为 4.5~6.5（5mg/ml 水溶液）
合用提示	1. 本品与其他细胞毒药物合用时，可能出现毒性作用叠加，特别是骨髓、血液学和胃肠道的毒性作用，如与骨髓抑制细胞毒药物（特别是亚硝脲类、大剂量环磷酰胺或甲氨蝶呤、丝裂霉素）或放射治疗同时使用时，单次剂量与总剂量均应酌减。 2. 本品与其他具有潜在心脏毒性作用的抗肿瘤药物联合化疗时（如 5–FU、环磷酰胺和顺铂等）或与其他具有心脏活性作用的药物合用时（如钙通道拮抗剂），需在整个治疗期间密切监测心脏功能。 3. 本品主要在肝脏代谢，联合使用可引起的肝功能改变的药物可能影响本品的代谢、药代动力学、疗效和 / 或毒性；且任何可能导致肝脏损害的药物可增加本品的肝毒性。 4. 本品与紫杉醇合用时，宜在紫杉醇前使用本品，以避免增加本品和 / 或其代谢物的血浆浓度。 5. 本品与阿糖胞苷同用可导致坏死性结肠炎。 6. 本品与丝裂霉素同时应用可增加心脏毒性，建议本品的总量限制在按体表面积 450mg/m^2 以下。 7. 痛风患者，如应用多柔比星，别嘌醇用量要相应增加。 8. 本品与柔红霉素呈交叉耐药性，与环磷酰胺、氟尿嘧啶、甲氨蝶呤、顺铂以及亚硝脲类药物同用，有不同程度的协同作用。 9. 用药期间慎用活病毒疫苗接种

盐酸多柔比星脂质体
Doxorubicin Hydrochloride Liposome

【其他名称】楷莱，里葆多。

【主要作用】本品是蒽环类抗生素，可直接作用于 DNA，插入 DNA 的双螺旋链，使后者解开，改变 DNA 的模板性质，抑制 DNA 聚合酶，从而既抑制 DNA，也抑制 RNA 合成。

【适应症】本品可用于低 CD4（<200CD4 淋巴细胞 /mm^3）及有广泛皮肤黏膜内脏疾病与艾滋病相关的卡波西肉瘤（AIDS–KS）患者。

【用法用量】静脉给药：20mg/m^2，每 2~3 周 1 次，给药间隔至少 10 天，持续 2~3 个月。

【临床配伍】见下配伍禁忌表。

配伍禁忌	1. 除 5% 葡萄糖注射液以外，用其他液体稀释，可能产生沉淀。 2. 不得与其他药物混合使用。 3. 本品与氨茶碱、头孢他啶、盐酸多巴胺、盐酸哌替啶、米托蒽醌、紫杉醇、氨苄西林 – 他唑巴坦钠有配伍禁忌
注意事项	1. 溶媒选择：5% 葡萄糖注射液。 2. 以 250ml 或 500ml 溶媒稀释后使用，静脉滴注 30min 以上。 3. 为减小滴注反应的风险，起始给药速率应不超过 1mg/min。如果无滴注反应，以后的滴注可在 60min 完成；对有滴注反应的患者，总剂量的 5% 应在开始的 15min 缓慢滴注，如果患者可以耐受，接下来的 15min 里滴注速度可以加倍，如果仍能耐受，滴注可在接下来的 1h 内完成。 4. 建议本品滴注管与 5% 葡萄糖滴注管相连接以进一步稀释并最大限度地减少血栓形成和血管外漏危险。 5. 如果患者出现早期滴注反应，应立即中断滴注，重新开始需预先给予合适的药物（抗组胺和 / 或短效类固醇药物），且减慢滴注速度。 6. 禁止大剂量推注或给予未经稀释的药液。 7. 禁用肌内和皮下注射。 8. 由于本品中未加防腐剂或抑菌剂，故必须严格遵守无菌操作。 9. 使用本品溶液时要谨慎，需戴手套，如果药液与皮肤或黏膜发生接触，应立即用肥皂水清洗。 10. 本品 pH 值约为 6.5
合用提示	1. 本品与其他细胞毒性药物（特别是骨髓毒性药物）合用时需注意毒性增加。 2. 本品与同多柔比星可产生相互作用的药物合用时，需谨慎

放线菌素 D [甲]
Dactinomycin

【其他名称】更生霉素。

【主要作用】本品可嵌合于 DNA 双链内与其鸟嘌呤基团结合，抑制 DNA 依赖的 RNA 聚合酶活力，干扰细胞的转录过程，从而抑制 mRNA 合成。

【适应症】对霍奇金病（HD）及神经母细胞瘤疗效突出，尤其是控制发热；对无转移的绒癌初治时单用本品，治愈率达 90%~100%；对睾丸癌亦有效，一般均与其他药物联合应用；与放疗联合治疗儿童肾母细胞瘤（Wilms 瘤），可提高生存率，对尤文肉瘤和横纹肌肉瘤亦有效。

【用法用量】1. 静脉推注。每日 300~400μg（6~8μg/kg），一日 1 次，10 日为一疗程，间隔两周，一疗程总量 4~6mg。2. 本品也可作腔内注射。

【临床配伍】见下配伍禁忌表。

配伍禁忌	本品与青霉素、磺胺嘧啶钠、苯妥英钠、酚苄明、氨茶碱、谷氨酸钙、氢氯噻嗪、氢化可的松琥珀酸钠、维生素 K_1、尿激酶、阿糖胞苷、碳酸氢钠有配伍禁忌
注意事项	1. 溶媒选择：0.9% 氯化钠注射液。 2. 静脉推注时，将本品溶于 20~40ml 溶媒中。 3. 当本品漏出血管外时，应立即用 1% 普鲁卡因局部封闭，或用 50~100mg 氢化可的松局部注射，及冷湿敷。 4. 本品 pH 值：5.5~7.5（0.04 mg/ml 水溶液）
合用提示	1. 维生素 K 可降低本品效价，慎与维生素 K 类药物合用。 2. 本品具有放疗增敏作用，但有可能在放疗部位出现新的炎症，而产生"放疗再现"的皮肤改变

柔红霉素[甲]
Daunorubicin

【其他名称】红保霉素，红比霉素。

【主要作用】本品能直接与 DNA 结合，阻碍 DNA 合成和依赖 DNA 的 RNA 合成反应。

【适应症】用于急性粒细胞白血病和急性淋巴细胞白血病，以及慢性急变者。

【用法用量】静脉给药。1. 成人：0.5~3mg/kg；0.5~1mg/kg 的剂量至少间隔 1 天；2mg/kg 的剂量至少间隔 4 天；2.5~3mg/kg 的剂量间隔 7~14 天；总剂量不超过 20mg/kg。2. 儿童急性粒细胞性/急性淋巴性白血病: 诱导缓解治疗，每次 0.5~1.5mg/kg（每次 25~45mg/m^2）。3. 老年人：单独给药时，45mg/m^2，联合给药时，30mg/m^2。

【临床配伍】见下配伍禁忌表。

配伍禁忌	1. 本品与肝素钠混合，会导致药物在溶液中或（和）铝产生沉淀。 2. 本品与地塞米松磷酸钠溶液、氨曲南、别嘌醇钠、氟达拉滨、哌拉西林 – 他唑巴坦和氨茶碱等相混合不相容。 3. 本品可以和其他抗肿瘤药物合用，但建议不要在同一注射器中混合
注意事项	1. 溶媒选择：0.9% 氯化钠注射液。 2. 使用前每支用 10ml 溶媒溶解，然后稀释成 250ml 后滴注，1h 内滴完。 3. 本品须避免肌内注射或鞘内注射。 4. 给药时，应先滴注 0.9% 氯化钠注射液，以确保针头在静脉内，然后才开始给予本品，可减少药物外渗的危险性及保证在注射完毕后可冲洗静脉。 5. 每个患者需要注射的次数不同，且应根据各自对药物的反应和耐受性，根据各自的血象和骨髓象情况来调整剂量，亦应考虑与其他抗肿瘤药物合用时调整剂量。 6. 本品具有潜在的致突变和致癌作用，在操作本品时，需避免与皮肤和黏膜的直接接触。 7. 本品 pH 值：4.5~6.5（5mg/ml 水溶液）
合用提示	1. 对既往接受过放疗、正在或计划进行放疗的患者，使用本品治疗时，照射区域发生局部反应（放射治疗回忆反应）的风险增加。 2. 本品与其他具有心脏毒性的药物进行联合化疗或联合纵隔放疗，均能增加心脏毒性。 3. 本品与其他细胞毒药物联合治疗，可能发生毒性相加作用，尤其是骨髓抑制和胃肠道反应；本品治疗开始前，应已从之前的细胞毒药物治疗的急性毒性反应（如口腔炎、中性粒细胞减少、血小板减少和全身性感染）中恢复。 4. 如果患者曾经或正在接受其他影响骨髓功能的治疗（如细胞毒药物、磺胺类药物、氯霉素、苯妥英、氨基比林衍生物和抗逆转录病毒制剂等），需注意发生严重造血异常的可能，必要时可调整本品的剂量。 5. 正在接受本品治疗的患者应当避免接种活疫苗。 6. 本品主要在肝脏中代谢，能影响肝功能的任何合并用药物均可能会影响本品的代谢、药代动力学，继而影响疗效和 / 或毒性。 7. 本品与可导致尿酸排泄延迟的药物（如磺胺类药物及某些利尿剂）合用时，可能引起高尿酸血症。 8. 本品与血小板聚集抑制剂（如阿司匹林）合并使用时，会增加血小板减少患者的出血倾向

丝裂霉素[甲]
Mitomycin

【其他名称】丝裂霉素 C，自力霉素，密吐霉素。

【主要作用】本品在组织中经酶活化后，可与肿瘤细胞的 DNA 结合，形成双链 DNA 交联，以抑制 DNA 复制，从而显示抗肿瘤效果。属细胞周期非特异性药物，在 G$_1$ 期的后半期至

S 期的前半期细胞对本品显示很高的敏感性。

【适应症】用于胃癌、肺癌、乳腺癌，也适用于肝癌、胰腺癌、结直肠癌、食管癌、卵巢癌及癌性腔内积液。

【用法用量】静脉推注或动脉注射，每次 6~8mg，一周 1 次；也可每次 10~20mg，每 6~8 周重复治疗。腔内注射，每次 6~8mg。

【临床配伍】见下配伍禁忌表。

配伍禁忌	1. 与木糖醇氯化钠注射液配伍，发生颜色变化。 2. 本品与哌拉西林 – 他唑巴坦有配伍禁忌
注意事项	1. 溶媒选择：0.9% 氯化钠注射液。 2. 本品不可做肌内或皮下注射。 3. 用于胃肠道肿瘤化疗时，一般采用 FAM（氟尿嘧啶、多柔比星和丝裂霉素）联合化疗。 4. 应避免注射于静脉外，如静脉推注时有烧灼感或刺痛，应立即停止注射，以 1% 普鲁卡因注射液局封。 5. 本品 pH 值：5.5~8.5（0.5mg/ml 水溶液）
合用提示	1. 用药期间禁用活病毒疫苗接种和避免口服脊髓灰质炎疫苗。 2. 本品与多柔比星同时应用可增加心脏毒性，建议多柔比星的总量限制在按体表面积 450mg/m^2 以下

第四节　抗肿瘤植物药

长春地辛[乙]
Vindesine

【其他名称】西艾克。

【主要作用】为细胞周期特异性抗肿瘤药物，抑制细胞内微管蛋白的聚合，阻止增殖细胞有丝分裂中的纺锤体的形成，使细胞分裂停止于有丝分裂中期，本品对移植性动物肿瘤的抗瘤谱较广，与长春花碱和长春新碱无完全的交叉耐药，毒性介于两者之间，骨髓抑制低于长春花碱，但高于长春新碱，神经毒性低于长春新碱。

【适应症】对非小细胞肺癌、小细胞肺癌、恶性淋巴瘤、乳腺癌、食管癌及恶性黑色素瘤等恶性肿瘤有效。

【用法用量】静脉推注或静脉滴注。单一用药：每次 3mg/m^2，一周 1 次；联合化疗时剂量酌减；通常连续用药 4~6 次。

【临床配伍】见下配伍禁忌表。

配伍禁忌	1. 本品与长春新碱、长春碱有配伍禁忌。 2. 本品与青霉素、氨苄西林、头孢拉定、头孢他啶、阿米卡星、红霉素、氧氟沙星有配伍禁忌

续表

注意事项	1. 溶媒选择：（1）0.9% 氯化钠注射液，（2）5% 葡萄糖注射液。 2. 本品用 0.9% 氯化钠注射液溶解后缓慢静脉推注，亦可溶于 5% 葡萄糖注射液 500~1000ml 中缓慢静脉滴注 6~12h。 3. 药物溶解后应在 6h 内使用。 4. 静脉滴注时应防止外漏，以免漏出血管外造成疼痛、皮肤坏死、溃疡，一旦出现应立即冷敷，并用 5% 普鲁卡因封闭。 5. 硫酸长春地辛溶液 pH 值：3.5~5.5（1mg/ml 水溶液）
合用提示	1. 本品与其他降低白细胞药物联合化疗时应减量。 2. 本品与脊髓放射治疗等合用可加重神经系统毒性

长春瑞滨[乙]
Vinorelbine Tartrate

【其他名称】民诺宾，优诺。

【主要作用】本品是一半合成的长春花生物碱，其作用机理与长春花碱和长春新碱基本相同，主要通过阻滞细胞有丝分裂过程中的微管形成，使细胞分裂停止于有丝分裂中期，为细胞周期特异性药物。本品对神经细胞的微管影响较小。故神经毒性较低。

【适应症】用于非小细胞肺癌、转移性乳腺癌、晚期卵巢癌、恶性淋巴瘤等。

【用法用量】静脉滴注。单药治疗用量为每次 25~30mg/m^2，21 天为一周期，分别在第 1、8 天各给药一次，2~3 周期为一疗程。本品可单用或联合化疗。联合用药剂量和给药时间随化疗方案有所不同。

【临床配伍】见下配伍禁忌表。

配伍禁忌	1. 本品与氨苄西林、哌拉西林、头孢唑林、头孢呋辛、头孢哌酮、头孢曲松、两性霉素 B、阿昔洛韦、更昔洛韦、利巴韦林、氯霉素、磺胺嘧啶钠有配伍禁忌。 2. 本品与氟尿嘧啶、高三尖杉酯碱、紫杉醇、丝裂霉素、卡莫司汀有配伍禁忌。 3. 本品与硝普钠、氨茶碱、呋塞米、甲泼尼龙琥珀酸钠、别嘌醇、碳酸氢钠有配伍禁忌
注意事项	1. 溶媒选择：0.9% 氯化钠注射液。 2. 药物必须溶于 0.9% 氯化钠注射液 125ml 中，并在短时间内（15~20min）输完，然后沿此静脉输入等量 0.9% 氯化钠注射液以冲洗血管。 3. 本品必须严格的经静脉给药。静注药外漏可引起局部皮肤反应，甚至出现坏死，一旦药液外漏，应立即停注，局部处理。一般在漏液部位局部皮下注射 1ml 透明质酸（250IU/ml）和采用热敷措施。 4. 应严格避免本品与眼睛的接触，若接触眼睛，立即用大量 0.9% 氯化钠注射液冲洗，若接触皮肤，立即用温和肥皂水和大量清水冲洗。 5. 开启后或配制后的溶液在密封的玻璃输液瓶或输液袋中于室温下可保存 24h。 6. 酒石酸长春瑞滨溶液 pH 值：3.0~3.8（14mg/ml 水溶液）
合用提示	1. 本品可减少苯妥英的消化道吸收，降低苯妥英的作用，禁止合用。 2. 本品与黄热病疫苗合用，会发生致命的全身疫苗疾病,禁止合用，与减活疫苗(除黄热病)亦不宜合用。 3. 本品与环孢素、他克莫司、依维莫司、西罗莫司合用时，过度免疫抑制有造成淋巴组织增生的可能。 4. 本品主要经 CYP3A4 代谢，其抑制剂或诱导剂可能增加本品毒性或减低疗效，如伊曲康唑、泊沙康唑及蛋白酶抑制剂均可使本品肝脏代谢减少，从而增加毒性。 5. 本品与其他已知的骨髓毒性药物合用可能会加重骨髓抑制不良反应。 6. 本品与顺铂合用时，粒细胞减少的发生率增多。 7. 有报道长春瑞滨或其他长春花碱与丝裂霉素配伍用药时发生急性肺反应

长春新碱[甲]
Vincristine

【主要作用】本品为细胞周期特异性药物，主要通过阻滞细胞有丝分裂过程中的微管形成，使细胞分裂停止于有丝分裂中期。还可干扰蛋白质代谢及抑制 RNA 多聚酶的活力，并抑制细胞膜类脂质的合成和氨基酸在细胞膜上的转运。

【适应症】用于急性白血病、恶性淋巴瘤、生殖细胞肿瘤、小细胞肺癌、尤文肉瘤、肾母细胞瘤、神经母细胞瘤、乳腺癌、慢性淋巴细胞白血病、消化道癌、黑色素瘤及多发性骨髓瘤等。

【用法用量】静脉注射。每次 1~2mg（或 1.4mg/m^2），最大不超过 2mg；年龄超过 65 岁者，最大每次 1mg；儿童：75μg/kg 或 2.0mg/m^2，每周 1 次静脉注射或冲入。联合化疗连用 2 周为一个周期。

【临床配伍】见下配伍禁忌表。

配伍禁忌	1. 本品与青霉素、头孢吡肟、多黏菌素 E、红霉素、吉他霉素、林可霉素、异烟肼、利福霉素有配伍禁忌。 2. 本品与阿托品、氯丙嗪、去甲肾上腺素、硝普钠、酚苄明、氨茶碱、呋塞米、依他尼酸钠、氢氯噻嗪、尿激酶、维生素 K$_1$、氢化可的松有配伍禁忌。 3. 本品与多柔比星、氟尿嘧啶、门冬酰胺酶、丝裂霉素、伊达比星、平阳霉素、长春地辛存在配伍禁忌
注意事项	1. 仅用于静脉注射。 2. 冲入静脉时避免日光直接照射。 3. 本品有局部组织刺激作用，药液不能外漏，否则可引起局部坏死。 4. 本品 pH 值：4.0~6.5（0.2mg/ml 水溶液）
合用提示	1. 本品通过 CYP4503A 代谢，与伊曲康唑合用可抑制本品代谢。 2. 本品与苯妥英钠合用，可降低苯妥英钠的吸收或加快其代谢。 3. 本品与含铂的抗恶性肿瘤剂合用，可能增强第 8 对脑神经障碍。 4. 本品与 L- 天冬酰胺酶合用，可能增强神经系统及血液系统的障碍，为将毒性控制到最小，可将本品在 L- 天冬酰胺酶给药前 12~24h 前使用

多西他赛[乙]
Docetaxel

【其他名称】泰索帝，艾素。

【主要作用】本品为紫杉醇类抗肿瘤药，通过干扰细胞有丝分裂和分裂间期细胞功能所必需的微管网络而起抗肿瘤作用。

【适应症】用于先期化疗失败的晚期或转移性乳腺癌的治疗。用于以顺铂为主的化疗失败的晚期或转移性非小细胞肺癌的治疗。联合强的松或泼尼松龙用于治疗激素难治性转移性前列腺癌。

【用法用量】静脉滴注。推荐剂量为 75mg/m^2，每 3 周 1 次。为减轻体液潴留，除有禁忌症外，所有患者在接受多西他赛治疗前均必须预服糖皮质激素类药物，如地塞米松，在多西他赛滴注一天前服用，每天 16mg（例如：每日 2 次，每次 8mg），持续 3 天。

【临床配伍】见下配伍禁忌表。

配伍禁忌	本品与两性霉素 B、多柔比星脂质体、甲泼尼龙琥珀酸钠有配伍禁忌
注意事项	1. 溶媒选择：（1）0.9% 氯化钠注射液，（2）5% 葡萄糖注射液。 2. 临用前用所提供的专属溶剂溶解，静置 5min，然后用溶媒稀释，轻轻摇动，混合均匀，最终浓度不超过 0.9mg/ml，滴注 1h。 3. 本品不能用于中性粒细胞数目低于 1500/mm³ 的患者。 4. 本品只能用于静脉滴注。 5. 配制溶液时建议使用手套，若接触到皮肤，立即彻底地用肥皂清洗；若接触到黏膜，则要立即用水清洗。 6. 配制好的溶液，应在室温及正常光线下 4h 内使用。 7. 预防性使用重组人粒细胞集落刺激因子，可以减轻药物血液毒性发生的风险
合用提示	1. CYP3A4 抑制剂（如酮康唑、红霉素、环孢素、蛋白酶抑制剂等）可能抑制本品的代谢。 2. 与顺铂合用，导致神经病变的危险增加。 3. 用药期间及用药结束后 3 个月内禁止接种活病毒疫苗，以防增加活病毒疫苗感染的风险

高三尖杉酯碱[甲]
Homoharringtonine

【其他名称】赛兰。

【主要作用】本品是从三尖杉属植物提出有抗癌作用的生物酯碱，能抑制真核细胞蛋白质的合成，使多聚核糖体解聚，干扰蛋白核糖体功能，对细胞内 DNA 的合成亦有抑制作用。

【适应症】用于各型急性非淋巴细胞白血病，对骨髓增生异常综合征（MDS）、慢性粒细胞性白血病及真性红细胞增多症等亦有一定疗效。

【用法用量】静脉滴注。成人常用量：每日 1~4mg，4~6 日为一疗程，间歇 1~2 周再重复用药。小儿常用量：每日 0.05~0.1mg/kg，4~6 日为一疗程。

【临床配伍】见下配伍禁忌表。

配伍禁忌	本品与庆大霉素、卡那霉素、甲氯芬酯、利血平、依地尼酸钠、甘露醇、氢化可的松、氢化可的松琥珀酸钠、丝裂霉素、多柔比星、柔红霉素、长春瑞滨、紫杉醇、美法仑、环磷酰胺、塞替派、卡铂、表柔比星、异环磷酰胺、葡萄糖酸钙、麦角新碱、辅酶 A 存在配伍禁忌
注意事项	1. 溶媒选择：5% 葡萄糖注射液。 2. 本品 1~4mg 加入 250~500ml 溶媒中，缓慢滴注，一般在 3h 以上，静脉滴注速度过快或长期持续或重复给药时，会产生各种心脏毒性。 3. 本品 pH 值为 3.5~4.5
合用提示	1. 本品与其他可能抑制骨髓功能的抗癌药物或放射疗法合并应用时应调节本品的剂量与疗程。 2. 老年患者及已反复采用蒽环类抗生素（多柔比星或柔红霉素等）治疗的患者使用本品可能会增加心脏毒性

羟喜树碱[甲]
Hydroxycamptothecin

【其他名称】拓僖，欣普金。

【主要作用】本品是细胞毒类抗肿瘤药，主要作用于 S 期，对 DNA 拓扑异构酶（TOPOI）有选择性抑制作用，TOPOI 催化超螺旋 DNA 解旋而进行复制及转录，本品通过抑制

TOPOI 的活性从而阻滞 DNA 复制及转录，干扰肿瘤细胞增殖周期。

【适应症】用于原发性肝癌、胃癌、膀胱癌、直肠癌，以及头颈部、白血病等恶性肿瘤。

【用法用量】静脉滴注：成人剂量为按体表面积每日 $6\sim8mg/m^2$，连续给药，30 天为一疗程，或遵医嘱。静脉推注：一日 $4\sim6mg$。缓缓注射，或遵医嘱。

【临床配伍】见下配伍禁忌表。

配伍禁忌	1. 本品不宜用葡萄糖等酸性药液溶解和稀释。 2. 本品呈碱性，与其他药物混合易引起 pH 改变，应尽量避免配伍使用
注意事项	1. 溶媒选择：0.9% 氯化钠注射液。 2. 静脉推注时，用 0.9% 氯化钠注射液 20ml 溶解后缓慢注射。 3. 对于肝癌、直肠癌可经动脉给药。 4. 本品 pH 值 8.0~10.0（1mg/ml 水溶液）
合用提示	未见相关资料

替尼泊苷[乙]
Teniposide

【其他名称】卫萌。

【主要作用】本品为周期特异性细胞毒类药物，抑制拓扑异构酶 II，引起 DNA 断裂，阻断有丝分裂于细胞周期 S 期和 G_2 期。

【适应症】用于恶性淋巴瘤、中枢神经系统肿瘤和膀胱癌。

【用法用量】静脉滴注。1. 恶性淋巴瘤和膀胱癌，初始治疗：$30mg/（m^2\cdot d）$，连续 5 天，然后停药 10 天，15 天为一疗程，$2\sim3$ 个疗程，或者 $40\sim50mg/m^2$，一周 $2\sim3$ 次，至少治疗 $6\sim9$ 周；维持剂量：$100mg/m^2$，$10\sim14$ 天一次，坚持数月。2. 中枢神经系统肿瘤：$100\sim130mg/m^2$，一周 1 次，用药 $6\sim8$ 次后停药 2 周，为一疗程，如有效，则继续治疗直至肿痛缩小。3. 霍奇金病：用甲基苄肼和泼尼松治疗的患者，$40mg/m^2$，在治疗的第 1、4、8、11 和 14 天用药，随后停药 14 天。

【临床配伍】见下配伍禁忌表。

配伍禁忌	1. 肝素溶液可使本品产生沉淀。 2. 在给药前后，必须用 5% 葡萄糖注射液或 0.9% 氯化钠注射液彻底冲洗输液用具 / 针管。 3. 本品稀释溶液中不应混入其他药物
注意事项	1. 溶媒选择：（1）0.9% 氯化钠注射液；（2）5% 葡萄糖注射液。 2. 使用前即刻将本品用溶媒稀释。 3. 配制本品溶液时须谨慎，如本品接触到皮肤，须立即用肥皂水彻底冲洗；如本品接触到黏膜，须立即用水彻底冲洗。 4. 配制时应尽可能轻轻搅拌，以免引起沉淀。 5. 为减少低血压反应的可能性，本品不应静脉推注或静脉快速滴注，滴注时间不少于 30min，但长时间输注本品也会产生沉淀。 6. 滴注本品的过程中必须密切注意保证输注导管的尖端保留在静脉腔内，避免输注液外溢和可能发生的组织刺激性。 7. 唐氏（Downs）综合征患者对骨髓抑制性化学疗法反应敏感，对此病患者应考虑减少用量

续表

合用提示	1.因苯巴比妥和苯妥英类抗惊厥药可增加本品的平均清除率，对接受抗惊厥治疗的患者，可能需增加本品用量。 2.本品的蛋白结合率极高，避免同可置换其与血浆蛋白结合的药物合用，以防增强药物的作用和毒性。 3.本品与其他有骨髓抑制作用的抗肿瘤药联用，会加重骨髓抑制作用

依托泊苷[甲]
Etoposide

【其他名称】海韦林。

【主要作用】本品为细胞周期特异性抗肿瘤药物，作用于 DNA 拓扑异构酶Ⅱ，形成药物 – 酶 –DNA 稳定的可逆性复合物，阻碍 DNA 修复。

【适应症】用于治疗小细胞肺癌、恶性淋巴瘤、恶性生殖细胞瘤、白血病，对神经母细胞瘤、横纹肌肉瘤、卵巢癌、非小细胞肺癌、胃癌和食管癌等有一定疗效。

【用法用量】静脉滴注。1.实体瘤：每日 50~100mg/m²，连续 3~5 天，每隔 3~4 周重复用药。2.其他化疗药合并用于小细胞肺癌：每日 30~50mg/m²，连续 4~5 天。3.白血病：一日 60~100mg/m²，连续 5 天。4.小儿：一日 100~150mg/m²，连用 3~4 天。

【临床配伍】见下配伍禁忌表。

配伍禁忌	本品与苯妥英钠、地西泮、重组人粒细胞集落刺激因子、硫喷妥钠、兰索拉唑、丝裂霉素、头孢吡肟存在配伍禁忌
注意事项	1.溶媒选择：0.9% 氯化钠注射液。 2.本品用溶媒稀释，浓度不超过 0.25mg/ml，静脉滴注时间不少于 30min 以免引起低血压、喉痉挛等过敏反应。 3.本品不宜静脉推注，不得作胸腔、腹腔和鞘内注射。 4.本品水溶液 pH 值 3.0~4.0（2mg/ml 水溶液）
合用提示	1.本品有明显骨髓抑制作用，与其他抗肿瘤药物合用时应注意。 2.本品可抑制机体免疫防御机制，化疗结束后 3 个月以内，不宜接种病毒疫苗。 3.本品蛋白结合率极高，与其他蛋白结合率高的药物合用，可能使本品被置换，而导致游离药物显著增高，进而增强药物的作用和毒性。 4.与福莫司汀合用，可能发生过度的免疫抑制，导致淋巴组织增生

伊立替康[乙]
Irinotecan

【其他名称】开普拓。

【主要作用】本品是喜树碱的衍生物，本品及其活性代谢产物 SN–38 结合到拓扑异构酶Ⅰ–DNA 复合物上，可阻止断裂的单链再连接。

【适应症】本品与氟尿嘧啶和亚叶酸联合治疗既往未接受化疗的晚期大肠癌患者；作为单一用药，可用于经含氟尿嘧啶化疗方案治疗失败的晚期大肠癌患者。

【用法用量】静脉推注或静脉滴注。1.与 5–FU（氟尿嘧啶）和 LV（亚叶酸钙）联合用药：（1）180mg/m²，第 1 天；LV：400mg/m²，应该在本品输注后立即给予，滴注时间相同，之后再立即给予 5–FU，第 1 天和第 2 天；5–FU：400mg/m²，静脉推注，然后 600mg/m²

持续静脉输注 22h，第 1 天和第 2 天；每 2 周重复。或（2）180mg/m²，第 1 天；LV：400mg/m²，输注本品后立即给予，滴注时间相同，第 1 天；5-FU：400mg/m²，静脉推注，第 1 天，然后 1200mg/（m²·d），持续 2 天静脉输注（总量 2400mg/m²，输注 46~48h）；每 2 周重复。2. 单药治疗：剂量见表 1，年龄 >65 岁、曾接受盆腔/腹部放疗、体力状态 2 分或胆红素水平中度升高（17~34μmol/L）患者起始剂量减少 1 个剂量等级。3. 剂量调整：表 2 和表 3 分别为联合用药和单药治疗过程中剂量调整方案。4. 肝功能不全患者剂量参见表 4，剂量调整参见表 3。

表 1　单药治疗方案及剂量调整

每周方案，6 周 1 个疗程	125mg/m²，静脉滴注 90min 以上，第 1、8、15、22 天，然后休息 2 周		
	起始剂量和剂量调整		
	起始剂量（mg/m²）	剂量水平 −1（mg/m²）	剂量水平 −2（mg/m²）
	125	100	75
每 3 周一次方案	350mg/m²，静脉滴注 90min 以上，每 3 周 1 次		
	起始剂量和剂量调整		
	起始剂量（mg/m²）	剂量水平 −1（mg/m²）	剂量水平 −2（mg/m²）
	350	300	250

表 2　联合用药剂量调整

毒性反应 NCI CTC 分级	在治疗周期中	下一疗程开始时
没有毒性反应	维持剂量水平	维持剂量水平
中性粒细胞减少		
1	维持剂量水平	维持剂量水平
2	减少 1 个剂量水平	维持剂量水平
3	停药直至恢复至 ≤ 2 级，然后减少 1 个剂量水平	减少 1 个剂量水平
4	停药直至恢复至 ≤ 2 级，然后减少 2 个剂量水平	减少 2 个剂量水平
中性粒细胞减少性发热	停药直至恢复，然后减少 2 个剂量水平	
其他血液系统毒性	在某一治疗周期中和下一疗程开始时，根据白细胞减少和血小板减少进行的剂量调整也要基于 NCI 毒性评估标准，并且与上述中性粒细胞减少推荐的剂量调整方案一致	
腹泻		
1	停药直至恢复至基线水平，然后给予相同的剂量	维持剂量水平
2	停药直至恢复至基线水平，然后减少 1 个剂量水平	维持剂量水平
3	停药直至恢复至基线水平，然后减少 1 个剂量水平	减少 1 个剂量水平
4	停药直至恢复至基线水平，然后减少 2 个剂量水平	减少 2 个剂量水平
其他非血液系统毒性（对于黏膜炎/口腔炎，只要减少 5-FU 剂量，不需减少本品剂量）		
1	维持剂量水平	维持剂量水平
2	停药直至恢复至 ≤ 1 级，然后减少 1 个剂量水平	维持剂量水平
3	停药直至恢复至 ≤ 2 级，然后减少 1 个剂量水平	减少 1 个剂量水平
4	停药直至恢复至 ≤ 2 级，然后减少 2 个剂量水平	减少 2 个剂量水平

表3 单药治疗剂量调整

毒性反应 NCI CTC 分级	在治疗周期中	下一疗程开始时	
	每周 1 次	每周 1 次	每 3 周 1 次
没有毒性反应	维持剂量水平	增加 1 个剂量水平，最高达 150mg/m²	维持剂量水平
中性粒细胞减少			
1	维持剂量水平	维持剂量水平	维持剂量水平
2	减少 1 个剂量水平	维持剂量水平	维持剂量水平
3	停药直至恢复至 ≤ 2 级，然后减少 1 个剂量水平	减少 1 个剂量水平	减少 1 个剂量水平
4	停药直至恢复至 ≤ 2 级，然后减少 2 个剂量水平	减少 2 个剂量水平	减少 1 个剂量水平
中性粒细胞减少性发热	停药直至恢复，然后减少 2 个剂量水平	减少 2 个剂量水平	减少 1 个剂量水平
其他血液系统毒性	在某一治疗周期中和下一疗程开始时，根据白细胞减少、血小板减少和贫血进行的剂量调整也要基于 NCI 毒性评估标准，并且与上述中性粒细胞减少推荐的剂量调整方案一致		
腹泻			
1	维持剂量水平	维持剂量水平	维持剂量水平
2	减少 1 个剂量水平	维持剂量水平	维持剂量水平
3	停药直至恢复 ≤ 2 级，然后减少 1 个剂量水平	减少 1 个剂量水平	减少 1 个剂量水平
4	停药直至恢复至 ≤ 2 级，然后减少 2 个剂量水平	减少 2 个剂量水平	减少 1 个剂量水平
其他非血液系统毒性			
1	维持剂量水平	维持剂量水平	维持剂量水平
2	减少 1 个剂量水平	减少 1 个剂量水平	减少 1 个剂量水平
3	停药直至恢复至 ≤ 2 级，然后减少 1 个剂量水平	减少 1 个剂量水平	减少 1 个剂量水平
4	停药直至恢复至 ≤ 2 级，然后减少 1 个剂量水平	减少 2 个剂量水平	减少 1 个剂量水平

表4 肝功能不全患者的起始剂量 - 单药方案

方案	血清总胆红素浓度	血清 ALT/AST 浓度	起始剂量（mg/m²）
每周 1 次方案	（1.5~3.0）× IULN	≤ 5.0 × IULN	60
	（3.1~5.0）× IULN	≤ 5.0 × IULN	50
	<1.5 × IULN	（5.1~20.0）× IULN	60
	（1.5~3.0）× IULN	（5.1~20.0）× IULN	40
每 3 周 1 次方案	（1.5~3.0）× IULN	—	200
	>3.0 × IULN	—	不推荐

【临床配伍】见下配伍禁忌表。

配伍禁忌	1. 本品不与其他药物混合滴注。 2. 本品与氟尿嘧啶注射液存在配伍禁忌［周桂兰，洪菁，苏梅芳，等 . 中国新药与临床杂志，2013，32（9）：760］
注意事项	1. 溶媒选择：（1）0.9% 氯化钠注射液，（2）5% 葡萄糖注射液。 2. 本品滴注之前必须用溶媒稀释至终浓度 0.12~2.8mg/ml。联合用药时静脉滴注时间 30~90min，单独用药静脉滴注时间 >90min。 3. 本品不能静脉推注。 4. 所有的剂量调整都应该以先前出现的最严重的毒性反应为依据。 5. 本品溶液接触到皮肤，应立即用肥皂和清水彻底冲洗皮肤；接触到黏膜，则用清水彻底冲洗。 6. 本品溶液只能一次性使用，任何未使用的部分必须丢弃。 7. 本品应现用现配，配制后的溶液若未立即使用，2~8℃条件下贮藏不应超过 24h，或在 25℃条件下贮藏时间不超过 6h。 8. 不要冷冻本品溶液或混合物，否则可能产生沉淀。 9. 本品 pH 值：3.0~4.5（20mg/ml 水溶液）
合用提示	1. 本品有胆碱酯酶抑制剂的活性，可以延长氯琥珀胆碱的神经肌肉阻滞作用，与神经肌肉阻滞剂之间可能产生相互作用。 2. 本品与其他抗肿瘤药物合用，可能引起骨髓抑制和腹泻加重。 3. 具有 CYP3A 诱导作用的抗惊厥剂（如卡马西平、苯巴比妥或苯妥英）会引起本品活性代谢产物暴露减少，不宜与本品合用。 4. 贯叶连翘可使本品活性代谢产物的暴露减少，不能合用，且在初次使用本品前至少一周停用贯叶连翘。 5. 酮康唑可引起本品清除率显著下降，导致其活性代谢产物暴露增加，不能合用，且在初次使用本品前至少一周应停止使用酮康唑。 6. 阿扎那韦可能引起本品活性代谢产物暴露增加。 7. 本品与地塞米松合用，有可能导致患者淋巴细胞减少情况加重。 8. 本品与丙氯拉嗪合用，有可能导致静坐不能的发生率升高。 9. 本品与缓泻剂合用，有可能会加重腹泻的严重程度或发生率。 10. 本品不宜与利尿剂合用

拓扑替康
Topotecan

【其他名称】和美新，金喜素。

【主要作用】本品为拓扑异构酶 I 的抑制剂，拓扑异构酶 I 可诱导 DNA 单链可逆性断裂，使 DNA 螺旋链松解，本品与拓扑异构酶 I–DNA 复合物结合并阻止这些单股断链的重新连接，且与拓扑异构酶 I 和 DNA 形成的三元复合物，与复制酶相互作用时产生双股 DNA 的损伤。

【适应症】小细胞肺癌；晚期转移性卵巢癌经一线化疗失败者。

【用法用量】静脉滴注。推荐剂量为 1.2mg/（m² · d），输注 30min，持续 5 天，21 天为一疗程。

【临床配伍】见下配伍禁忌表。

配伍禁忌	本品不得与碱性溶液、含重金属药物配伍
注意事项	1. 溶媒选择：（1）0.9% 氯化钠注射液，（2）5% 葡萄糖注射液。 2. 静脉滴注时，按灭菌注射用水 1ml 溶解本品 1mg 的比例溶解，然后用溶媒稀释成 25~50 μg/ml 后静脉滴注。 3. 治疗中出现严重的中性粒细胞减少症患者，在其后的疗程中剂量减少 0.2mg/m² 或与 G–CSF 同时使用（从第 6 天开始，即在持续 5 天使用本品 24h 后再用 G–CSF）。 4. 中度肾功能不全（肌酐清除率 20~39ml/min）剂量减为 0.6mg/m²。 5. 配制本品时应穿隔离衣，戴手套，在垂直层流罩中进行；如不小心沾染在皮肤上，立即用肥皂和清水清洗；如沾染在黏膜或角膜上，用水彻底冲洗。 6. 本品开瓶后须立即使用，稀释后的溶液在 20~25℃可保存 24h
合用提示	1. 与其他细胞毒药物联合使用的时候，骨髓抑制作用可能更严重，因此需要进行减量。 2. 依克立达对静脉用拓扑替康的药代动力学的影响远小于对口服托泊替康药代动力学的影响

紫杉醇脂质体
Paclitaxel Liposome

【其他名称】力朴素。

【主要作用】本品为细胞毒类抗肿瘤药，可促进微管双聚体装配并阻止其解聚，也可导致整个细胞周期微管的排列异常和细胞分裂期间微管星状体的产生，从而阻碍细胞分裂，抑制肿瘤生长。

【适应症】1. 用于卵巢癌以及以后卵巢转移性癌的一线化疗，也可以与顺铂联合应用。2. 用于曾用过含多柔比星标准化疗的乳腺癌患者的后续治疗或复发患者的治疗。3. 与顺铂联合用于不能手术或放疗的非小细胞肺癌患者的一线化疗。

【用法用量】静脉滴注：135~175mg/m^2。

【临床配伍】见下配伍禁忌表。

配伍禁忌	本品与两性霉素 B、氯丙嗪、甲泼尼龙琥珀酸钠、米托蒽醌、异丙嗪、氯化钠存在配伍禁忌
注意事项	1. 溶媒选择：5% 葡萄糖注射液。 2. 使用前先向瓶内加入 5% 葡萄糖溶液 10ml，置专用振荡器上振摇 5min，待完全溶解后，注入 250~500ml 溶媒中，静脉滴注 3h。 3. 本品溶于溶媒后，在 25℃和室内灯光下 24h 内稳定。 4. 为预防过敏反应，可在使用本品前 30min，静脉注射地塞米松 5~10mg；肌内注射苯海拉明 50mg；静脉注射西咪替丁 300mg
合用提示	1. 应用顺铂后给予本品，可使本品清除率大约降低 30%。 2. 本品与酮康唑合用，可影响本品的代谢

紫杉醇[甲]
Paclitaxel

【其他名称】安素泰，泰素。

【主要作用】本品是一种新型抗微管剂。通过促进微管蛋白二聚体的组合并阻止其解聚而达到稳定微管的作用，从而抑制了对于分裂间期和有丝分裂期细胞功能至关重要的微管网的正常的动态重组。另外，在整个细胞周期和细胞有丝分裂产生多发性星状体时紫杉醇可导致微管"束"的排列异常，影响肿瘤细胞的分裂。

【适应症】用于进展期卵巢癌的一线和后继治疗；淋巴结阳性的乳腺癌患者在含多柔比星标准方案联合化疗后的辅助治疗；转移性乳腺癌联合化疗失败或者辅助化疗六个月内复发的乳腺癌患者；非小细胞肺癌患者的一线治疗；AIDS 相关性卡波西肉瘤的二线治疗。

【用法用量】静脉滴注。1. 未治疗过的严重卵巢癌患者：175mg/m^2（滴注时间 >3h）或 135mg/m^2（滴注时间 >24h），并给予顺铂 75mg/m^2，每 3 周 1 次。2. 已接受化疗的卵巢癌患者：135mg/m^2 或 175mg/m^2，每 3 周 1 次。3. 淋巴结阳性乳腺癌及化疗失败、6 个月内转移或复发的辅助治疗及非小细胞肺癌患者：175mg/m^2，每 3 周 1 次。4. 淋巴结阳性乳腺癌在含多柔比星的联合化疗（多柔比星联合环磷酰胺化疗 4 个疗程）后序贯使用，4 个疗程。5. 艾滋病相关性卡波西肉瘤：135mg/m^2，3 周 1 次或者 100mg/m^2，2 周 1 次。6. 进展期的 HIV 患者：当中性粒细胞计数 ≥ 1000 个 /mm^3 时，才可首次或者再次使用本品；中性粒细胞减少症（中性粒细胞 <500 个 /mm^3 持续一周或更长）的患者，后期疗程本品剂量应减少 20%。7. 对实体瘤患者的治疗（卵巢、乳腺和非小细胞肺癌），只有当中性粒细胞 ≥ 1500 个 /mm^3，血小板 ≥ 100 000 个 /mm^3 时，才可再次使用本品。本品治疗过程发生过严重的中性粒细胞减少症（中性粒细胞 <500 个 /mm^3 超过 1 周或者更长时间）或者外周神经疾病的患者，本品剂量应减少 20%。8. 肝功能受损者第一疗程推荐的给药剂量调整方法参见下表，以后的治疗根据个体的耐受性调整。

肝功能受损患者给药剂量建议

肝功能受损程度			
转氨酶水平		胆红素水平	推荐剂量
24h 输注			
<2 × ULN	并且	≤ 1.5mg/dl	135mg/m^3
（2~10）× ULN	并且	≤ 1.5mg/dl	100mg/m^3
<10 × ULN	并且	1.6~7.5mg/dl	50mg/m^3
≥ 10 × ULN	或	>7.5mg/dl	不宜使用
3h 输注			
<10 × ULN	并且	1.25 × ULN	175mg/m^3
<10 × ULN	并且	（1.26~2.0）× ULN	135mg/m^3
<10 × ULN	并且	（2.01~5.0）× ULN	90mg/m^3
≥ 10 × ULN	或	>5.0 × ULN	不宜使用

【临床配伍】见下配伍禁忌表。

配伍禁忌	本品与头孢噻肟钠存在配伍禁忌［何英.西南国防医药，2009，19（5）：547］
注意事项	1. 溶媒选择：（1）0.9% 氯化钠注射液，（2）5% 葡萄糖注射液，（3）5% 葡萄糖和 0.9% 氯化钠注射液。 2. 本品浓缩注射剂在滴注前必须加入溶媒稀释，最后稀释浓度为 0.3~1.2mg/ml。 3. 除特殊说明外，本品滴注时间均应 >3h。 4. 为了防止发生严重的过敏反应，使用本品前应给予地塞米松、苯海拉明及西咪替丁或雷尼替丁。 5. 进展期的 HIV 患者需口服地塞米松 10mg 以预防严重过敏反应，且临床需要时可使用重组人粒细胞集落刺激因子。 6. 配制时必须加以注意，若皮肤接触本品，立即用肥皂彻底清洗皮肤，一旦接触黏膜应用清水彻底清洗。 7. 本品在 25℃ 和室内照明条件下 27h 内可保持稳定。 8. 本品不宜使用含聚氯乙烯的输液容器和输液器，且滴注时需要经 <0.22μm 的微孔膜过滤。 9. 肝功能受损者发生毒性的危险性可能会升高，特别是发生 Ⅲ~Ⅳ 级骨髓抑制的危险性。 10. 神经毒性和严重的中性粒细胞减少症的发生率随本品剂量的增加而增加
合用提示	1. 先给予顺铂之后再使用本品，骨髓抑制可能更为严重且本品的清除率可能减低。 2. 本品经 CYP2C8 和 CYP3A4 代谢，其底物或抑制剂与本品合用时应谨慎。 3. 本品与多柔比星联合使用时，可能会提高多柔比星及其活性代谢产物的血药浓度。 4. 用药期间及结束后的 3 个月禁止接种活病毒疫苗，以防增加活病毒疫苗感染的风险

第五节 其他抗肿瘤药

顺铂 [甲]
Cisplatin

【其他名称】诺欣，科鼎。

【主要作用】本品为铂的金属络合物，作用似烷化剂，主要作用于 DNA 链间及链内交链，形成 DDP-DNA 复合物，干扰 DNA 复制；高浓度时也抑制 RNA 及蛋白质的合成。属于细胞周期非特异性药物。

【适应症】用于小细胞与非小细胞肺癌、睾丸癌、卵巢癌、宫颈癌、子宫内膜癌、前列腺癌、膀胱癌、黑色素瘤、肉瘤、头颈部肿瘤及各种鳞状上皮癌和恶性淋巴瘤的治疗。

【用法用量】静脉滴注。一般剂量，一次 20mg/m²，一日 1 次，连用 5 天，或一次 30mg/m²，连用 3 天。大剂量，80~120mg/m²，3~4 周 1 次，最大剂量不应超过 120mg/m²。

【临床配伍】见下配伍禁忌表。

配伍禁忌	1. 本品可与铝相互作用生成黑色沉淀，应避免与含铝部分的针头、注射器、套管或静注装置接触。 2. 亚硫酸盐、次亚硫酸盐、碳酸钠和氟尿嘧啶可影响顺铂的稳定性。 3. 本品与氟尿嘧啶、兰索拉唑、哌拉西林 - 他唑巴坦存在配伍禁忌
注意事项	1. 溶媒选择：（1）0.9% 氯化钠注射液，（2）5% 葡萄糖注射液。 2. 本品必须加入至 500~1000ml 溶媒中用于静脉滴注。滴注时间为 6~8h，可减轻胃肠及肾毒性。 3. 本品可与其他抗癌药联合使用，单一使用亦可。联合用药时，用量需随疗程作适当调整。 4. 在用本品前及在 24h 内患者应充分水化，以保证良好的尿排出量，减少肾毒，且必须在静脉滴注后 24h 内，保持适量的水化及排尿量。 5. 本品静脉滴注过程应予以避光处理。 6. 本品 pH 值为 5.0~7.0（1mg/ml 生理盐水溶液）
合用提示	1. 与秋水仙碱、丙磺舒或磺吡酮合用时，由于顺铂可能提高血液中尿酸的水平，必须调节其剂量，以控制高尿酸血症与痛风。 2. 与抗组胺药、吩噻嗪类药合用，可能掩盖耳毒性的症状，如耳鸣、眩晕等。 3. 与各种骨髓抑制剂或放射治疗同用，可增加毒性作用，用量应减少。 4. 青霉胺或其他的螯合剂，会减弱顺铂的活性，故本品不应同时应用。 5. 与异环磷酰胺合用，会加重蛋白尿，同时有可能会增加耳毒性。 6. 用本品化疗期间，由于其他具肾毒性或耳毒性药物（例如头孢菌素和氨基糖苷类、呋塞米等利尿剂）会增加本品的毒性，需避免合并使用。 7. 患者接受本品化疗后至少 3 个月，才可以接受病毒疫苗接种

卡铂 [甲]
Carboplatin

【其他名称】伯尔定。

【主要作用】本品为第二代铂类抗肿瘤药物，属细胞周期非特异性抗肿瘤药，具有与顺铂同样的生化特性，主要引起 DNA 链间交联结合而影响其合成，以抑制癌细胞。

【适应症】主要用于卵巢癌、小细胞肺癌、非小细胞肺癌、头颈部鳞癌、食管癌、精原细胞瘤、膀胱癌、间皮瘤等。也适用于晚期上皮来源卵巢癌的一线治疗和其他治疗失败后的二线治疗及小细胞肺癌和头颈部鳞癌。

【用法用量】静脉滴注。$200 \sim 400 mg/m^2$，间隔 2~3 周重复，2~4 次为一个疗程；或 $50 mg/m^2$，一日 1 次，连用 5 日，间隔 4 周重复。

【临床配伍】见下配伍禁忌表。

配伍禁忌	1. 本品不宜与其他药物混合滴注。 2. 本品应避免与铝化合物接触，以免产生沉淀和/或效价降低
注意事项	1. 溶媒选择：5% 葡萄糖注射液。 2. 加入溶媒溶解成浓度为 10mg/ml 的溶液，再加入 250~500ml 溶媒中稀释，溶解后应在 8h 内用完。 3. 本品 pH 值：5.5~7.5（1mg/ml 生理盐水溶液）
合用提示	1. 本品与其他骨髓抑制药物联合应用时需谨慎。 2. 本品与其他有致呕吐作用的药物联合应用时，可导致呕吐增加。 3. 本品与氨基糖苷类药物联合应用时，可导致耳毒性和肾毒性增加。 4. 本品应避免与其他有肾毒性的药物合用

奥沙利铂[乙]
Oxaliplatin

【其他名称】乐沙定。

【主要作用】本品为第三代铂类抗肿瘤药，通过产生烷化结合物作用于 DNA，形成链内和链间交联，从而抑制 DNA 的合成及复制。

【适应症】转移性结、直肠癌的一线治疗；原发肿瘤完全切除后的 Ⅲ 期结肠癌的辅助治疗；不适合手术切除或局部治疗的局部晚期和转移的肝细胞癌的治疗。

【用法用量】静脉滴注。1. 辅助治疗结肠癌，$85 mg/m^2$，2 周 1 次，共 12 个周期。2. 治疗转移性结、直肠癌，$85 mg/m^2$，2 周 1 次或 $130 mg/m^2$，3 周 1 次，直至疾病进展或出现不可接受的毒性反应。3. 治疗不可手术切除的肝细胞癌时，$85 mg/m^2$，2 周 1 次，直至疾病进展或出现不可接受的毒性反应。4. 严重肾脏功能受损患者，起始剂量降至 $65 mg/m^2$。

【临床配伍】见下配伍禁忌表。

配伍禁忌	1. 本品与氯化钠和碱性溶液有配伍禁忌。 2. 禁止与其他任何药物混合或经同一个输液通道同时使用，特别是氟尿嘧啶和亚叶酸。 3. 本品不能用盐溶液配制和稀释。 4. 本品配制及输注时避免接触含铝的注射材料
注意事项	1. 溶媒选择：5% 葡萄糖注射液。 2. 本品溶于 250~500ml 溶媒中，使其最终溶液浓度在 0.2mg/ml 以上，静脉滴注时间为 2~6h。 3. 本品输完后用液体冲洗通道。 4. 如果漏于血管外，必须立即终止给药。 5. 本品 pH 值：4.0~7.0（2mg/ml 水溶液）

合用提示	1. 与氟尿嘧啶合用时，本品应先于氟尿嘧啶使用。 2. 本品给药剂量为 130mg/m²，每 3 周 1 次时，可能会使氟尿嘧啶的血浆浓度增加。 3. 本品与有潜在肾脏毒性的药物合用可能会降低这些药物的清除率。 4. 本品与其他已知会导致 Q-T 间期延长的药物合用时应谨慎。 5. 本品与其他已知会导致横纹肌溶解症的药物合用时应谨慎

奈达铂[乙]
Nedaplatin

【其他名称】奥先达，鲁贝。

【主要作用】本品为顺铂类似物，其进入细胞后，甘醇酸脂配基上的醇性氧与铂之间的键断裂，水与铂结合，导致离子型物质的形成，断裂的甘醇酸脂配基变得不稳定并被释放，产生多种离子型物质并与 DNA 结合，从而抑制 DNA 复制，产生抗肿瘤活性。与顺铂相同的方式与 DNA 结合，并抑制 DNA 复制，从而产生抗肿瘤活性。另外，已经证实本品在与 DNA 反应时，所结合的碱基位点与顺铂相同。

【适应症】用于头颈部癌、小细胞肺癌、非小细胞肺癌、食管癌、卵巢癌等实体瘤。

【用法用量】静脉滴注：80~100mg/m²，间隔 3~4 周后方可进行下一疗程。老年患者初次剂量为 80mg/m²。

【临床配伍】见下配伍禁忌表。

配伍禁忌	1. 本品不可与其他抗肿瘤药混合滴注。 2. 本品不宜使用氨基酸输液、pH 5 以下的酸性输液（如电解质补液、5% 葡萄糖输液或葡萄糖氯化钠输液等）进行配制。 3. 本品忌与含铝器皿接触
注意事项	1. 溶媒选择：0.9% 氯化钠注射液。 2. 临用前，用适量溶媒溶解后，再稀释至 500ml，滴注时间不应少于 1h，滴完后需继续滴注输液 1000ml 以上。 3. 本品只作静脉滴注，且应避免漏于血管外。 4. 本品在存放及滴注时均应避免直接日光照射
合用提示	1. 本品与其他抗恶性肿瘤药物（氮芥类、代谢拮抗类、生物碱、抗生素等）及放疗合用时，可能加重骨髓抑制。 2. 本品与氨基糖苷类抗生素及盐酸万古霉素合用时，可能增加对肾功能和听觉器官的损害。 3. 本品与呋塞米等利尿剂合用时，可能会加重肾功能障碍及听觉障碍

洛铂[乙]
Lobaplatin

【主要作用】本品为第三代铂类化合物，具烷化样作用。与顺铂一样，与 DNA 结合，并抑制 DNA 复制，从而产生抗肿瘤活性。对耐顺铂的细胞株，仍有一定的细胞毒作用。

【适应症】主要用于治疗乳腺癌、小细胞肺癌及慢性粒细胞白血病。

【用法用量】静脉滴注：50mg/m²，3 周重复 1 次，最少应使用 2 个疗程。如肿瘤开始缩小，可继续进行治疗，总数可达 6 个疗程。

【临床配伍】见下配伍禁忌表。

配伍禁忌	1. 本品不能用 0.9% 氯化钠注射液溶解，这样可增加洛铂的降解。 2. 本品不宜使用氨基酸输液、pH 5 以下的酸性输液（如电解质补液、5% 葡萄糖输液或葡萄糖氯化钠输液等）进行配制。 3. 本品忌与含铝器皿接触
注意事项	1. 溶媒选择：5% 葡萄糖注射液。 2. 临用前，用 250~500ml 溶媒溶解稀释，并在 4h 内应用
合用提示	与其他骨髓抑制药物同时应用，可能增加骨髓毒性作用

贝伐珠单抗 [乙]
Bevacizumab

【其他名称】安维汀。

【主要作用】本品是一种重组的人源化单克隆抗体，可以选择性地与人血管内皮生长因子（VEGF）结合并阻断其生物活性，减少肿瘤的血管形成，从而抑制肿瘤的生长。

【适应症】联合以氟尿嘧啶为基础的化疗用于转移性结直肠癌患者的治疗；联合卡铂与紫杉醇用于不可切除的晚期、转移性或复发性非鳞状细胞非小细胞肺癌患者的一线治疗。

【用法用量】静脉滴注。转移性结直肠癌，5mg/kg，2 周 1 次；晚期、转移性或复发性非小细胞肺癌，15mg/kg，3 周 1 次，与卡铂和紫杉醇联合用药最多 6 个周期，随后本品单药治疗，直至疾病进展或出现不可耐受的毒性。

【临床配伍】见下配伍禁忌表。

配伍禁忌	1. 与葡萄糖注射液有配伍禁忌。 2. 不可与其他药物混合。 3. 采用 5% 右旋糖酐溶液稀释时，本品可发生浓度依赖性的降解
注意事项	1. 溶媒选择：0.9% 氯化钠注射液。 2. 用溶媒溶解并稀释到所需给药的容积，终浓度为 1.4~16.5mg/ml。 3. 本品不能采用静脉内推注或快速注射。 4. 首次静脉滴注时间 90min，如果耐受良好第二次输注时间缩短为 60min，如果仍然耐受良好，输注时间可缩短为 30min
合用提示	与苹果酸舒尼替尼合用，有可能发生微血管溶血性贫血、高血压（包括高血压危象）、肌酐升高和神经病学症状，但均随药物停用而恢复，为可逆性的

利妥昔单抗 [乙]
Rituximab

【其他名称】美罗华。

【主要作用】本品是一种人鼠嵌合性单克隆抗体，能特异性地与跨膜抗原 CD20 结合。本品与 B 细胞上的 CD20 抗原结合，从而启动介导 B 细胞溶解的免疫反应。

【适应症】用于复发或耐药的滤泡性中央型淋巴瘤的治疗。

【用法用量】静脉滴注。滤泡性非霍奇金淋巴瘤：初始单一治疗，375mg/m²，每周 1 次，22 天的疗程内共给药 4 次；结合 CVP 方案化疗时，375mg/m²，连续 8 个周期（21 天 / 周期）；每次先口服皮质类固醇，在化疗周期第 1 天给药。复发后再治疗：375mg/m²，静脉滴注 4 周，每周 1 次。弥漫大 B 细胞性非霍奇金淋巴瘤：与 CHOP 化疗联合使用，375mg/m²，在化疗周期第 1 天给药。

【临床配伍】见下配伍禁忌表。

配伍禁忌	1. 本品不宜与其他药物配伍使用。 2. 本品与阿地白介素存在配伍禁忌
注意事项	1. 初次滴注，推荐起始滴注速度为 50mg/h，60min 后，可每 30min 增加 50mg/h，直至最大速度 400mg/h；以后滴注的开始速度可为 100mg/h，每 30min 增加 100mg/h，直至最大速度 400mg/h。 2. 治疗期间不推荐减量使用。 3. 瓶装制剂应避光保存在 2~8℃，配制好的溶液在室温下可保持稳定 12h，在 2~8℃可保存 24h。 4. 本品不含有抗微生物防腐剂，因此配制溶液应保持无菌
合用提示	具有人抗鼠抗体（HAMA）或人抗嵌合抗体（HACA）效价的患者在使用其他诊断或治疗性单克隆抗体治疗时可能发生过敏或超敏反应

曲妥珠单抗[乙]
Trastuzumab

【其他名称】赫赛汀。

【主要作用】赫赛汀是一种重组 DNA 衍生的人源化单克隆抗体，选择性地作用于人表皮生长因子受体 –2（HER2）的细胞外部位。在原发性乳腺癌患者中观察到有 25%~30% 的患者 HER2 过度表达。

【适应症】1. 转移性乳腺癌：本品适用于 HER2 过度表达的转移性乳腺癌：作为单一药物治疗已接受过 1 个或多个化疗方案的转移性乳腺癌；与紫杉醇或者多西他赛联合，用于未接受化疗的转移性乳腺癌患者。2. 乳腺癌辅助治疗：本品单药适用于接受了手术、含蒽环类抗生素辅助化疗和放疗（如果适用）后的 HER2 过度表达乳腺癌的辅助治疗。3. 转移性胃癌：本品联合卡培他滨或氟尿嘧啶和顺铂适用于既往未接受过针对转移性疾病治疗的 HER2 过度表达的转移性胃腺癌或胃食管交界腺癌患者。4. 曲妥珠单抗只能用于 HER2 过度表达的转移性胃癌患者，HER2 过度表达的定义为使用已验证的检测方法得到的 IHC^{3+} 或 $IHC^{2+}/FISH^+$ 结果。

【用法用量】1. 转移性乳腺癌。初始负荷剂量：建议本品的初始负荷量为 4mg/kg。维持剂量：建议本品每周用量为 2mg/kg。维持治疗直至疾病进展。2. 乳腺癌辅助治疗：在完成所有化疗后开始曲妥珠单抗治疗。曲妥珠单抗的给药方案为：8mg/kg 初始负荷量后接着每 3 周 6mg/kg 维持量，静脉滴注约 90min。共使用 17 剂（疗程 52 周）。3. 转移性胃癌：建议采用每 3 周 1 次的给药方案，初始负荷剂量为 8mg/kg，随后 6mg/kg 每 3 周给药 1 次。维持治疗直至疾病进展。4. 疗程：临床试验中，转移性乳腺癌或转移性胃癌患者使用曲妥珠单抗治疗至疾病进展，乳腺癌早期患者使用曲妥珠单抗作为辅助治疗持续时间为 1 年（52 周）或至疾病复发。

【临床配伍】见下配伍禁忌表。

配伍禁忌	1. 不能使用 5% 的葡萄糖溶液，因其可使蛋白聚集。 2. 本品不可与其他药混合或稀释。 3. 本品与阿地白介素存在配伍禁忌

续表

注意事项	1. 溶媒选择：0.9% 氯化钠注射液。 2. 应采用正确的无菌操作。每瓶注射用曲妥珠单抗应由同时配送的稀释液稀释，配好的溶液可多次使用，曲妥珠单抗的浓度为 21mg/ml。配制成的溶液为无色至淡黄色的透明液体。溶液注射前应目测有无颗粒产生和变色点。配制好的溶液超过 28 天应丢弃。 3. 灭菌注射用水（未提供）也可以用于单剂量输液准备。其他液体不能用于配制溶液。应避免使用配送的稀释液之外的溶剂，除非有禁忌症。对苯甲醇过敏的患者，曲妥珠单抗必须使用灭菌注射用水配制。 4. 所需的溶液量从小瓶中吸出后加入 250ml 溶媒中，输液袋轻轻翻转混匀，防止气泡产生。所有肠外用药均应在使用前肉眼观察有无颗粒产生或变色。一旦输注液配好即应马上使用。如果在无菌条件下稀释的，可在 2~8℃ 冰箱中保存 24h。 5. 本品使用苯甲醇作为溶媒，禁止用于儿童肌内注射。 6. 已知对苯甲醇过敏的患者在给予曲妥珠单抗时应使用灭菌注射用水复溶，每瓶曲妥珠单抗只给药 1 次。弃去未使用部分。 7. 用于转移性乳腺癌和转移性胃癌，静脉输注 90min 以上。应观察患者是否出现发热、寒战或其他输注相关症状。停止输注可控制这些症状，待症状消失后继续输注。如果患者在首次输注时耐受性良好，以后输注可改为 30min。 8. 本品 pH 值约为 6.0（21mg/ml）
合用提示	1. 在临床试验中，曲妥珠单抗与紫杉醇联用时，曲妥珠单抗血清浓度相对基线升高 1.5 倍。在药物相互作用研究中，与曲妥珠单抗联用时，多西他赛和紫杉醇的药代动力学没有发生改变。 2. 与阿那曲唑联合治疗未明显影响曲妥珠单抗的药代动力学

氨磷汀
Amifostine

【其他名称】阿米福汀。

【主要作用】本品为一种有机硫化磷酸化合物，在组织中被与细胞膜结合的碱性磷酸酶水解脱磷酸后，成为具有活性的代谢产物 WR–1065，因巯基具有清除组织中自由基的作用，故能减低顺铂、环磷酰胺及丝裂霉素等的毒性。

【适应症】本品为正常细胞保护剂，主要用于各种癌症的辅助治疗。化疗前应用本品，可明显减轻化疗药物所产生的肾脏、骨髓、心脏、耳及神经系统的毒性，而不降低药效。放疗前应用本品可显著减少口腔干燥和黏膜炎的发生。

【用法用量】静脉滴注。化疗患者：500~600mg/m^2；放疗病人：200~300mg/m^2；止吐疗法：给予本品前及同时静脉注射地塞米松 5~10mg 及 5–HT$_3$ 受体拮抗剂。

【临床配伍】见下配伍禁忌表。

配伍禁忌	本品与阿昔洛韦、胺碘酮、乙二磺酸丙氯拉嗪、更昔洛韦、两性霉素 B、两性霉素 B 脂质体、氯丙嗪、米诺环素、顺铂、头孢哌酮、盐酸托泊替康存在配伍禁忌
注意事项	1. 溶媒选择：0.9% 氯化钠注射液。 2. 将本品溶于 50ml 溶媒中，在化疗或放疗开始前 30min 静脉滴注，15min 滴完。 3. 由于用药时可能引起短暂的低血压反应，故注意采用平卧位给药。 4. 本品只有在放、化疗前即刻使用才显示有效的保护作用。 5. 本品 pH 值：6.5~7.5（20mg/ml 水溶液）
合用提示	本品慎与降压药或其他可增强降压作用的药物合用

地西他滨 [乙]
Decitabine

【其他名称】 达珂。

【主要作用】 本品通过磷酸化后直接掺入 DNA，抑制 DNA 甲基化转移酶，引起 DNA 低甲基化和细胞分化或凋亡来发挥抗肿瘤作用。

【适应症】 适用于 IPSS 评分系统中中危 –1、中危 –2 和高危的初治、复治骨髓增生异常综合征（MDS）患者，包括原发性和继发性的 MDS，按照 FAB 分型所有的亚型：难治性贫血，难治性贫血伴环形铁粒幼细胞增多，难治性贫血伴原始细胞过多，难治性贫血伴有原始细胞增多 – 转变型，慢性粒 – 单核细胞白血病。

【用法用量】 静脉滴注。$15mg/m^2$，滴注 3h 以上，每 8h 1 次，连续 3 天，每 6 周重复 1 个周期，或 $20mg/m^2$，滴注 1h 以上，一日 1 次，连续 5 天，每 4 周重复一个周期；至少治疗 4 个周期，如果遗漏一次给药，应尽快重新给予治疗。

【临床配伍】 见下配伍禁忌表。

配伍禁忌	1. 本品不得与其他药物相混合，且不得与其他药物使用相同的静脉注射通路 / 管线。 2. 本品与头孢噻肟、亚胺培南 – 西司他丁、两性霉素 B、阿昔洛韦、更昔洛韦、呋塞米、甲氨蝶呤、丝裂霉素有配伍禁忌
注意事项	1. 溶媒选择：（1）0.9% 氯化钠注射液，（2）5% 葡萄糖注射液，（3）乳酸钠林格注射液。 2. 本品应当在无菌条件下用 10ml 灭菌注射用水重溶，然后立即再用溶媒进一步稀释成终浓度为 0.1~1.0mg/ml 的溶液。 3. 本品应避免皮肤与溶液接触，必须佩戴保护手套。 4. 若本品配制后不能在 15min 内开始使用，则应当用低温注射液（2~8℃）稀释制备，并贮存在 2~8℃，最多不超过 7h。 5. 4 个周期后，如果患者能持续获益或无明显的疾病进展，则可以持续用药；如果患者的血液学指标（如血小板计数、绝对中性粒细胞计数）未恢复到治疗前水平，或出现疾病进展，应考虑其他替代疗法
合用提示	未见相关资料

米托蒽醌 [乙]
Mitoxantrone

【其他名称】 米西宁，恒恩。

【主要作用】 本品通过和 DNA 分子结合，抑制核酸合成而导致细胞死亡。本品为细胞周期非特异性药物。本品与蒽环类药物没有完全交叉耐药性。

【适应症】 主要用于恶性淋巴瘤、乳腺癌和急性白血病。对肺癌、黑色素瘤、软组织肉瘤、多发性骨髓瘤、肝癌、大肠癌、肾癌、前列腺癌、子宫内膜癌、睾丸肿瘤、卵巢癌和头颈部癌也有一定疗效。

【用法用量】 静脉滴注。单用本品：$12~14mg/m^2$，3~4 周 1 次，或 $4~8mg/m^2$，一日 1 次，联用 3~5 天，间隔 2~3 周；联合用药：$5~10mg/m^2$。

【临床配伍】见下配伍禁忌表。

配伍禁忌	1. 本品不宜与其他药物混合注射。 2. 本品与青霉素、苯唑西林、羧苄西林、哌拉西林 – 他唑巴坦、头孢哌酮、头孢吡肟、氨曲南有配伍禁忌。 3. 本品与多柔比星、表柔比星、伊达比星、紫杉醇有配伍禁忌。 4. 本品与复方丹参注射液、格拉司琼、地塞米松磷酸钠、对氨基水杨酸钠有配伍禁忌
注意事项	1. 溶媒选择：（1）0.9% 氯化钠注射液，（2）5% 葡萄糖注射液。 2. 将本品溶于 50ml 溶媒中，滴注时间不少于 30min。 3. 用药时应注意避免药液外溢，如发现外溢应立即停止，再从另一静脉重新进行。 4. 本品遇低温可能析出晶体，可将安瓿置热水中加温，晶体溶解后使用。 5. pH 值：4.0~6.0（5mg/ml 水溶液），3.0~5.5（10mg/ml 水溶液）
合用提示	未见相关资料

硼替佐米[乙]
Bortezomib

【其他名称】万珂。

【主要作用】本品是细胞中 26S 蛋白酶体糜蛋白酶样活性的可逆抑制剂。26S 蛋白酶体通过降解被泛素化的蛋白质破坏细胞内环境的稳定，从而导致细胞的死亡，对 26S 蛋白酶体的抑制可防止特异蛋白的水解。

【适应症】本品可联合美法仑和泼尼松（MP 方案）用于既往未经治疗的且不适合大剂量化疗和骨髓移植的多发性骨髓瘤患者的治疗；或单药用于至少接受过一种或一种以上治疗后复发的多发性骨髓瘤患者的治疗。

【用法用量】静脉推注。1. 未经治疗的多发性骨髓瘤：（1）$1.3mg/m^2$，6 周为 1 个疗程，共 9 个疗程；在第 1~4 个疗程内，每周给予本品 2 次；在第 5~9 个疗程内，每周给予本品 1 次；两次给药至少间隔 72h。（2）治疗过程中，如果给予本品当日（除第 1 天外）的血小板计数 $\leq 30 \times 10^9/L$ 或 ANC $\leq 0.75 \times 10^9/L$，应停用本品；如果在一个疗程内数次停用了本品，下一疗程降低一个剂量水平（从 $1.3mg/m^2$ 降至 $1mg/m^2$，或从 $1mg/m^2$ 降至 $0.7mg/m^2$）。（3）如果发生 3 级及以上的非血液学毒性，停用本品直至毒性症状减轻至 1 级或基线水平，然后以降低一个剂量水平（从 $1.3mg/m^2$ 降至 $1mg/m^2$，或从 $1mg/m^2$ 降至 $0.7mg/m^2$）重新开始本品治疗。2. 复发的多发性骨髓瘤患者和套细胞淋巴瘤患者：（1）$1.3mg/m^2$，一周 2 次，两次给药至少间隔 72h，连续 2 周后停药 10 天，3 周为 1 个疗程；超过 8 个疗程的维持治疗，也可一周 1 次、连续 4 周后休息 13 天。（2）发生任何 3 级非血液学毒性或任何 4 级血液学毒性（不包括下面讨论的神经病变）时，应暂停本品治疗。一旦症状得到缓解，可以重新开始，剂量减少 25%。3. 对于与本品相关的神经性疼痛和 / 或周围神经病，可根据下表所示暂停或调整剂量。

周围神经病变症状和体征的严重程度[*]	用法用量调整
1 级（无症状：感觉异常或深肌腱反射丧失），不伴有疼痛或者功能丧失	不改变
1 级伴有疼痛或者 2 级［中度症状：工具性日常活动（ADL）受限[**]］	剂量降至 $1.0mg/m^2$ 或将本品的治疗方案改为 $1.3mg/m^2$，一周 1 次

续表

周围神经病变症状和体征的严重程度 *	用法用量调整
2 级伴有疼痛或者 3 级［重度症状；自理性日常活动（ADL）受限 ***］	暂停本品治疗，直至毒性症状缓解后恢复治疗，剂量降至 $0.7mg/m^2$，一周 1 次
4 级（导致危及生命；出现需紧急干预的指征）	停止本品的治疗

* 根据 NCI 常见毒性标准 CTCAE v 4.0 分级；
** 工具性 ADL：系指做饭、购买杂物或衣物、打电话、理财等；
*** 自理性 ADL：系指洗澡、穿衣和脱衣、自己吃饭、如厕、服药且无需卧床。

4. 中重度肝功能损害患者使用本品的起始剂量应降为 $0.7mg/m^2$，根据患者第一个周期的耐受性，随后的治疗剂量增加至 $1.0mg/m^2$ 或进一步降至 $0.5mg/m^2$。

【临床配伍】见下配伍禁忌表。

配伍禁忌	本品不得与酸性药物配伍使用
注意事项	1. 溶媒选择：0.9% 氯化钠注射液。 2. 本品须用溶媒完全溶解后在 3~5s 内通过中央静脉导管或外周静脉推注，随后使用溶媒进行冲洗。 3. 本品仅用于静脉推注给药，鞘内注射会导致死亡。 4. 本品配制时应小心，戴手套操作以防皮肤接触。 5. 对于与本品相关的神经性疼痛和／或周围神经病、中重度肝功能损伤者需调整剂量
合用提示	1. 本品与 CYP3A4 抑制剂（如酮康唑、利托那韦）合用时应对患者进行密切的监测。 2. 本品与 CYP3A4 强诱导剂（如利福平、卡马西平、苯妥英、苯巴比妥等）合用，其有效性可能会降低。 3. 在使用本品治疗时，应密切监测口服抗糖尿病药患者的血糖水平，并注意调节抗糖尿病药的剂量。 4. 本品与可能引起周围神经病变的药物（如胺碘酮、抗病毒药、异烟肼、呋喃妥因或他汀类）及引起血压降低的药物应谨慎合用

三氧化二砷 [乙]
Arsenic Trioxide

【其他名称】亚砷酸。

【主要作用】本品通过降解 PML/RARα 蛋白以及在 mRNA 和蛋白质水平上下调抑制基因 BCL-2 的表达，诱导 NB4 细胞株（一种具有典型 APL 特征的细胞株）和对全反式维甲酸耐药的 APL 细胞株发生凋亡。

【适应症】用于急性早幼粒细胞白血病，原发性肝癌晚期。

【用法用量】静脉滴注。白血病，成人 5~10mg 或 $7mg/m^2$，儿童 $0.16mg/kg$，一日 1 次，4 周为一疗程，间歇 1~2 周，也可连续用药。肝癌，$7~8mg/m^2$，一日 1 次，两周为一疗程，间歇 1~2 周可进行下一疗程。

【临床配伍】见下配伍禁忌表。

配伍禁忌	1. 本品勿与其他药物混合使用。 2. 本品与苯妥英钠、地西泮存在配伍禁忌
注意事项	1. 溶媒选择：（1）5% 葡萄糖注射液，（2）0.9% 氯化钠注射液。 2. 用 500ml 溶媒溶解稀释后静脉滴注 3~4h。 3. 本品仅限一次使用，剩余液体应丢弃

续表

合用提示	1. 在使用本品的过程中，避免使用含硒药品及食品。 2. 本品不宜与能延长 Q-T 间期的药物或导致电解质异常的药物（利尿剂或两性霉素 B）合用

美司钠[乙]
Mesna

【其他名称】美安，邦齐。

【主要作用】本品生理上与半胱氨酸 – 胱氨酸类似，在体内迅速经过酶的催化氧化作用变成美司钠二硫化物；也可以与其他内生的硫化物（如胱氨酸等）反应形成混合的二硫化物，其分布在循环中，且迅速运送到肾脏。在肾小管上皮内，大量的美司钠二硫化物再降解为游离硫化物的形式，本品就可以与尿液中环磷酰胺和异环磷酰胺的 4- 羟基代谢产物、丙烯醛发生反应从而起保护作用。

【适应症】预防环磷酰胺、异环磷酰胺、氯磷酰胺等药物的泌尿道毒性。

【用法用量】静脉推注或静脉滴注。在应用抗肿瘤制剂的同一时间（0 时段）、4h 后及 8h 后的时段应用。连续性静脉滴注给予异环磷酰胺时，可以在 0 时段给予 20% 异环磷酰胺剂量的本品，而后可按照异环磷酰胺剂量的 100% 与其同步滴注，最后再滴注本品 6~12h（达到异环磷酰胺剂量的 50%）。

【临床配伍】见下配伍禁忌表。

配伍禁忌	1. 本品与顺氯氨铂及氮芥不相容。 2. 本品与达卡巴嗪存在配伍禁忌
注意事项	1. 溶媒选择：（1）0.9% 氯化钠注射液，（2）5% 葡萄糖注射液，（3）10% 葡萄糖注射液。 2. 在肿瘤的化疗中应用异环磷酰胺、大剂量环磷酰胺（大于 10mg/kg）和 trophasfamide 时，应配合使用本品。 3. 曾作骨盆放射、曾使用异环磷酰胺、环磷酰胺和 trophasfamide 三种药物治疗而发生膀胱炎以及有泌尿道损伤病史者使用 oxazaphosphrine 治疗时应配用本品。 4. 本品 pH 值：4.0~6.0
合用提示	由于异环磷酰胺具有泌尿道毒性，使用异环磷酰胺治疗肿瘤应该经常同时联合使用美司钠。美司钠不影响异环磷酰胺的疗效及其毒性

亚叶酸钙[甲]
Calcium Folinate

【其他名称】立可林。

【主要作用】本品为四氢叶酸的甲酰衍生物，通过四氢叶酸还原酶转变为四氢叶酸，能有效地对抗甲氨蝶呤引起的毒性反应，但对已存在的甲氨蝶呤神经毒性则无明显作用。也可以增强氟尿嘧啶的抗肿瘤活性。

【适应症】1. 用于高剂量甲氨蝶呤治疗的后续治疗以减少毒性（亚叶酸钙解救）。2. 用于治疗因疏忽造成的甲氨蝶呤过量及甲氨蝶呤排泄受损的患者。3. 与氟尿嘧啶合用，可提高氟尿嘧啶的疗效，临床上常用于结、直肠癌与胃癌的治疗。4. 用于口炎性腹泻、营养不良、妊娠期或婴儿期引起的巨幼细胞性贫血，当口服叶酸疗效不佳时，对维生素 B_{12} 缺乏性贫血并不适用。

【用法用量】 1. 高剂量甲氨蝶呤治疗后的解救：本品在甲氨蝶呤开始给药的 24h 后给药，肌内注射或静脉推注。（1）甲氨蝶呤排泄正常，且给药 24h 后甲氨蝶呤约为 10 μmol/L，48h 后约为 1 μmol/L，72h 后 <0.2 μmol/L 时：15mg，每 6h 1 次，给药 10 次；（2）甲氨蝶呤后期排泄延迟，且给药 72h 后 >0.2 μmol/L，96h 后 >0.05 μmol/L 时：15mg，每 6h 1 次，直至甲氨蝶呤 <0.05 μmol/L；（3）甲氨蝶呤早期排泄延迟和 / 或肾脏急性损伤，且给药 24h 后 ≥ 50 μmol/L 或 48h 后 ≥ 5 μmol/L 或 24h 肌酐清除率增加 ≥ 100% 时：150mg，静脉推注，每 3h 1 次，直至甲氨蝶呤 <1 μmol/L，然后 15mg，静脉推注，每 3h 1 次，直至甲氨蝶呤 <0.05 μmol/L。2. 意外的甲氨蝶呤过量：静脉推注、静脉滴注或肌内注射。（1）10mg/m²，每 6h 1 次，直至血浆中甲氨蝶呤浓度 <0.01 μmol/L。（2）若 24h 血浆肌酐浓度增加已经超过基线 50%，或 24h 甲氨蝶呤浓度 >5 μmol/L 或 48h>0.9 μmol/L，剂量应增加至 100mg/m²，每 3h 1 次，直至甲氨蝶呤 <0.01 μmol/L。3. 与氟尿嘧啶合用：200~500mg/m²，静脉滴注，一日 1 次，连用 5 天。

【临床配伍】 见下配伍禁忌表。

配伍禁忌	有报道本品与甲氨蝶呤、氟尿嘧啶、氟哌利多和膦甲酸注射液不相容
注意事项	1. 溶媒选择：（1）0.9% 氯化钠注射液，（2）5% 葡萄糖注射液。 2. 静脉滴注时，应将本品稀释于 1L 溶媒中，现用现配，稀释液在 2~8℃保存时可保持 24h 稳定，稀释液 pH 不得小于 6.5。 3. 本品可通过肌内注射或静脉注射给药，不能通过鞘内给药。 4. 本品含有钙，静脉内入不得超过 160mg/min（16ml/min）。 5. 本品 pH 值：6.5~8.5（1mg/ml 水溶液）
合用提示	1. 本品可能会加强氟尿嘧啶（如氟尿嘧啶）的毒性。 2. 与苯巴比妥、苯妥英、扑米酮和丁二酰亚胺类药物合用，可以抵消后者的抗癫痫作用，增加癫痫发作频率。 3. 本品大剂量静脉给药或肌内注射给药可能会降低甲氨蝶呤鞘内给药的疗效。 4. 当本品与叶酸拮抗剂（如复方磺胺甲基异噁唑和乙胺嘧啶）同时使用时，可能会降低或中和叶酸拮抗剂的疗效

左亚叶酸钙
Calcium Levofolinate

【其他名称】 左福能。

【主要作用】 亚叶酸是四氢叶酸（THF）的 5- 甲酰衍生物的非对映异构体混合物，其生物活性物质为左旋体，称为左亚叶酸。亚叶酸可快速代谢为 L-5- 甲基四氢叶酸，进而代谢为 5，10- 亚甲基四氢叶酸，该转化物能够稳定脱氧氟尿嘧啶核苷酸与胸苷酸合成酶的结合，增强对该酶的抑制作用。

【适应症】 与氟尿嘧啶合用，用于治疗胃癌和结、直肠癌。

【用法用量】 静脉滴注。每次 100mg/m²，静脉滴注 1h，之后予以氟尿嘧啶 375~425mg/m²，静脉滴注 4~6h。

【临床配伍】 见下配伍禁忌表。

配伍禁忌	本品与氟尿嘧啶存在配伍禁忌
注意事项	1. 溶媒选择：0.9% 氯化钠注射液。 2. 将本品加入 100ml 溶媒稀释，静脉滴注 1h。 3. 禁止皮下及肌内注射。 4. 本品配制后应于 24h 内使用
合用提示	1. 与氟尿嘧啶联用可增强细胞毒性。 2. 本品与替加氟、吉美嘧啶、奥替拉西钾复合制剂合用，可能导致严重的血液学毒性和腹泻、口腔黏膜炎等消化道反应，至少 7 天内不能同时使用。 3. 本品与苯妥英钠合用会引起语言障碍、运动失调、意识障碍等中毒症状。 4. 本品不宜与苄丙酮香豆素钾合用。 5. 本品与其他化疗、放疗同时进行，有时会增强血液学毒性或消化道不良反应

第六节　止吐药

阿扎司琼
Azasetron

【其他名称】邦悦，欧立康定，丁悦。

【主要作用】本品为选择性 5-HT$_3$ 受体拮抗剂，对顺铂等抗癌药引起的恶心及呕吐有明显抑制作用。

【适应症】用于细胞毒类药物化疗所致的呕吐症状。

【用法用量】静脉滴注。每次 10mg，一日 1 次，于化疗前 30min 缓慢滴注，若上述剂量未达到满意疗效，可继续滴注 10mg。每日最大使用剂量为 20mg。

【临床配伍】见下配伍禁忌表。

配伍禁忌	1. 本品与碱性注射液（如呋喃苯胺酸、甲氨蝶呤、氟尿嘧啶、吡咯他尼注射液）或鬼臼乙叉苷注射液配伍会发生浑浊或结晶析出，应避免配伍使用。 2. 本品与氟氧头孢钠注射液配伍使用可能会使本品的含量降低，故应在配制后 6h 内使用。 3. 本品与地西泮注射液配伍会出现浑浊或产生沉淀，应避免与之配伍使用
注意事项	1. 溶媒选择：0.9% 氯化钠注射液。 2. 本品主要由肾脏排泄。老年人肾排泄功能降低，体内血药浓度可维持在较高水平，导致头痛、眩晕等症状的发生。因此，应根据患者的实际状况，调整给药剂量。 3. 若发生任何不良反应，则应停止给予额外剂量，并且在下次使用时相应减少剂量。 4. 本品遇光易分解，开封后应立即使用，并注意避光。 5. 本品水溶液 pH 值 3.0~5.0
合用提示	1. 氟氧头孢与盐酸阿扎司琼氯化钠注射液配伍使用可能会使后者的含量降低，故应在配制后 6h 内使用。 2. 利奈唑胺为可逆的、非选择性的单胺氧化酶抑制剂，与 5- 羟色胺类制剂有潜在的相互作用

昂丹司琼[乙]
Ondansetron

【其他名称】枢复宁，奥一麦。

【主要作用】本品是一种选择性5-HT$_3$受体拮抗剂。化疗药物和放疗可造成小肠释放5-HT，经由5-HT受体激活迷走神经的传入支，触发呕吐反射。迷走神经传入支的激动也可引起位于第四脑室底部后区的5-HT释放，从而经过中枢机制而加强。本品能阻断这一反射的触发，对化疗、放疗引起的恶心、呕吐，可能通过拮抗位于周围和中枢神经局部的神经元的5-HT$_3$受体而发挥作用。

【适应症】用于控制癌症化疗和放射治疗引起的恶心和呕吐；亦适用于预防和治疗手术后恶心呕吐。

【用法用量】1.化疗和放疗引起的恶心呕吐。（1）成人：①起始治疗，治疗前立即缓慢静脉推注或肌内注射本品8mg。对于高致吐性化疗，本品最大起始剂量为16mg，静脉输注时间15min。在本品首次给药之后间隔2~4h，可以附加2次给药8mg，或者恒速静脉输注1mg/h，持续24h。②继续治疗（预防迟发性或延迟性呕吐），次日每12h口服本品8mg片剂等口服制剂2~3天，最长可能达5天。（2）儿童和青少年（6个月~17岁）：化疗前立即静脉推注，按体表面积用药5mg/m^2，按体重用药0.15mg/kg，不得超过8mg。使用0.9%氯化钠注射液或其他相容性溶液25~50ml稀释，输注时间不小于15min。在化疗后第1天，可再静脉用药2次，用药间隔4h。口服制剂可在12h后开始使用，每次4mg，每日2次，最多可连服5天。（3）老年患者（65岁或以上患者）：65~74岁患者静脉给药起始剂量为8mg或16mg，75岁或以上患者起始静脉剂量不得超过8mg。静脉输注时间15min，此后可以给予2次8mg静脉输注15min，给药间隔不少于4h。2.手术后的恶心呕吐。（1）成人：应在诱导麻醉时同时肌内注射或缓慢静脉注射单剂本品4mg。如术后出现恶心呕吐，可再注射4mg。（2）儿童和青少年（1个月~17岁）：在诱导麻醉前、期间或之后用本品0.1~4mg/kg，缓慢静脉注射（不小于30s）。如术后出现恶心、呕吐，可再注射一剂。

【临床配伍】见下配伍禁忌表。

配伍禁忌	本品与阿昔洛韦、更昔洛韦、两性霉素B、氨苄西林、哌拉西林、氨苄西林-舒巴坦钠、头孢吡肟、氟尿嘧啶、呋塞米、兰索拉唑、碳酸氢钠有配伍禁忌，一般建议单独输注
注意事项	1. 溶媒选择：（1）0.9%氯化钠注射液，（2）5%葡萄糖注射液，（3）10%甘露醇注射液，（4）林格注射液。 2. 本品剂量高于8~16mg时，静脉输注前使用0.9%氯化钠注射液或5%葡萄糖注射液50~100ml进行稀释，输注时间不少于15min。在8mg或以下剂量不需要稀释，可缓慢（不得少于30s）肌内或静脉推注。 3. 为保证药物效果良好，静脉输注的溶液应在使用前配制。如需保存静脉输注溶液，应在无菌条件下进行配制，置于紫外灯下、冷藏或25℃以下存放可保存7天。 4. 安瓿开启后立即注射或稀释，剩余药液立即丢弃。 5. 在应用本品之前应该纠正低钾血症和低镁血症。 6. 本品水溶液pH值3.3~4.0
合用提示	1. 与盐酸阿扑吗啡合用时可发生严重的低血压和意识丧失，故二者不得联合应用。 2. 与强效CYP3A4诱导剂（如苯妥英、卡马西平和利福平）合用，本品的清除率增加，血药浓度下降。 3. 与血清素类药物（包括选择性5羟色胺再摄取抑制剂以及5-羟色胺去甲肾上腺素再摄取抑制剂）合用，可发生血清素综合征（包括精神状态改变、自主神经失调和神经肌肉异常）。 4. 本品可降低曲马多的镇痛作用。 5. 利奈唑胺为可逆的、非选择性的单胺氧化酶抑制剂，与5-羟色胺类制剂有潜在的相互作用

格拉司琼[乙]
Granisetron

【其他名称】 凯特瑞。

【主要作用】 本品是一种强效、高选择性的 5-HT$_3$ 受体拮抗剂，具有止吐作用。

【适应症】 用于预防和治疗因化疗引起的恶心和呕吐，预防和治疗术后恶心和呕吐。

【用法用量】 1. 化疗引起的恶心和呕吐：静脉推注或静脉滴注。（1）成人：静脉推注，本品 3mg 用注射液稀释至 15ml，推注时间不少于 30s；静脉滴注，用 20~50ml 注射液稀释，滴注时间不少于 5min。24h 内最多允许 2 次追加给药，追加给药间隔应大于 10min。（2）儿童：单剂量静脉给药，按 40μg/kg（最大用量为 3mg）的用量，用 10~30ml 注射液将本品稀释，注射时间不少于 5min。给药应在化疗前完成。24h 内可追加给药一次，两次给药间隔应大于 10min。 2. 手术后恶心和呕吐：静脉推注，预防用药需在麻醉诱导前完成给药，单次给药，取本品 1mg 稀释至 5ml，静脉缓推（至少 30s）。治疗用药，单次给药，将 1mg 稀释至 5ml，静脉缓推（至少 30s）。最大用量及疗程为一日 2 次，每次 1mg。

【临床配伍】 见下配伍禁忌表。

配伍禁忌	1. 本品溶液不能与其他药物混合。 2. 本品与两性霉素 B、兰索拉唑有配伍禁忌
注意事项	1. 溶媒选择：（1）0.9% 氯化钠注射液；（2）5% 葡萄糖注射液；（3）乳酸钠注射液；（4）10% 甘露醇注射液。 2. 静脉推注用 0.9% 氯化钠注射液稀释，静脉滴注可用 0.9% 氯化钠注射液、5% 葡萄糖注射液、乳酸钠注射液、10% 甘露醇注射液稀释。 3. 预防用药应在化疗前或麻醉诱导前给药。 4. 静脉用溶液最好现用现配。配制好的药液或安瓿打开后的药液应于室温下、避光保存，保质期为 24h，超过 24h 后不能再用。 5. 本品水溶液 pH 值 4.5~7.0
合用提示	利奈唑胺为可逆的、非选择性的单胺氧化酶抑制剂，与 5- 羟色胺类制剂有潜在的相互作用

雷莫司琼
Ramosetron

【其他名称】 奈西雅。

【主要作用】 顺铂等抗恶性肿瘤药物可使 5- 羟色胺从消化道的肠嗜铬细胞中游离出来。5- 羟色胺与存在于消化道黏膜内传入迷走神经末梢的 5-HT$_3$ 受体结合，进而刺激呕吐中枢诱发呕吐。本品是通过阻断 5-HT$_3$ 受体而发挥止吐作用。

【适应症】 预防和治疗抗恶性肿瘤时所引起的恶心、呕吐等消化道症状。

【用法用量】 静脉注射。一次 0.3mg，一日 1 次，效果不明显时，可以追加给药相同剂量，每日用量不可超过 0.6mg。

【临床配伍】 见下配伍禁忌表。

配伍禁忌	本品与甘露醇注射液、布美他尼注射液、呋塞米注射液等可发生配伍反应，所以不要混合使用
注意事项	1. 溶媒选择：（1）0.9% 氯化钠注射液；（2）5% 葡萄糖注射液；（3）10% 葡萄糖注射液。 2. 使用抗恶性肿瘤治疗前 15~30min 静脉注射给药
合用提示	利奈唑胺为可逆的、非选择性的单胺氧化酶抑制剂，与 5- 羟色胺类制剂有潜在的相互作用

托烷司琼[乙]
Tropisetron

【其他名称】舒欧亭，维瑞特。

【主要作用】本品是一种外周神经元及中枢神经系统 5- 羟色胺 3（5-HT$_3$）受体的高效、高选择性竞争拮抗剂。某些物质包括一些化疗药可激发内脏黏膜的类嗜铬细胞释放出 5- 羟色胺，从而诱发伴恶心的呕吐反射。本品主要通过选择性地阻断外周神经元的突触前 5-HT$_3$ 受体而抑制呕吐反射，另外，其止吐作用也可能与其通过对中枢 5-HT$_3$ 受体的直接阻断而抑制最后区的迷走神经的刺激作用有关。

【适应症】预防和治疗癌症化疗引起的恶心和呕吐。

【用法用量】静脉滴注或静脉推注。成人，一次 6mg，一日 1 次。儿童（2 岁以上），剂量按 0.2mg/kg，每日最高可达 6mg。第 1 天静脉给药，第 2~6 天口服给药。

【临床配伍】见下配伍禁忌表。

配伍禁忌	1. 本品与注射用泮托拉唑钠有配伍禁忌[刘美琴, 张艳萍, 张玉芬. 包头医学, 2016, 40(1): 14]。 2. 本品与地塞米松磷酸钠注射液有配伍禁忌［俞霞. 当代护士（中旬刊），2015，（2）：189］
注意事项	1. 溶媒选择：（1）0.9% 氯化钠注射液，（2）5% 葡萄糖注射液，（3）林格注射液。 2. 将本品 6mg（1 支）溶于 100ml 溶媒中，于化疗前给药。静脉滴注 15min 以上，或将本品溶于 5ml 生理盐水缓慢静脉推注（速度为 2mg/min）。 3. 高血压未控制的患者，用药后可能引起血压进一步升高，故本品用量每日不宜超过 12mg。 4. 本品一般不推荐用于儿童。 5. 本品水溶液 pH 值 4.6~7.0（1mg/ml 水溶液）
合用提示	1. 与利福平或其他肝酶诱导药物（如苯巴比妥）合用，可导致本品的血浆浓度降低，因此代谢正常者需增加剂量（代谢不良者不需增加）。 2. 利奈唑胺为可逆的、非选择性的单胺氧化酶抑制剂，与 5- 羟色胺类制剂有潜在的相互作用

第十二章　免疫调节药

第一节　免疫抑制药

兔抗人胸腺细胞免疫球蛋白[乙]
Rabbit Anti-human Thymocyte Immunoglobulin

【其他名称】即复宁。

【主要作用】本品是一种作用于 T 淋巴细胞的选择性免疫抑制剂。

【适应症】1. 移植用免疫抑制剂：预防和治疗器官排异反应。2. 预防造血干细胞移植术后的急性和慢性移植物抗宿主病（GvHD）。3. 治疗激素耐受的移植抗宿主病。4. 血液学疾病：治疗再生障碍性贫血。

【用法用量】根据不同的适应症、用药方案以及与其他免疫抑制剂联合用药情况来选择剂量，建议参考剂量如下。终止用药时，无需逐渐减量。1. 器官移植的免疫抑制治疗：（1）预防急性器官排异：肾脏、胰腺、肝脏移植后每日 1~1.5mg/kg，2~9 日，心脏移植后 2~5 日。相应的心脏移植累积剂量 2~7.5mg/kg，其他官移植累积剂量 2~13.5mg/kg。（2）治疗急性器官排异：每日 1.5mg/kg，3~14 日。相应的累积剂量 4.5~21mg/kg。2. 预防急性和慢性移植物抗宿主病：移植术后（骨髓或外周血造血干细胞移植），HLA 不全相合的相关供者或 HLA 相合的无关供者，推荐在成人患者中应用兔抗人胸腺细胞免疫球蛋白，从提前 2~4 天或者提前 1 天，每日剂量 2.5mg/kg，或相应累积剂量 7.5~10mg/kg。3. 激素耐受的急性移植物抗宿主病治疗：剂量应依据具体病情而定，通常每日 2.5mg/kg，共 5 日。4. 再生障碍性贫血：每日 2.5~3.5mg/kg，连续 5 日。相应的累积剂量 12.5~17.5mg/kg。剂量调整：对于包括血小板减少症和（或）白细胞减少症（特别是淋巴细胞减少症和中性粒细胞减少症）的血液学影响，通过调整药物剂量，可逆转上述不良反应。当血小板减少和（或）白细胞减少不是由基础疾病所致或者与使用兔抗人胸腺细胞免疫球蛋白相关时，建议采用下列剂量调整：如果血小板计数在 50000~75000/mm^3 或者白细胞计数 2000~3000/mm^3 必须考虑减少用量；如果发生持续、严重的血小板减少（<50000/mm^3）或者白细胞减少（<2000/mm^3），则必须停止使用兔抗人胸腺细胞免疫球蛋白。

【临床配伍】见下配伍禁忌表。

配伍禁忌	基于单项相容性研究，兔抗人胸腺细胞免疫球蛋白与肝素、氢化可的松在葡萄糖溶液中会产生沉淀，因而不推荐联合使用。由于缺乏其他相容性研究，该产品不可与其他药物混合输注
注意事项	1. 溶媒选择：（1）0.9% 氯化钠注射液；（2）5% 葡萄糖注射液。 2. 用 5ml 灭菌注射用水将药粉稀释成 5mg/ml 溶液。溶液澄清或呈轻微乳光。配制后溶液必须仔细观察是否有颗粒或者颜色异常。如果有颗粒物，轻轻旋转安瓿，直至颗粒物消失。如果颗粒物持续存在，则丢弃。 3. 用等渗稀释液（推荐溶媒）稀释每日剂量药物至 50~500ml（通常比例 50ml/ 瓶）。

续表

注意事项	4. 每瓶药物只可以单次使用。根据需要，选择合适的瓶数配制。 5. 为了避免不慎输入混有颗粒的溶液，推荐在输注时采用 $0.2\mu m$ 过滤器进行在线过滤。 6. 选择大静脉缓慢滴注，调节静脉滴注速度，使总滴注时间不短于 4h。 7. 建议溶解后立即使用。但已证实在使用中，2~8℃条件下，24h 内理化性质可保持稳定
合用提示	1. 与环孢素、他克莫司、吗替麦考酚酯合用，因过度免疫抑制可导致淋巴细胞增生。 2. 减毒活疫苗引起的全身性感染可能是致命的。对于由于基础疾病（再生障碍性贫血）免疫功能低下的患者，两者合用时这种风险可能增加

环孢素[甲]
Cyclosporin

【其他名称】 山地明。

【主要作用】 本品是一种含 11 个氨基酸的环形多肽，为 T 淋巴细胞功能调节药，具有以下作用及特点：（1）特异性地抑制辅助性 T 淋巴细胞的活性，但不抑制抑制性 T 淋巴细胞的活性，反而促进其增殖。（2）抑制 B 淋巴细胞的活性。（3）能选择性抑制 T 淋巴细胞所分泌的白细胞介素 –2、干扰素 – γ，亦能抑制单核巨噬细胞所分泌的白细胞介素 –1。（4）在明显抑制宿主细胞免疫的同时，对体液免疫亦有抑制作用。（5）能抑制体内抗移植物抗体的产生，因而具有抗排斥反应的作用。（6）不影响吞噬细胞的功能，不产生明显的骨髓抑制作用。

【适应症】 用于器官移植；骨髓移植。

【用法用量】 静脉滴注。3~5mg/kg，约相当于口服剂量的 1/3。当本品与其他免疫抑制剂（如皮质类固醇，或作为 3~4 种药物治疗方案中的一种药物）联合应用时，给予较小剂量 1~2mg/(kg·d)。患者应尽早进行口服治疗。对于骨髓移植者，第 1 次给药应在移植前 1 天进行，3~5mg/(kg·d)，最多不超过 2 周，改为口服维持治疗后，剂量约为 12.5mg/(kg·d)。

【临床配伍】 见下配伍禁忌表。

配伍禁忌	本品与苯巴比妥、苯妥英钠、地西泮、伏立康唑、硫酸镁、磺胺甲噁唑 / 甲氧苄啶、两性霉素 B 脂质体、利妥昔单抗、曲妥珠单抗、维生素 B_{12}、戊巴比妥存在配伍禁忌
注意事项	1. 溶媒选择：（1）0.9% 氯化钠注射液，（2）5% 葡萄糖注射液。 2. 浓缩液应用溶媒按 1:20 或 1:100 比例稀释，然后缓慢滴注 2~6h。一经稀释，溶液必须于 24h 内使用。 3. 建议使用玻璃输注瓶或塑料瓶应不含聚氯乙烯（PVC），因输注用浓缩液中包含的聚氧乙烯化蓖麻油能导致 PVC 中的邻苯二甲酸酯剥离。瓶子和瓶塞应不含硅油和任何脂类物质。 4. 因过敏反应的风险，静脉输注只能用于不能口服吸收的患者。这些患者应尽快转为口服治疗
合用提示	1. 与下列药物合用可降低本品血药浓度：巴比妥类药物、卡马西平、奥卡西平、苯妥英、安乃近、奈夫西林、静注磺胺二甲嘧啶、利福平、奥曲肽、丙丁酚、奥利司他、贯叶连翘、曲格列酮、噻氯匹定、磺吡酮、特比萘芬、波生坦。 2. 与下列药物合用可增加本品血浆或全血中药物浓度：某些大环内酯类抗生素（包括红霉素，阿奇霉素和克拉霉素）、酮康唑、氟康唑、伊曲康唑、伏立康唑、地尔硫䓬、尼卡地平、维拉帕米、甲氧氯普胺、口服避孕药、达那唑、甲泼尼龙（高剂量）、别嘌醇、胺碘酮、胆酸及其衍生物、蛋白酶抑制剂、伊马替尼、秋水仙碱。 3. 与下列药物合用增加肾脏毒性：氨基糖苷类（包括庆大霉素和妥布霉素）、两性霉素 B、环丙沙星、万古霉素、甲氧苄啶（+磺胺二甲嘧啶）、非甾体类抗炎药（包括双氯芬酸、吲哚美辛、萘普生和舒林酸）、美法仑、组胺 H_2 受体阻断剂（如西咪替丁、雷尼替丁）、甲氨蝶呤、他克莫司

合用提示	4. 与硝苯地平合用可导致牙龈增生的发生率增加。 5. 与乐卡地平合用，可使乐卡地平 *AUC* 增加 3 倍，而本品 *AUC* 增加 21%。 6. 本品可减少地高辛、秋水仙碱、泼尼松龙的清除。 7. 与地高辛合用可发生严重的洋地黄毒性。 8. 与洛伐他汀、昔伐司汀、阿托伐他汀、普伐他汀合用，可引起肌毒性（包括肌痛、虚弱、肌炎和横纹肌溶解）。 9. 与依维莫司或西罗莫司合用，血清肌酐水平升高，依维莫司或西罗莫司的血药浓度明显增加。 10. 与保钾药物（如保钾利尿剂、血管紧张素转换酶抑制剂、血管紧张素 II 受体拮抗剂）或含钾药物合用可引起血清钾升高

他克莫司
Tacrolimus

【其他名称】普乐可复。

【主要作用】本品为钙调神经磷酸酶抑制剂。在分子水平，他克莫司与胞浆蛋白（FKBP12）的结合形成 FKBP12– 他克莫司复合物，后者可特异性和竞争性的与钙调神经磷酸酶结合并抑制钙调神经磷酸酶，导致 T 细胞内钙依赖性信号传导通路抑制，从而阻止一系列淋巴因子的基因转录。体内外实验均证明他克莫司是一种强效的免疫抑制剂。特别是他克莫司能抑制细胞毒淋巴细胞的形成，后者是引起移植物排斥反应的主要因素。他克莫司抑制 T 细胞的活化和 T 辅助细胞依赖型 B 细胞的增殖并抑制淋巴因子的形成（如白介素 –2，白介素 –3 及 γ– 干扰素）和白介素 –2 受体的表达。

【适应症】预防肝脏或肾脏移植术后的移植物排斥反应。治疗肝脏或肾脏移植术后应用其他免疫抑制药物无法控制的移植物排斥反应。

【用法用量】静脉滴注。肝移植患者，初始推荐剂量应为每日按体重 0.01~0.05mg/kg 持续输注，并超过 24h。已有的使用剂量为 0.01~0.10mg/（kg·d），术后约 6h 开始使用。患者情况允许应尽快转为口服用药。肾移植患者，起始剂量为每日按体重 0.05~0.10mg/kg 给药，术后 24h 内持续输注，患者情况允许即转为口服给药。

【临床配伍】见下配伍禁忌表。

配伍禁忌	1. 本品不能与其他药物混合。 2. 本品在碱性条件下不稳定。与本品稀释后溶液混合后可产生明显碱性溶液的药物（如阿昔洛韦和更昔洛韦），应避免与本品合用
注意事项	1. 溶媒选择：（1）0.9% 氯化钠注射液，（2）5% 葡萄糖注射液。 2. 稀释后溶液的浓度应在 0.004~0.100mg/ml 范围内。24h 总输液量应为 20~250ml。 3. 稀释后溶液不用于静脉推注。 4. 用于本品配制和给药的导管、注射器和其他设备都不能含有 PVC，PVC 塑料能吸附本品。 5. 安瓿中未用完的本品或未用完的稀释液应立即处理，避免污染
合用提示	1. 本品经肝脏 CYP3A4 酶代谢。与其他已知能抑制或诱导 CYP3A4 酶的药物或草药合用可能影响本品的代谢，从而增加或降低本品的血药浓度。建议监测本品的血药浓度，调整本品的剂量。 2. 与环孢素合用时可使环孢素的半衰期延长，并可能发生协同 / 累加的肾毒性作用。 3. 本品能增加苯妥英的血药浓度。 4. 本品能降低激素类避孕药的清除率，导致激素暴露增加，因此在选择避孕措施时需特别注意。

续表

合用提示	5. 与已知有肾毒性或神经毒性的药物同用，会增加这些毒性作用（例如，氨基糖苷类、旋转酶抑制剂、万古霉素、复方新诺明、非甾体类抗炎药、两性霉素 B、更昔洛韦或阿昔洛韦）。 6. 本品可能引起高钾血症，或使原有的高钾血症加重，因此应避免高钾摄入或使用保钾利尿剂（例如，阿米洛利、氨苯蝶啶、安体舒通）。 7. 免疫抑制剂可影响对疫苗的应答，本品治疗期间接种疫苗可能是无效的。因此应避免使用减毒活疫苗。

甲氨蝶呤[甲]
Methotrexate

【其他名称】能达。

【主要作用】四氢叶酸甲氨蝶呤是在体内合成嘌呤核苷酸和嘧啶脱氧核苷酸的重要辅酶，本品作为一种叶酸还原酶抑制剂，主要抑制二氢叶酸还原酶而使二氢叶酸不能还原成有生理活性的四氢叶酸，从而使嘌呤核苷酸和嘧啶核苷酸的生物合成过程中一碳基团的转移作用受阻，导致 DNA 的生物合成受到抑制。此外，本品也有对胸腺核苷酸合成酶的抑制作用，但抑制 RNA 与蛋白质合成的作用则较弱，本品主要作用于细胞周期的 S 期，属细胞周期特异性药物，对 G_1/S 期的细胞也有延缓作用，对 G_1 期细胞的作用较弱。

【适应症】1. 各型急性白血病，特别是急性淋巴细胞白血病；恶性淋巴瘤，非霍奇金淋巴瘤和蕈样肉芽肿，多发性骨髓病。2. 恶性葡萄胎、绒毛膜上皮癌、乳腺癌、卵巢癌、宫颈癌、睾丸癌。3. 头颈部癌、支气管肺癌、各种软组织肉瘤。4. 高剂量用于骨肉病，鞘内注射可用于预防和治疗脑膜白血病以及恶性淋巴瘤的神经侵犯，本品对银屑病也有一定疗效。

【用法用量】本品可供静脉、肌内、动脉、鞘内注射。1. 肌内或静脉注射。成人一次 10~50mg，每周 1~2 次；儿童每日 20~30mg/m²，每周 1 次，或视骨髓情况而定。用于急性白血病：肌内或静脉注射，每次 10~30mg，每周 1~2 次。用于绒毛膜上皮癌或恶性葡萄胎：每日 10~20mg，一日 1 次，5~10 次为一疗程。总量 80~100mg。用于实体瘤，静脉一般每次 20mg/m²；亦可介入治疗。甲氨蝶呤大剂量疗法：每次 1~5g/m²，4~6h 滴完。自用药前 1 日开始至用药后 1~2 日每天补液 3000ml，并用碳酸氢钠碱化尿液，每日尿量不少于 2000ml。开始用药后 24h 起每 6h 给予亚叶酸 15mg（10mg/m²），共用 10 次或直至甲氨蝶呤血药浓度降至 5×10^{-8} mol/L 以下。高剂量合并亚叶酸治疗某些肿瘤，方案根据肿瘤由医生制定，如骨肉瘤等。2. 鞘内注射。一次 10~15mg，每 3~7 日 1 次，注射速度宜缓慢，注入溶液量不能超过抽出脑脊液量。用于脑膜白血病：鞘内注射甲氨蝶呤每次一般 6mg/m²，成人常用 5~12mg，最大不能超过 12mg，一日 1 次，5 日为一疗程。用于预防脑膜白血病时，每日 10~15mg，一日 1 次，每隔 6~8 周一次。3. 腔内注射。一次 30~40mg，每周一次，抽出胸腔积液量少于 500ml 时酌减。4. 联合化疗。CMF（环磷酰胺、甲氨蝶呤和氟尿嘧啶），主要用于乳腺癌；CMC（环己亚硝脲、甲氨蝶呤和环磷酰胺），主要用于支气管肺癌；COMP（环磷酰胺、长春新碱、甲氨蝶呤和泼尼松）以及 CAMP（环磷酰胺、多柔比星、甲氨蝶呤和泼尼松或甲基苄肼），主要用于恶性淋巴瘤等。具体联合化疗方案应由临床医生制定推荐。

【临床配伍】见下配伍禁忌表。

配伍禁忌	本品与阿糖胞苷、氟尿嘧啶、吉西他滨、吡柔比星、平阳霉素、异环磷酰胺、达卡巴嗪、阿扎司琼、丙泊酚、泼尼松龙、咪达唑仑存在配伍禁忌
注意事项	1. 溶媒选择：（1）0.9% 氯化钠注射液，（2）5% 葡萄糖注射液。 2. 将本品每瓶 5mg 的冻干粉针用大约 2ml 灭菌注射用水重溶为 2.5mg/ml 的浓度，每瓶 0.1g 的冻干粉针用大约 4ml 灭菌注射用水重溶为 25mg/ml 的浓度，每瓶 1g 的冻干粉针用大约 20ml 灭菌注射用水重溶为 50mg/ml 的浓度。如有需要可用无菌和不含防腐剂的溶媒进一步稀释使用。 3. 用于绒毛膜上皮癌或恶性葡萄胎，亦可溶于 5% 或 10% 的葡萄糖注射液 500ml 中静脉滴注。 4. 当大剂量静脉给药时，适宜用 5% 葡萄糖注射液稀释。 5. 当鞘内注射给药，适宜用无菌和不含防腐剂的溶媒，例如氯化钠注射液将重溶液进一步稀释到 1mg/ml 的浓度给药，规格 5mg 的经常用于鞘内注射。 6. 鞘内注射只能是等渗溶液，禁止未经正确稀释直接用于鞘内注射。 7. 肾功能不全、腹水或胸腔积液的患者甲氨蝶呤消除缓慢，以上患者治疗时应减少剂量并严密监测副反应，必要时应终止治疗。 8. 儿童每日 1.25~5mg，视骨髓情况而定。 9. 已知本品主要经肾脏排泄，对肾功能损害的患者而言，其产生毒性作用的危险性更大，因为老年患者易出现肾功能减退，应注意剂量调整，对肾功能进行监测。 10. 本品 pH 值 7.0~9.0（2.5 mg/ml 水溶液）
合用提示	1. 乙醇和其他对肝脏有损害药物，如与本品同用，可增加肝脏的毒性。 2. 由于用本品后可引起血液中尿酸的水平增多，在痛风或高尿酸血症患者应相应增加别嘌醇等药剂量。 3. 本品可增加抗血凝作用，甚至引起肝脏凝血因子的缺少或（和）血小板减少症，因此与其他抗凝药同用时宜谨慎。 4. 与保泰松和磺胺类药物同用后，因与蛋白质结合的竞争，可能会引起本品血清浓度的增高而导致毒性反应的出现。 5. 与弱有机酸和水杨酸盐等同用，可抑制本品的肾排泄而导致血清药浓度增多，因此应酌情减少用量。 6. 氨苯蝶啶、乙胺嘧啶等药物均有抗叶酸作用，如与本品同用可增加其毒副作用。 7. 与氟尿嘧啶同用，或先用氟尿嘧啶后用本品，均可产生拮抗作用，但如先用本品，4~6h 后再用氟尿嘧啶则可产生协同作用，同样本品如与左旋门冬酰胺酶合用也可导致减效，如用后者 10 日后或于本品用药后 24h 内给左旋门冬酰胺酶，则可增效而减少对胃肠道和骨髓的毒副作用。有报道如在用本品前 24h 或 10min 后用阿糖胞苷，可增加本品的抗癌活性。本品与放疗或其他骨髓抑制药同用时宜谨慎。 8. 有报道合并使用非甾体抗炎药（尤其是大剂量甲氨蝶呤治疗时）可能导致严重的骨髓抑制、非可再生性贫血和胃肠道副反应。 9. 甲氨蝶呤治疗期间的免疫接种可能是无效的。一般不推荐接种活病毒疫苗。曾报告患者在甲氨蝶呤治疗期间接种天花疫苗后发生播撒性痘苗感染

第二节　免疫增强药

阿地白介素

【其他名称】阿地流津。

【主要作用】本品是一种糖蛋白，通常是由 T 淋巴细胞产生，是抗原诱导的 T 淋巴细胞增殖时的第二信使。天然的与重组基因工程制取的阿地白细胞介素，其生物作用相同，是一种免疫增强药，通过作用于白细胞介素 –2 受体而发挥作用。

【适应症】用于肾细胞癌、恶性黑色素瘤、恶性淋巴瘤等恶性肿瘤；联合用于免疫缺陷病（SCID）以增强免疫功能；用于中毒性休克、烧伤后感染；用于慢性活动性乙型肝炎病毒感染、丙型肝炎病毒感染及慢性活动性EB（Epstein–Barr）病毒感染等；用于癌性胸、腹腔积液的控制；用于辅助治疗由耐药结核菌株引起的难治性肺结核。

【用法用量】静脉滴注、皮下注射、局部给药、腔内给药、动脉给药。1.静脉滴注。肿瘤：每次10万~20万U/m^2，用0.9%氯化钠注射液500ml稀释后给药，静脉滴注2~3h，一日1次，4~6周为一疗程。乙型、丙型肝炎：每次2.5万~5万U，用0.9%氯化钠注射液100~250ml溶解后给药，一日1次，一周5日，3周为一疗程。2.肿瘤局部给药。每次20万U/m^2，用0.9%氯化钠注射液5~10ml稀释，分多点注射到瘤内或瘤体周围，一周连用4次，2~4周为一疗程。3.皮下注射。结核：每次20万U，一日1次，第1、3个月分别连续使用30日。在结核治疗的强化期，与抗结核药联合使用。肿瘤：每次50万~100万U/m^2，用0.9%氯化钠注射液2ml溶解，一周2~3次，6周为一疗程。4.腔（胸膜腔或腹膜腔）内给药。每次20万~50万U，一周1~2次，2~4周为一个疗程；或每次20万U，一日1次，4~6周LAK或TIL联合使用。5.动脉给药。每次40万~100万U，用0.9%氯化钠注射液100~250ml溶解后给药，每两周1次，6周为一疗程。

【临床配伍】见下配伍禁忌表。

配伍禁忌	本品与氟尿嘧啶、更昔洛韦、劳拉西泮、利妥昔单抗、喷他脒、异丙嗪、曲妥珠单抗存在配伍禁忌
注意事项	1.溶媒选择：0.9%氯化钠注射液。 2.本品粉针剂须用专用溶解液溶解后，再用0.9%氯化钠溶液稀释至所需浓度。 3.如发现本品溶解后有不能散开的沉淀或异物，均不得使用。 4.药瓶开启后，应一次使用完毕，不得多次使用。 5.本品应从小剂量开始使用，逐渐增大剂量
合用提示	1.本品与β受体阻滞剂及其他抗高血压药合用时可能引起低血压。 2.本品与吲哚美辛（即消炎痛）同用，可导致更严重的体重增加、少尿和氮质血症。 3.当用α-干扰素同时给药治疗后，观察到患者有恶化或引发一些自身免疫性和炎症性病症，包括月牙型IgA血管球性肾炎、眼睑重症肌无力、炎症性关节炎、甲状腺炎、大疱性类天疱疮。 4.本品与对肾脏有危害性的药物（如氨基糖苷、镇痛消炎药），对骨髓有毒性的药物（如细胞毒素的化学疗法），对心（如多柔比星）或肝有毒性药物（如甲氨蝶呤、天冬酰胺酶）并行给药时，会增强对这些器官系统的毒性作用。 5.已报道当本品连续的高剂量结合抗肿瘤剂对患者合并药时，会引发过敏反应，尤其是甲氨咪胺、顺铂以及α-干扰素等。 6.本品会影响中枢神经系统功能。因此，本品与精神药物（如麻醉药、止痛剂、止吐药、镇静剂、安定药）一同用药会产生相互作用。 7.糖皮质素与本品一同给药治疗会减弱本品的抗肿瘤效力，因此必须避免。 8.对乙酰氨基酚可缓解本品引起的全身症状，但可能会加重患者的肾功能障碍。 9.本品5%葡萄糖注射液与2%人血白蛋白合用，能降低本品的毒性并保持其活性。 10.有报道布洛芬能降低本品的毒性，特别是能缓解本品所致的发热、寒战、肌痛、恶心和呕吐

静注人免疫球蛋白（pH4）[乙]
Human Immunoglobulin（pH4）for Intravenous

【其他名称】静丙。

【主要作用】本品的主要成分IgG含有针对各种正常人群易感病原微生物的调理性和中和

性抗体。其药理作用一方面是迅速提高受者体内 IgG 水平，直接中和毒素、协同杀灭细菌、病毒和其他病原体，起到防治各种细菌、病毒性感染的作用；另一方面是输入具有正常独特型和独特型抗体的 IgG，对各种自身免疫性疾病患者恢复自我免疫识别、激活和抑制的动态平衡起到免疫调节作用。

【适应症】用于原发性免疫球蛋白缺乏症；继发性免疫球蛋白缺陷病；自身免疫性疾病。

【用法用量】静脉滴注。1. 原发性免疫球蛋白缺乏或低下症：首次剂量 400mg/kg；维持剂量 200~400mg/kg；2. 原发性血小板减少性紫癜：每日 400mg/kg，连续 5 日。维持剂量每次 400mg/kg；3. 重症感染：每日 200~300mg/kg，连续 2~3 日；4. 川崎病：发病 10 日内应用，儿童治疗剂量 2.0g/kg，一次输注。

【临床配伍】见下配伍禁忌表。

配伍禁忌	1. 本品须严格单独输注，不得与其他药物混合使用。 2. 本品与单唾液酸四己糖神经节苷脂钠盐存在配伍禁忌［刘利娜 . 解放军护理杂志，2008,25（4）：41］。 3. 本品与注射用夫西地酸钠存在配伍禁忌［孙建荣 . 中国误诊学杂志，2007,7（5）：1166］
注意事项	1. 溶媒选择：5% 葡萄糖注射液。 2. 本品只能静脉滴注。直接静脉滴注或以 5% 葡萄糖注射液稀释 1~2 倍后静脉滴注。开始滴注速度为每分钟 0.01~0.02ml/kg（1ml 约为 20 滴）。持续 15min 后若无不良反应，可逐渐加快速度。但滴注速度最快不得超过每分钟 0.08ml/kg。 3. 本品一旦开启应立即一次性用完，未用完部分应废弃，不得留作下次使用或分给他人使用。 4. 本品呈酸性（pH4）
合用提示	为了避免被动接受本品中特异性抗体的干扰，输注本品 3 个月后才能接种某些减毒活疫苗，如脊髓灰质炎、麻疹、风疹、腮腺炎以及水痘病毒疫苗等。基于同样的考虑，在非紧急状态下，已经接种了这类疫苗的患者至少在接种后 3~4 周才能输注本品；如果在接种后 3~4 周内使用了本品，则应在最后一次输注本品后 3 个月重新接种

人血白蛋白 [乙]
Human Albumin

【其他名称】贝林、安普莱士、安博灵。

【主要作用】人血白蛋白是人血浆的一种正常组分，与生理白蛋白作用相似。它占健康人血浆蛋白总量的 52%~56%，其主要作用是使血浆维持正常的胶体渗透压（占血浆总胶体渗透压的 70%~80%），主要调节组织与血管之间水分的动态平衡。与盐类及水分相比，白蛋白分子量较高，透过血管内膜的速度较慢，因此使白蛋白的胶体渗透压与毛细血管的静水压相抗衡，以此维持正常与恒定的血浆容量。在血液循环中，1g 白蛋白可保留 18ml 水，故每 5g 白蛋白保留循环内水分的能力约相当于 100ml 血浆或 200ml 全血的功能，可起到增加循环血容量和维持血浆胶体渗透压的作用。白蛋白也是一种运输蛋白，它对某些离子和化合物有较高亲和力，能与这些物质可逆结合，发挥转运功能。白蛋白还为机体提供大量的氨基酸储备，20% 人血白蛋白 50ml，其氨基酸储备功能相当于 400ml 全血。

【适应症】用于治疗因严重失血、创伤和烧伤引起的低血容量性休克以扩充危急状况下的血容量；低白蛋白血症及肾病接受类固醇和 / 或利尿剂引起的水肿和肝硬化引起的水肿等。

【用法用量】静脉滴注。休克，一次 5~10g，每 4~6h 一次；白蛋白缺乏症，每日 5~10g。
【临床配伍】见下配伍禁忌表。

配伍禁忌	1. 不可与其他药物相混合，包括全血和红细胞浓缩液。 2. 本品与维拉帕米存在配伍禁忌。 3. 本品与头孢哌酮存在配伍禁忌［张艳新.护理实践与研究,2013,10（14）：64］
注意事项	1. 溶媒选择：（1）5% 葡萄糖注射液，（2）0.9% 氯化钠注射液。 2. 本品可经静脉直接输入，也可先用溶媒稀释。输入速率根据不同的患者情况及指征进行调节，但一般不超过 1~2ml/min。 3. 本品不可用灭菌注射用水稀释，因灭菌注射用水可引起接受者溶血。存在由于使用灭菌注射用水作为 20% 人血白蛋白溶液稀释剂，而导致潜在的致命性溶血和急性肾功能衰竭的风险。 4. 本品一旦开启应立即一次性用完，未用完部分应废弃，不得留作下次使用或是分给他人使用。 5. 本品 pH 值 6.4~7.4（蛋白质 10mg/ml 生理盐水溶液）
合用提示	本品不宜与血管收缩药、蛋白水解酶或含酒精溶剂的注射液混合使用

脱氧核苷酸钠
Sodium Deoxyribonucleotide

【主要作用】本品是一种具有遗传特性的化学物质，与蛋白质相结合成核蛋白，为生物体的基本物质。它在个体的生长、繁殖、遗传、变异等生理生化功能方面起着重要作用，通过核糖核酸（RNA）控制蛋白质的合成，尤其对某些关键性酶蛋白的合成，起协调体内的一系列代谢作用。因此有促进细胞活力的功能，以及改变机体代谢的作用。
【适应症】用于急、慢性肝炎，白细胞减少症，血小板减少症及再生障碍性贫血等的辅助治疗。
【用法用量】1. 静脉滴注。每次 50~150mg，一日 1 次，30 天为一疗程。2. 肌内注射，一次 50~100mg，一日 1 次。
【临床配伍】见下配伍禁忌表。

配伍禁忌	1. 禁止与其他药物混合同瓶滴注。 2. 本品与兰索拉唑存在配伍禁忌［颜杨.当代护士（下旬刊）,2018,（12）：57］
注意事项	1. 溶媒选择：5% 葡萄糖注射液。 2. 将脱氧核苷酸钠注射液加入到 250ml 的 5% 葡萄糖注射液中，缓慢滴注（2ml/min）。 3. 注射用脱氧核苷酸钠在临用前，用氯化钠注射液或灭菌注射用水溶解后肌内注射应用
合用提示	未见相关资料

香菇多糖
Lentinan

【其他名称】力提能、天地欣。
【主要作用】香菇多糖是一种具有免疫调节作用的抗肿瘤辅助药物，能促进 T、B 淋巴细胞增殖，提高 NK 细胞活性。

【适应症】免疫调节剂，用于恶性肿瘤的辅助治疗。

【用法用量】静脉滴注。每次 1mg，一周 2 次，或遵医嘱。

【临床配伍】见下配伍禁忌表。

配伍禁忌	本品应避免与维生素 A 制剂混用
注意事项	1. 溶媒选择：（1）0.9% 氯化钠注射液；（2）5% 葡萄糖注射液。 2. 静脉滴注时，本品 1mg（粉针剂应先加用 2ml 灭菌注射用水振摇溶解）应加入 250ml 溶媒稀释，或用 5% 葡萄注射液 10~20ml 稀释后静脉注射。 3. 本品水溶液 pH 值 6.0~8.0（0.5mg/ml 水溶液）
合用提示	未见相关资料

胸腺肽
Thymopolypeptides

【其他名称】梦内欣，安珐布。

【主要作用】本品为免疫调节药。具有调节和增强人体细胞免疫功能的作用，能促使 T 淋巴细胞成熟。

【适应症】用于治疗各种原发性或继发性 T 细胞缺陷病，某些自身免疫性疾病，各种细胞免疫功能低下的疾病及肿瘤的辅助治疗。

【用法用量】1. 静脉滴注。每次 20~100mg，一日 1 次。2. 皮下或肌内注射。每次 10~20mg，一日 1 次。

【临床配伍】见下配伍禁忌表。

配伍禁忌	1. 本品与清开灵注射液、丹参注射液存在配伍禁忌。 2. 本品与泮托拉唑存在配伍禁忌［薛文，杨海英，王卫卫，等 . 中国误诊学杂志,2010,10（34）：8334］。 3. 本品与氨溴索存在配伍禁忌［周俊卿，温钦玲 . 临床误诊误治,2010,23（12）：1182］
注意事项	1. 溶媒选择：（1）0.9% 氯化钠注射液；（2）5% 葡萄糖注射液；（3）灭菌注射用水。 2. 对于过敏体质者，注射前或治疗终止后再用药时，需做皮试（配成 25μg/ml 的溶液，皮内注射 0.1ml），阳性反应者禁用。 3. 静脉滴注时，将本品溶于 0.9% 氯化钠注射液或 5% 葡萄糖注射液 500ml 中。 4. 皮下或肌内注射时，将本品溶于灭菌注射用水或 0.9% 氯化钠注射液 2ml 后使用。 5. 本品溶解后，如出现浑浊或絮状沉淀物等异常变化，禁止使用
合用提示	本品与干扰素合用，对于改善免疫功能有协同作用

核糖核酸 II
Ribonucleic Acid for Injection II

【其他名称】BP 素。

【主要作用】本品具有提高机体细胞免疫功能和抑瘤作用。

【适应症】免疫调节药。适用于胰腺癌、肝癌、胃癌、肺癌、乳腺癌、软组织肉瘤及其他癌症的辅助治疗，对乙型肝炎的辅助治疗有较好的效果。本品亦可用于其他免疫功能低下引起的各种疾病。

【**用法用量**】1.静脉注射：100~300mg（2~6支），一日1次。2.肌内注射：50~100mg（1~2支），一日1次。

【**临床配伍**】见下配伍禁忌表。

配伍禁忌	1. 本品与甲磺酸培氟沙星葡萄糖注射液有配伍禁忌［赵海燕.护理研究,2008,22（9）：2489］。 2. 本品与硫酸依替米星有配伍禁忌［姜小琴,唐正远,姚惠勤.全科护理,2012,10（9）：772］。 3. 本品与硫酸阿米卡星注射液有配伍禁忌［蒋艳芳.当代护士（中旬刊）,2018,（27）：157］
注意事项	1. 溶媒选择：（1）0.9%氯化钠注射液，（2）5%葡萄糖注射液。 2. 静脉注射时以溶媒溶解后静脉注射。 3. 肌内注射时以2ml无菌0.9%氯化钠注射液或灭菌注射用水溶解后注射。 4. 注射部位红肿直径在10cm以上者应停止使用
合用提示	未见相关资料

第十三章　维生素与微量元素

第一节　维生素

12 种复合维生素
12 Vitamins

【其他名称】施尼维他。

【主要作用】本品为静脉补充维生素用药。本品为含有水溶性维生素和脂溶性维生素的复合生素剂，可供成人和 11 岁以上的儿童补充维生素。

【适应症】适用于经胃肠道营养摄取不足者。

【用法用量】静脉滴注或静脉推注。成人及 11 岁以上儿童，每次 1 支，一日 1 次。

【临床配伍】见下配伍禁忌表。

配伍禁忌	当本品加入到含葡萄糖、电解质和氨基酸溶液的二元胃肠道外营养混合物时，以及含葡萄糖、电解质、氨基酸溶液和脂肪乳的三元胃肠道外营养混合物时需特别注意
注意事项	1. 溶媒选择：（1）0.9% 氯化钠注射液；（2）5% 葡萄糖注射液；（3）10% 葡萄糖注射液。 2. 静脉滴注时，用适量溶媒溶解稀释 静脉推注时，以 5ml 灭菌注射用水溶解，缓慢静脉推注。 3. 一旦溶解，不要存储使用过的颜色异常的容器或溶液
合用提示	1. 本品含有盐酸吡哆醇，与左旋多巴合用会降低左旋多巴的药理活性。 2. 本品含有叶酸，与含有苯巴比妥、苯妥英、去氧苯巴比妥的抗癫痫药合用时会促进其肝脏代谢，降低此类药的血药浓度，需特别注意

复方三维 B（Ⅱ）
Pound Trivitamin B（Ⅱ）

【其他名称】也多佳。

【主要作用】本品含有人体正常代谢所必需的 B 族维生素。

【适应症】用于周围神经损伤、多发性神经炎、三叉神经痛、坐骨神经痛；防治异烟肼中毒，妊娠、放射病、抗肿瘤药所致的呕吐，脂溢性皮炎，恶性贫血，营养性贫血等。也可用于 B 族维生素摄入障碍患者的营养补充剂。

【用法用量】静脉滴注，成人每次 1~2 支，一日 1 次。肌内注射，成人每次 1 支，一日 1 次；儿童用药遵医嘱。

【临床配伍】见下配伍禁忌表。

配伍禁忌	1. 与碱性药物如碳酸氢钠、枸橼酸钠等碱性溶液配伍易引起变质。 2. 本品含有维生素 B_1、维生素 B_6、维生素 B_{12}，与下列药物存在配伍禁忌：青霉素、美洛西林、哌拉西林他唑巴坦、头孢替唑、头孢唑林、头孢呋辛、头孢曲松他唑巴坦、米卡芬净、炎琥宁、脑蛋白水解物、清开灵、香丹、肌酐、右旋糖酐、氢化可的松琥珀酸钠

续表

注意事项	1. 溶媒选择：（1）5% 葡萄糖注射液，（2）10% 葡萄糖注射液。 2. 临用前用灭菌注射用水或溶媒 10ml 溶解，然后用 100~250ml 溶媒稀释后静脉滴注
合用提示	1. 本品含盐酸吡哆辛，与氯霉素、环丝氨酸、乙硫异烟胺、盐酸肼屈嗪、免疫抑制剂包括肾上腺皮质激素、环磷酰胺、环孢素、异烟肼、青霉胺等药物合用可拮抗盐酸吡哆辛或增加盐酸吡哆辛经肾排泄，引起贫血或周围神经炎。 2. 左旋多巴与小剂量的盐酸吡哆辛（每日 5mg）合用，可拮抗左旋多巴的抗震颤作用，但对卡比多巴无影响

第二节　微量元素

甘油磷酸钠[乙]
Sodium Glycerophosphate

【其他名称】格利福斯。

【主要作用】本品主要成分为甘油磷酸钠，为 α－甘油磷酸钠与 β－甘油磷酸钠的混合物。作为肠外营养的磷补充剂，用以满足人体每日对磷的需要。磷参与骨质的形成，以磷脂形式参与细胞膜的组成，同时磷与许多代谢中的酶活性有关，在能量代谢中的作用至关重要。

【适应症】本品为营养药，适用于：（1）成人肠外营养的磷补充剂，（2）磷缺乏患者。

【用法用量】静脉滴注。本品每日用量通常为 1 支（10ml）。对接受肠外营养治疗的患者则应根据患者的实际需要酌情增减。

【临床配伍】见下配伍禁忌表。

配伍禁忌	1. 本品与咪达唑仑注射液存在配伍禁忌［张洁娟，唐荔，刘光娣，等. 中华现代护理杂志，2016,22（9）：1199］。 2. 本品与盐酸昂丹司琼注射液存在配伍禁忌［张昱，刘芳，江琳. 中华现代护理杂志，2014,20（18）：2187］
注意事项	1. 溶媒选择：（1）5% 葡萄糖注射液，（2）10% 葡萄糖注射液，（3）复方氨基酸注射液。 2. 本品 10ml 可加入溶媒 500ml 中，4~6h 内缓慢滴注。注意控制给药速度。 3. 本品系高渗溶液，未经稀释不能输注。 4. 稀释应在无菌条件下进行，稀释后应在 24h 内用完，以免发生污染。 5. 本品 pH 值 7.2~7.6
合用提示	未见相关资料

果糖二磷酸钠
Fructose Sodidm Diphosphate

【其他名称】瑞安吉，安果，博维赫。

【主要作用】体内外生化学研究显示药理剂量的右旋 1，6- 二磷酸果糖（FDP）可作用于细胞膜。促进细胞对循环中钾的摄取及刺激细胞内高能磷酸和 2，3- 二磷酸甘油的产生。

另外，FDP可减少机械创伤引起的红细胞溶血和抑制化学刺激引起的氧自由基的产生。

【适应症】用于低磷酸血症。

【用法用量】静脉滴注。每日5~10g，静脉滴注速度10ml/min，较大剂量建议一日2次给药。儿童：70~160mg/kg，不要超过推荐剂量。

【临床配伍】见下配伍禁忌表。

配伍禁忌	1. 不可与pH值在3.5~5.8之间不溶解的药物合用。 2. 不可与含高钙盐的碱性溶液配伍。 3. 本品与头孢唑肟钠存在配伍禁忌［王柳.中国误诊学杂志,2010,10（23）：5783］。 4. 本品与头孢地嗪钠存在配伍禁忌［张秀霞.中国老年保健医学杂志,2011,9（4）：74］。 5. 本品与头孢匹胺钠存在配伍禁忌［彭小兰.西南国防医药,2010,20（4）：464］。 6. 本品与美洛西林/舒巴坦钠存在配伍禁忌［李慧.医学理论与实践,2011,24（4）：388］。 7. 本品与夫西地酸钠存在配伍反应［郑威,曹颖静,刘素杰.吉林医学,2009,30（24）：3288］。 8. 本品与哌拉西林/舒巴坦钠存在配伍禁忌［赵唯,冯晶.中国误诊学杂志,2010,10（8）：1874］。 9. 本品与氟罗沙星存在配伍禁忌［兰火连.现代中西医结合杂志,2005,14（14）：1898］。 10. 本品与帕珠沙星存在配伍禁忌[路中先,仲月霞,史金凤,等.中国误诊学杂志,2010,10(36)：9027]。 11. 本品与氟罗沙星存在配伍禁忌［张红霞,邢彩霞.护理研究,2005,19（3）：258］。 12. 本品与奥美拉唑钠存在配伍禁忌［肖丽蓉,黄春霞.护士进修杂志,2006,21（10）：49］。 13. 本品与兰索拉唑存在配伍禁忌［张晶.中国误诊学杂志,2011,11（31）：7582］。 14. 本品与注射用艾司奥美拉唑钠存在配伍禁忌［邹琴,张小洪.护理实践与研究,2015,12（9）：67］。 15. 本品与泮托拉唑钠存在配伍禁忌［王晓岩.解放军护理杂志,2010,27（3）：165］。 16. 本品与甲泼尼龙琥珀酸钠存在配伍禁忌［邵艳玲.齐鲁护理杂志,2011,17（21）：19］。 17. 本品与苯巴比妥钠存在配伍禁忌［张磊娜.解放军护理杂志,2011,28（6）：47］。 18. 本品与呋塞米存在配伍禁忌［郭青苗,李梅,聂湘飞,等.护理学报,2008,15（12）：3］。 19. 本品与穿琥宁注射液存在配伍禁忌［李岩梅,高贵云.解放军护理杂志,2009,26(10)：10］。 20. 本品与注射用炎琥宁存在配伍禁忌［李岩,岑红艳.护理学报,2008,15（11）：76］。 21. 本品与痰热清注射液存在配伍禁忌［陈苗,张熊丽.护理学报,2007,14（7）：10］
注意事项	1. 溶媒选择：（1）0.9%氯化钠注射液，（2）5%葡萄糖注射液，（3）10%葡萄糖注射液。 2. 给药前应肉眼观察一下有无特殊情况，轻微发黄并不影响药效。 3. 注射用果糖二磷酸钠混匀后的溶液必须单次给药，如没有输完，余量不再使用。 4. 果糖二磷酸钠注射液pH值3.0~4.5；注射用果糖二磷酸钠pH值5.5~6.5（100mg/ml水溶液）
合用提示	未见相关资料

多种微量元素（Ⅰ）[乙]
Multi-Trace Elements（Ⅰ）

【其他名称】派达益儿。

【主要作用】本品为复方制剂，含多种人体必需微量元素，其组分为每10ml含：氯化锌5.21mg；氯化铜537μg；氯化锰36μg；亚硒酸钠66.6μg；氟化钠1.26mg；碘化钾13.1μg。含量与患者正常饮食时的摄取量相当，用于维持正常生理功能、满足人体对微量元素的需要。

【适应症】用于治疗或支持婴幼儿、小儿对微量元素的基本需要。

【用法用量】静脉滴注须稀释后使用。婴幼儿、小儿的推荐剂量为本品每日1ml/kg，每日最大剂量为15ml。对于微量元素损失严重或是长期进行静脉营养的患者应进行生化指标的监控以确定所提供的微量元素能够满足需要。

【临床配伍】见下配伍禁忌表。

配伍禁忌	本品为锌制剂，与铝盐、钙盐、锶盐、硼砂、碳酸盐和氢氧化物（碱）、蛋白银和鞣酸有配伍禁忌，应避免合用
注意事项	1. 溶媒选择：（1）5% 葡萄糖注射液，（2）10% 葡萄糖注射液，（3）氨基酸注射液。 2. 用氨基酸注射液或葡萄糖注射液稀释，在可配伍性得到保证的前提下，每 100ml 氨基酸注射液或葡萄糖注射液中最多可加入本品 6ml。混合液必须缓慢输注，输注时间不得少于 8h。 3. 未经稀释不能直接输注，在无菌条件下配制好的输液必须在 24h 内输注完毕，以免被污染
合用提示	锌剂与青霉胺合用可使后者作用降低

多种微量元素（Ⅱ）[乙]
Multi−Trace Elements（Ⅱ）

【其他名称】安达美。

【主要作用】本品为微量元素的复方制剂，可供应铬、铜、铁、锰、钼、硒、锌、氟和碘的正常每日需要量，用作复方氨基酸注射液和葡萄糖注射液的添加剂，可发挥各种电解质和微量元素的特有作用以便机体内有关生化反应能正常进行。

【适应症】本品为肠外营养的添加剂。10ml 能满足成人每日对铬、铜、铁、锰、钼、硒、锌、氟和碘的基本和中等需要。妊娠期妇女对微量元素的需要量轻度增高，所以本品也适用于妊娠期妇女补充微量元素。

【用法用量】静脉滴注。成人推荐剂量为每日 5 支。

【临床配伍】见下配伍禁忌表。

配伍禁忌	使用时不可直接添加其他药物，以避免可能发生沉淀
注意事项	1. 溶媒选择：（1）复方氨基酸注射液，（2）5% 葡萄糖注射液，（3）10% 葡萄糖注射液。 2. 在配伍得到保证的前提下，将本品 10ml 加入 500ml 复方氨基酸注射液或葡萄糖注射液中，静滴时间 6~8h。每 100ml 复方氨基酸注射液或葡萄糖注射液最多可以加入本品 2ml。 3. 在无菌条件下，配制好的输液必须在 24h 内输注完毕，以免被污染。 4. 多种微量元素注射液（Ⅱ）具有高渗透压和低 pH，故未稀释不能输注。 5. 本品 pH 值 2.2，渗透压约 1900mOsm/（kg·H_2O）
合用提示	未见相关资料

第十四章　调节水、电解质及酸碱平衡药

氯化钙[乙]
Calcium Chloride

【主要作用】 本品为钙补充剂。

【适应症】 1.治疗钙缺乏，急性血钙过低、碱中毒及甲状旁腺功能低下所致的手足搐搦症，维生素 D 缺乏症等。2.过敏性疾患。3.镁中毒时的解救。4.氟中毒的解救。5.心脏复苏时应用，如高血钾、低血钙，或钙通道阻滞引起的心功能异常的解救。

【用法用量】 1.静脉推注。（1）用于低钙或电解质补充，每次 0.5~1g（136~273mg 元素钙）稀释后缓慢静脉推注（每分钟不超过 0.5ml，即 13.6mg 钙）。根据患者情况、血钙浓度，1~3 天重复给药。（2）抗高血镁治疗，首次 0.5g（含钙量为 136mg），缓慢静脉推注（每分钟不超过 5ml）根据患者反应决定是否重复使用。2.静脉滴注。（1）甲状旁腺功能亢进术后的"骨饥饿综合征"患者的低钙，每分钟滴注 0.5~1mg（最高每分钟滴 2mg）。（2）小儿低钙时治疗量为 25mg/kg（6.8mg 钙）。（3）用作强心剂时，用量 0.5~1g，稀释后静脉滴注，每分钟不超过 1ml。3.心室内注射。0.2~0.8g（54.4~217.6mg 钙），单剂使用。

【临床配伍】 见下配伍禁忌表。

配伍禁忌	本品与以下药物存在配伍禁忌:头孢替唑、头孢唑林、头孢呋辛、头孢曲松、培美曲塞二钠、替加氟、帕米膦酸二钠、伊班膦酸钠、单磷酸阿糖腺苷、奥扎格雷、丁二磺酸腺苷蛋氨酸、甲硫氨酸维 B₁、复合磷酸氢钾。
注意事项	1.溶媒选择:（1）0.9% 氯化钠注射液，（2）右旋糖酐。 2.静脉注射不宜过快，不宜皮下或肌内注射。 3.静脉注射时如漏出血管外，可引起组织坏死。 4.一般情况下，本品不用于小儿
合用提示	1.与雌激素同用，可增加对钙的吸收。 2.与噻嗪类利尿药同用，增加肾脏对钙的重吸收，可致高钙血症。 3.应用强心苷期间禁止静脉注射本品

葡萄糖酸钙[甲]
Calcium Gluconate

【主要作用】 本品为钙补充剂。

【适应症】 治疗钙缺乏，急性血钙过低、碱中毒及甲状旁腺功能低下所致的手足搐搦症；过敏性疾患；镁中毒时的解救；氟中毒的解救。心脏复苏时应用（如高血钾或低血钙，或钙通道阻滞引起的心功能异常的解救）。

【用法用量】 1.成人：用于低钙血症，每次 1g，需要时可重复；用于高镁血症，每次 1~2g；用于氟中毒解救，静脉滴注本品 1g，1h 后重复，如有搐搦可静脉滴注本品 3g；如

有皮肤组织氟化物损伤，每平方厘米受损面积应用 10% 葡萄糖酸钙 50mg。2. 小儿：用于低钙血症，25mg/kg（6.8mg 钙）缓慢静脉滴注。但因刺激性较大，本品一般情况下不用于小儿。

【临床配伍】见下配伍禁忌表。

配伍禁忌	1. 本品禁止与氧化剂、枸橼酸盐、可溶性碳酸盐、磷酸盐及硫酸盐配伍。 2. 本品与以下药物存在配伍禁忌：头孢孟多、头孢替唑、头孢唑林、头孢呋辛、头孢曲松、磷酸克林霉素、氟康唑、兰索拉唑、泮托拉唑、培美曲塞二钠、替加氟、单磷酸阿糖腺苷、奥扎格雷、丁二磺酸腺苷蛋氨酸、甲硫氨酸维 B$_1$
注意事项	1. 溶媒选择：10% 葡萄糖注射液。 2. 用 10% 葡萄糖注射液稀释后缓慢滴注，不超过 5ml/min。 3. 本品为过饱和溶液，易析出白色结晶，故使用前仔细检查，如有结晶，可置热水中待结晶完全溶解再使用
合用提示	1. 与噻嗪类利尿药合用，可增加肾脏对钙的重吸收而致高钙血症。 2. 应用强心苷期间禁止静脉注射本品

氯化钾[甲]
Potassium Chloride

【主要作用】本品为 K$^+$ 补充剂。正常的细胞内外钾离子浓度及浓度差与细胞的某些功能有密切的关系，如碳水化合物代谢、糖原贮存和蛋白质代谢，以及神经、肌肉包括心肌的兴奋性和传导性等。

【适应症】治疗各种原因引起的低钾血症；预防低钾血症；洋地黄中毒引起频发性、多源性期前收缩或快速型心律失常。

【用法用量】静脉滴注。一般一日 1~1.5g。

【临床配伍】见下配伍禁忌表。

配伍禁忌	1. 本品与注射用复方丹参有配伍禁忌［赵红，王敏. 当代护士（上旬刊），2019，（9）：191］。 2. 本品与注射用丹参酮 II A 磺酸钠有配伍禁忌［来珍. 医疗装备，2015，28（6）：59］。 3. 本品与洛美沙星有配伍禁忌［魏静芳，林赛照，袁维英. 中国民康医学，2007，19（12）：1131］。 4. 本品与葡萄糖酸依诺沙星有配伍禁忌［龚晓霞，赵凤仙，叶枫. 全科护理，2010，8（3）：278］。 5. 本品与注射用门冬氨酸洛美沙星有配伍禁忌［陈慧. 护理实践与研究，2009，6（17）：17］。 6. 本品与盐酸莫西沙星注射液有配伍禁忌［蔡锡雅，顾燕萍，陆浩惠. 医疗装备，2016，29（11）：199］。 7. 本品与注射用泮托拉唑钠有配伍禁忌［赵菁，杨芳. 护理实践与研究，2012，9（2）：67］。 8. 本品与左氧氟沙星有配伍禁忌［崔英惠. 医药世界，2009，11（11）：702］。 9. 本品与硝酸甘油有配伍禁忌［杨雪珍. 齐鲁护理杂志，2002，（2）：130］
注意事项	1. 溶媒选择：5% 葡萄糖注射液。 2. 本品不得直接静脉推注，未经稀释不得进行静脉滴注。 3. 补钾剂量、浓度和速度根据临床病情和血钾浓度及心电图缺钾图形改善而定。钾浓度不超过 3.4g/L（45mmol/L），补钾速度不超过 0.75g/h（10mmol/h），每日补钾量为 3~4.5g（40~60mmol）。 4. 在体内缺钾引起严重快速室性异位心律失常时，如尖端扭转型室性心动过速、短阵、反复发作多形性室性心动过速、心室扑动或威胁生命的严重心律失常时，钾盐浓度要高（0.5%，甚至 1%），滴速要快，1.5g/h（20mmol/h），补钾量可达每日 10g 或 10g 以上。 5. 需严密动态观察血钾及心电图等，防止高钾血症发生

续表

合用提示	1. 与肾上腺糖皮质激素类药合用，可促进尿钾排泄，降低钾盐疗效。 2. 与含钾药物和保钾利尿药合用时，发生高钾血症的机会增多，尤其是有肾损害者。 3. 与血管紧张素转换酶抑制剂和环孢菌素 A 合用能抑制醛固酮分泌，尿钾排泄减少，易发生高钾血症。 4. 与肝素合用能抑制醛固酮的合成，尿钾排泄减少，易发生高钾血症。另外，肝素可使胃肠道出血机会增多

果糖[乙]
Fructose

【其他名称】韦贝仙，韦海能，星雅。

【主要作用】果糖注射液是一种能量和体液补充剂。果糖比葡萄糖更易形成糖原，主要在肝脏通过果糖激酶代谢，易于代谢为乳酸，迅速转化为能量。

【适应症】果糖注射液：（1）用作注射剂的稀释剂，（2）用于烧创伤、术后及感染等胰岛素抵抗状态下或不适宜使用葡萄糖时需补充水分或能源的患者的补液治疗。注射用果糖：用于烧伤、创伤、术后及感染等胰岛素抵抗状态下或不适宜使用葡萄糖时，患者的能量补充。

【用法用量】静脉滴注。一般每日使用 5%~10% 果糖注射液 500~1000ml。剂量根据患者的年龄、体重和临床症状调整。每日最多不超过 300g。

【临床配伍】见下配伍禁忌表。

配伍禁忌	本品不宜与下列药物配伍：氨基己酸、氨苄西林、呋喃苯氨酸、硫酸肼苯哒嗪、硫喷妥、华法林等
注意事项	用灭菌注射用水溶解后稀释为 5% 或 10% 的溶液 500~1000ml，也可以使用 0.9% 氯化钠注射液溶解后稀释为 5% 的溶液 500~1000ml 使用，注射速度宜缓慢，不超过 0.5g/（kg·h）
合用提示	未见相关资料

第十五章　解毒药

碘解磷定[甲]
Pralidoxime Iodide

【主要作用】本品系肟类化合物，其季铵基团能趋向于有机磷杀虫剂结合的已失去活力的磷酰化胆碱酯酶的阳离子部位，它的亲核性基团可直接与胆碱酯酶的磷酸化基团结合而后共同脱离胆碱酯酶，使胆碱酯酶恢复原态，重新呈现活力，被有机磷杀虫剂抑制超过36小时已"老化"的胆碱酯酶的复活作用效果甚差。对慢性有机磷杀虫药中毒抑制的胆碱酯酶无复活作用。对慢性有机磷杀虫剂中毒抑制的胆碱酯酶无复活作用。本品对有机磷杀虫剂引起的烟碱样症状作用明显，而对毒蕈碱样症状作用较弱，对中枢神经系统症状作用不明显。

【适应症】对急性有机磷杀虫剂抑制的胆碱酯酶活力有不同程度的复活作用，用于解救多种有机磷酸酯类杀虫剂的中毒。

【用法用量】静脉注射和静脉滴注。成人：静脉注射，一次0.5~1g（1~2支），视病情需要可重复注射。轻度中毒，首次剂量0.4g（0.8支）必要时2~4h重复1次；中度中毒者，首次剂量0.8~1.2g（1.6~2.4支），以后每2~3h给药0.4~0.8g（0.8~1.6支），共2~3次，或以静脉滴注给药维持，每小时0.4g（0.8支），共4~6次；重度中毒者，首次剂量1~1.2g（2~2.4支），30min后视病情可再给0.8~1.2g（1.6~2.4支），后改为一次0.4g（0.8支），共4~6次。小儿：轻度中毒者，每次15mg/kg；中度中毒者，每次15~30mg/kg；重度中毒者，每次30mg/kg。

【临床配伍】见下配伍禁忌表。

配伍禁忌	1. 本品在碱性溶液中易分解，禁与碱性药物配伍。 2. 本品与泮托拉唑钠存在配伍禁忌［黄菲，中国社区医师（医学专业），2012，（14）：362］
注意事项	1. 溶媒选择：（1）0.9%氯化钠注射液，（2）5%葡萄糖注射液，（3）10%葡萄糖注射液。 2. 用溶媒20~40ml稀释，于10~15分钟内缓慢静脉注射。 3. 使用时如遇本品出现结晶现象，可在热水中加温、溶解后使用。 4. 本品pH值3.5~5.0。
合用提示	本品与阿托品合用，对自主神经的作用较强，二药联合应用临床效果显著。本品有增强阿托品的生物效应，故在二药同时应用时要减少阿托品剂量

依地酸钙钠[甲]
Calcium Disodium Edetate

【其他名称】EDTA钙钠。

【主要作用】本品能与多种二价和三价重金属离子络合形成可溶性复合物，由组织释放到细胞外液，通过肾小球滤过，由尿排出。本品和各种金属离子的络合能力不同，其中以铅为最有效，其他金属效果较差，而对汞和砷则无效。这可能系因汞和砷在体内与酶（–SH）可牢固结合，或本品不易与组织内的金、汞和砷络合。

【适应症】 主要用于治疗铅中毒，亦可治疗镉、锰、铬、镍、钴和铜中毒，以及作诊断用的铅移动试验。

【用法用量】 1. 静脉滴注。成人：每日 1g；小儿：每日按体重 25 mg/kg 给药，连续用药 3 日，停药 4 日为一疗程。2. 肌内注射。成人：每次 0.5g，一日 1 次，连续用药 3 日，停药 4 日为一疗程。

【临床配伍】 见下配伍禁忌表。

配伍禁忌	本品与两性霉素 B、肼屈嗪存在配伍禁忌
注意事项	1. 溶媒选择：5% 葡萄糖注射液。 2. 静脉滴注时，加入 5% 葡萄糖注射液 250~500ml，滴注时间 4~8h。 3. 肌内注射时，用 1% 盐酸普鲁卡因注射液 2ml，稀释后作深部肌内注射。 4. 铅移动试验时，成人，静脉滴注，每次 1g。自用药开始起留 24h 尿，24h 尿铅排泄量超过 2.42 μmol（0.5 mg），认为体内有过量铅负荷。 5. 本品可络合体内锌、铁、铜等微量金属，但无实际临床意义
合用提示	本品能络合锌，干扰精蛋白锌胰岛素的作用时间

氟马西尼^[甲]
Flumazenil

【其他名称】 必和，芬必清，莱意。

【主要作用】 本品是一种苯二氮䓬类受体拮抗剂，通过竞争性抑制苯二氮䓬类药物与其受体结合从而特异性阻断苯二氮䓬类药物的中枢神经作用。

【适应症】 用于逆转苯二氮䓬类药物所致的中枢镇静作用。1. 终止用苯二氮䓬类药物诱导及维持的全身麻醉。2. 作为苯二氮䓬类药物过量时中枢作用的特效逆转剂。3. 用于鉴别诊断苯二氮䓬类、其他药物或脑损伤所致的不明原因的昏迷。

【用法用量】 1. 终止苯二氮䓬类药物诱导及维持的全身麻醉：15s 内静脉推注 0.2mg。如果首次注射后 60s 内清醒程度未达到要求，则追加给药 0.1mg，必要时可间隔 60s 后再追加给药一次，直至最大总量 1mg，通常剂量为 0.3~0.6mg。2. 作为苯二氮䓬类药物过量时中枢作用的特效逆转剂：静脉推注剂量为 0.3mg。如果在 60s 内未达到所需的清醒程度，可重复使用直至患者清醒或达总量 2mg。如果再度出现昏睡，可以静脉滴注 0.1~0.4mg/h。

【临床配伍】 见下配伍禁忌表。

配伍禁忌	本品与地西泮、劳拉西泮、氯硝西泮、氟硝西泮、氯氮䓬、咪达唑仑、硫喷妥钠、羟丁酸钠存在配伍禁忌
注意事项	1. 溶媒选择：（1）0.9% 氯化钠注射液；（2）5% 的葡萄糖注射液；（3）乳酸钠林格注射液。 2. 勿在神经肌肉阻断药的作用消失之前注射本品。 3. 稀释后应在 24 小时内使用。 4. 对于一周内大剂量使用或使用苯二氮䓬类药物，以及（或）较长时间使用苯二氮䓬类药物者，应避免快速注射本品，否则将引起戒断症状，如兴奋、焦虑、情绪不稳、轻微混乱和感觉失真。 5. 不推荐用于苯二氮䓬类的依赖性治疗和长期的苯二氮䓬类戒断综合征的治疗。 6. 本品 pH 值为 3.5~4.2

续表

合用提示	1. 氟马西尼可阻断经由苯二氮䓬类受体作用的非苯二氮䓬类药物如佐匹克隆和三唑并哒嗪的作用。 2. 苯二氮䓬类受体激动剂的药代动力学不受氟马西尼影响，反之亦然，酒精与氟马西尼无相互作用

纳洛酮[甲]
Naloxone

【其他名称】健天能，欣浦澳，纳乐枢。

【主要作用】本品为阿片受体拮抗药，本身几乎无药理活性，但能竞争性拮抗各类阿片受体，对 μ 受体有很强的亲和力。

【适应症】1. 用于阿片类药物复合麻醉术后，拮抗该类药物所致的呼吸抑制，促使患者苏醒；2. 用于阿片类药物过量，完全或部分逆转阿片类药物引起的呼吸抑制；3. 解救急性乙醇中毒；4. 用于急性阿片类药物过量的诊断。

【用法用量】本品可静脉滴注、推注或肌内给药。静脉推注起效最快。1. 成人：阿片类药物过量，首次可静脉推注 0.4~2mg，可隔 2~3min 重复给药。首次纠正呼吸抑制时，应每隔 2~3min，静脉推注 0.1~0.2mg。重度乙醇中毒，0.8~1.2mg，1h 后重复给药 0.4~0.8mg。2. 儿童：阿片类药物过量小儿静脉推注的首次剂量为 0.01mg/kg。如果此剂量没有在临床上取得满意的效果，随后则应给予 0.1mg/kg。如果不能静脉推注，可以分次肌内注射。在首次纠正呼吸抑制效应时，每隔 2~3min 静脉推注 0.005mg~0.01mg。3. 新生儿：阿片类药物引起的抑制，静脉推注、肌内注射或皮下注射，初始剂量为 0.01mg/kg。可按照成人术后阿片类抑制剂的用药说明重复该剂量。4. 纳洛酮激发试验：静脉推注 0.2mg，观察 30s 确认是否出现阿片戒断的症状和体征。如果没有出现，每注射 0.6mg，再观察 20min。

【临床配伍】见下配伍禁忌表。

配伍禁忌	本品不可与含有硫酸氢钠、亚硫酸氢钠、长链高分子阴离子或任何碱性的制剂混合
注意事项	1. 溶媒选择：（1）0.9% 氯化钠注射液，（2）5% 葡萄糖注射液，（3）10% 葡萄糖注射液。 2. 静脉滴注时，将本品 2mg 加入 500ml 的上述溶媒中，使浓度达到 0.004mg/ml，混合液应在 24h 内使用，超过 24h 未使用的剩余混合液必须丢弃。根据患者反应控制滴注速度。 3. 本品作用持续时间短，用药起作用后，一旦其作用消失，可使患者再度陷入昏睡和呼吸抑制，需注意维持药效。 4. 盐酸纳洛酮注射液 pH 值 3.0~4.0；注射用盐酸纳洛酮 pH 值 3.0~7.0（0.4mg/ml 水溶液）
合用提示	1. 在拮抗丁丙诺啡的作用时应使用大剂量纳洛酮，对丁丙诺啡的拮抗作用需要逐渐增强逆转效果，缩短呼吸抑制的时间。 2. 与甲己炔巴比妥合用可阻断纳洛酮诱发阿片成瘾者出现的急性戒断症状

乙酰半胱氨酸
Acetylcysteine

【其他名称】阿思欣泰。

【主要作用】乙酰半胱氨酸为还原型谷胱甘肽（GSH）的前体，属体内氧自由基清除剂。其肝脏保护作用的机制尚不十分清楚，可能与维持或恢复谷胱甘肽水平有关。另外，乙酰半胱氨酸也可能通过改善血流动力学和氧输送能力，扩张微循环发挥肝脏保护作用。

【适应症】在综合治疗基础上用于肝衰竭早期治疗，以降低胆红素、提高凝血酶原活动度。

【用法用量】静脉滴注。每次 8g，一日 1 次，疗程 45 天。

【临床配伍】见下配伍禁忌表。

配伍禁忌	1. 本品与铁、铜等金属及橡胶、氧气、氧化物等接触，可发生不可逆结合而失效，应避免相互接触。 2. 本品易使青霉素、氨苄西林、先锋霉素、红霉素乳糖酸盐、四环素类等抗生素破坏而失效，故不宜配合应用
注意事项	1. 溶媒选择：10% 葡萄糖注射液。 2. 将本品用 250ml 溶媒稀释滴注。 3. 本品未经稀释不得进行注射。 4. 本品开封后会由无色变成微紫色，属正常现象，不影响药物使用。本品应临用现配
合用提示	酸性药物（如维生素 C）可降低本品作用

第十六章　中药注射剂

注射用灯盏花素
Breviscapine for Injection

【其他名称】培斯汀。

【主要作用】本品成分为灯盏花素，具有扩张脑血管的作用。能降低血管阻力，增加脑血流量，改善微循环，并有对抗血小板聚集作用。

【适应症】活血化瘀，通络止痛。用于中风及其后遗症，冠心病，心绞痛。

【用法用量】静脉滴注，每次 20~50mg，一日 1 次。肌内注射，每次 5~10mg，一日 2 次。

【临床配伍】见下配伍禁忌表。

配伍禁忌	1. 本品与氨基糖苷类药物（如硫酸庆大霉素）配伍产生沉淀，稀释本品所用的注射器、针头也应避免与氨基糖苷类药物接触。 2. 本品与 pH 值低于 4.2 的溶液使用时，可使药物析出，故不得与 pH 值低于 4.2 的输液或药物合用。 3. 本品与丹参川芎嗪、硫普罗宁存在配伍禁忌
注意事项	1. 溶媒选择：（1）0.9% 氯化钠注射液，（2）5% 葡萄糖注射液，（3）10% 葡萄糖注射液。 2. 肌内注射时临用前先用灭菌注射用水 2ml 溶解后使用。 3. 静脉滴注时用 0.9% 氯化钠注射液 250ml，或 5% 葡萄糖注射液或 10% 葡萄糖注射液 500ml 溶解后使用。 4. 不可过快滴注、超剂量滴注、长期连续用药，滴速一般控制在 15~30 滴 /min，首次使用时应小剂量慢速滴注。 5. 本品水溶液 pH 值 6.0~8.0（含野黄芩苷 5mg/ml 水溶液）
合用提示	谨慎联合用药，如确需联合使用其他药物时，应谨慎考虑间隔时间以及药物相互作用等问题

灯盏细辛注射液
Erigeron Breviscapus Injection

【主要作用】本品为灯盏细辛经提取酚酸类成分制成的灭菌水溶液。主要含野黄芩苷和总咖啡酸酯，可活血祛瘀、通络止痛。

【适应症】用于瘀血阻滞，中风偏瘫，肢体麻木，口眼歪斜，言语謇涩及胸痹心痛；缺血性中风、冠心病心绞痛见上述证候者。

【用法用量】静脉滴注，每次 20~40ml，一日 1~2 次。穴位注射，每穴 0.5~1.0ml，多穴总量 6~10ml。肌内注射，每次 4ml，一日 2~3 次。

【临床配伍】见下配伍禁忌表。

配伍禁忌	1. 本品宜单独滴注，禁止与喹诺酮类、西汀类、替汀类、脑蛋白水解物、维生素 C 药物、含镁或铜等金属离子的药物配伍使用，可能会产生浑浊、沉淀或使药液产生异常颜色而发生意外。 2. 由于本品在酸性条件下，其酚酸类成分可能游离析出，故静脉滴注时也不宜和其他酸性较强的药物配伍。 3. 本品与氨茶碱存在配伍禁忌［李梅云，周苹，李素云，等. 中国中医急症,2006,15（9）：1058］。 4. 本品与川芎嗪存在配伍禁忌［车淑华. 护理实践与研究,2008,5（7）：78］
注意事项	1. 溶媒选择：0.9% 氯化钠注射液。 2. 将本品用 250~500ml 溶媒稀释后缓慢滴注。 3. 如药液出现浑浊或沉淀，请勿继续使用。 4. 本品 pH 值 5.5~7.5
合用提示	谨慎联合用药，如确需联合使用其他药物时，应谨慎考虑间隔时间以及药物相互作用等问题

清开灵注射液

【主要作用】本品含有胆酸、珍珠母（粉）、猪去氧胆酸、栀子、水牛角（粉）、板蓝根、黄芩苷、金银花。可清热解毒，化痰通络，醒神开窍。

【适应症】用于热病、神昏、中风偏瘫、神志不清；急性肝炎、上呼吸道感染、肺炎、脑血栓形成、脑出血见上述证候者。

【用法用量】静脉滴注，一日 20~40ml。肌内注射，一日 2~4ml。

【临床配伍】见下配伍禁忌表。

配伍禁忌	1. 本品适宜单独使用，不宜与其他药物在同一容器中混合使用。 2. 不能与硫酸庆大霉素，青霉素 G 钾、青霉素 G、肾上腺素、阿拉明、乳糖酸红霉素、多巴胺、硫酸镁注射液、山梗菜碱、硫酸美芬丁胺等药物配伍使用。 3. 禁忌与青霉素类、林可霉素类、氨基糖甘类、喹诺酮类、头孢菌素类、维生素类、盐酸氯丙嗪、葡萄糖酸钙、垂体后叶素、止血芳酸、氨茶碱、肌苷、1，6-二磷酸果糖、胸腺肽、盐酸精氨酸、小诺新霉素、沐舒坦、去甲肾上腺素、异丙肾上腺素、盐酸川芎嗪、川芎嗪注射液等药物配伍使用。 4. 不能与能量合剂、高糖维持液和复方乳酸钠葡萄糖注射液，复方电解质葡萄糖 MG3 注射液、酸性药物配伍使用，特别应避免与抗菌药物、青霉素类药物配伍使用
注意事项	1. 溶媒选择：（1）0.9% 氯化钠注射液，（2）5% 葡萄糖注射液，（3）10% 葡萄糖注射液。 2. 静脉滴注时以适量溶媒稀释后使用。 3. 严格控制滴注速度和用药剂量。建议滴速小于 40 滴 /min，一般控制在 15~30 滴 /min。 4. 静脉滴注必须稀释后使用，且应现配现用，并在 4h 以内用完。 5. 禁止使用静脉推注方法给药。 6. 本品 pH 值 6.8~7.5
合用提示	谨慎联合用药，如确需联合使用其他药物时，应谨慎考虑与本品的间隔时间以及药物相互作用等问题。本品与其他药物交互使用时，应间隔 6h 以上

疏血通注射液

【主要作用】本品含有水蛭、地龙。可活血化瘀，通经活络。

【适应症】用于瘀血阻络所致的中风中经络急性期，症见半身不遂，口舌歪斜、言语謇涩。

急性期脑梗死见上述证候者。

【用法用量】静脉滴注。一日 6ml。

【临床配伍】见下配伍禁忌表。

配伍禁忌	1. 本品应单独使用，禁忌与其他药物混合配伍使用。 2. 本品与川芎嗪注射液存在配伍禁忌［邓英，龚艳 . 现代医药卫生，2009,25（22）：347］
注意事项	1. 溶媒选择：（1）0.9% 氯化钠注射液，（2）5% 葡萄糖注射液。 2. 将本品加于 250~500ml 溶媒中，缓慢滴入。 3. 药液稀释后应即配即用，不宜长时间放置。 4. 本品 pH 值 5.0~6.0
合用提示	谨慎联合用药，如确需联合使用其他药物时，应谨慎考虑间隔时间以及药物相互作用等问题

舒血宁注射液

【主要作用】本品为银杏叶经提取制成的灭菌水溶液，可扩张血管，改善微循环。

【适应症】用于缺血性心脑血管疾病，冠心病，心绞痛，脑栓塞，脑血管痉挛等。

【用法用量】静脉滴注：一日 20ml。肌内注射：每次 10ml，一日 1~2 次。

【临床配伍】见下配伍禁忌表。

配伍禁忌	1. 本品宜单独滴注，不能与氨茶碱、阿昔洛韦、注射用奥美拉唑钠配伍使用。 2. 本品与前列地尔存在配伍禁忌［陶爱莲，江海娇 . 临床护理杂志,2012,11（6）：78］。 3. 本品与哌拉西林钠 / 他唑巴坦钠存在配伍禁忌［张思跃 . 中华现代护理杂志,2013,19（19）：2239］。 4. 本品与阿莫西林 / 舒巴坦钠存在配伍禁忌［张延艳，余泳 . 中国实用护理杂志,2012,28（1）：63］。 5. 本品与呋塞米存在配伍禁忌［贾秋敏，许继芹 . 护理学报,2009,16（14）：75］
注意事项	1. 溶媒选择：5% 葡萄糖注射液。 2. 静脉滴注时用溶媒稀释至 250ml 或 500ml。 3. 静脉滴注时，必须稀释以后使用，滴速不超过 40 滴 /min，一般控制在 15~30 滴 /min。首次使用应使用小剂量并缓慢滴注。 4. 禁止使用静脉推注的方法给药。 5. 药液稀释后，应即配即用，不宜长时间放置
合用提示	谨慎联合用药，如确需联合使用其他药物时，应谨慎考虑间隔时间以及药物相互作用等问题

冠心宁注射液

【主要作用】本品成分为丹参、川芎。现代药理研究发现，丹参可以扩张冠状动脉、增加冠状动脉流量，对急性心肌缺血有一定的保护作用；川芎能提高心肌血流量。

【适应症】本品可活血化瘀，通脉养心。用于冠心病、心绞痛。

【用法用量】静脉滴注，每次 10~40ml，一日 1 次。肌内注射，每次 2ml，一日 1~2 次。

【临床配伍】见下配伍禁忌表。

配伍禁忌	1. 本品宜单独输注，不与其他药混合滴注。 2. 本品含丹参，忌与含藜芦的药物同用。 3. 不可与喹诺酮类、甘草酸二铵、盐酸罂粟碱等联合应用。 4. 不可与青霉素类药物合并使用。 5. 本品与甘草酸二铵有配伍禁忌［董伟凤. 中国民康医学, 2008,20（10）：1088］
注意事项	1. 溶媒选择：（1）0.9% 氯化钠注射液，（2）5% 葡萄糖注射液。 2. 静脉滴注时，用 250~500ml 溶媒稀释后使用。严格控制滴注速度和用药剂量。建议滴速小于 40 滴 /min，一般控制在 15~30 滴 /min。首次用药，宜选用小剂量，缓慢滴注。 3. 本品严禁静脉推注使用。 4. 发现药液出现浑浊、沉淀、变色或瓶身有漏气、裂纹等现象时不能使用。如经葡萄糖注射液稀释后出现浑浊、沉淀、变色亦不得使用
合用提示	谨慎联合用药，如确需联合使用其他药物时，应谨慎考虑与中药注射剂的间隔时间以及药物相互作用等问题

参麦注射液

【主要作用】本品含有红参、麦冬。可益气固脱，养阴生津，生脉。

【适应症】用于治疗气阴两虚型休克、冠心病、病毒性心肌炎、慢性肺心病、粒细胞减少症。能提高肿瘤患者的免疫功能，与化疗药物合用时，有一定的增效作用，并能减少化疗药物所引起的毒副反应。

【用法用量】静脉滴注，每次 20~100ml。抢救危急重症每日用量不宜低于 200ml，剂量太小可能影响疗效。肌内注射，每次 2~4ml，一日 1 次。

【临床配伍】见下配伍禁忌表。

配伍禁忌	本品适宜单独滴注，不能与藜芦、五灵脂配伍使用；不能与甘油果糖注射液、抗生素类药物配伍使用，尤其不能与青霉素类高敏类药物合并使用
注意事项	1. 溶媒选择：5% 葡萄糖注射液。 2. 静脉滴注时建议用 250~500ml 溶媒稀释后应用，也可直接滴注。 3. 严格控制滴注速度和用药剂量。建议滴速小于 40 滴 /min，一般控制在 15~30 滴 /min。 4. 首次用药，宜选用小剂量，慢速滴注。 5. 本品应现配现用。 6. 禁止使用静脉推注的方法给药
合用提示	谨慎联合用药，如确需联合使用其他药物时，应谨慎考虑与中药注射剂的间隔时间以及药物相互作用等问题

丹参注射液
Salvia Miltiorrhiza Injection

【主要作用】本品主要成分为丹参，可活血化瘀，通脉养心。

【适应症】用于冠心病胸闷，心绞痛。

【用法用量】静脉滴注，每次 10~20ml，一日 1 次。静脉推注，每次 4ml，一日 1~2 次。肌内注射，每次 2~4ml，一日 1~2 次。

【临床配伍】见下配伍禁忌表。

配伍禁忌	1. 本品宜单独滴注,不得与普萘洛尔、维生素 C 等注射剂混合使用,以免产生混浊或沉淀。 2. 本品与罂粟碱有配伍禁忌［郭业秀,王兰箴,吕廷芳.黑龙江护理杂志,1997,3（3）：21］。 3. 本品与环丙沙星、氧氟沙星有配伍禁忌［李蔓玲,黄枝优.中国药师,2002,5（11）：659］。 4. 本品与胸腺肽存在配伍禁忌［王翠梅,贾艳焕.山西医药杂志,2005,34（11）：942］
注意事项	1. 溶媒选择：（1）50% 葡萄糖注射液，（2）5% 葡萄糖注射液。 2. 静脉推注时用 50% 葡萄糖注射液 20ml 稀释后使用。 3. 静脉滴注时用 5% 葡萄糖注射液 100~500ml 稀释后使用
合用提示	谨慎联合用药,如确需联合使用其他药物时,应谨慎考虑与中药注射剂的间隔时间以及药物相互作用等问题

注射用丹参
Salvia Miltiorrhiza for Injection

【主要作用】本品主要成分为丹参,可活血通脉。

【适应症】用于胸痹血瘀证,症见：胸部刺痛、绞痛,痛有定处,或有心悸；冠心病、心绞痛见上述证候者。

【用法用量】静脉滴注。每次 400mg,一日 1 次。

【临床配伍】见下配伍禁忌表。

配伍禁忌	1. 本品与其他化学药物配伍使用时,如出现混浊或产生沉淀,则禁止使用。 2. 本品与苦参素存在配伍禁忌［贺立明,韩二英.中国误诊学杂志,2011,11（9）：2121］。 3. 本品与氟罗沙星存在配伍禁忌［王海涛,王兰萍,张丽香.中国药物与临床,2009,9（11）：1083］。 4. 本品与莫西沙星存在配伍禁忌［管细红.当代护士（中旬刊）,2011,（11）：47］。 5. 本品与乳酸左氧氟沙星存在配伍禁忌［郎素芹.中国误诊学杂志,2008,8（20）：5033］。 6. 本品与维生素 B_6 存在配伍禁忌［冯茂群,陈建华.黑龙江护理杂志,2000,6（6）：33］
注意事项	1. 溶媒选择：（1）0.9% 氯化钠注射液，（2）5% 葡萄糖注射液。 2. 临用前先用适量注射用水或溶媒充分溶解,再用 500ml 相应溶媒稀释。 3. 本品请勿静脉推注
合用提示	谨慎联合用药,如确需联合使用其他药物时,应谨慎考虑间隔时间以及药物相互作用等问题

注射用丹参多酚酸盐
Salvianolate for Injection

【其他名称】绿谷。

【主要作用】活血、化瘀、通脉。

【适应症】用于冠心病、稳定型心绞痛,分级为Ⅰ、Ⅱ级,心绞痛症状表现为轻、中度,中医辨证为心血瘀阻证者,症见胸痛、胸闷、心悸。

【用法用量】静脉滴注。每次 200mg,一日 1 次,疗程 2 周。

【临床配伍】见下配伍禁忌表。

配伍禁忌	1. 禁忌与其他药物混合配伍使用。 2. 本品与注射用法舒地尔存在配伍禁忌［李爽，梁莉，刘俊，等.中华肺部疾病杂志（电子版）,2013,6（5）：415］。 3. 本品与注射用桂哌齐特存在配伍禁忌［张红柳.华北国防医药,2010,22（4）：138］。 4. 本品与甲磺酸左氧氟沙星存在配伍禁忌［邹敏.临床合理用药杂志,2012,21（5）：19］。 5. 本品与泮托拉唑存在配伍禁忌［路中先,仲月霞,班菲,等.齐鲁护理杂志,2011,12（17）：20］。 6. 本品与莫西沙星氯化钠存在配伍禁忌［袁春华,曲进,王桂新.中国实用护理杂志,2012,33（28）：36］
注意事项	1. 溶媒选择：（1）5% 葡萄糖注射液，（2）0.9% 氯化钠注射液。 2. 将本品用 250~500ml 溶媒溶解后使用。 3. 严格掌握用法用量，按照说明书推荐剂量和疗程使用药物。不可超剂量、过快滴注和长期连续用药
合用提示	谨慎联合用药，如确需联合使用其他药物时，应谨慎考虑与本品的间隔时间以及药物相互作用等问题

丹红注射液

【其他名称】倍通。

【主要作用】本品含有丹参、红花，可活血化瘀、通脉舒络。

【适应症】用于瘀血闭阻所致的胸痹及中风，症见：胸痛，胸闷，心悸，口眼歪斜，言语謇涩，肢体麻木，活动不利；冠心病、心绞痛、心肌梗死，瘀血型肺心病，缺血性脑病、脑血栓。

【用法用量】静脉滴注，每次 20~40ml，一日 1~2 次。静脉推注，每次 4ml，一日 1~2 次。肌内注射，每次 2~4ml，一日 1~2 次。

【临床配伍】见下配伍禁忌表。

配伍禁忌	1. 本品不得与其他药物混合在同一容器内使用。 2. 本品与长春西汀存在配伍禁忌［张涛,刘胜利,李小琼,等.当代护士（中旬刊）,2014,（8）：86］。 3. 本品与盐酸罂粟碱注射液存在配伍禁忌［张奇芳,张海东.中国误诊学杂志,2009,（9）30：7310］。 4. 本品与莫西沙星注射液存在配伍禁忌［韩甜甜.护理学报,2010,17（4）：26］。 5. 本品与左氧氟沙星注射液存在配伍禁忌［许彩霞.中国实用医药,2012,7（30）：237］。 6. 本品与酚妥拉明注射液存在配伍禁忌［郭淑辉.护理实践与研究,2013,10（17）：132］
注意事项	1. 溶媒选择：（1）0.9% 氯化钠注射液，（2）5% 葡萄糖注射液，（3）50% 葡萄糖注射液。 2. 静脉推注时加入 50% 葡萄糖注射液 20ml 稀释后缓慢注射。 3. 静脉滴注时加入 5% 葡萄糖注射液 100~500ml 稀释后缓慢滴注。 4. 伴有糖尿病等特殊情况时，改用 0.9% 氯化钠注射液稀释后使用。 5. 药物与稀释液配药后，应即配即用，不宜长时间放置
合用提示	谨慎联合用药，如确需联合使用其他药物时，应谨慎考虑与中药注射剂的时间间隔以及药物相互作用等

丹香冠心注射液

【主要作用】本品主要成分为丹参、降香，可活血化瘀、理气止痛。

【适应症】适用于冠心病、心绞痛、心肌梗死属瘀血闭阻证。

【用法用量】静脉滴注，每次 10~16ml，一日 1 次。静脉推注，每次 4ml，一日 1 次。肌内注射，每次 2~4ml，一日 1~2 次。

【临床配伍】见下配伍禁忌表。

配伍禁忌	1. 本品不得与其他药物混合注射使用。 2. 本品与吡硫醇存在配伍禁忌［贺荟允, 柴淑英 . 护理实践与研究 ,2012,9（4）：6］。 3. 本品与阿奇霉素存在配伍禁忌［马丽萍, 康艳华 . 解放军护理杂志 ,2005,22（1）：73］。 4. 本品与维生素 B_1 存在配伍禁忌［陈慧琴, 危丽华 . 中国误诊学杂志 ,2007,7（17）：4190］
注意事项	1. 溶媒选择：（1）5% 葡萄糖注射液，（2）50% 葡萄糖注射液。 2. 静脉推注时用 50% 葡萄糖注射液 20ml 稀释。 3. 静脉滴注时用 5% 葡萄糖注射液 100~500ml 稀释。 4. 本品无用氯化钠溶液稀释的研究资料
合用提示	谨慎联合用药，如确需联合使用其他药物时，应谨慎考虑与中药注射剂的时间间隔以及药物相互作用等

红花注射液
Safflower Injection

【主要作用】活血化瘀。

【适应症】用于治疗闭塞性脑血管疾病，冠心病，脉管炎。

【用法用量】1. 静脉滴注。治疗闭塞性脑血管疾病，每次 15ml，一日 1 次。15~20 次为一疗程。治疗冠心病每次 5~20ml，一日 1 次。10~14 次为一疗程，疗程间隔为 7~10 日。2. 肌内注射：治疗脉管炎，每次 2.5~5ml，一日 1~2 次。

【临床配伍】见下配伍禁忌表。

配伍禁忌	1. 本品为中药注射剂应单独使用，禁忌与其他药物混合配伍使用。 2. 本品与加替沙星存在配伍禁忌
注意事项	1. 溶媒选择：（1）5% 葡萄糖注射液，（2）10% 葡萄糖注射液。 2. 治疗闭塞性脑血管疾病时，用 10% 葡萄糖注射液 250~500ml 稀释后应用。 3. 治疗冠心病时，用 5% 葡萄糖注射液或 10% 葡萄糖注射液 250~500ml 稀释后应用。 4. 严格掌握用法用量及疗程。按照说明书推荐剂量、配制要求、疗程使用药物。不可超剂量、长期连续用药，不得随意改变稀释液的种类、稀释浓度和稀释溶液用量。配药后应坚持即配即用，不宜长时间放置
合用提示	谨慎联合用药，如确需要联合使用其他药物时，应谨慎考虑与中药注射剂的间隔时间以及药物相互作用等问题

注射用红花黄色素
Safflower Yellow for Injection

【其他名称】乐坦。

【主要作用】活血化瘀，通脉止痛。

【适应症】用于心血瘀阻引起的Ⅰ、Ⅱ、Ⅲ级的稳定型劳累性心绞痛，症见：胸痛、胸闷、心慌、气短等。

【用法用量】静脉滴注。每次 100mg，一日 1 次，14 日为一疗程。

【临床配伍】见下配伍禁忌表。

配伍禁忌	1. 本品应单独使用，禁忌与其他药物混合配伍使用。 2. 本品与阿莫西林／舒巴坦钠存在配伍禁忌［卞秀梅，李晓红，王学花，等．中华现代护理杂志，2011,17（29）：3475］。 3. 本品与亚胺培南西司他汀存在配伍禁忌［李亚妹，甘云静．护理实践与研究，2015,12（2）：93］。 4. 本品与氨茶碱存在配伍禁忌［甄淑贤．中国民康医学，2008,20（16）：1935］。 5. 本品与奥美拉唑存在配伍禁忌［李晓红，王学花，卞秀梅，等．中华现代护理学杂志，2012,18（18）：2112］。 6. 本品与托拉塞米存在配伍禁忌［胡玉芬，李亚妹，温娜．中国实用护理杂志，2013,29（34）：40］
注意事项	1. 溶媒选择：0.9% 氯化钠注射液。 2. 将本品加入 250ml 溶媒中，缓慢静脉滴注。 3. 本品 pH 值 4.0~6.0（5mg/ml 水溶液）
合用提示	谨慎联合用药，如确需要联合使用其他药物时，应谨慎考虑与本品的间隔时间以及药物相互作用等问题

苦碟子注射液

【其他名称】蝶麦灵，悦安欣。

【主要作用】本品主要成分为抱茎苦荬菜，可活血止痛、清热祛瘀。

【适应症】用于瘀血闭阻的胸痹，症见：胸闷、心痛，口苦，舌暗红或存瘀斑等。适用于冠心病、心绞痛见上述症状者。亦可用于脑栓塞者。

【用法用量】静脉滴注。每次 10~40ml，一日 1 次，14 日为一疗程。高龄患者日使用量应不超过 20ml。

【临床配伍】见下配伍禁忌表。

配伍禁忌	1. 本品应单独使用，禁忌与其他药物混合配伍使用。 2. 本品与普罗帕酮存在配伍禁忌。 3. 本品与阿莫西林／克拉维酸钾存在配伍禁忌［徐玉珍，熊伟，崔玉萍，等．实用医技杂志，2008,15（15）：1957］
注意事项	1. 溶媒选择：（1）0.9% 氯化钠注射液；（2）5% 葡萄糖注射液。 2. 将本品用溶媒稀释至 250~500ml 后应用。 3. 每 10ml 药液应用不少于 100ml 的溶媒稀释后使用，滴速不宜过快。 4. 高龄患者滴速以不超过 40 滴 /min 为宜
合用提示	谨慎联合用药，如确需要联合使用其他药物时，应谨慎考虑与本品的间隔时间以及药物相互作用等问题

香丹注射液

【主要作用】本品含有丹参、降香，可扩张血管，增加冠状动脉血流量。

【适应症】用于心绞痛，亦可用于心肌梗死等。

【用法用量】静脉滴注，每次 10~20ml。肌内注射，每次 2ml，一日 1~2 次。

【临床配伍】见下配伍禁忌表。

配伍禁忌	1. 本品为中药注射剂宜单独滴注。 2. 与喹诺酮类药物配伍后产生淡黄色沉淀，因此严禁直接配伍，并且禁止采用两者前后顺序静脉滴注的合用方法。 3. 与盐酸川芎嗪配伍后混合后立即出现乳棕色凝块，临床确需合用时，应分别加入，并在两组液体间加输足量的其他液体。 4. 避免与 pH 较低的注射液混合使用，如胃复安注射液、心得安注射液、维生素 B_1、维生素 B_6 等，否则易产生沉淀。 5. 不宜与盐酸利多卡因、肌苷注射液配伍合用
注意事项	1. 溶媒选择：（1）5% 葡萄糖注射液，（2）10% 葡萄糖注射液。 2. 将本品用 250~500ml 溶媒稀释。 3. 药液稀释应严格按照说明书的要求配制，不得随意改变稀释液的种类、稀释浓度和稀释液用量。配药后应即配即用，不宜长时间放置
合用提示	1. 不宜与抗癌药如阿糖胞苷、环磷酰胺、氟尿嘧啶等合用，因其能促进恶性肿瘤的转移。 2. 不宜与止血药合用，如维生素 K、凝血酶等。 3. 不宜与抗酸药同用，如氧化镁胞剂、复方氧化镁合剂、胃舒平、胃得乐片等。 4. 不宜与麻黄碱、山梗菜碱等合用。 5. 不宜与阿托品合用。 6. 谨慎联合用药，如确需要联合使用其他药物时，应谨慎考虑与中药注射剂的间隔时间以及药物相互作用等问题

注射用双黄连

【主要作用】本品含有金银花、黄芩、连翘。可清热解毒，疏风解表。

【适应症】用于外感风热所致的发热、咳嗽、咽痛；上呼吸道感染、轻型肺炎、扁桃体炎见上述证候者。

【用法用量】静脉滴注。每次 60mg/kg，一日 1 次。

【临床配伍】见下配伍禁忌表。

配伍禁忌	1. 本品宜单独滴注，与氨基糖苷类（庆大霉素、卡那霉素、链霉素）及大环内酯类（红霉素、吉他霉素）、喹诺酮类等配伍时易产生混浊或沉淀，请勿配伍使用。 2. 本品与维生素 B_6 存在配伍禁忌 ［吕二新 . 医学理论与实践，2006,19（6）：686］
注意事项	1. 溶媒选择：（1）0.9% 氯化钠注射液，（2）5% 葡萄糖注射液，（3）10% 葡萄糖注射液。 2. 临用前先以适量灭菌注射用水充分溶解，再用 500ml 溶媒稀释。 3. 本品与溶媒配伍时如出现混浊或沉淀，请勿使用（本品的最佳配伍 pH 值为 6~8）。 4. 不得超过剂量或浓度（建议静脉滴注时药液浓度不应超过 1.2%）应用，尤其是儿童，要严格计算用量。 5. 静脉滴注本品应遵循先慢后快的原则，开始滴注时应为 20 滴 /min，15~20min 后，患者无不适，可改为 40~60 滴 /min，并注意监护不良反应的发生。 6. 本品 pH 值 5.7~6.7（25mg/ml 水溶液）
合用提示	谨慎联合用药，如确需联合使用其他药物时，应谨慎考虑间隔时间以及药物相互作用等问题

痰热清注射液

【主要作用】本品含有黄芩、熊胆粉、山羊角、金银花、连翘。可清热、化痰、解毒。

【适应症】用于风温肺热病痰热阻肺证，症见：发热、咳嗽、咳痰不爽、咽喉肿痛、口渴、舌红、苔黄；肺炎早期、急性支气管炎、慢性支气管炎急性发作以及上呼吸道感染属上述证候者。

【用法用量】静脉滴注。成人每次 20ml，重症患者每次 40ml，一日 1 次；儿童 0.3~0.5ml/kg，最高剂量不超过 20ml，一日 1 次。

【临床配伍】见下配伍禁忌表。

配伍禁忌	1. 本品不得与其他药物混合滴注。 2. 本品忌与吉他霉素、卷曲霉素、泮托拉唑、精氨酸、阿司匹林配伍使用。 3. 本品与甲磺酸帕珠沙星注射液存在配伍禁忌［吕会玲. 中国误诊学杂志,2008,8（29）：7147］ 4. 本品与利巴韦林存在配伍禁忌［陈玉松,董晓娟,汪琪. 中国药物与临床,2006,6（8）：635］。 5. 本品与氨溴索存在配伍禁忌［黄爱琴,连春莺,陈玉珍. 护理实践与研究,2015,12（9）：153］。 6. 本品与盐酸左氧氟沙星存在配伍禁忌［陈丽梅,潘爱娣. 临床肺科杂志,2009,14（2）：284］。 7. 本品与乳糖酸阿奇霉素存在配伍禁忌［蔡建英. 临床合理用药,2009,2（1）：11］
注意事项	1. 溶媒选择：（1）0.9% 氯化钠注射液；（2）5% 葡萄糖注射液。 2. 成人剂量应加入 250~500ml 溶媒中，滴速不超过 60 滴 / 分，以 30~60 滴 / 分为宜，滴速过快或有渗漏可引起头晕、胸闷或局部疼痛。 3. 儿童剂量应加入 100~200ml 溶媒中，静脉滴注，控制滴速 30~60 滴 / 分，以 30~40 滴 / 分为宜。 4. 稀释溶媒的温度要适宜，确保在输液时药液为室温，一般在 20~30℃为宜。 5. 药液稀释倍数不低于 1:10，稀释后药液必须在 4h 内使用。 6. 如需联合用药，在换药时需先用 5% 葡萄糖注射液或 0.9% 氯化钠注射液冲洗输液管或更换新的输液器，并应保持一定的时间间隔，以免药物相互作用产生不良反应。 7. 该药在输液过程中，液体应经过过滤器，若发现有气泡，应减慢滴速。 8. 本品 pH 值 7.0~8.0
合用提示	谨慎联合用药，如确需联合使用其他药物时，应谨慎考虑间隔时间以及药物相互作用等问题

喜炎平注射液

【主要作用】本品为穿心莲内酯磺化物，可清热解毒，止咳止痢。

【适应症】用于支气管炎、扁桃体炎、细菌性痢疾等。

【用法用量】1. 肌内注射。成人：每次 50~100mg，一日 2~3 次；小儿酌减。2. 静脉滴注。成人：一日 250~500mg，一日 1 次；儿童：一日 5~10mg/kg（0.2~0.4ml/kg），最高剂量不超过 250mg，一日 1 次。

【临床配伍】见下配伍禁忌表。

配伍禁忌	1. 本品严禁与其他药物在同一容器内配伍使用。 2. 本品与维生素 B_6 存在配伍禁忌［赵娟,谭启明. 临床军医杂志,2007,35（3）：410］。 3. 本品与甲磺酸妥拉明存在配伍禁忌［郭秀梅,王海青,刘方波. 中国误诊学杂志,2009,9（3）：628］。 4. 本品与氨溴索存在配伍禁忌［刘会美,谭启明. 广州医药,2008,39（2）：51］

续表

注意事项	1. 溶媒选择：（1）0.9% 氯化钠注射液，（2）5% 葡萄糖注射液。 2. 静脉滴注时以 100~250ml 溶媒稀释后使用。 3. 如需联合使用其他静脉用药，在换药时建议冲洗输液管，以免药物相互作用产生不良反应。 4. 稀释溶媒的温度要适宜，确保输液室药液为室温，一般在 20~30℃为宜。 5. 严格控制输液速度，儿童以 30~40 滴 /min 为宜，成人以 30~60 滴 /min 为宜。滴速过快可能导致头晕、胸闷、局部疼痛
合用提示	谨慎联合用药，如确需联合使用其他药物时，应谨慎考虑间隔时间以及药物相互作用等问题

热毒宁注射液

【主要作用】本品含有青蒿、金银花、栀子，可清热、疏风、解毒。

【适应症】用于外感风热所致感冒、咳嗽，症见：高热、微恶风寒、头痛身痛、咳嗽、痰黄；上呼吸道感染、急性支气管炎见上述证候者。

【用法用量】静脉滴注。成人：每次 20ml，一日 1 次。上呼吸道感染患者疗程为 3 日，急性气管 - 支气管炎患者疗程为 5 日。儿童：3~5 岁，最高剂量不超过 10ml，一日 1 次；6~10 岁，每次 10ml，一日 1 次；11~13 岁，每次 15ml，一日 1 次；14~17 岁，每次 20ml，一日 1 次。

【临床配伍】见下配伍禁忌表。

配伍禁忌	本品不宜与其他药物在同一容器内混合使用，与青霉素类、氨基糖苷类和大环内酯类等药物配伍使用时可产生混浊或沉淀
注意事项	1. 溶媒选择：（1）0.9% 氯化钠注射液，（2）5% 葡萄糖注射液。 2. 静脉滴注时溶媒量及滴注速度根据患者年龄进行调整： （1）3~5 岁儿童，最高剂量不超过 10ml，用 50~100ml 溶媒稀释，滴速为 30~40 滴 /min； （2）6~10 岁儿童，每次 10ml，用 100~200ml 溶媒稀释，滴速为 30~60 滴 /min； （3）11~13 岁儿童，每次 15ml，用 200~250ml 溶媒稀释，滴速为 30~60 滴 /min； （4）14 岁以上儿童及成人，每次 20ml，用 250ml 溶媒稀释，滴速为 30~60 滴 /min。 3. 药液稀释应严格按照说明书用法用量配制，稀释浓度不低于 1∶4（药液∶溶媒），不得随意改变稀释液的种类、稀释浓度和稀释溶液用量。 4. 药液应即配即用，不宜长时间放置。 5. 本品使用后需用 5% 葡萄糖注射液或 0.9% 氯化钠注射液冲洗输液管后，方可使用第二种药物。 6. 本品 pH 值 4.0~6.0
合用提示	谨慎联合用药，如确需联合使用其他药物时，应谨慎考虑间隔时间以及药物相互作用等问题

复方苦参注射液
Compound Sophorae Flavescentis Radix Injection

【主要作用】本品含有苦参、白土苓，可清热利湿，凉血解毒，散结止痛。

【适应症】用于癌肿疼痛、出血。

【用法用量】静脉滴注，每次 12ml，一日 1 次，儿童酌减，全身用药总量 200ml 为一个疗程，一般可连续使用 2~3 个疗程。肌内注射，每次 2~4ml，一日 2 次。

【临床配伍】见下配伍禁忌表。

配伍禁忌	1. 本品为中药注射剂，避免与其他药物在同一容器中混合滴注。 2. 本品与 5% 葡萄糖注射液有配伍禁忌［温虹 . 临床军医杂志 ,2011,39（6）：1234］
注意事项	1. 溶媒选择：0.9% 氯化钠注射液。 2. 静脉滴注时用 200ml 溶媒稀释后应用。 3. 常温下保存，忌冷冻及高温
合用提示	谨慎联合用药，如确需联合使用其他药物时，应谨慎考虑间隔时间以及药物相互作用等问题

康艾注射液[乙]

【主要作用】本品成分为黄芪、人参、苦参素。益气扶正，增强机体免疫功能。

【适应症】用于原发性肝癌、肺癌、直肠癌、恶性淋巴瘤、妇科恶性肿瘤；各种原因引起的白细胞低下及减少症。慢性乙型肝炎的治疗。

【用法用量】缓慢静脉推注或滴注。每日 40~60ml，分 1~2 次给药，30 日为一疗程。

【临床配伍】见下配伍禁忌表。

配伍禁忌	1. 禁止和含有藜芦的制剂配伍使用。 2. 本品应单独使用，严禁混合配伍
注意事项	1. 溶媒选择：（1）0.9% 氯化钠注射液，（2）5% 葡萄糖注射液。 2. 静脉滴注时，以 250~500ml 溶媒稀释后使用。 3. 滴速勿快，老人、儿童以 20~40 滴 /min 为宜，成年人以 40~60 滴 /min 为宜。 4. 换药时需先用 5% 葡萄糖注射液或 0.9% 氯化钠注射液（50ml 以上）冲洗输液管或更换新的输液器，并保持一定的时间间隔，以免药物相互作用产生不良反应
合用提示	谨慎联合用药，如确需联合使用其他药物时，应充分考虑与本品的间隔时间以及药物相互作用等问题

肾康注射液

【主要作用】本品含有大黄、丹参、红花、黄芪，可降逆泄浊、益气活血、通腑利湿。

【适应症】适用于慢性肾功能衰竭属湿浊血瘀证。症见恶心呕吐、口中黏腻、面色晦暗、身重困倦、腰疼、纳呆、腹胀、肌肤甲错、肢体麻木、舌质紫暗或有瘀点、舌苔厚腻、脉涩或细涩。

【用法用量】静脉滴注。每次 100ml，一日 1 次，疗程 4 周。

【临床配伍】见下配伍禁忌表。

配伍禁忌	1. 本品禁止与其他药物在同一容器（包括输液管内）混合使用。 2. 本品与前列地尔存在配伍禁忌［范书新 . 临床医药文献杂志 ,2014,1（5）：734］。 3. 本品与盐酸昂丹司琼存在配伍禁忌［屈果荣 . 山西医药杂志 ,2012,41（5）：527］
注意事项	1. 溶媒选择：（1）10% 葡萄糖注射液，（2）5% 葡萄糖注射液，（3）0.9% 氯化钠注射液。 2. 将本品用 10% 葡萄糖注射液 300ml 稀释。滴速 20~30 滴 /min。 3. 必须按照药品说明书的推荐剂量、调配要求、给药速度等使用药物。 4. 高血糖患者按每 20ml 药液加入 5% 葡萄糖注射液或 0.9% 氯化钠注射液 40~60ml 稀释后使用
合用提示	谨慎联合用药，如确需联合使用其他药物时，应谨慎考虑间隔时间以及药物相互作用等问题

茵栀黄注射液[甲]

【**主要作用**】本品为茵陈提取物、栀子提取物、黄芩苷、金银花提取物（以绿原酸汁）。可清热，解毒，利湿，退黄。

【**适应症**】用于肝胆湿热，面目悉黄，胸胁胀痛，恶心呕吐，小便黄赤。急性、迁延性、慢性肝炎，属上述证候者。

【**用法用量**】静脉滴注。每次 10~20ml，症状缓解后可改用肌内注射，每日 2~4ml。尚无儿童应用本品的系统研究资料，不建议儿童使用。

【**临床配伍**】见下配伍禁忌表。

配伍禁忌	1. 本品适宜单独使用，不能与其他药物在同一容器中混合使用。 2. 本品与葡萄糖酸钙注射液、红霉素、四环素、回苏灵注射液、钙剂、酸性药物存在配伍禁忌，尤其不能与青霉素类药物合并使用。 3. 本品不能与氨基糖苷类、头孢菌素类、复方氨基比林联合应用。 4. 本品与门冬氨酸镁、氯化钾联用有配伍禁忌［王艳红.齐鲁护理杂质,1996,（6）：1-2］
注意事项	1. 溶媒选择：（1）5% 葡萄糖注射液，（2）10% 葡萄糖注射液。 2. 严格控制滴注速度和用药剂量，建议滴速小于 40 滴 /min，一般控制在 15~30 滴 /min。首次用药，宜选用小剂量，慢速滴注。禁止使用静脉推注的方法给药。 3. 现配现用，稀释液在 2h 内用完。 4. 本品是纯中药制剂，保存不当可能影响产品质量。发现药液浑浊、沉淀、变色或瓶身有漏气、裂纹等现象时不能使用。 5. 如经葡萄糖注射液稀释后出现浑浊则不得使用
合用提示	与其他抗生素类药物、维生素 K_1、法莫西丁、还原型谷胱甘肽合用时应谨慎使用

第十七章　其他

维替泊芬
Verteporfin Powder

【其他名称】维速达尔。

【主要作用】受损的内皮细胞可以通过脂氧化酶（白三烯）和环氧化酶（类花生酸如血栓素）途径释放促凝因子和血管活性因子，引起血小板聚集、纤维蛋白凝块形成和血管收缩。在有氧环境下，维替泊芬一旦被光激活就会产生高度活性的、维持时间短暂的单氧和具有活性的氧自由基。被光激活的维替泊芬可以损伤局部新生血管内皮细胞，引起血管闭合。

【适应症】用于继发于年龄相关性黄斑变性，病理性近视或可疑眼组织胞浆菌病的，以典型性为主型中心凹下脉络膜新生血管形成的患者。对于隐匿性中心凹下脉络膜新生血管为主的患者，尚无充分证据支持维替泊芬治疗。

【用法用量】静脉滴注。每次 $6mg/m^2$。

【临床配伍】见下配伍禁忌表。

配伍禁忌	本品禁止用 0.9% 氯化钠做溶媒
注意事项	1. 溶媒选择：5% 葡萄糖注射液。 2. 用 7ml 灭菌注射用水配制成 7.5ml 浓度为 2mg/ml 的注射液。溶解于 5% 葡萄糖注射液，配成 30ml 溶液。用合适的注射泵和过滤器，以 3ml/min 的速度在 10min 完全经静脉滴注完毕。 3. 配制好的溶液必须避光保存，并且在 4 小时内使用。 4. 建议在注射前观察配制好的溶液是否出现沉淀和变色现象。配制好的溶液是一种深绿色的透明液体。
合用提示	1. 与含乙醇的药物合用可降低本品活性。 2. 与可消除活性氧或清除自由基的化合物（二甲亚砜、β‑胡萝卜素、甲酸盐、甘露醇）合用可能降低本品活性。 3. 光敏剂可增强本品的光敏效果

阿托西班[乙]
Atosiban

【其他名称】依保，合双。

【主要作用】阿托西班是一种合成的肽类物质，可在受体水平对人催产素产生竞争性抑制作用。可降低子宫的收缩频率和张力，抑制子宫收缩。本品也与加压素受体结合抑制加压素的作用。

【适应症】用于推迟即将出现的早产。

【用法用量】静脉给予阿托西班有三个连续的步骤：首次单剂量推注 6.75mg。用 7.5mg/ml 的醋酸阿托西班注射液（0.9ml/瓶），随即输注连续 3h 的高剂量已稀释醋酸阿托西班注射液（5ml/瓶，300μg/min），随后再低剂量给予已稀释醋酸阿托西班注射液（5ml/瓶，

100μg/min）持续45h。治疗时间不应超过48h。在一个完整的阿托西班治疗疗程中，给予阿托西班总剂量最好不要超过330mg。若需要用阿托西班重复治疗，也应该开始用7.5mg/ml的醋酸阿托西班注射液（0.9ml/瓶）单剂量推注，随后再用7.5mg/ml的醋酸阿托西班注射液（5ml/瓶）进行静脉滴注。

【临床配伍】见下配伍禁忌表。

配伍禁忌	本品不应与其他药物混合使用，如使用本品时需通过静脉给予其他药物，须另建其他静脉给药通道
注意事项	1. 首次静脉注射时，从标有0.9ml的7.5mg/ml醋酸阿托西班小瓶中抽取0.9ml，缓慢静脉注入（多于1min） 2. 药瓶一旦被打开，必须立即使用，稀释溶液应在配制后24h内使用
合用提示	与拉贝洛尔同时给药时，拉贝洛尔的C_{max}降低36%，t_{max}延长45min，但拉贝洛尔的生物利用度没有改变，拉贝洛尔不影响阿托西班的药代动力学

缩宫素[甲]
Oxytocin

【其他名称】3-异亮氨酸-8-亮氨酸，合成催产素。

【主要作用】本品为多肽类激素子宫收缩药。刺激子宫平滑肌收缩，模拟正常分娩的子宫收缩作用，导致子宫颈扩张，子宫对缩宫素的反应在妊娠过程中逐渐增加，足月时达高峰。刺激乳腺的平滑肌收缩，有助于乳汁自乳房排出，但并不增加乳腺的乳汁分泌量。

【适应症】用于引产、催产、产后及流产后因宫缩无力或缩复不良而引起的子宫出血；了解胎盘储备功能（催产素激惹试验）。

【用法用量】1. 静脉滴注：引产或催产每次2.5~5单位。2. 肌内注射：控制产后出血，胎盘排出后可肌内注射5~10单位。

【临床配伍】见下配伍禁忌表。

配伍禁忌	本品与奥硝唑氯化钠存在配伍禁忌［盛惠玲，薛芙珍.农垦医学，2014,31（1）：1］
注意事项	1. 溶媒选择：0.9%氯化钠注射液。 2. 静脉滴注时，用0.9%氯化钠注射液稀释至每1ml中含有0.01单位。 3. 滴注速度：引产或催产，静脉滴注开始时每分钟不超过0.001~0.002单位，每15~30min增加0.001~0.002单位，至达到宫缩与正常分娩期相似，最快每分钟不超过0.02单位，通常为每分钟0.002~0.005单位；控制产后出血每分钟静脉滴注0.02~0.04单位
合用提示	1. 环丙烷等碳氢化合物吸入全麻时，使用缩宫素可导致产妇出现低血压，窦性心动过缓或（和）房室节律失常。恩氟烷浓度>1.5%，氟烷浓度>1.0%吸入全麻时，子宫对缩宫素的效应减弱。恩氟烷浓度>3.0%可消除反应，并可导致子宫出血。 2. 其他宫缩药与缩宫素同时用时，可使子宫张力过高，产生子宫破裂或（和）宫颈撕裂

中文药名索引